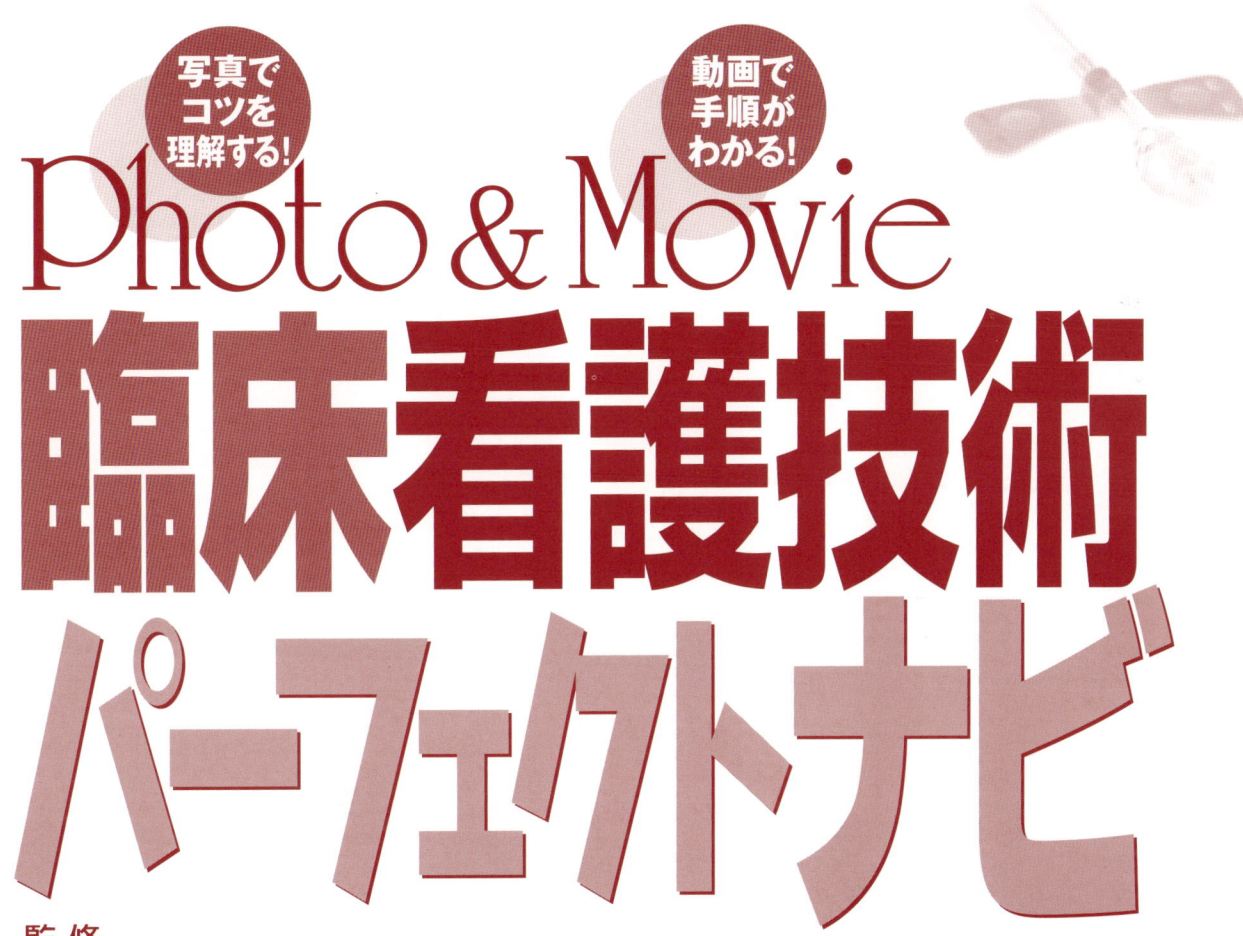

写真でコツを理解する！ 動画で手順がわかる！

Photo & Movie
臨床看護技術パーフェクトナビ

監修
猪又克子　清水芳（北里大学病院看護部）

DVD付き

Gakken

●企画・監修
- 猪又 克子　北里大学病院教育看護科長
- 清水 芳　　北里大学病院教育担当看護主任

●執筆・撮影協力（五十音順）
- 青木 理美　　北里大学病院教育担当看護係長
- 秋田 弥生　　北里大学病院救命救急センター看護師
- 飯島 光雄　　北里大学病院MEセンター部主任
- 猪又 克子　　前掲
- 上山 亜起　　北里大学病院心臓血管センター看護主任／集中ケア認定看護師
- 亀石 礼子　　北里大学病院教育担当看護係長
- 佐藤 久子　　北里大学病院血液内科看護主任
- 清水 芳　　　前掲
- 白鳥 友基　　北里大学病院呼吸器センター看護主任
- 末永 佳栄　　北里大学病院呼吸器センター看護主任
- 清 剛士　　　北里大学病院呼吸器センター看護主任
- 高尾 真紀　　北里大学病院呼吸器センター看護主任
- 竹内 久恵　　元北里大学病院教育担当看護係長
- 谷口 陽子　　北里大学病院呼吸器センター看護係長
- 長南 記志子　北里大学病院看護係長
- 長澤 恵子　　元北里大学病院内分泌内科看護師
- 野田 咲子　　北里大学病院呼吸器センター看護師
- 濱田 妙子　　北里大学病院救命救急センター看護係長／救急看護認定看護師
- 森安 恵実　　北里大学病院ICU・CCU看護主任／集中ケア認定看護師

●編集担当
菊池 伸行
●編集・制作協力
杵渕 晴夫
●表紙・カバーデザイン
持田 哲
●本文イラスト
飯島 和子，飛田 敏，脇田 悦郎，マウスワークス

まえがき

　新人看護師を対象としたある研究に参加したことをきっかけに，17年間の教育の職を離れ，臨床の場に身をおくことになり，いまに至ります．その研究で，新人看護師は学生時代に学んだはずの看護技術の基礎がまったく身についておらず，大きな衝撃を受けたことを覚えています．おそらく，臨床でさまざまな課題を同時に行うことと，それぞれの行為が時間切迫していることにより，頭の中を整理して，一つひとつの行為をていねいに行う余裕がなかったのでしょう．そんな思いをもちながら，少しでも新人看護師の役に立ちたいと願い，本書の作成に取り組みました．

　近年の医療のめざましい進歩，在院日数の短縮，高まり続ける医療安全への社会の期待のなか，新人看護師にも高いレベルの臨床実践能力が求められています．しかし，侵襲性が高い看護技術については，患者の権利意識の向上や医療安全の観点から，学生が臨地実習において，患者さまの同意を得て実際に看護ケアを行うことが困難な状況にあります．さらに，看護基礎教育の学内演習において，学生同士でさまざまな看護技術を実施することですら，安全面や倫理上の問題から，その体験は少なくなってきているようです．

　このように，基礎教育終了時点での臨床実践能力と看護現場で求める臨床実践能力の差は，こういった時代背景のなかで"つくられるべくしてつくられた"ギャップとも言えるかもしれません．

　新人看護師への看護技術の指導は必須であり，各施設において，新人看護師の受け入れ態勢と研修内容の整備が行われています．施設の規模や指導する内容により，集合教育や部署内教育も行われています．しかし，未熟な看護技術で患者さまに苦痛を与えることにならないよう，なるべく早い時期にそれらの基本的な技術を会得していただきたいと願ってやみません．

　本書は，厚生労働省の「新人看護職員の臨床実践能力の向上に関する検討会」（2004年）で示された内容を踏まえながら編集しました．どこの部署に配属されても最低限必要と考えられる看護技術を盛り込んでいます．

　具体的には，採血，注射・輸液（薬物の調合などの基本的内容から点滴静脈内注射の実施，中心静脈内注射の介助を含む），輸血，呼吸（気管内挿管の介助，吸引，人工呼吸器装着中患者のケア，胸腔ドレーンの管理などを含む），経鼻経管栄養法，膀胱留置カテーテル，心肺蘇生法などです．

　手順の一つひとつを写真で示し，必要なポイントとコツ，やってはいけない注意点を解説し，スキルアップに向けて解説しています．困ったときにそのページを開くことで疑問が解決され，すぐに実践に移すことができます．

　また，写真だけでは理解しにくい一連の流れを，DVDの動画で確認することもできます．実際に使用する物品や実施方法などは，施設により細かな違いがあるかもしれませんが，実際の行為をみることで，指導を受けたあと，繰り返し自己学習ができるはずです．

　新人看護師，看護学生，さらには指導者のみなさんの看護技術のスキルアップのために，本書を役立てていただければ幸いです．

2008年7月

監修者を代表して　猪又　克子

Photo & Movie 臨床看護技術パーフェクトナビ

1. 採血

- **静脈血採血** ……………………………………………………………………………………（亀石 礼子） *2*
  採血の準備　5／シリンジによる採血　9／真空採血管による採血　12／採血の終了　15

2. 注射・輸液

- **薬物の調合** ……………………………………………………………………………………（清水 芳） *18*
  薬液の準備　20／針とシリンジの接続　22／アンプルからの吸い上げ　24／バイアルからの吸い上げ　28／バイアルからの薬物を輸液バッグへ調合　33／生理食塩液のキット製剤　36／溶解液が装着された基剤の調合　39／プレフィルドシリンジ製剤の調合　41／隔壁のある二層式輸液バッグの調合　44

- **ルートの準備** …………………………………………………………………………………（清水 芳） *48*
  ルートの準備　49

- **点滴静脈内注射の実施** ………………………………………………………………………（清水 芳） *54*
  翼状針による点滴静脈内注射　56／留置針による点滴静脈内注射　63／ルートの固定（成人）　67／ルートの固定（小人）　71／患者の観察　74／抜針　75／三方活栓からの静脈内注射　76／三方活栓からの点滴静脈内注射　79

- **ヘパリンロック** ………………………………………………………………（竹内 久恵，青木 理美） *81*
  ヘパリンロック　82

- **中心静脈内注射の介助** ……………………………………………（竹内 久恵，青木 理美，猪又 克子） *86*
  中心静脈内注射の介助　88／患者の観察　101

- **輸液ポンプ** ……………………………………………………………………………………（清水 芳） *102*
  輸液ポンプ　104／患者の観察　110／輸液の終了　111／アラーム対応　112

- **シリンジポンプ** ………………………………………………………………………………（清水 芳） *114*
  シリンジポンプ　116／患者の観察・輸液の終了　123／アラーム対応　124

- **正しい注射・輸液のための基礎知識** ………………………………………………………（猪又 克子） *126*
  正しい注射・輸液のための基礎知識　126

3. インスリン注射

- **インスリン注射の実施** ………………………………………………………………………（長澤 恵子） *132*
  専用シリンジでのインスリン注射　134／ペン型注入器によるインスリン注射　139

4. 輸血

- **輸血とその実施** ………………………………………………………………………………（長南 記志子） *146*
  輸血　152／患者の観察　160

CONTENTS

5. 呼吸ケア

- ●呼吸音の聴取……………………………………………（野田 咲子，谷口 陽子，猪又 克子）*164*
  呼吸音聴取の準備 166／仰臥位での呼吸音の聴取 168／坐位での呼吸音の聴取 170
- ●パルスオキシメータ………………………………………………………（谷口 陽子，飯島 光雄）*172*
  酸素飽和度測定の実施 174
- ●酸素吸入……………………………………………………（秋田 弥生，谷口 陽子，猪又 克子）*176*
  中央配管からの酸素吸入（準備） 178／中央配管からの酸素吸入（実施） 181／患者の観察・酸素吸入の終了 184／酸素ボンベからの酸素吸入（準備） 185／酸素ボンベからの酸素吸入（実施） 188
- ●ネブライザ…………………………………………………（清 剛士，谷口 陽子，飯島 光雄）*189*
  ジェットネブライザの準備 191／ジェットネブライザの実施 195
- ●スクイージング……………………………………………………………（高尾 真紀，谷口 陽子）*197*
  上葉のスクイージング 199／中葉・舌区のスクイージング 203／下葉のスクイージング 206／後肺底区のスクイージング 209
- ●気管内挿管の介助…………………………………………（白鳥 友基，谷口 陽子，猪又 克子）*213*
  気管内挿管の介助 214
- ●吸引………………………………………………………（末永 佳栄，谷口 陽子，猪又 克子）*223*
  口腔内吸引 224／挿管チューブ挿入患者の吸引 230／閉鎖式サクションセットでの吸引 238
- ●人工呼吸器装着中患者のケア……………………………………………（森安 恵実，飯島 光雄）*245*
  人工呼吸器装着中患者の口腔ケア 251／患者の観察 260／人工呼吸器装着中患者の体位変換 261
- ●胸腔ドレナージ……………………………………………………………………………（森安 恵実）*268*
  胸腔ドレーンバッグ交換の準備 270／胸腔ドレーンバッグ交換の実施 273

6. 経鼻経管栄養法

- ●経鼻経管栄養法……………………………………………………………（上山 亜起，猪又 克子）*282*
  経鼻経管栄養チューブの挿入 284／経鼻経管栄養法の実施 290／患者の観察 296／経鼻経管栄養法の終了 297

7. 膀胱留置カテーテル

- ●膀胱留置カテーテル………………………………………………………………………（濱田 妙子）*300*
  膀胱留置カテーテル挿入 302／膀胱留置カテーテルの挿入（女性） 304／患者の観察 312／膀胱留置カテーテルの挿入（男性） 313

8. 心肺蘇生法

- ●心肺蘇生法…………………………………………………………………………………（濱田 妙子）*322*
  一次救命処置 324

付属DVDについて

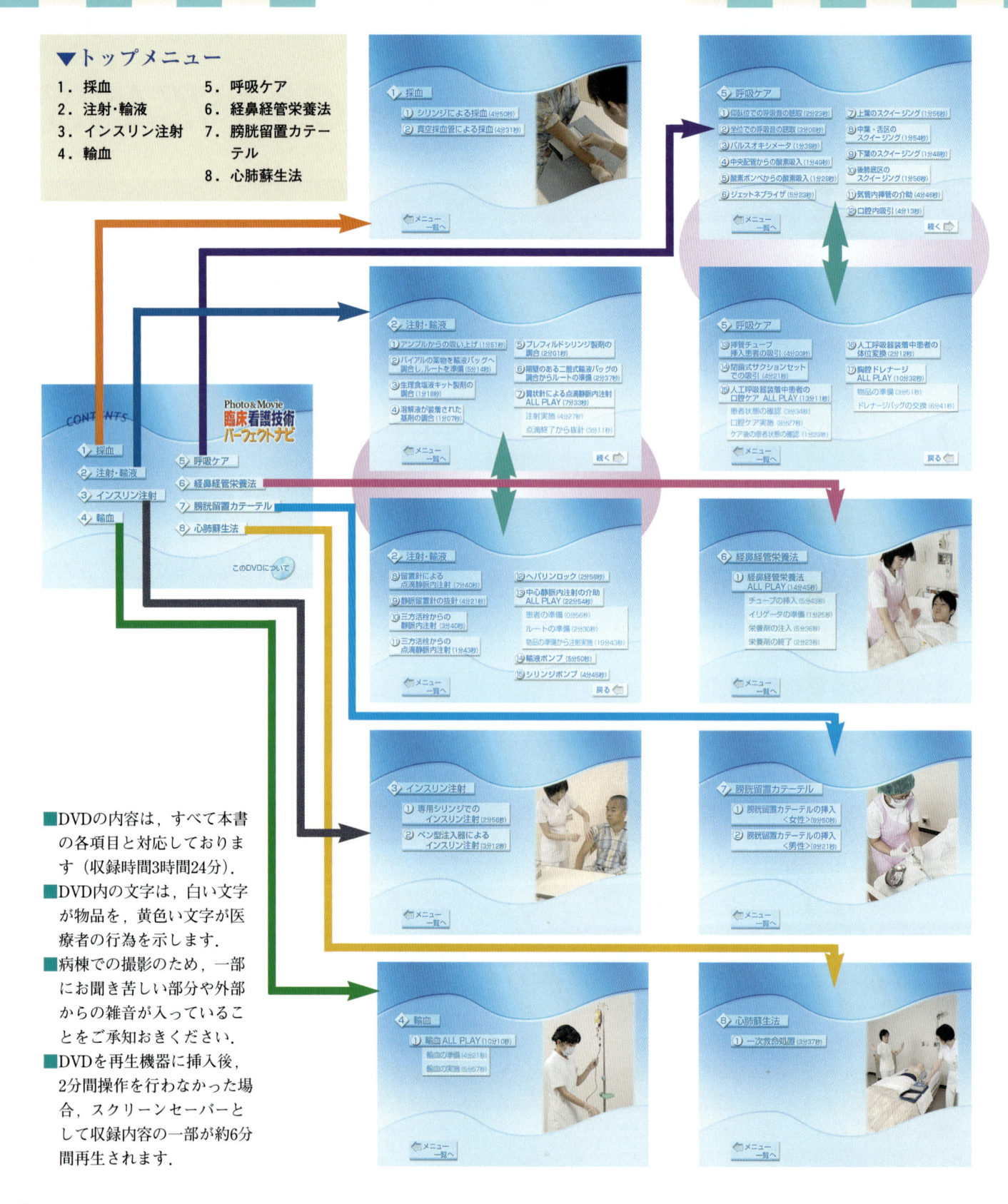

▼トップメニュー
1. 採血
2. 注射・輸液
3. インスリン注射
4. 輸血
5. 呼吸ケア
6. 経鼻経管栄養法
7. 膀胱留置カテーテル
8. 心肺蘇生法

- DVDの内容は，すべて本書の各項目と対応しております（収録時間3時間24分）．
- DVD内の文字は，白い文字が物品を，黄色い文字が医療者の行為を示します．
- 病棟での撮影のため，一部にお聞き苦しい部分や外部からの雑音が入っていることをご承知おきください．
- DVDを再生機器に挿入後，2分間操作を行わなかった場合，スクリーンセーバーとして収録内容の一部が約6分間再生されます．

採血

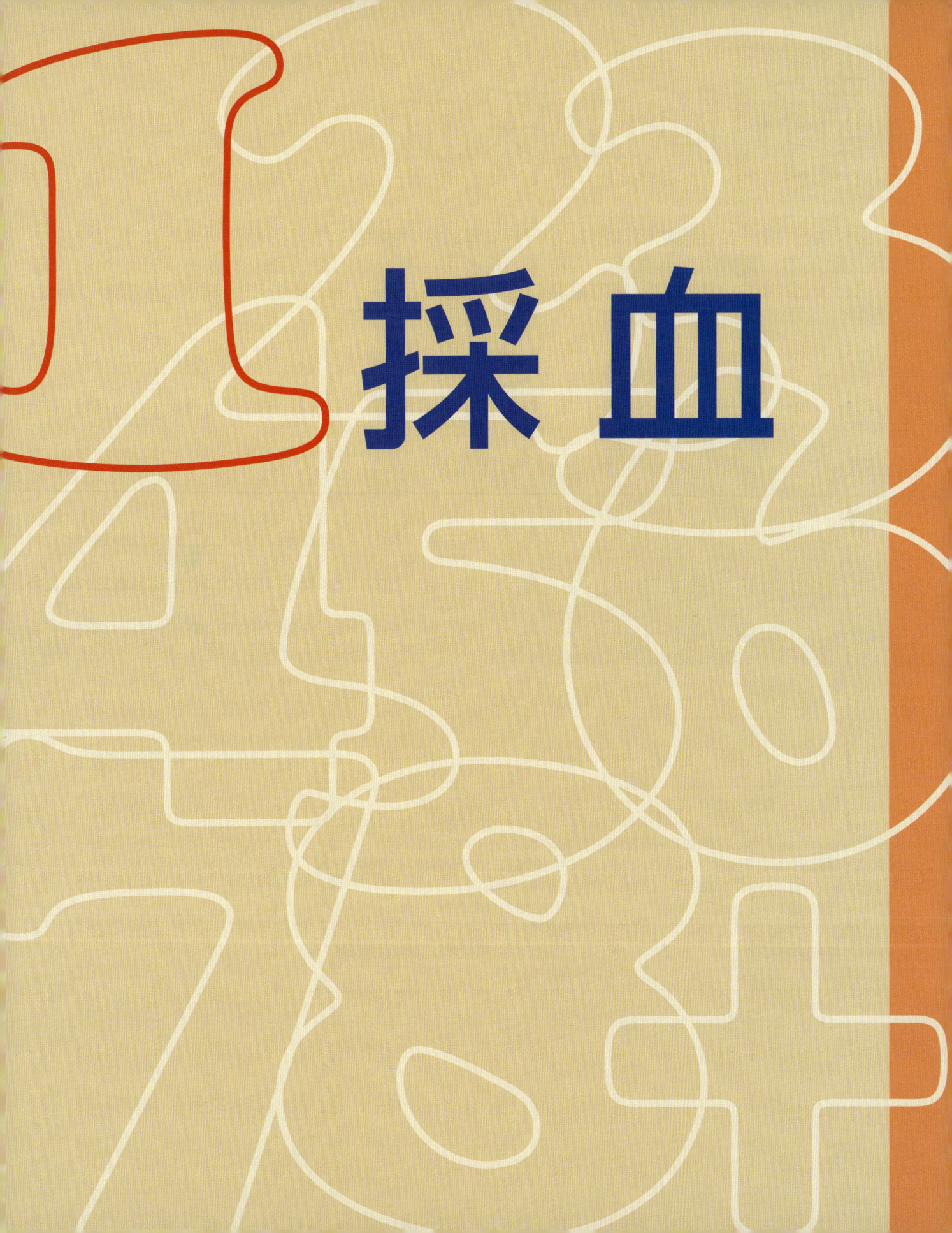

静 脈血採血

　採血は，患者の血液を検体として分析する検体検査の1つであり，患者の貧血，出血傾向，抵抗力，腎機能，肝機能，血糖値，ウイルス感染などの情報がわかる．血液から得られるデータは，いずれも身体の組織のはたらきを反映しているので，病気の診断や病状の把握，治療の効果などを判定するのに重要な意味をもっている．

■真空採血管の種類と特徴（一例）

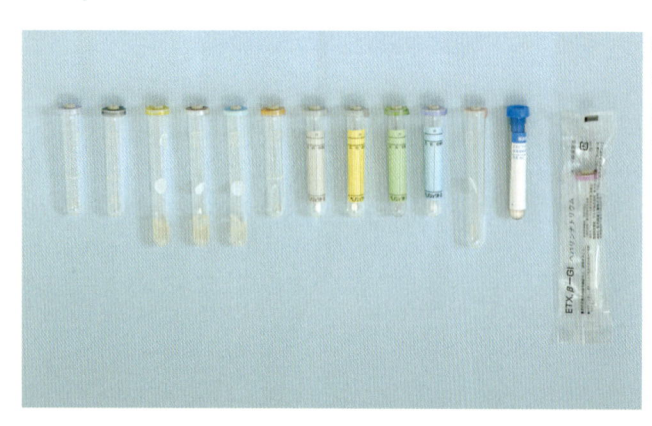

①EDTA-2K採血管（紫）A，EDTA管，②血清分離剤入り採血管（茶）C管，③フッ化ナトリウム採血管（灰色）G管，④3.8％クエン酸ナトリウム採血管（オレンジ）E管，⑤3.13％クエン酸ナトリウム採血管（黒）B管，⑥クロスマッチ管（輸血用採血　ピンク）

- 真空採血管（スピッツ）には，さまざまな種類がある．血液検査の種類により，添加されている薬物も異なるため，指示された検査用の採血管を用いる．
- 真空採血管で採血を行う場合，真空採血管の内側が滅菌された製品を使用する．
- 真空採血管の検査目的による種類や色分けは，メーカー仕様や病院ごとに異なっているので，自分の病院で使用している採血管をまず確認しておく．

■主な真空採血管とその用途

真空採血菅	用途
EDTA（エチレンジアミン四酢酸）2K採血管	血液算定，ヘモグロビンA_1c
血清分離剤入り採血管	生化学検査，内分泌検査，薬物濃度測定
3.2％クエン酸ナトリウム採血菅	凝固機能検査
3.8％クエン酸ナトリウム採血菅	血液沈降速度測定
フッ化ナトリウム	血糖値測定
血清分離薬なし採血菅	血液型，不規則性検査，輸血交差試験
血液培養容器	微生物検査

■静脈血採血に用いられる血管（上肢）

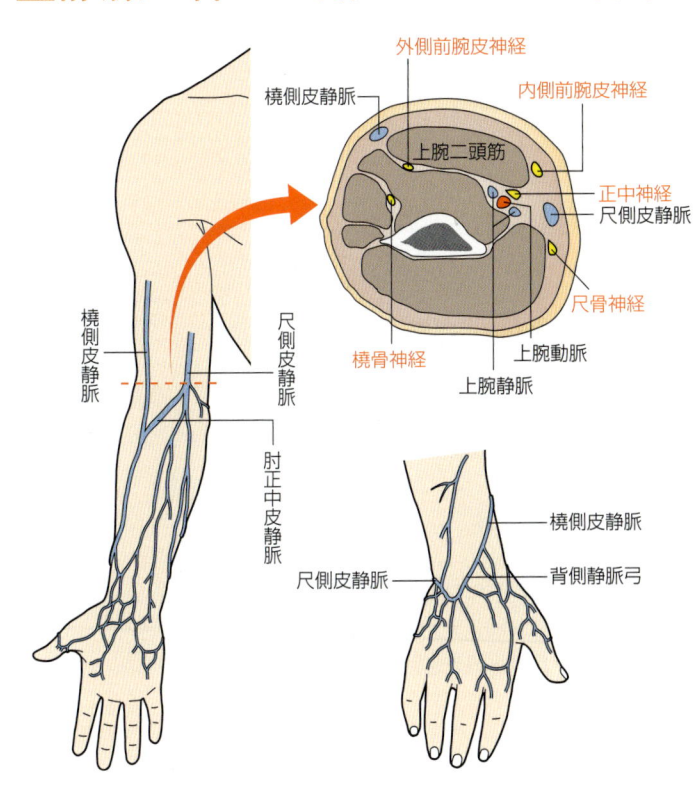

検査のための採血は，通常，上肢前腕の肘正中皮静脈，尺側皮静脈，橈側皮静脈，手背の橈側皮静脈，尺側皮静脈が用いられる．弾力性があり，怒張しやすい血管を選択する

■静脈選択のポイント（上肢）

	血管の特徴	リスク
肘正中皮静脈	血管がまっすぐ伸びているため，採血や血管確保に適している．肘を曲げる部位（肘窩部）は，血管確保中の固定が必要となる	深部に正中神経がある．正中神経損傷は手の重篤な機能障害をまねくので，注意が必要である
橈側正中皮静脈		外側前腕皮神経が近くにある
尺側正中皮静脈		上腕動脈穿刺の危険性がある．誤って動脈を刺した場合，すぐに抜去し圧迫止血する
橈側皮静脈	血管確保に適している．上腕は大きめの針でも入りやすい．前腕は手の動きで針がずれにくいため，血管確保中に腕を動かしてもよい	近くを橈骨神経や，前腕部には外側前腕皮神経が走行している．手首近くの静脈は橈骨神経浅枝があり，神経損傷の危険性が高いので要注意である
尺側皮静脈		内側前腕皮神経が近くを走行している．穿刺時に正中静脈に比べ痛みを強く感じることがあるが，これは侵害感覚受容器が多数あるためといわれている．また穿刺時，血管が動きやすいので注意する
手背の静脈	血管の走行がはっきりしているので，穿刺が比較的簡単である	穿刺時，疼痛が強い．尺骨神経や橈骨神経が近くを走行している
指静脈	他の部位からの採血ができないときに選択する．真空管採血はできないため，翼状針と注射器で採血を行う	穿刺時，疼痛が強い．また血管が細いため，血管の確保は困難なことが多い

■シリンジによる採血と真空採血管による採血

採血には，①採血針＋ホルダー＋真空採血管によるものと，②採血針＋シリンジによるもの，③翼状針ホルダー＋真空採血管による3種類があり，それぞれに利点と欠点がある．

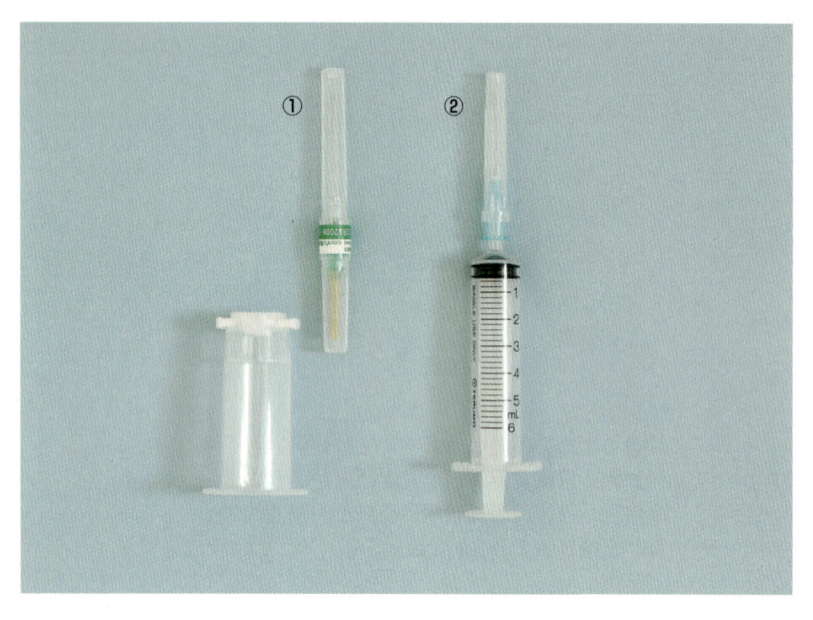

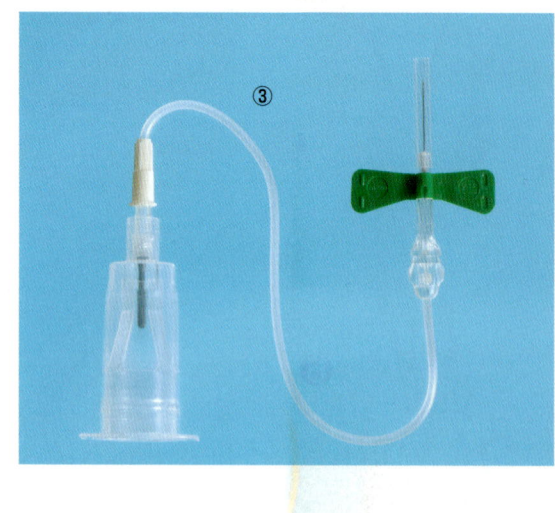

■シリンジ採血と真空管採血の利点と欠点

	シリンジ採血	真空管採血 （ホルダー＋採血針）	真空管採血 （ホルダー＋翼状針）
採血容量	制限なし	原則として採血管6本まで	
血管刺入の確認	針からシリンジの先端に血液の逆流を認めたとき	採血管をホルダーに差し込み，採血管に血液が流れ込んだとき	翼状針への血液の逆流を認めたとき
採血中の注意	血液を吸引する際，針が一緒に動きやすいため固定に注意が必要	ホルダーへ採血管を出し入れする際，針が動きやすいため注意が必要	針の固定などにやや時間がかかる
針刺しのリスク	採血管に分注する際，針を刺す危険がある．分注の際には，原則として採血管を手で持たないようにする	採血後，針をすぐに捨てることでリスクは少なくなる	誤刺防止機能付きでない場合は，翼状針は通常の採血針よりリスクは大きくなる
交差感染のリスク	ない	ホルダーを患者ごとに取り替えず，連続使用した場合にありえる	
採血困難者	針を刺した時点で血液の逆流が確認できるので適している	穿刺時に血液の逆流が確認できず，また，細い血管などには適していないため，原則として向かない	針を刺した時点で血液の逆流が確認できるので適している

採血

〈物品一覧〉

■シリンジによる採血の必要物品

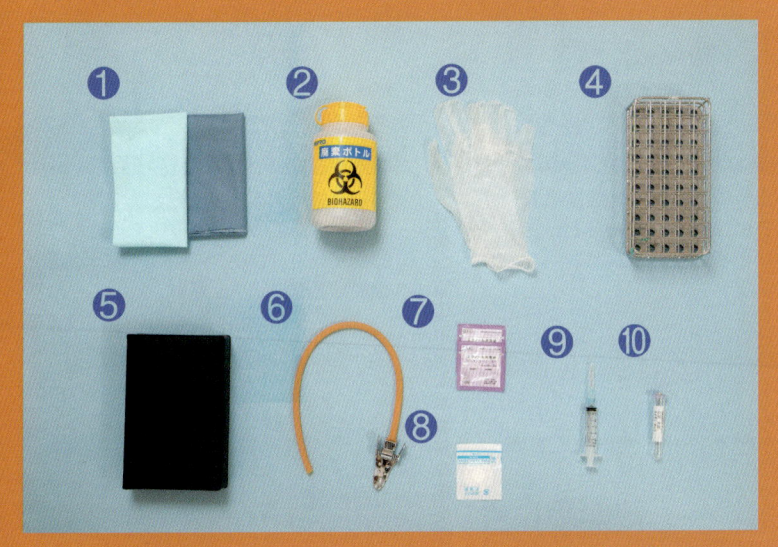

❶処置シーツ　❷針廃棄容器　❸手袋　❹試験管立て
❺肘枕　❻駆血帯　❼アルコール綿　❽止血テープ
❾シリンジ　❿真空採血管（スピッツ）

■真空採血管による採血の必要物品

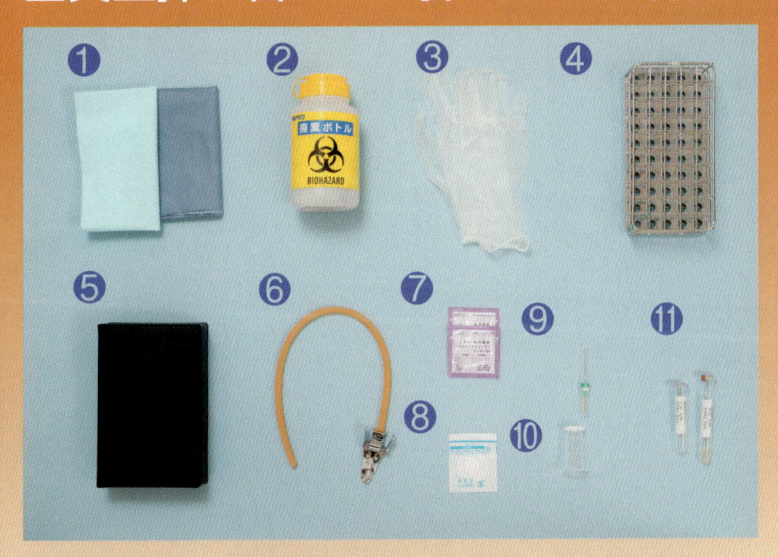

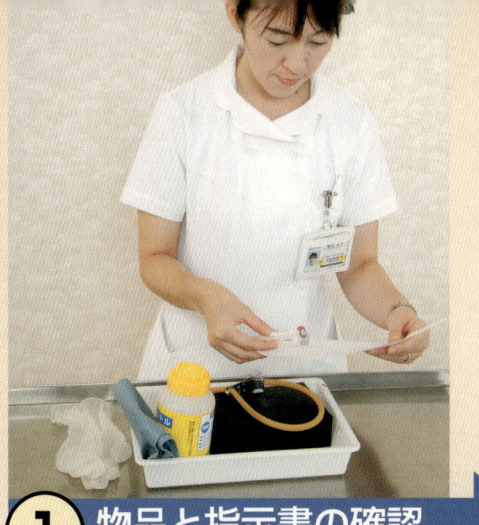

❶処置シーツ　❷針廃棄容器　❸手袋　❹試験管立て
❺肘枕　❻駆血帯　❼アルコール綿　❽絆創止血テープ膏　❾採血針　❿ホルダー　⓫真空採血管

---

① 物品と指示書の確認

指示内容を声を出しながら読み，確認する

POINT

声出し確認

指示内容と間違えないため3回の確認（①検体を作製するとき　②採血を実施するとき　③採血後検体を提出するとき）を行う

POINT

採血針とホルダーの接続

①採血管をつなぐ針の入った部分のキャップを回転させながら，まっすぐ引き抜いてはずす（針がゴムスリーブにふれないように注意する）
②針管が入っているケースをはずさずに，ホルダーにまっすぐ差し込む（きちっと接続できれば，カチッと音がする）

採血の準備

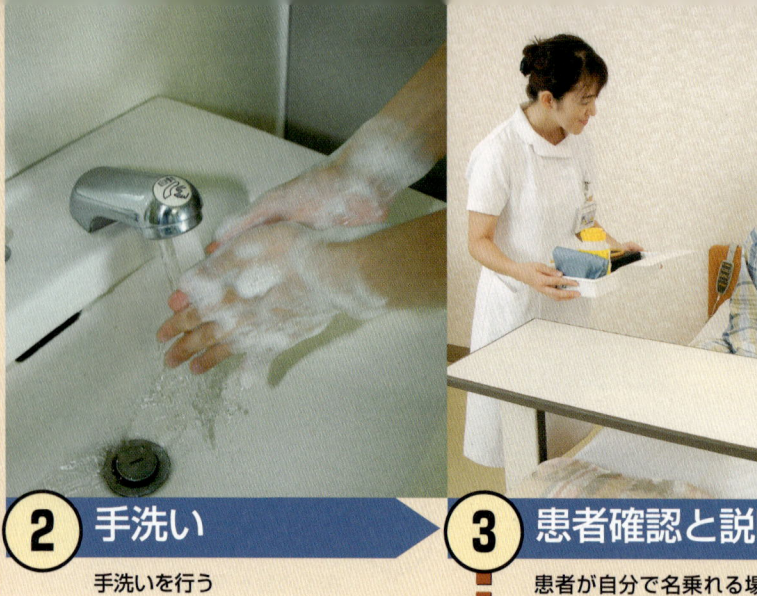

② 手洗い
手洗いを行う

③ 患者確認と説明
患者が自分で名乗れる場合は名乗ってもらい，意識がないなど，名乗れない患者は，ネームバンドで確認する

④ 血管走行の確認
手袋を着用する．駆血帯を巻く前にまず，血管の走行を確認するため腕を見る．わかりにくい人は，駆血帯を巻いてから見る

リスク防止　誤認防止
こちらから「○○さんですか？」とたずねると，聞き間違って「はい」と答え，患者誤認につながる可能性があるため，必ず名乗ってもらうこと

POINT
検査の内容によっては年齢，性，日内変動，食事，運動，体位の変動などで検査値に異常がみられることがあるので，食事や安静の指示を確認する

▼血管の走行

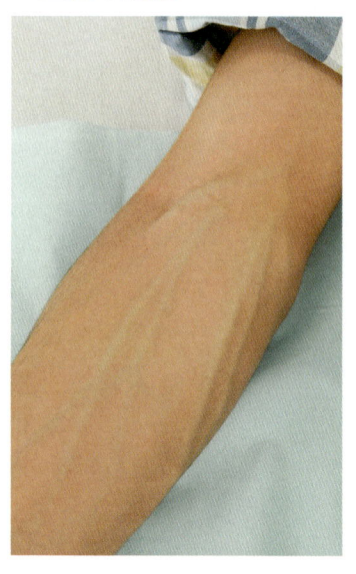

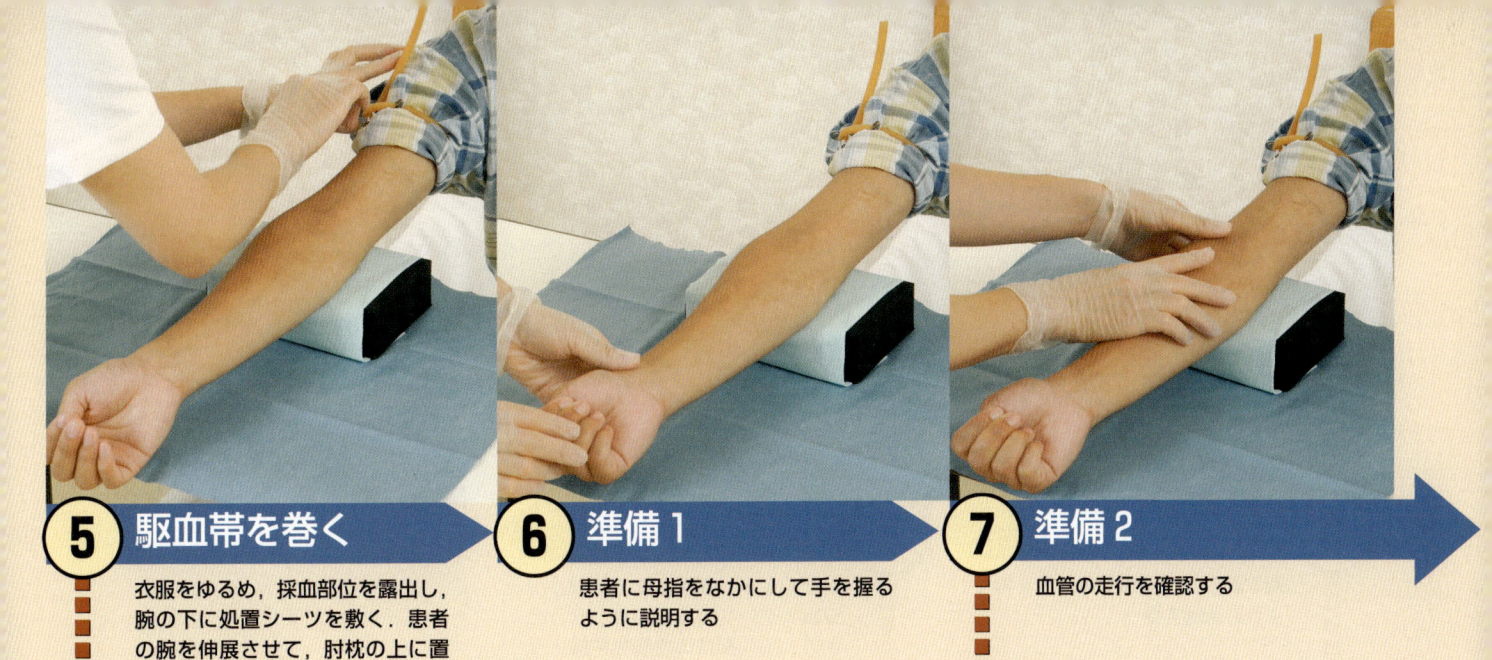

⑤ 駆血帯を巻く

衣服をゆるめ，採血部位を露出し，腕の下に処置シーツを敷く．患者の腕を伸展させて，肘枕の上に置き，駆血帯を巻く

⑥ 準備1

患者に母指をなかにして手を握るように説明する

⑦ 準備2

血管の走行を確認する

POINT　駆血帯の位置等

- 刺入部より中枢側の上7〜10cm（成人の場合）
- 駆血帯を締める強さは，末梢の脈拍を触知できるように40mmHg（動脈圧より弱く，静脈圧より強い最低血圧）程度がよい
- 駆血帯は1分以上締めない
- 血管を選ぶのに時間がかかる場合は，いったん駆血帯をゆるめ，2分間程経過してから巻き直すこと

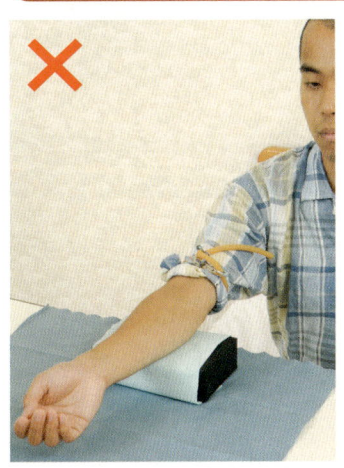

POINT

尺側正中皮静脈あるいは橈側皮静脈を選ぶのが一般的だが，肘内側の静脈を確認するのが困難な場合は，手背から採血する場合もある

POINT　真空採血管刺入前の準備

- 採血管をホルダー内にあらかじめセットしておく
- ※セットはしても，刺入前に採血管をホルダー内の針に刺してしまうと，採血できなくなるので注意

✕ 駆血帯を巻く位置が刺入部に近すぎる

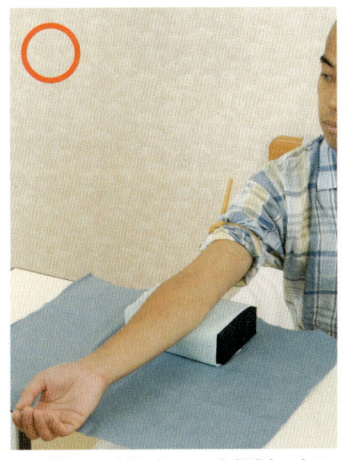

◯ 駆血帯は，刺入部より中枢側の上7〜10cmに巻く

採血の準備

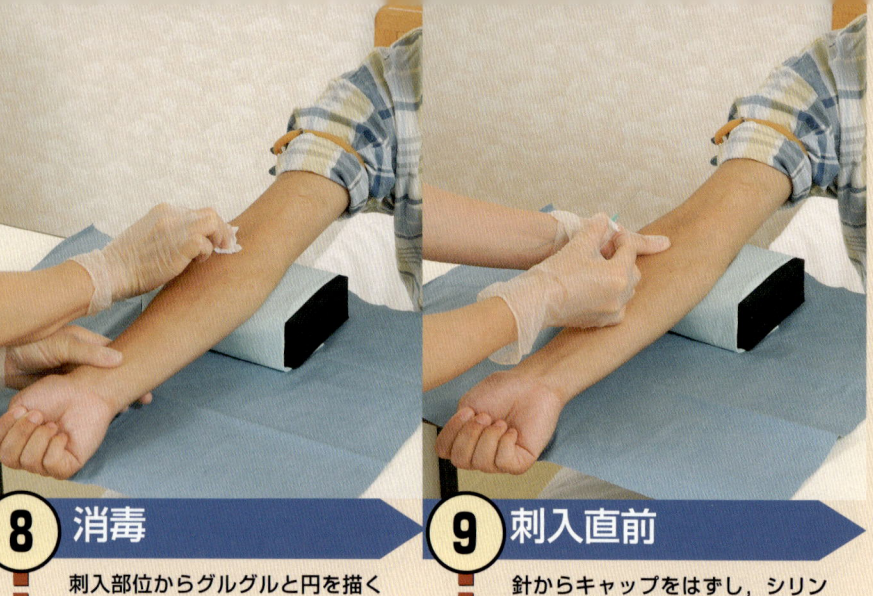

→ 9ページ シリンジによる採血

→ 12ページ 真空採血管による採血

⑧ 消毒
刺入部位からグルグルと円を描くように消毒する

⑨ 刺入直前
針からキャップをはずし，シリンジホルダーを持っていないほうの手で，刺入部位の皮膚を伸展させる

❓ それはなぜ？
刺入部である中心を，より清潔に保つため

POINT
- 70％エチルアルコールや70％イソプロパノールで消毒する
- 消毒液が乾燥してから穿刺する．乾燥しないまま穿刺を行うと消毒が不十分となるうえ，採血の際にアルコール液が血液に混入し，データに影響するおそれがある
- 抜針時に手に取りやすいように，新しいアルコール綿を手もと（トレイのなか）に置いておく

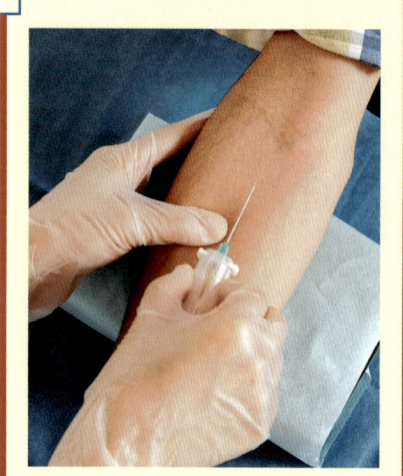

POINT
伸展させテンションをかけることで，皮膚や血管を固定する．固定することによって，針先から血管までの距離が縮まり，刺入の抵抗が少なくなり採血しやすくなる．また，穿刺の際の痛みが減る

これがコツ
- 針の刃面とシリンジの目盛りを上に向ける
- 針先が目的の位置に達するように，10～15mmぐらい手前から刺入する
- 針の角度は，皮膚に対して15～20°

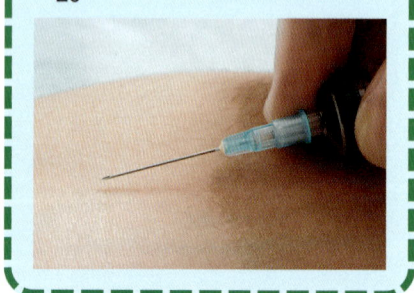

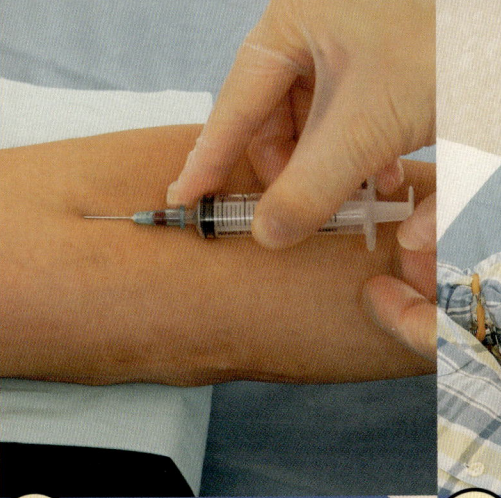

シリンジによる採血

⑩ 穿刺
採血針を刺入する

⑪ 痛み，逆流の確認
刺した（と同時ぐらい）際，手に強い痛みやしびれがないか患者に確認し，血液の逆流についても確認を行う

⑫ 採血の実施
シリンジを固定して内筒を引く

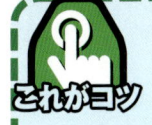

これがコツ

- 手応えで血管内に針が入ったと思ったら，血管の走行にあわせてすこし針を進める
- 痛みを最小限にするには……
  ①穿刺時に血管を下方向に圧力をかけて伸展し，皮膚と血管を固定するためにテンションをかけることで，血管と皮膚の距離が最小限となり痛みが軽減する
  ②穿入後，針先の角度を変えて血管を探ってしまうと痛みを生じやすいので注意
- 血管を突き破らないために……
  針先が血管内に入ったら，針を寝かせて皮膚面となるべく平行にする．手の感覚としては，血管をすくう感じ
- 年齢による違い……
  ①若い人は肌のきめが細やかなので，穿刺しやすい
  ②高齢者は皮膚が硬くなってしまっているので，若い人より穿刺しにくい．針がすっと入っていかない感覚
- 血管に針が入った感覚は……
  血管に針が入ると「プチッ」という感覚が指先に伝わり，その直後明らかに感覚が変化する．たとえると，空洞に入った感覚．練習するとすれば，風船にテープを貼り，その上から針を刺す

POINT

溶血防止

誤った手技を行うと，赤血球が破壊され，検体が正しい検査値を示さなくなるので注意する

- 消毒液でぬれた状態の皮膚を穿刺しない
- 採血量が多い場合は，細いゲージの注射針を使用しない
- 皮膚を引っ張っていたほうの手で内筒頭を持ち，内筒をゆっくり引く．けっして内筒を無理に引かない
- 駆血帯を巻いて1分以内に採血を終わらせる

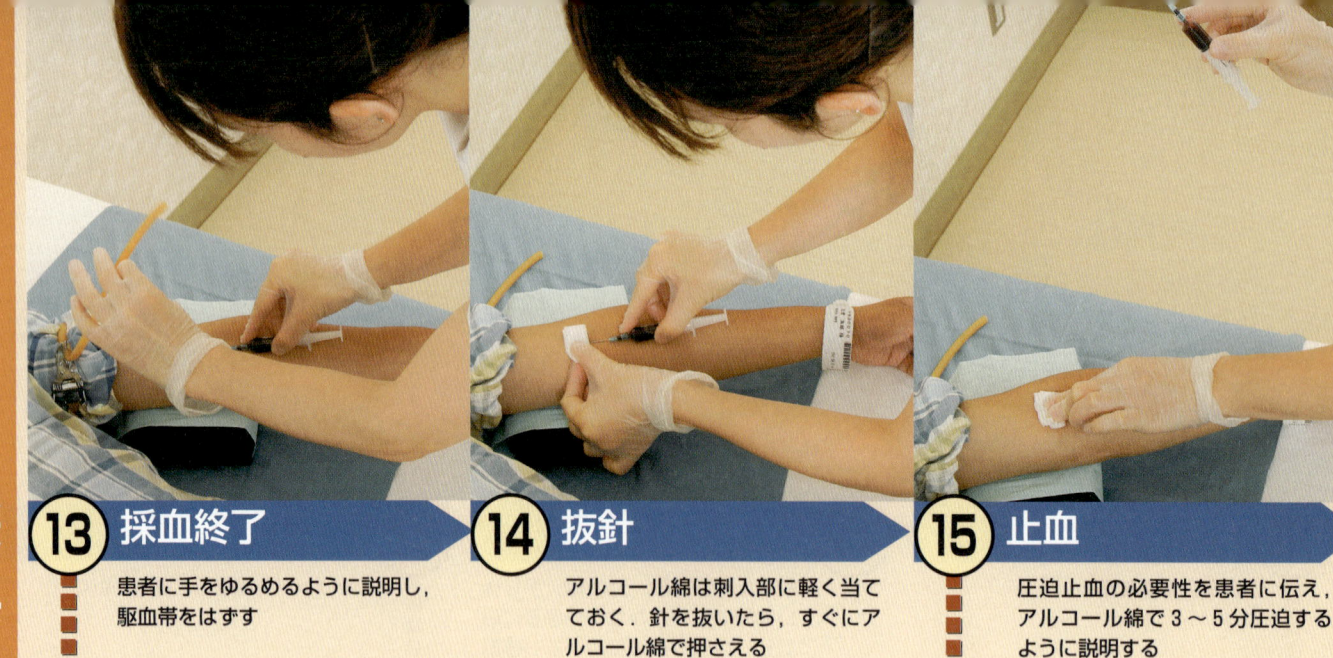

シリンジによる採血

⑬ 採血終了
患者に手をゆるめるように説明し、駆血帯をはずす

⑭ 抜針
アルコール綿は刺入部に軽く当てておく．針を抜いたら，すぐにアルコール綿で押さえる

⑮ 止血
圧迫止血の必要性を患者に伝え，アルコール綿で3～5分圧迫するように説明する

POINT
真空採血管に血液を入れるまでのあいだ，注射器はどこにも置かず，リキャップしないで手に持っていること

POINT

シリンジの持ち方

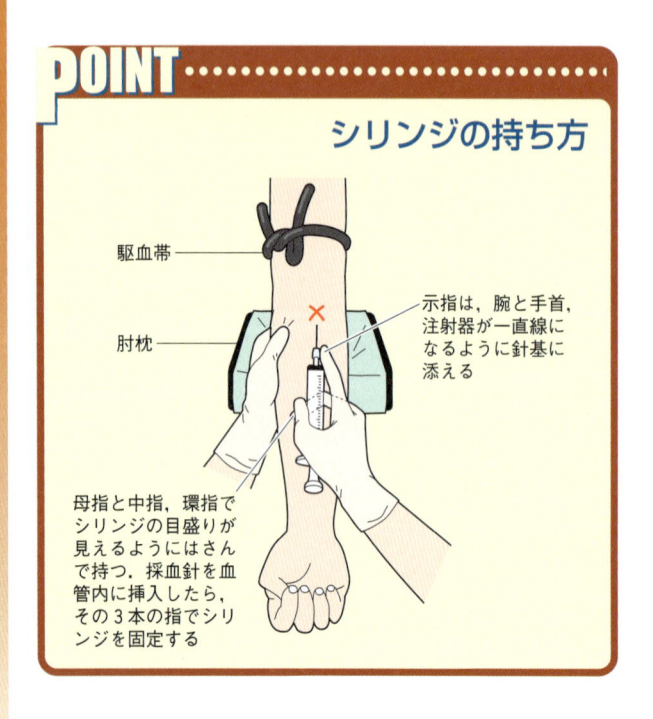

- 駆血帯
- 肘枕
- 示指は，腕と手首，注射器が一直線になるように針基に添える
- 母指と中指，環指でシリンジの目盛りが見えるようにはさんで持つ．採血針を血管内に挿入したら，その3本の指でシリンジを固定する

POINT
- 通常，出血傾向が強くなければ，15秒間の圧迫で止血される
- 出血傾向が強い（血小板の減少・抗凝固療法中）場合は，20～30分かけて十分な止血が必要といわれている
- 患者観察ポイント
  正しい場所を圧迫しているか？
  圧迫時間を守っているか？

✗ やってはいけない
もむと止血機序を阻害し，内出血や血腫を起こすおそれがある．十分な圧迫を行わなければ，血液は凝固しない（皮下注射や筋肉注射は薬液の吸収を助けるためにマッサージするが，採血後は止血が目的なのでもまない）

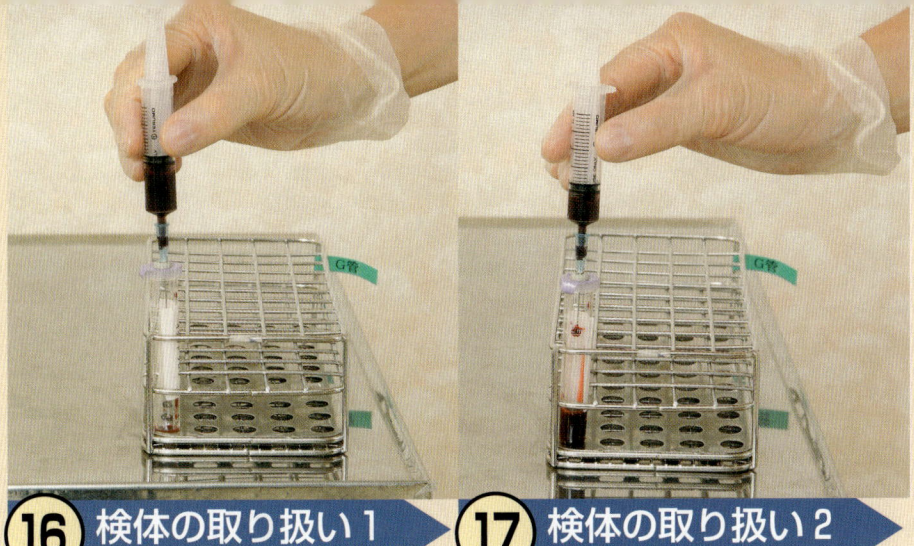

→ 15ページ

⑯ 検体の取り扱い 1
試験管立てに立ててある真空採血管に針を刺す

⑰ 検体の取り扱い 2
血液が真空採血管にゆっくりと入っていく

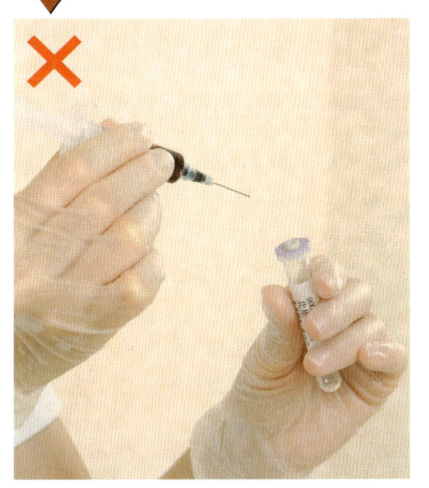

✗ 試験管立てに立てずに手に持って血液を入れることは，針刺し事故の可能性があり，危険だから行わない

POINT
- 真空採血管の自然吸引圧にまかせて，ゆっくりと血液を注入する．無理に押し入れると溶血する
- 入れたのち，すべての真空採血管を撹拌する．採血管が何本もある場合は，凝固系のものから先に入れすぐに転倒混和する．回数は5回以上
- 必ず必要量を入れる

POINT
シリンジ採血時の分注の順序
① 凝固検査（凝固因子測定のため，すぐにクエン酸と混和させる必要がある）
② 血球検査（すぐに振って凝固を防ぐ必要がある）
③ その他（血糖検査など）
④ 生化学，免疫検査など（血液を凝固させる必要のあるもの）

真空採血管による採血

⑩ 穿刺

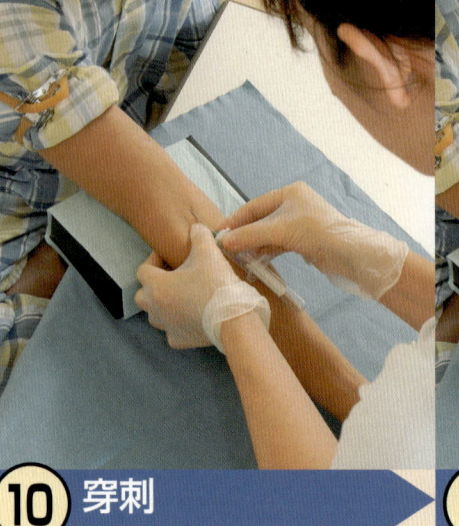

採血針を刺入し，刺した（と同時ぐらい）際，手に強い痛みやしびれがないか患者に確認する

これがコツ
9ページ参照

POINT
ホルダーの持ち方

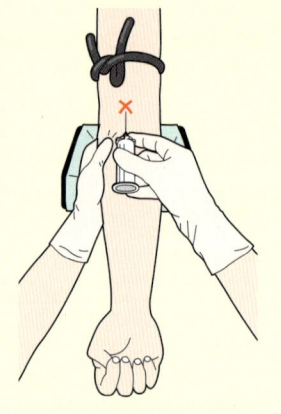

- 母指と中指，環指でホルダーをはさむように持ち，示指は針とホルダーの接続部に添えるようにする
- 採血針を血管内に刺入したのち，示指，中指，環指を患者の前腕部に当てて固定する

⑪ 採血の実施1

皮膚を引っ張っていたほうの手で真空採血管をホルダーの中にまっすぐ完全に差し込み，血液の流入を確認する（血液の流入がない場合は，血管に刺入できていないことがある）

POINT
溶血防止

誤った手技を行うと，赤血球が破壊され，検体が正しい検査値を示さなくなるので注意する

- 消毒液でぬれた状態の皮膚を穿刺しない
- 採血量が多い場合は，細いゲージの注射針を使用しない
- 駆血帯を巻いて1分以内に採血を終わらせる

⑫ 採血の実施2

真空採血管に血液の流入が停止したら，採血管をホルダーから抜き取る（連続して採血をする場合にはホルダーを固定したまま採血管を次々と取り替える）

POINT
使用する採血管の順序

① 生化学，免疫血清など（血液を凝固させるもの）
② 凝固検査（うっ血による検査データ異常や採血量過多を防ぐため）
③ 血球検査
④ その他（血糖検査など）

- 混和は，真空採血管を5回以上，上下を転倒させる

▼真空採血管の原理

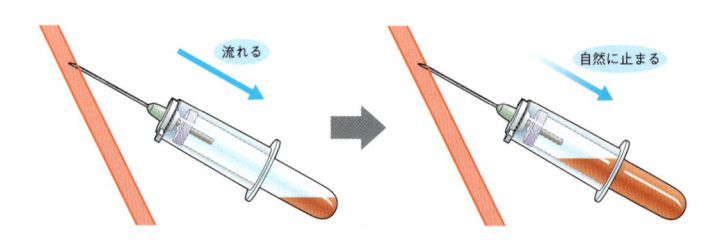

流れる → 自然に止まる

採血管の外となかの圧力の差を利用して血液を吸引する．採血の終了は，血管内の圧力と採血管内の圧力が平衡になったときである

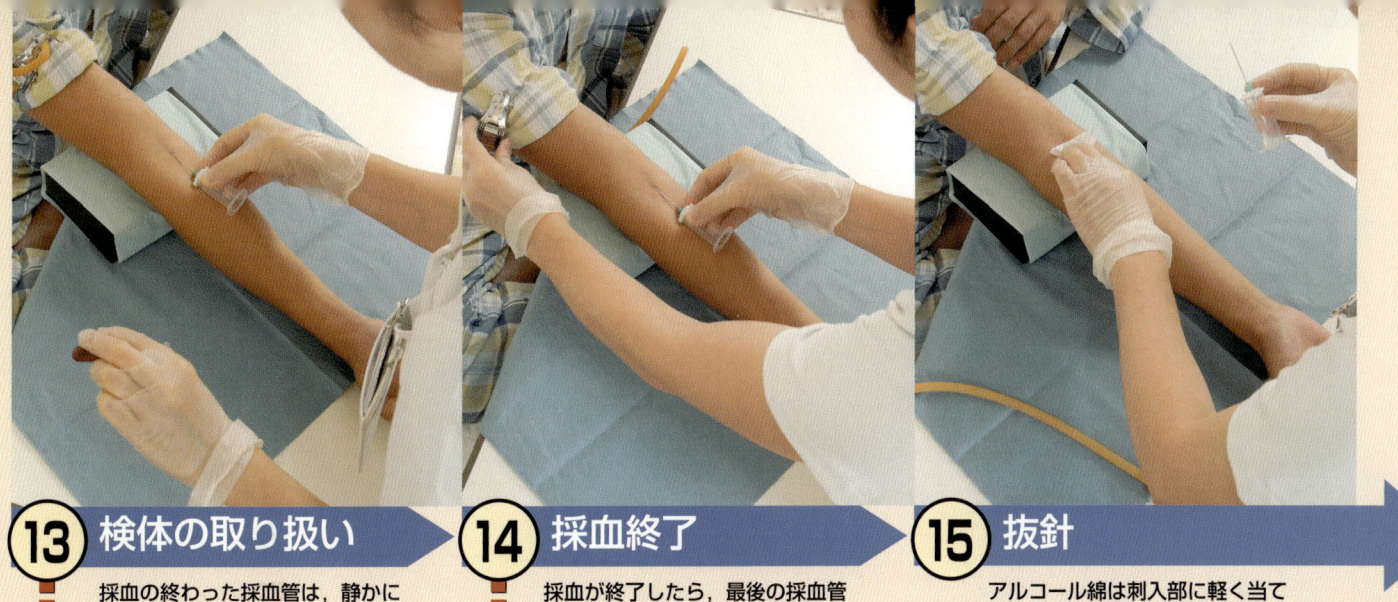

⑬ 検体の取り扱い

採血の終わった採血管は，静かに転倒混和を行う

⑭ 採血終了

採血が終了したら，最後の採血管を抜き，患者の手をゆるめるように説明し，駆血帯をはずす

⑮ 抜針

アルコール綿は刺入部に軽く当てておく．針を抜いたらすぐにアルコール綿で押さえる

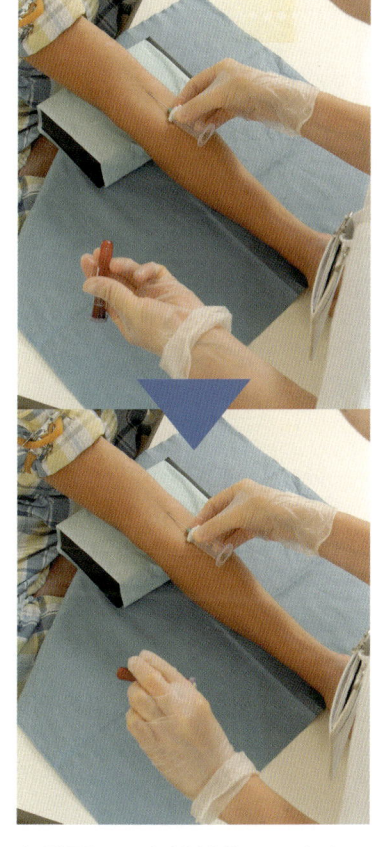

転倒混和は，真空採血管を5回以上，上下を転倒させる

> **POINT**
>
> **逆流防止**
>
> ホルダーに採血菅をつけたまま駆血帯をはずすと，逆流が起きる．駆血帯は，採血終了後，ホルダーから採血菅をはずしてからゆるめる．逆流が起きると，採血管内に充填されている薬物，採血菅のゴムのくずや採血菅のゴムキャップに付着していた常在菌などが体内に流入するおそれがある

▼臥位の際の準備姿勢

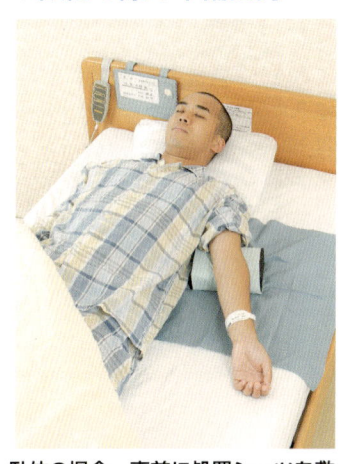

臥位の場合，事前に処置シーツを敷き，肘枕を使って手首側を採血部分より低くすることで，逆流による感染を防止する．臥位採血は，採血困難者や採血中に気分不良となる患者に適している

真空採血管による採血

⑯ 止血

圧迫止血の必要性を患者に伝え，アルコール綿で3～5分間圧迫するように説明する

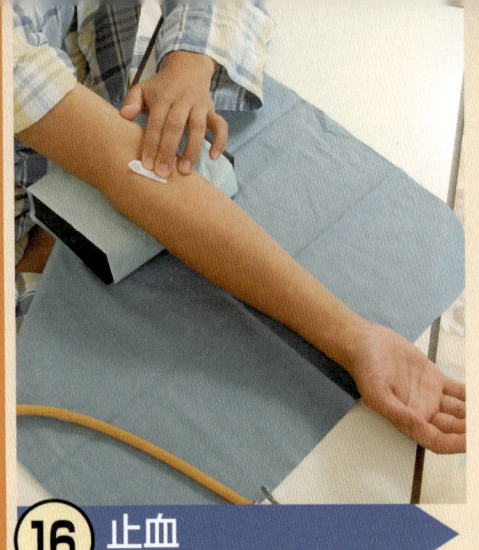

15ページ

POINT

- 通常，出血傾向が強くなければ，15秒間の圧迫で止血される
- 出血傾向が強い（血小板の減少・抗凝固療法中）場合は，20～30分かけて十分な止血が必要といわれている
- 患者観察ポイント
  正しい場所を圧迫しているか？
  圧迫時間を守っているか？

POINT 採血に失敗した場合は

患者に失敗したことを告げて謝罪し，改めて採血を行うことに同意を求める．しかし，再び失敗した場合には，決して無理をせず，他の看護師に代わってもらうようにする

✕ やってはいけない

もむと止血機序を阻害し，内出血や血腫を起こすおそれがある．十分な圧迫を行わなければ，血液は凝固しない（皮下注射や筋肉注射は薬液の吸収を助けるためにマッサージするが，採血後は止血が目的なのでもまない）

採血の終了

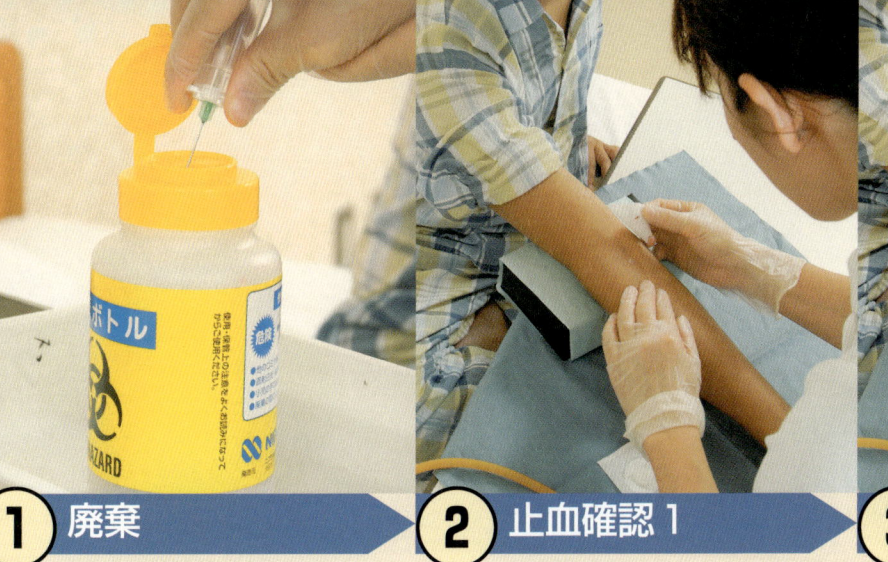

① 廃棄
針を針廃棄容器に捨てる

② 止血確認1
止血を確認する

③ 止血確認2
止血を確認したらアルコール綿を取り，止血テープを貼る

POINT

- 真空採血管のホルダーは患者間での交差感染を防ぐため，原則的には使い捨てとする
- ホルダーをリサイクルする場合は，患者ごとにホルダーを交換する．使用したホルダーは，洗浄後，0.5％次亜塩素酸ナトリウムに30分間浸漬し，消毒する
- ホルダーの血液汚染が著しい場合は医療廃棄物として廃棄する

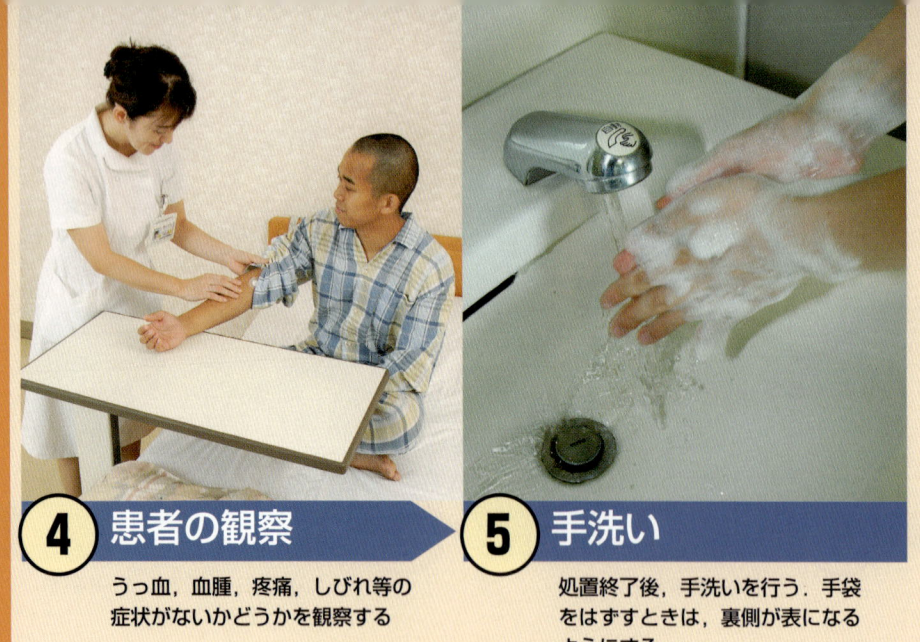

採血の終了

④ 患者の観察
うっ血，血腫，疼痛，しびれ等の症状がないかどうかを観察する

⑤ 手洗い
処置終了後，手洗いを行う．手袋をはずすときは，裏側が表になるようにする

引用・参考文献
1) 鬼塚靖子：注射・輸液　コツとワザを身につける！．月刊ナーシング，26(4)：18～53，2006．
2) 佐藤エキ子ほか編：ナースがおこなう静脈注射．南江堂，2005．
3) 坂本すが監：ナースのための看護技術ガイドpart1．エキスパートナース，22(6)，2006．
4) ケア技術のエビデンス．臨牀看護，28(13)，2002．
5) ベネジェクトⅡ「真空採血システム」取り扱いのポイント．テルモ，2005．
6) 藤田浩，丸山強監：採血時のトラブルを避けたい！．エキスパートナース，19(7)：37～57，2003．
7) 真空管採血の使用に関する厚生労働省通知文．2003．
8) 真空管採血の使用に関する厚生労働省通知文．2005．
9) 日本臨床衛生検査技師会：真空管採血を用いた採血手法とそのポイント．静脈採血推奨法Ver.1.0．
10) 渡邊輝子：血液(静脈血)の採取．竹尾惠子監：Latest 看護技術プラクティス．p.368，学習研究社，2003．

23 注射・輸液

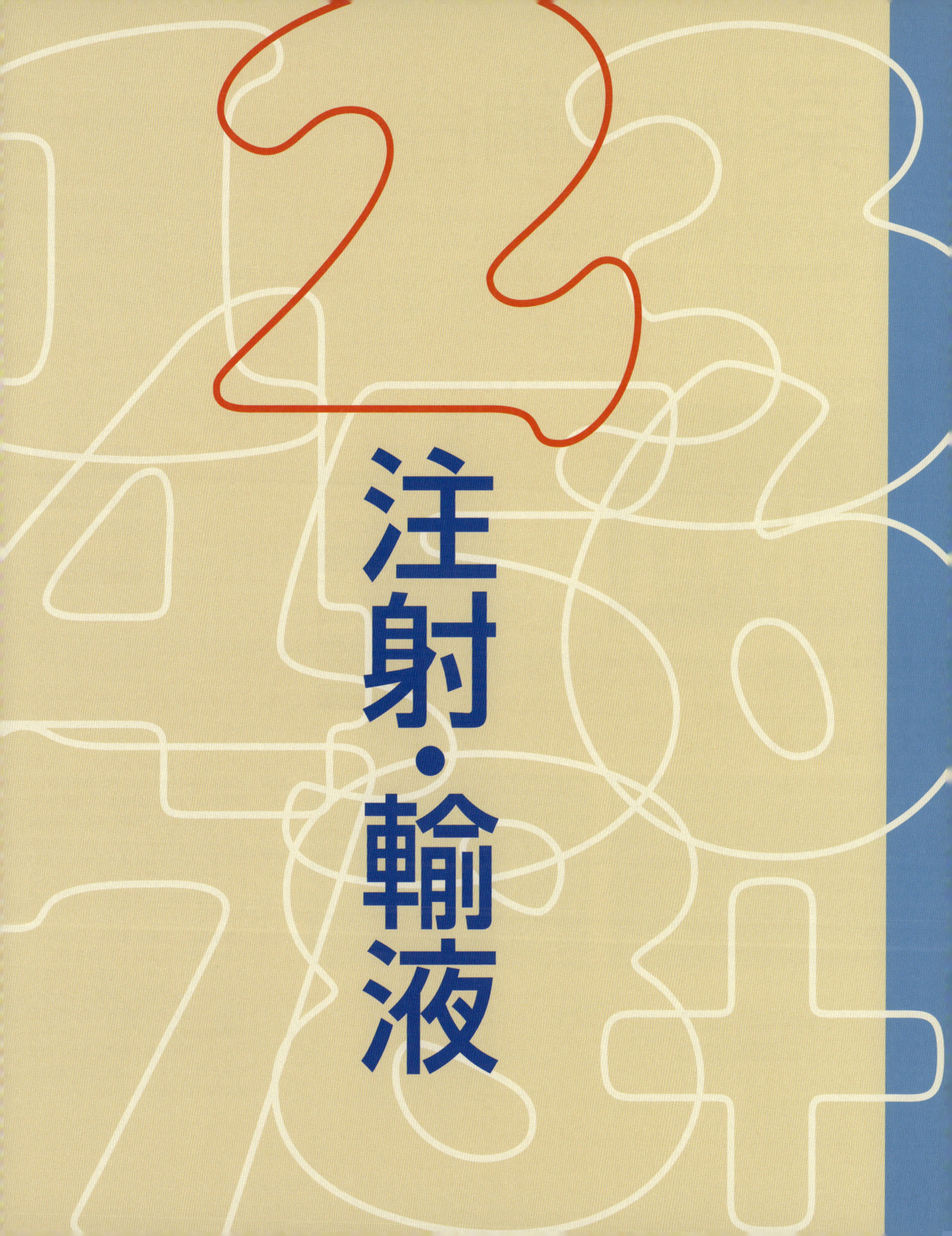

薬物の調合

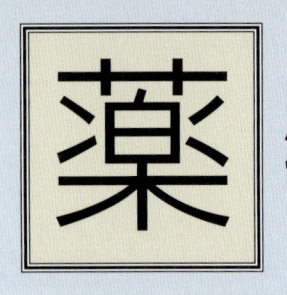

薬物は，正しい薬物を正しい方法で調合しなければならない．そのためには，手順にそって確認作業を行い，清潔操作でその薬物に適した取り扱い方法で準備を行う．

▼注射針の種類

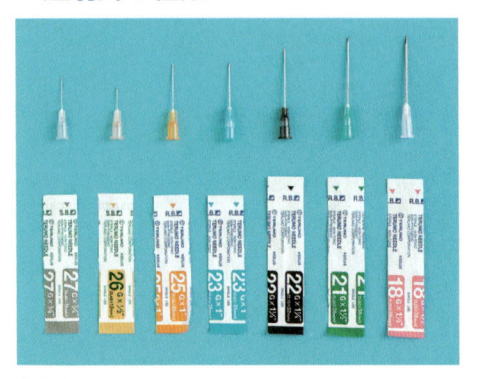

左から
27G, 26G, 25G, 23G, 22G, 21G, 18G

▼ISO規格のカラーコード

注射針，翼付針

針外径		カラーコード
mm	G	
0.3		yellow
0.33	29	red
0.36		blue-green
0.4	27	medium grey
0.45	26	brown
0.5	25	orange
0.55	24	medium purple
0.6	23	deep blue
0.7	22	black
0.8	21	deep green
0.9	20	yellow
1.1	19	cream
1.2	18	pink
1.4	17	red-violet
1.6	16	white
1.8	15	blue-grey
2.1	14	pale green
2.4		purple
2.7		pale blue
3		green-yellow
3.4		olive brown

末梢血管用留置針

針外径		カラーコード
mm	G	
0.6	26	紫
0.7	24	黄色
0.8/0.9	22	濃紺
1.0/1.1	20	ピンク
1.2/1.3	18	深緑
1.4/1.5	17	白
1.6/1.7/1.8	16	灰色
1.9/2.0/2.1/2.2	14	オレンジ
2.3/2.4/2.5	13	赤
2.6/2.7/2.8	12	水色
3.3/3.4	10	薄茶色

▼注射針の名称

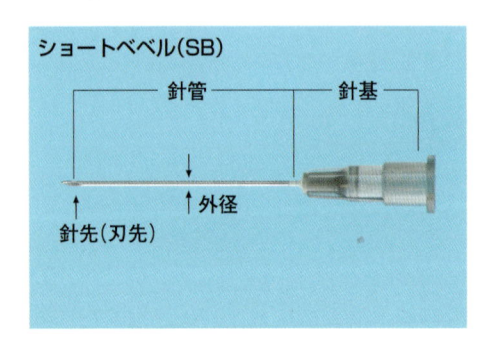

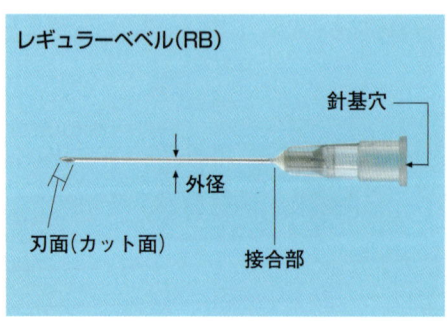

ショートベベル（SB）
針管 — 針基
針先（刃先） ↓外径

レギュラーベベル（RB）
針基穴
↑外径
刃面（カット面） 接合部

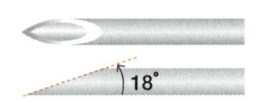

18°

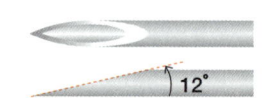

12°

針管：外径は数値ゲージ（G：gauge）で表し，数字が小さいほど針が太い．同じゲージでも長さが違うものがあり，用途によって使い分ける

針基：色一覧はゲージ数によって決まっている．2007年4月1日から，カラーコードが国際標準化機構規格（ISO）に統一された

刃面：2種類あり，刃面が長いレギュラーベベル（RB）（角度が12°のもの）と，短いショートベベル（SB）（角度が18°のもの）がある．レギュラーベベルは，刃面が長く鋭角なため皮下注射や筋肉注射に向いている．ショートベベルは，刃面が短く鈍角なため，血管を突き破りにくく，静脈注射や皮内注射に向いている

▼シリンジの名称

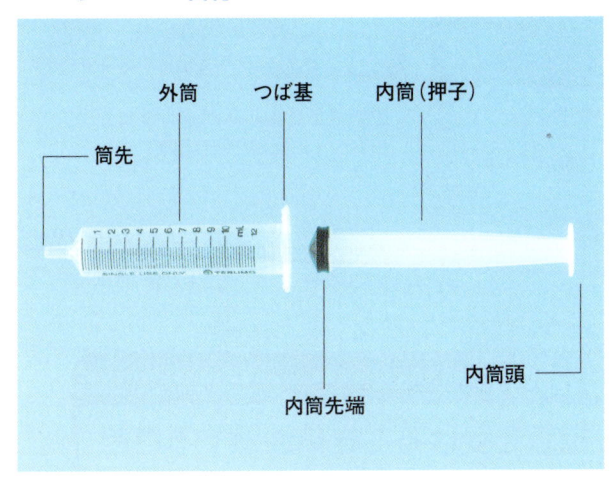

筒先／外筒／つば基／内筒（押子）／内筒先端／内筒頭

▼内筒（押子）の色違い

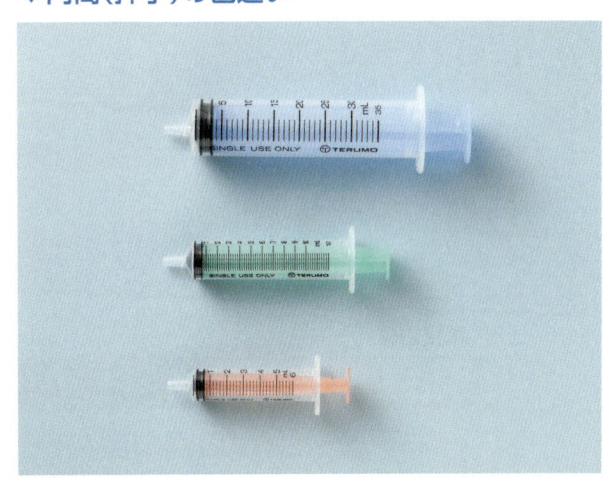

注射薬以外のものに使用するときなどに使用し，誤注射予防対策として用いられている．色ごとにさまざまな容量のシリンジがある

▼シリンジの種類（容量による違い）

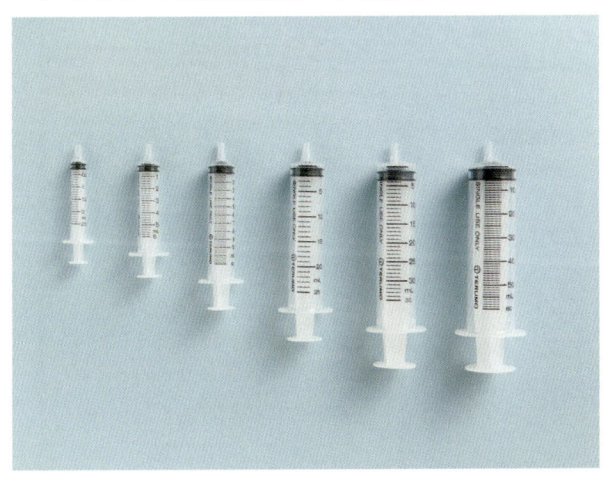

左から
2.5mL，5mL，10mL，20mL，30mL，50mL

▼筒先の違い

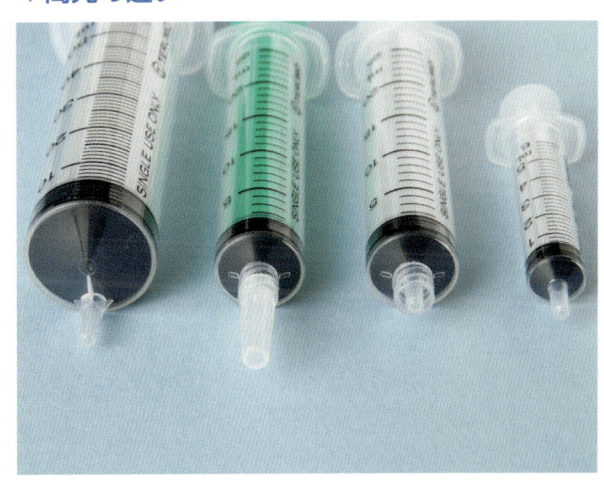

左から横口，カテーテルチップ，ロック式，中口．カテーテルチップ型は筒先が太く，胃管カテーテルなど口径が太いものに使用する．点滴ラインに接続できないことで事故防止になる

薬液の準備

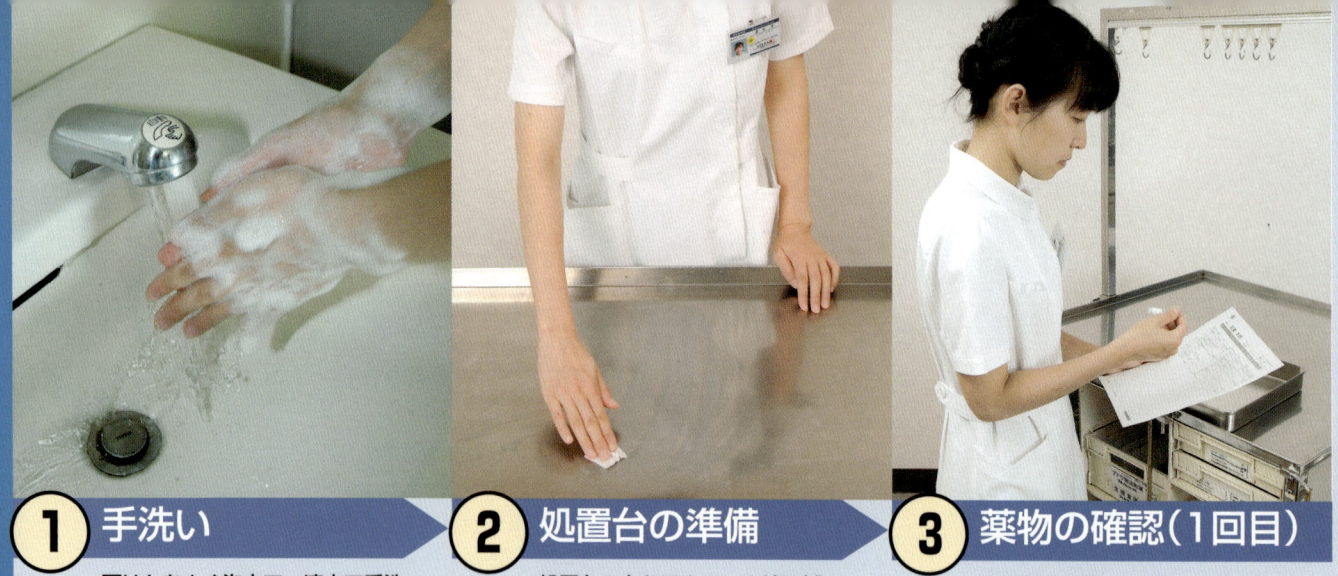

① 手洗い
石けんをよく泡立て，流水で手洗いをする

② 処置台の準備
処置台の上をアルコール綿で拭き，物品を整理・整頓しておく

③ 薬物の確認（1回目）
注射箋を確認しながら，薬物棚からトレイに薬物を取り出す

POINT　3回の薬物確認

注射箋と薬物が合っているか3回確認を行う
- 1回目：各患者専用のトレイ内に薬物を取り出すとき
- 2回目：シリンジに薬液を吸うとき
- 3回目：空アンプル（バイアル）を捨てるとき

POINT　指示を受けるときに注意すること

①注射箋の項目がきちんと記載されているか
②口頭指示は原則として受けない
③薬物名，容量などの思い込みに注意する
④不明瞭・曖昧な指示は医師に確認する
⑤指示を受けたら内容を復唱する

POINT　注射箋のチェック項目

- 患者氏名（ID番号）
- 年齢・生年月日
- 性別
- 処方医師名
- 発行年月日
- 薬品名（薬品名剤形・規格［含量］単位）
- 投与量（1日量・1回量）
- 用法（投与方法，投与経路，投与速度，投与回数，投与時間）
- 投与開始年月日
- 投与期間
- 診療科名（病棟名）
- 注射箋発行科名

▼注射箋の例

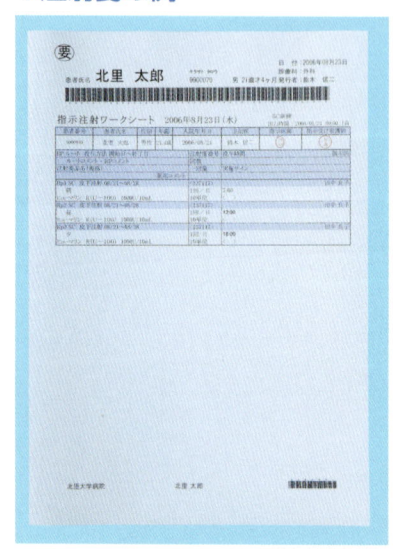

POINT　安全な与薬を実施するために

①患者の病態を把握する（何のためにその薬物が投与されるのか）
②薬物の作用，副作用を理解する
③薬物の特徴を理解する（用量，投与速度，使用回数）．複数の薬物を投与する場合，配合変化を起こす場合があるので注意する

22ページ
針とシリンジの接続

24ページ
アンプルからの吸い上げ

28ページ
バイアルからの吸い上げ

33ページ
バイアルからの薬物を
輸液バッグへ調合

36ページ
生理食塩液の
キット製剤

39ページ
溶解液が装着された
基剤の調合

41ページ
プレフィルドシリンジ
製剤の調合

44ページ
隔壁のある二層式輸液バッグの
調合

針とシリンジの接続

〈物品一覧〉

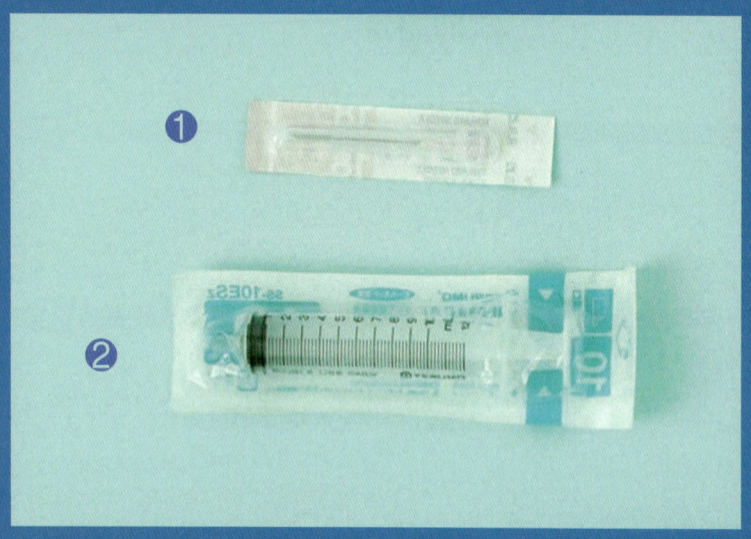

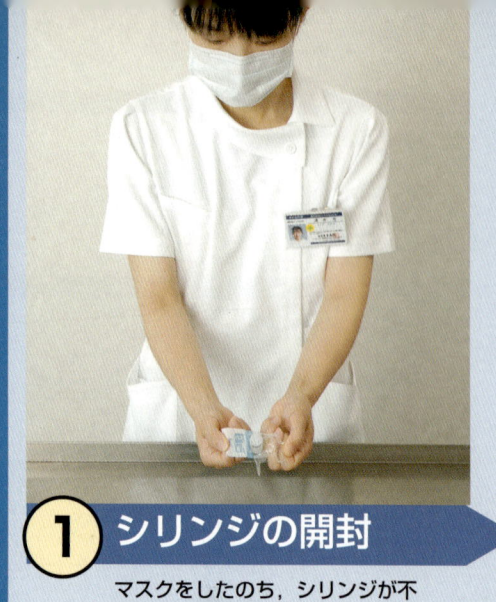

❶針　❷シリンジ

① シリンジの開封

マスクをしたのち，シリンジが不潔にならないようにパッケージを開封する

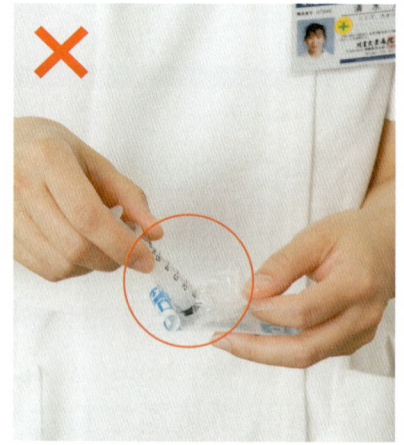

✕

取り出すときにパッケージの外側部分に触れると不潔になってしまう

※「薬液の準備」については20ページ参照

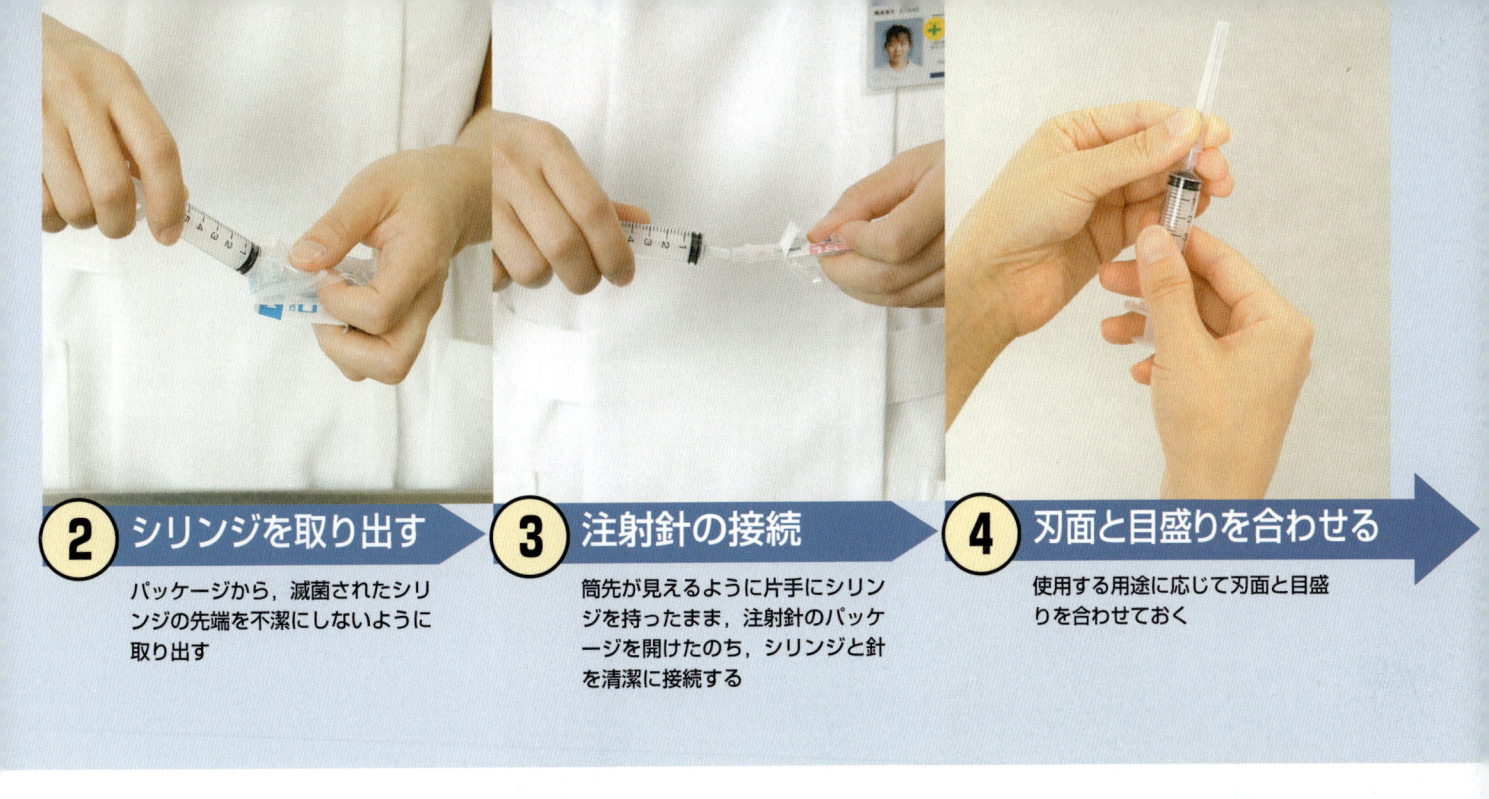

2 シリンジを取り出す

パッケージから，滅菌されたシリンジの先端を不潔にしないように取り出す

3 注射針の接続

筒先が見えるように片手にシリンジを持ったまま，注射針のパッケージを開けたのち，シリンジと針を清潔に接続する

4 刃面と目盛りを合わせる

使用する用途に応じて刃面と目盛りを合わせておく

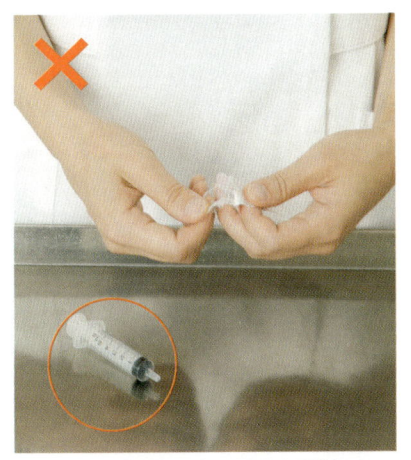

✗ シリンジを処置台の上に置くと不潔になってしまう

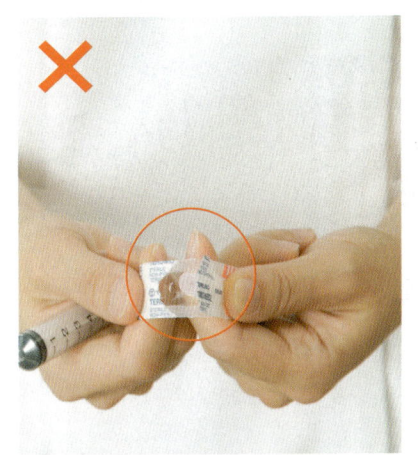

✗ 紙の部分を破いて取り出すと，針がパッケージの外側に触れ，不潔になってしまう

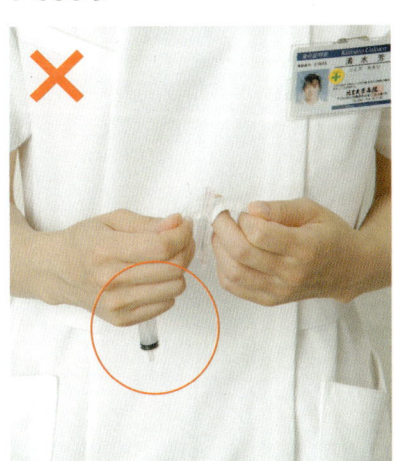

✗ 筒先を下に向けてしまうと視界からはずれてしまい，どこかに触れたりして不潔になってもわからない

POINT

刃面と目盛り

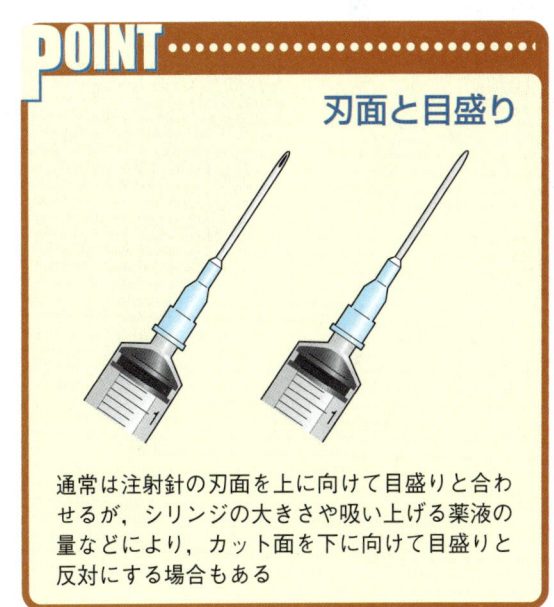

通常は注射針の刃面を上に向けて目盛りと合わせるが，シリンジの大きさや吸い上げる薬液の量などにより，カット面を下に向けて目盛りと反対にする場合もある

アンプルからの吸い上げ

〈物品一覧〉

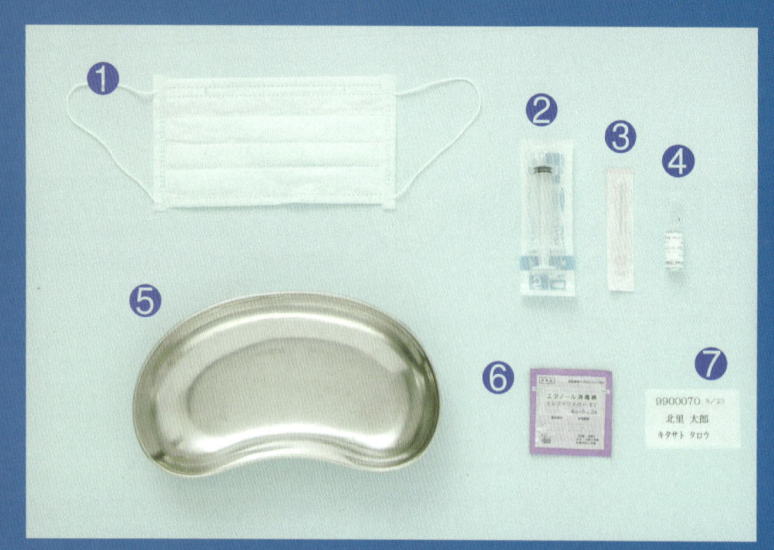

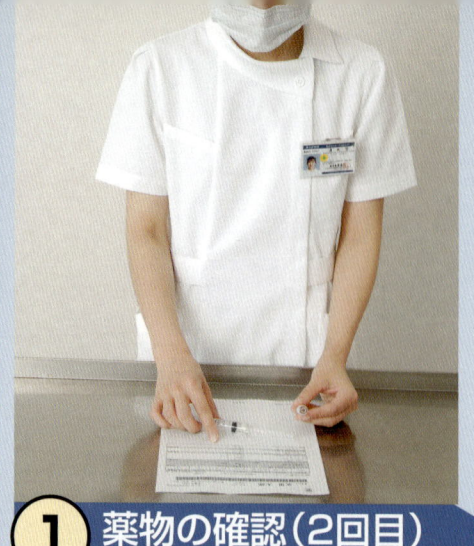

❶マスク　❷シリンジ　❸針　❹アンプル　❺膿盆　❻アルコール綿　❼ラベル

❶ 薬物の確認（2回目）

マスクをしたのち，注射箋の各項目を確認する

※「薬液の準備」については20ページ参照

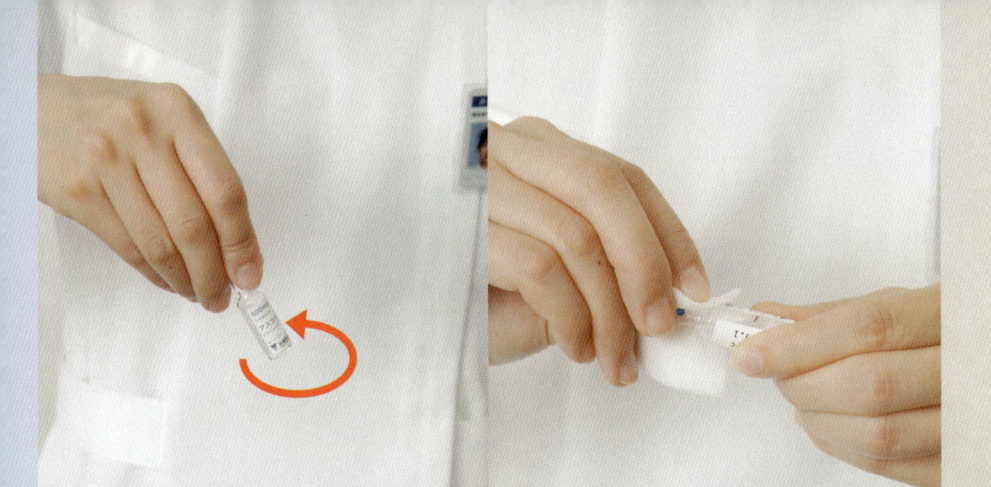

2 薬液を集める

薬液をアンプルの胴部に集める．アンプルの頭部を持ち，軽く振るか，円を描くように回す．または，アンプルの頭部を軽く指で叩く

3 切断面の消毒

カット部分であるアンプルの頸部をアルコール綿で拭き，消毒をする

? それはなぜ？

アンプルの表面に付着している異物・微生物が，アンプルカットの際に混入するのを防ぐため

4 切断1

利き手でアルコール綿を持ち，アンプルの頸部をアルコール綿で押さえながら利き手の示指で頭部の根本を軽く支える

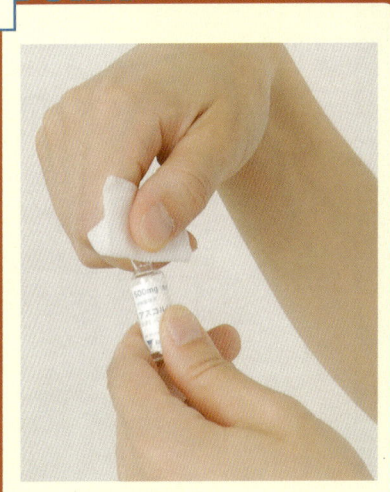

POINT

力の入れすぎはアンプルの破損をまねくため，軽く持ち，すばやく折る

? それはなぜ？

アルコール綿を持つのは，カットの際のガラス片の混入を防ぐためと，切断面での切創を防ぐためである

▼アンプル各部の名称

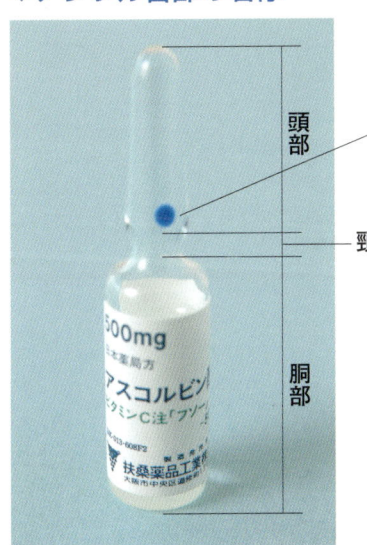

- ポイントマーク（ポイントマークのないアンプルもある）
- 頭部
- 頸部
- 胴部

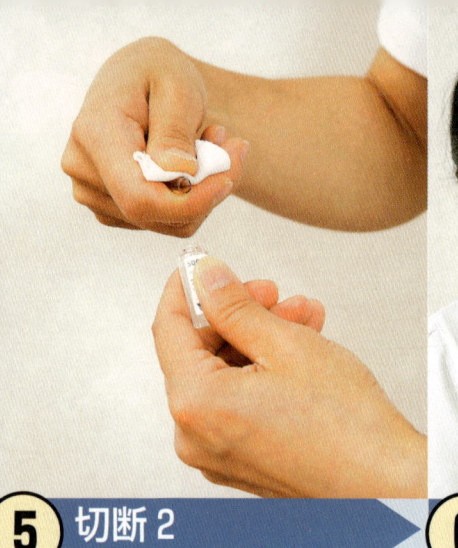

アンプルからの吸い上げ

5 切断2
母指でポイントマークのやや上部を持ち下側に折り，カットする

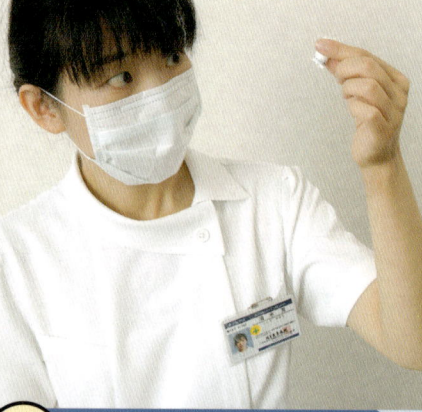

6 確認
アンプル内の薬液に混入物がないことを確認する

7 針の挿入
針先をアンプルカットの縁や外側に触れないように，アンプル内に挿入する

▼別アングル

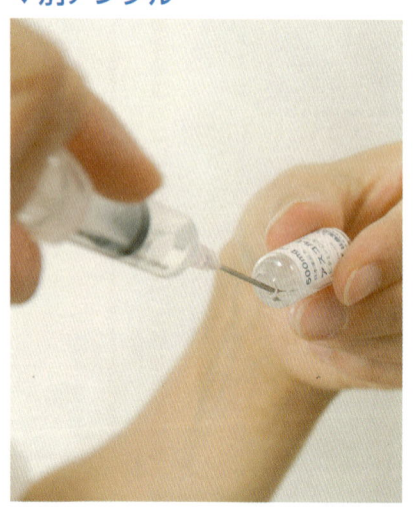

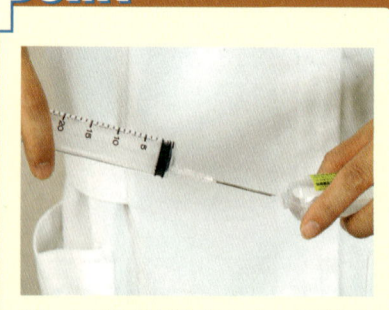

POINT
吸い上げる量が決まっている場合は目盛りが見えるようにし，針先の刃面は空気が入らないように下に向けるとよい

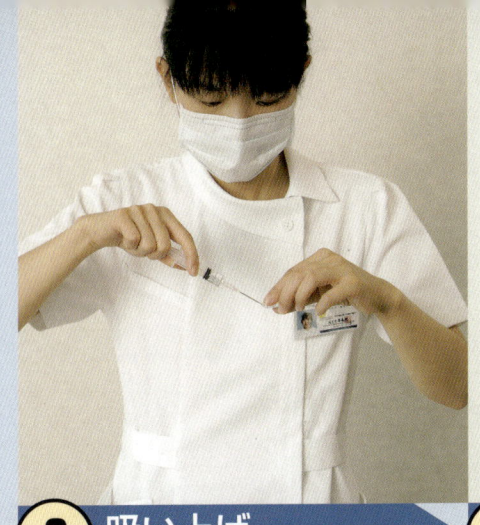

8 吸い上げ

利き手で内筒を引きながら，アンプルを傾けていき，薬液を吸い上げる

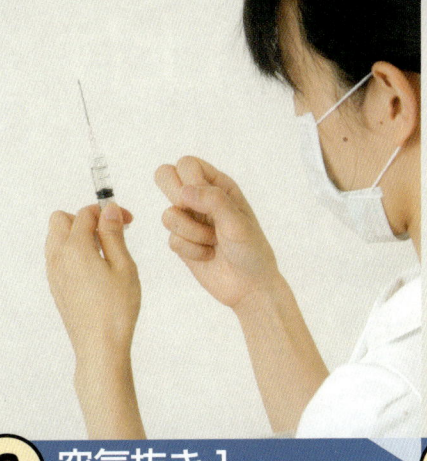

9 空気抜き1

薬液に空気が混入している場合，シリンジを指ではじき，薬液内の気泡をシリンジの筒先に集める

10 空気抜き2

シリンジの針基にアルコール綿をあて，内筒を押して，シリンジから空気を抜く

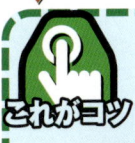

これがコツ アンプルの吸い上げかた

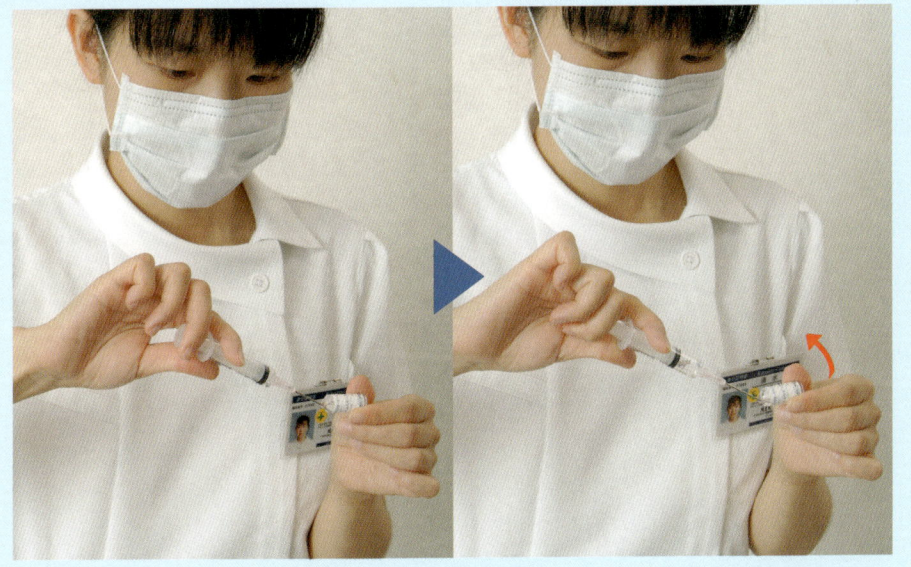

利き手の母指と示指で外筒を固定し，中指で内筒を引く．シリンジの大きさや吸い上げる薬物の量により，指をずらして吸い上げていく．そのとき，アンプルを傾け薬液を頸部に集めるようにすると吸い上げやすい

バイアルからの吸い上げ

〈物品一覧〉

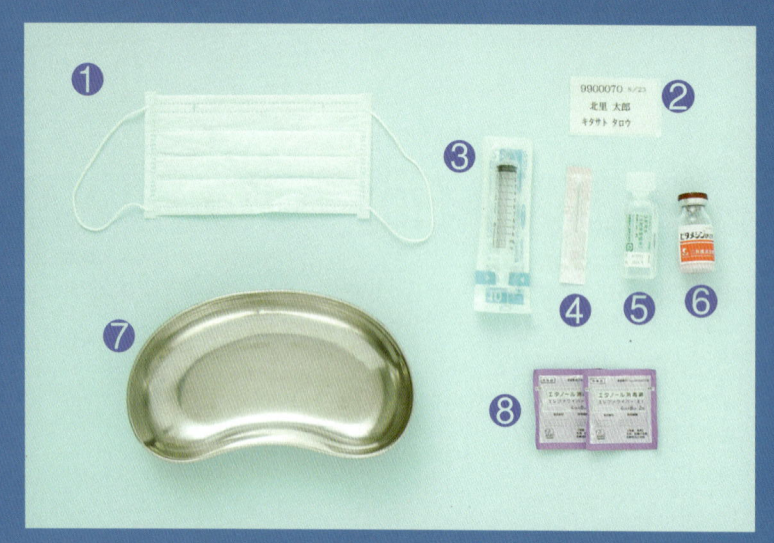

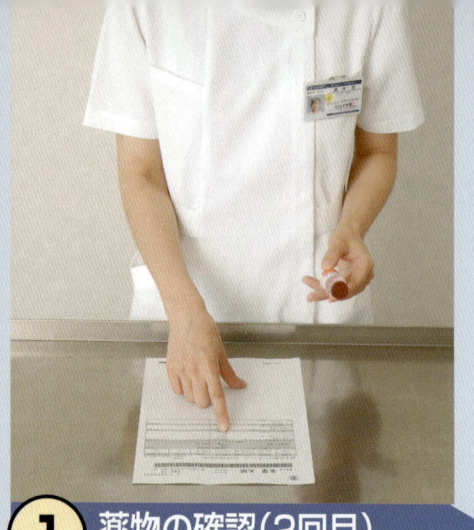

❶マスク　❷ラベル　❸シリンジ　❹針　❺溶解液　❻バイアル　❼膿盆　❽アルコール綿

① 薬物の確認（2回目）

マスクを装着したのち，注射箋の各項目（2回目）の確認を行う

リスク防止 — 溶解液の注意事項

- 溶解液は，使用する輸液や生理食塩液を用いることが多いが，薬物によっては注射用水や5％ブドウ糖溶液で溶解するなどと指定されているものや，指定の溶解液が添付されているものなどがあるため注意する
- 箱の中に薬物と溶解液が一緒に入っている場合，溶解液のみ投与してしまう場合があるため注意する

※「薬液の準備」については20ページ参照

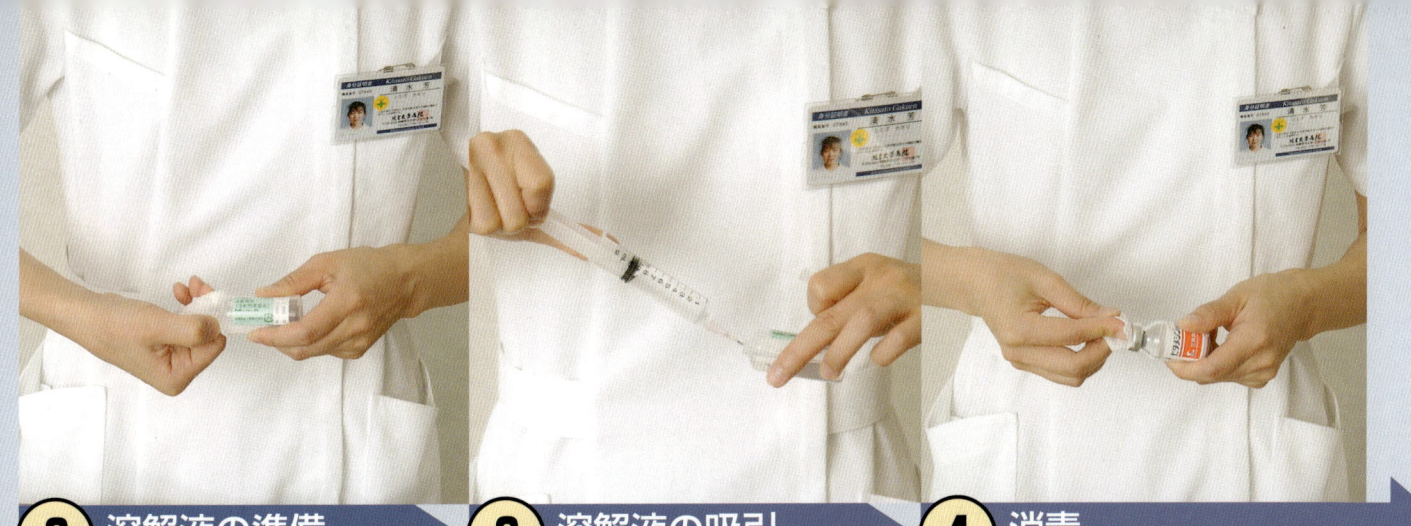

② 溶解液の準備
溶解液のアンプルの頸部を消毒後，カットする

③ 溶解液の吸引
カットした切断面や外側に針が触れないよう注意しながら，溶解液をシリンジに吸い上げる

④ 消毒
バイアルのゴム栓をアルコール綿で消毒する．十分に乾燥するまで待つ

POINT
ゴム栓部はキャップがしてあっても，保管状況などにより無菌の保証がないため，アルコール綿で拭く

バイアルからの吸い上げ

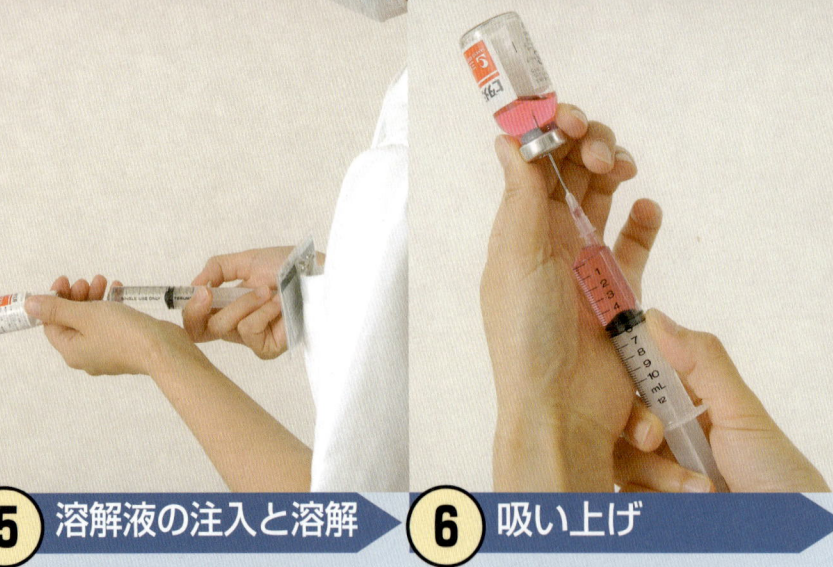

5 溶解液の注入と溶解
溶解液の入ったシリンジの針をバイアルに刺し,溶解液をバイアルに注入し溶解する

6 吸い上げ
薬液をシリンジに吸い上げる

7 空気抜き1
薬液に空気が混入している場合,シリンジを指ではじき,薬液内の気泡をシリンジの筒先に集める

POINT
・コアリング（ゴム片が穿刺により削り取られること）を防ぐため,針は垂直に刺し,まっすぐに引き抜く

これがコツ
・側壁にはわせるように溶解液を静かに入れると,溶解時に泡立ちにくい
・薬物が液体の場合,必要量の空気をバイアルに注入してからのほうが吸い上げやすい

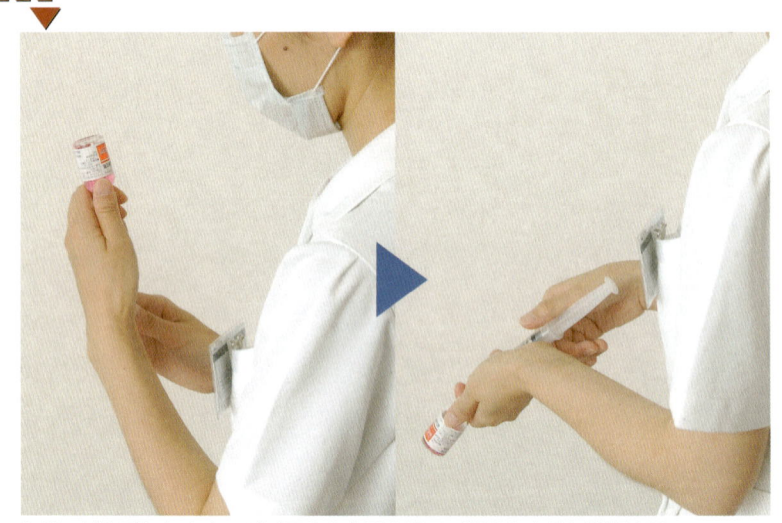

シリンジを刺したまま,バイアルを上下させて,薬物を十分に溶解する

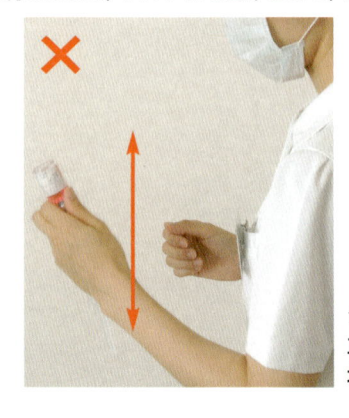

× タテに振ると泡立ってしまう.泡立つと必要量を吸引できなくなる場合がある

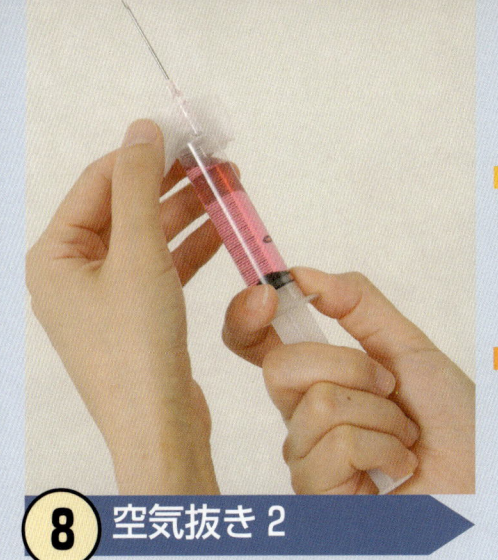

| 32ページ
バイアルからの吸い上げ

| 33ページ
バイアルからの薬物を輸液バッグへ調合

8 空気抜き2

シリンジの針基にアルコール綿をあて，内筒を押して，シリンジから空気を抜く

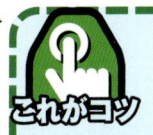

これがコツ

- 薬液を吸い上げる前に，針を薬液面の上に出した状態（薬液を泡立てないため）で空気を注入すると，薬液を吸入するときに泡立ちにくい
- バイアルに薬液が残らないように，シリンジを引きながらバイアルから針を抜く

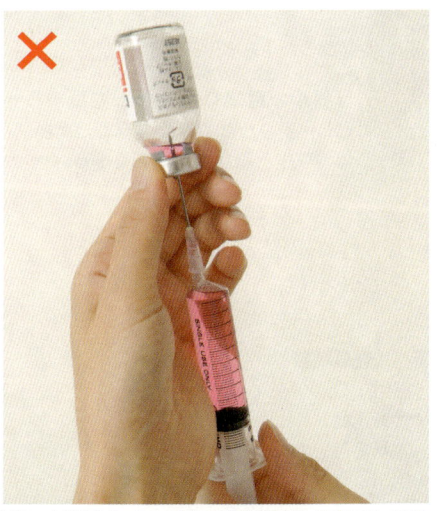

✕ 吸い上げるとき，針先が薬液面から出てしまうと空気を吸ってしまうので注意する

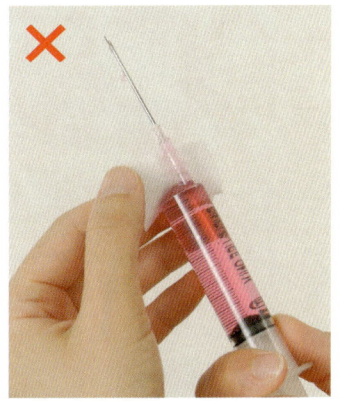

✕ 正確な薬液量が変わってしまうので，針から薬液が漏れないようにする

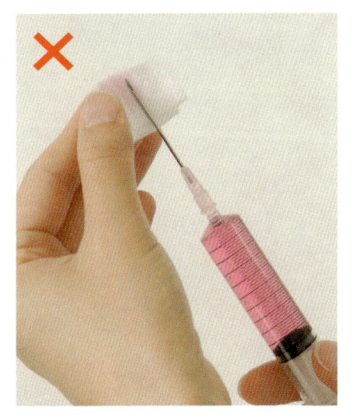

✕ 不潔になってしまうので，液漏れしても針を拭かない

バイアルからの吸い上げ

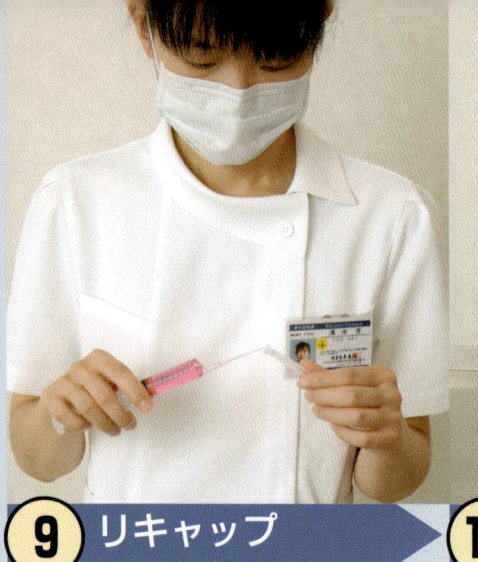

⑨ リキャップ
針刺し事故を起こさないように，キャップと針をハの字に向けてリキャップする

⑩ 薬物の確認（3回目）
吸い上げたバイアルと注射箋の内容を確認する

⑪ ラベルを貼る
再度，注射箋と確認後，シリンジに患者氏名・薬品名・用量・投与方法の記載されたラベルを貼る

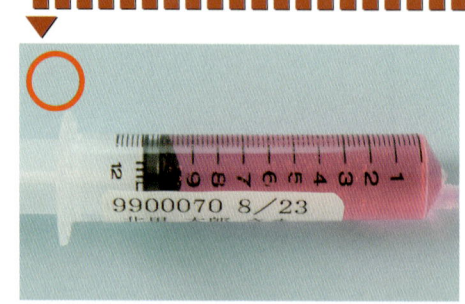

○ ラベルは，シリンジの目盛りが読めるように貼る

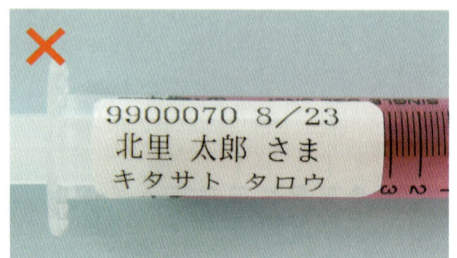

✗ ラベルが目盛りにかかってしまうと，目盛りが読めなくなってしまい，正確な投与量がわからなくなる

▼ラベルの例

```
9900070  8/23
北里 太郎 さま
キタサト タロウ サマ
ジゴシン 0.25mg
生理食塩液 20ml
IV
```

ラベル記載項目
・日付
・患者氏名
・薬品名
・用量
・投与方法　例：IV（静脈内注射），SC（皮下注射）など
・投与速度

バイアルからの薬物を輸液バッグへ調合

〈物品一覧〉

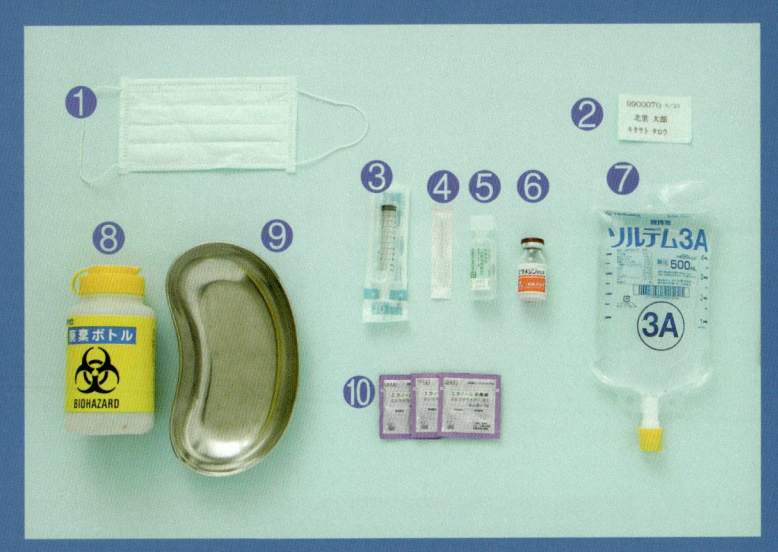

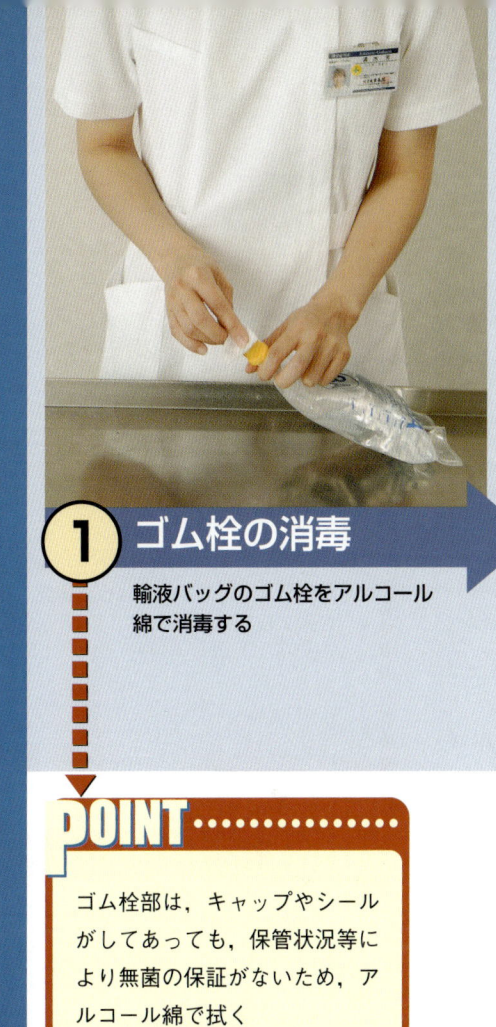

❶マスク ❷ラベル ❸シリンジ ❹針 ❺溶解液 ❻バイアル ❼輸液バッグ ❽針廃棄容器 ❾膿盆 ❿アルコール綿

1 ゴム栓の消毒

輸液バッグのゴム栓をアルコール綿で消毒する

POINT

ゴム栓部は，キャップやシールがしてあっても，保管状況等により無菌の保証がないため，アルコール綿で拭く

※「薬液の準備」については20ページ参照

バイアルからの薬物を輸液バッグへ調合

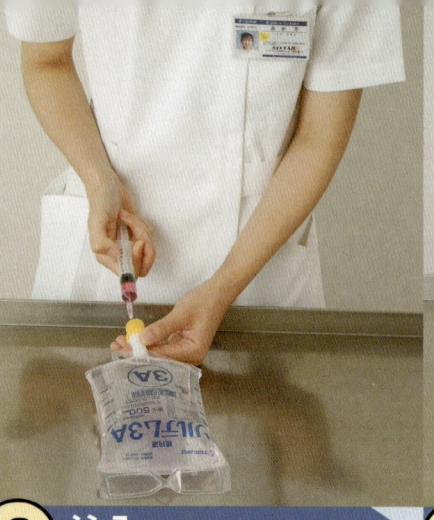

② 注入
輸液バッグにシリンジから薬物を注入する

③ 空気抜き
輸液バッグから，流入した量の空気をシリンジで抜く

④ 薬物の確認（3回目）
使用した薬物の容器はすぐに捨てずに，注射箋と3回目の確認をする

POINT 「IN」と「OUT」

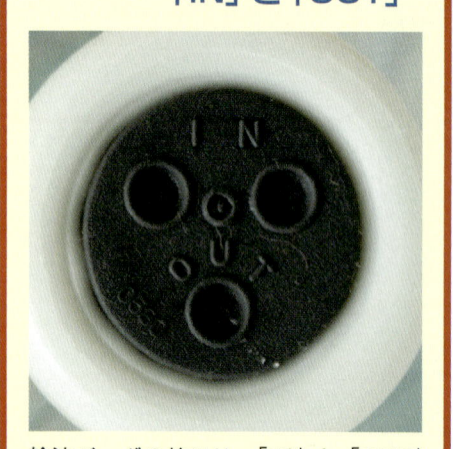

輸液バッグの栓には，「IN」と「OUT」と分かれているものがある．注入と吸い上げとの区別や，注入時に場所を変えることで，点滴時の薬液漏れや，コアリングを防ぐ

POINT 点滴準備における注意

- 容量に合うシリンジを選ぶ
- 点滴ボトルにインボトルする場合，18Gの注射針を使用するなど，注入しやすい大きさを選ぶ
- 点滴ボトルにいくつもの薬物を混合する場合，配合変化が起きやすいものは個別にシリンジで輸液に注入すると配合変化が少なくなる．pHの近いものから混入する
- 添付文書の取り扱い上の注意に目をとおす．病棟で使用する薬物で注意が必要なものを一覧表にするなど工夫するとよい

⑤ ラベル貼付

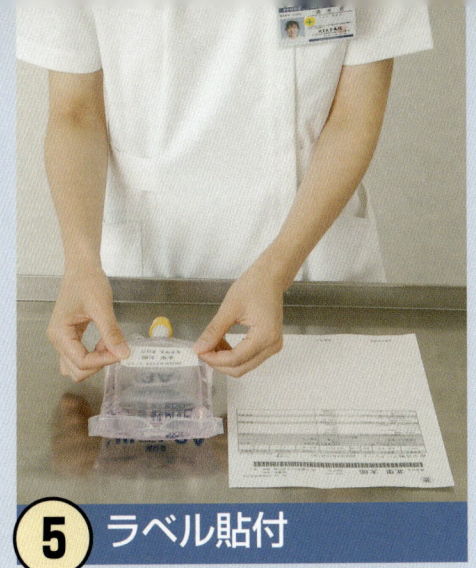

ボトルに患者氏名・薬品名・用量・投与方法・投与速度のラベルを貼る

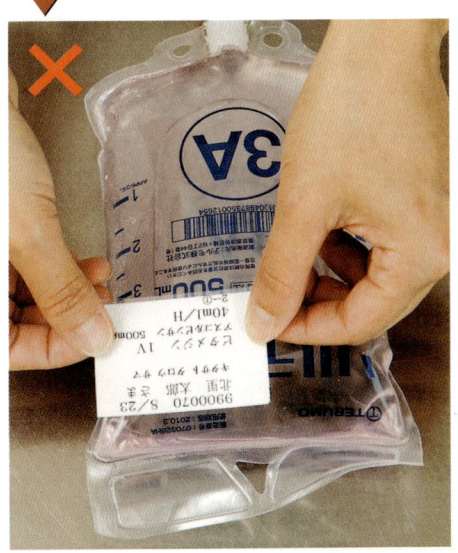

輸液バッグの薬品名などの表示を隠さない

▼ラベルの例

```
9900070  8／23
北里　太郎　さま
キタサト　タロウ　サマ

ビタメジン　　1Ｖ
アスコルビンサン　500mg
40ml／H
2－①
```

ラベル記載項目（点滴静脈内注射，中心静脈内注射などの場合）
・日付
・患者氏名
・薬品名
・用量
・投与方法　例：DIV（点滴静脈内注射），CV（中心静脈内注射）など
・投与速度
・投与本数番号（1日に投与される本数のうち何本目か）

生理食塩液のキット製剤

〈物品一覧〉

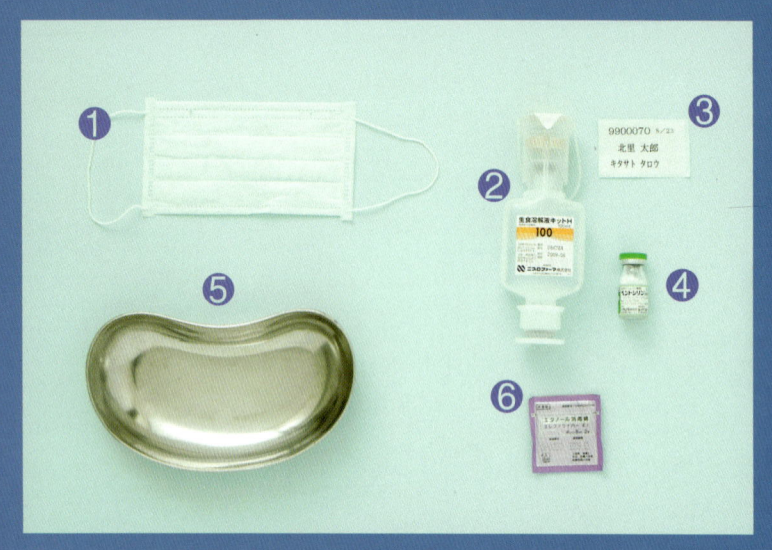

❶マスク　❷生理食塩液のキット　❸ラベル　❹バイアル
❺膿盆　❻アルコール綿

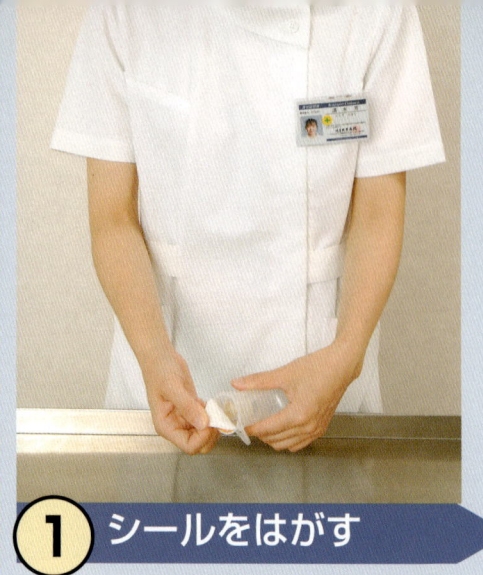

① シールをはがす

プラスチックボトルのカプセル部を持って，カプセル上部のシールをはがす

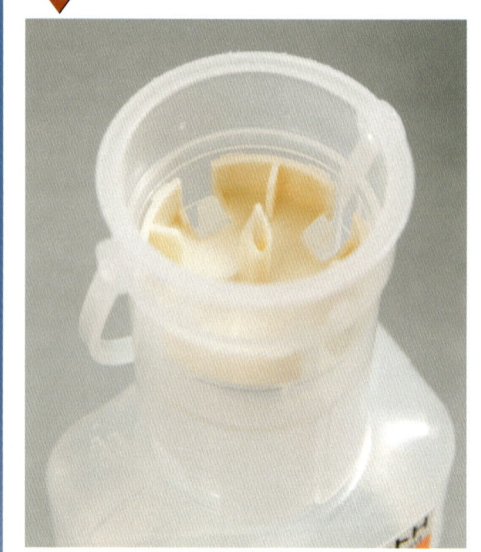

両頭針になっている

POINT

生理食塩液キットに複数の固形注射剤を連続調整する場合には，汚染の可能性やバイアルのゴム栓の瓶内への脱落等の可能性があるため，取り扱いに注意する

※「薬液の準備」については20ページ参照

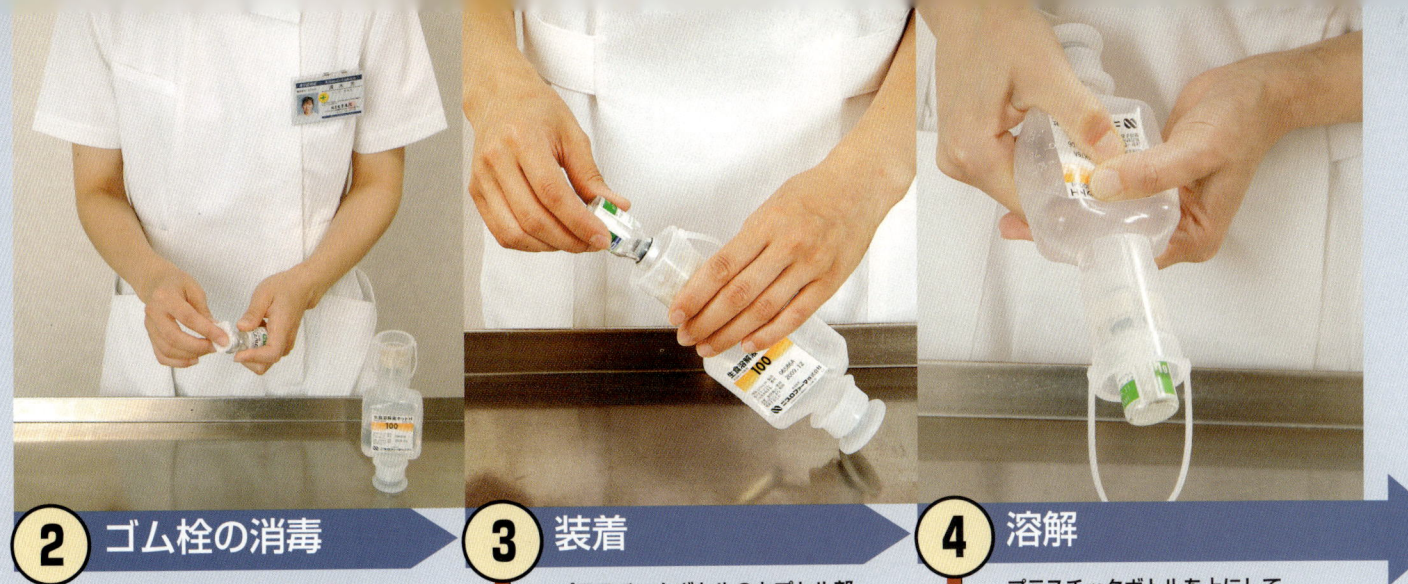

② ゴム栓の消毒

バイアルのキャップをはずし，アルコール綿でゴム栓を消毒する

③ 装着

プラスチックボトルのカプセル部を持って斜めに傾ける．バイアルのゴム栓の中心に両頭針をあて，バイアルの挿入完了位置まで一気に挿入する

④ 溶解

プラスチックボトルを上にして，バイアルに1/2程度の溶解液を入れて軽く振り，溶解する．溶解液が注入しにくい場合は，プラスチックボトル中央部を押し，生理食塩液をバイアル内に注入する

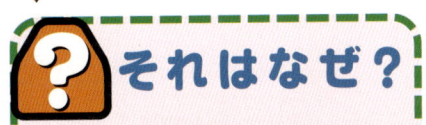

❓ それはなぜ？

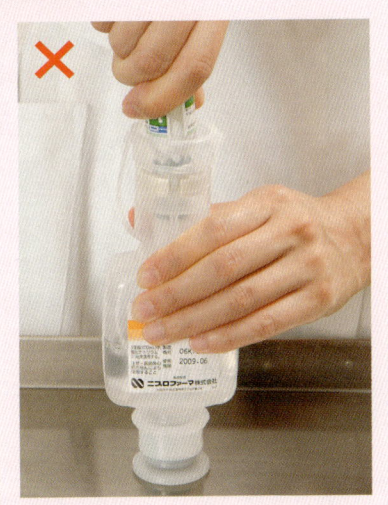

✕

直立した状態で薬剤バイアルを装着すると，充填された粉末が両頭針の針穴に詰まることがあるので斜めにする

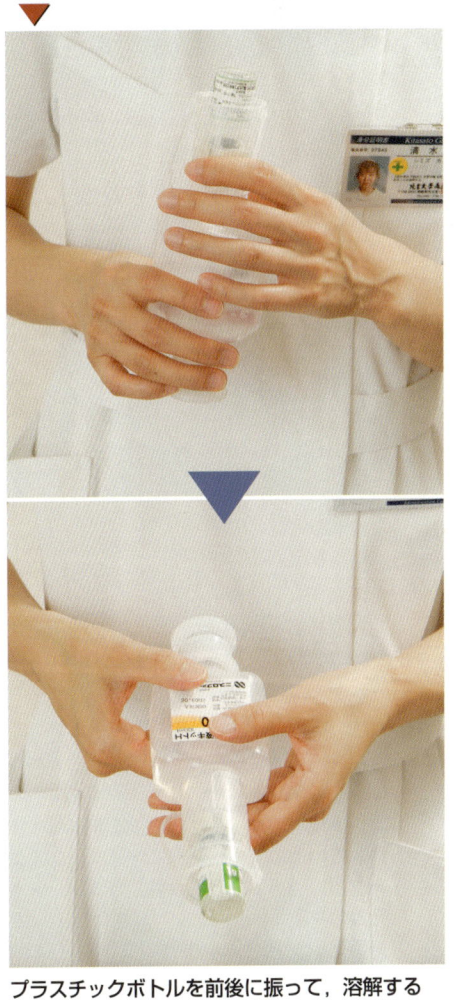

プラスチックボトルを前後に振って，溶解する

生理食塩液のキット製剤

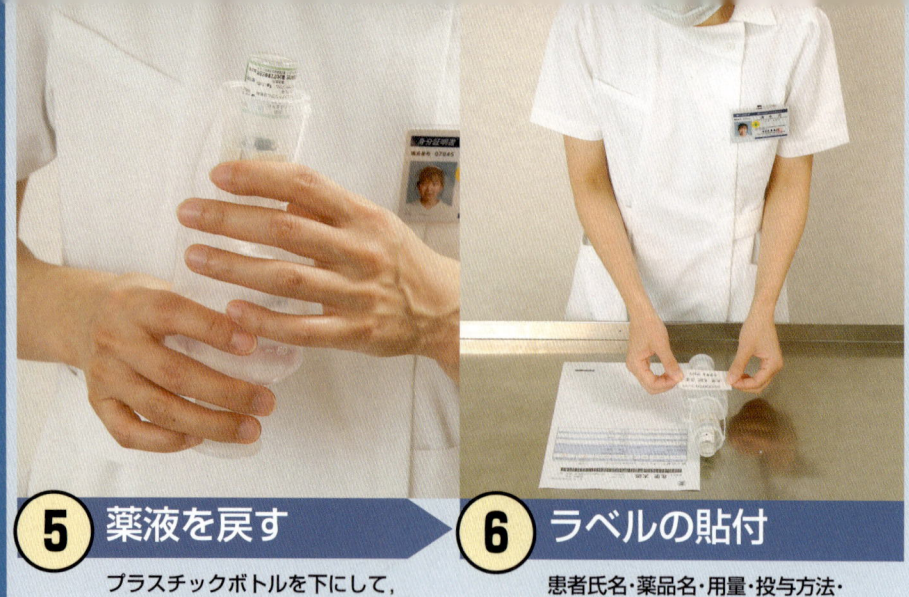

⑤ 薬液を戻す
プラスチックボトルを下にして，バイアル内の薬液をプラスチックボトルに戻す．戻りにくい場合は，プラスチックボトルの中央部を押し，ゆるめる操作を繰り返し薬液を戻す

⑥ ラベルの貼付
患者氏名・薬品名・用量・投与方法・投与速度のラベルをバッグに貼付する

▼抗悪性腫瘍薬調合時の注意

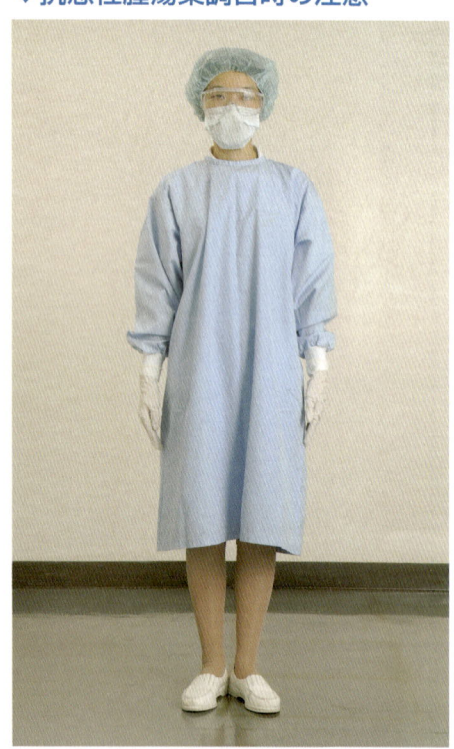

悪性腫瘍を取り扱うことによる発がん性が指摘されているので，調合時には必ず，マスク，ゴーグル，ラテックス製手袋，ガウン，キャップを着用する
※ラテックスアレルギーの場合は，ニトリル製の手袋を使用

▶ 使用済み物品の破棄の方法
- マスク・手袋・作業用シート・アルコール綿・拭き取り用のペーパータオルなど使い捨てのものは，付着物が飛散しないように注意し感染性廃棄物として取り扱う．バイオハザードマークのついた場所へ廃棄する
- シリンジ・アンプル・バイアルも感染性廃棄物として取り扱う．バイオハザードマークのついた場所へ廃棄する
- シリンジの残液はそのままキャップをし廃棄する
- アンプルの残液は，シリンジに吸い上げキャップをし，バイアルの残液はそのままバイアルに残しておき廃棄する
- 注射針は他の一般の針と同じように針廃棄容器に入れ廃棄する

▶ 汚染時の処置
- 皮膚・手指などに付着した場合は，ただちに流水で洗い流しさらに石けんで洗う
- 目に入った場合は，洗面器などに水を張り，ただちに水中に顔をつけ，まばたきを繰り返す．あるいは流水で十分に洗い流す．必要に応じて眼科を受診する
- 衣服に付着した場合は，ただちにゴム手袋を着用し，付着部位を流水で洗い，すぐに洗濯する．ただし，高度に汚染したまま，洗濯機などで他のものといっしょに洗わないようにする
- 床，作業台などを汚染した場合，ゴム手袋を着用し汚染箇所をペーパータオルなどで拭き取ったのち，水を含んだタオルで拭く

溶解液が装着された基剤の調合

〈物品一覧〉

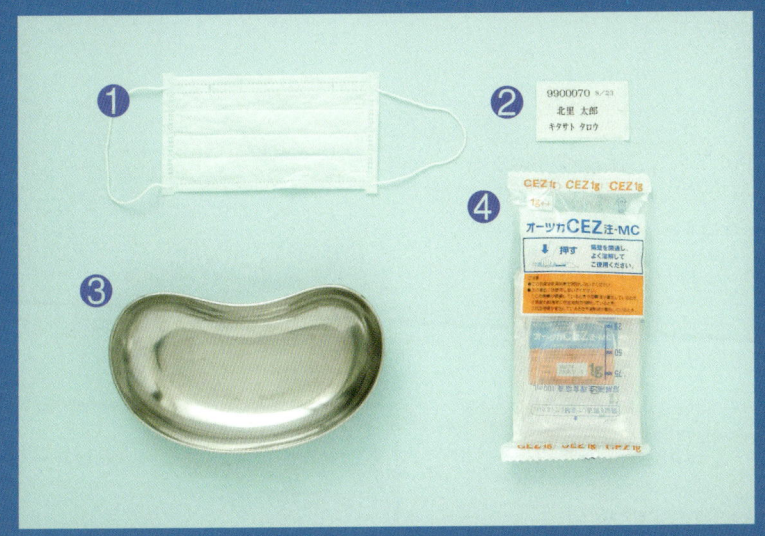

❶マスク　❷ラベル　❸膿盆　❹溶解液がセットされたキット製剤

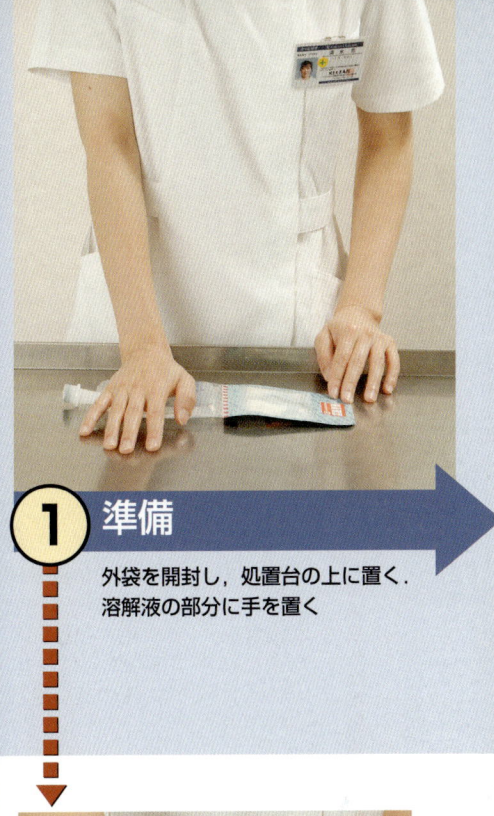

① 準備

外袋を開封し，処置台の上に置く．溶解液の部分に手を置く

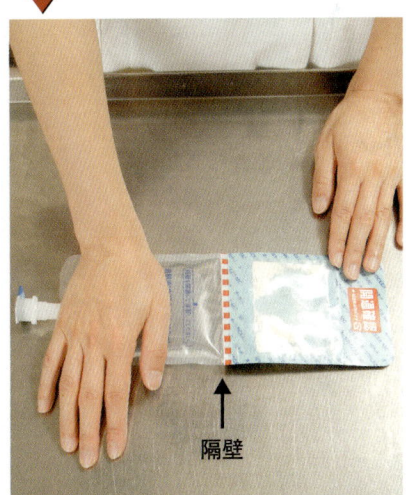

上部の青い部分に薬物が，下の透明な部分に溶解液が入っているが，それぞれが隔壁で分けられている

隔壁

※「薬液の準備」については20ページ参照

溶解液が装着された基剤の調合

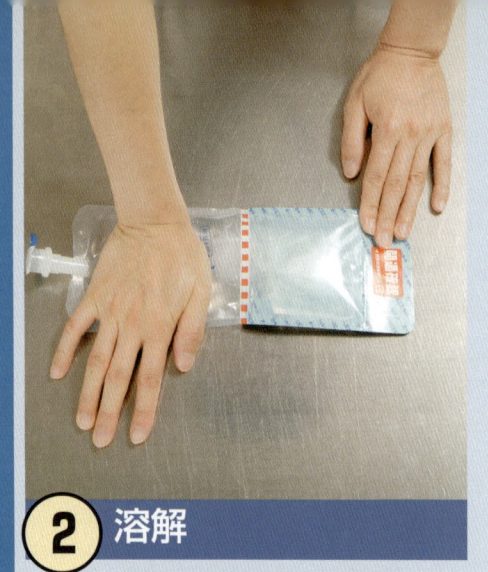

② 溶解

溶解液部分を手で押し，隔壁を開通させ溶解液と薬物を行き来させて混ぜる

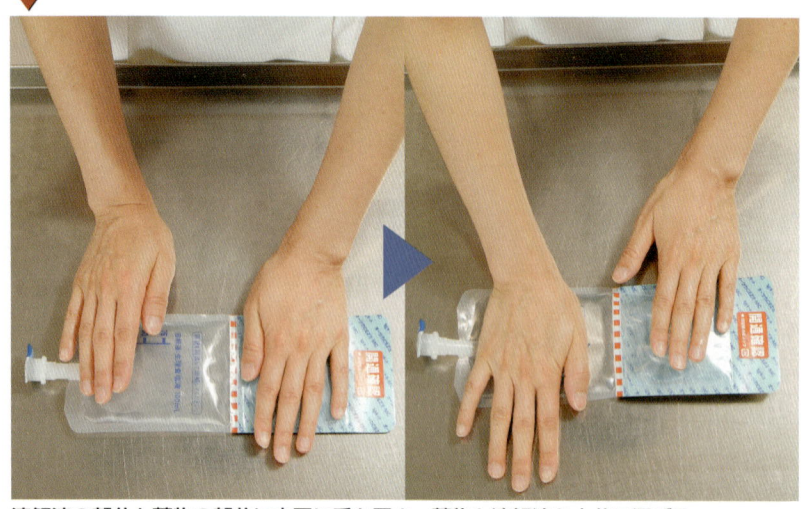

溶解液の部分と薬物の部分に交互に手を置き，薬物と溶解液を十分に混ぜる

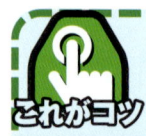

> **これがコツ** 開通忘れ防止のためには
>
> 外袋を開封したらすぐに開通させるというルールを決めることで，開通忘れの防止ができる．しかし，薬物によって安定性が違うので注意する．
>
> セファメジンα点滴用キット　6時間
> フルマリンキット静注用　　　6時間
> パンスポリン静注用バックS　 8時間
> オーツカCEZ注-MC　　　　　48時間

プレフィルドシリンジ製剤の調合

〈物品一覧〉

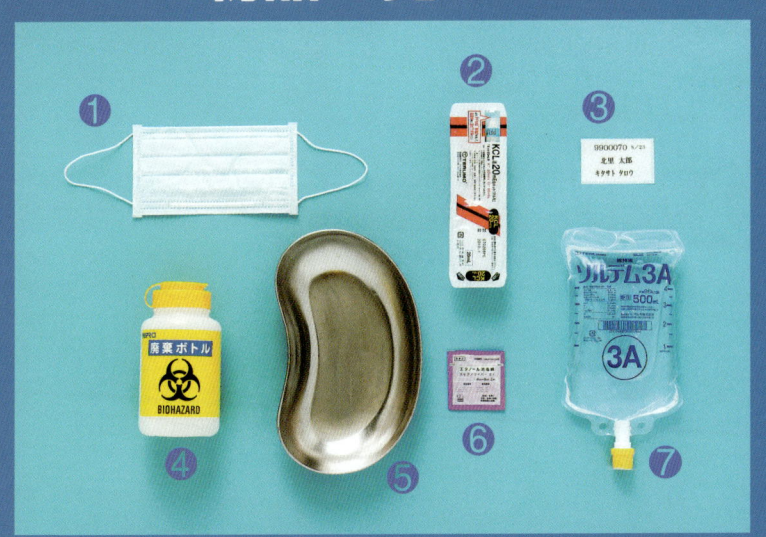

❶マスク ❷プレフィルドシリンジ製剤 ❸ラベル ❹針廃棄容器 ❺膿盆 ❻アルコール綿 ❼輸液バッグ

プレフィルドシリンジ製剤各部の名称

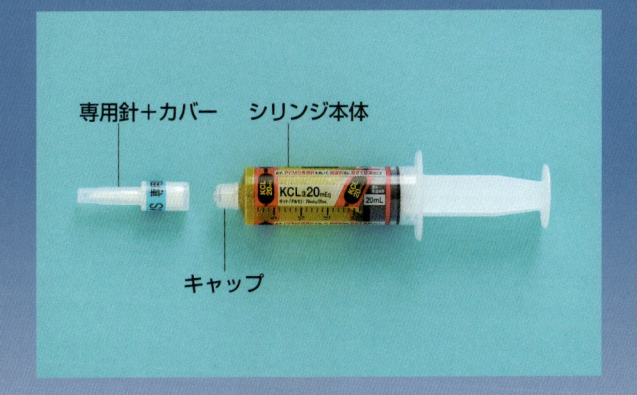

専用針＋カバー　シリンジ本体
キャップ

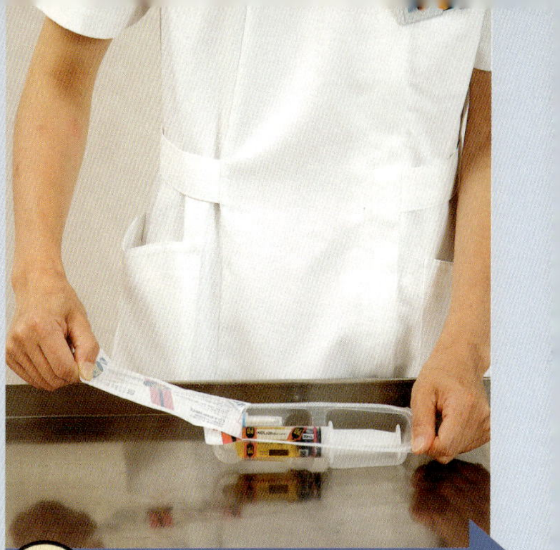

① 開封

シリンジが不潔にならないように，開封口からゆっくりと開封する

リスク防止

急速静注すると危険な塩化カリウムなどのプレフィルドシリンジ製剤は，急速静注できないように，先端に特殊なキャップがついている．三方活栓や注射針には直接接続できず，他の薬物などと混合して使用する

POINT　プレフィルドシリンジとは

あらかじめシリンジに薬液が注入されている製剤．シリンジに薬物名が印刷されているため，取り違えの予防になる．また，薬物の混合業務の効率化，感染防止などの利点もある

※「薬液の準備」については20ページ参照

プレフィルドシリンジ製剤の調合

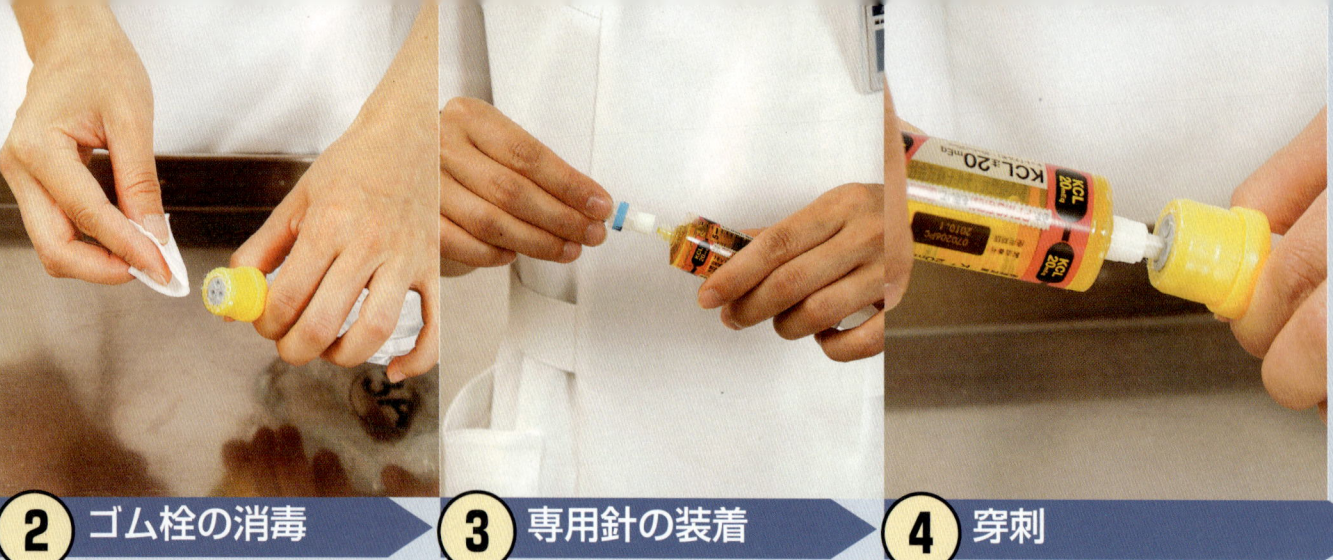

② ゴム栓の消毒
輸液バッグカバーをはずし，ゴム栓をアルコール綿で消毒する

③ 専用針の装着
シリンジ本体のキャップをはずし，専用針をシリンジに装着する

④ 穿刺
製剤を輸液剤のゴム栓にゆっくりとまっすぐ根元まで穿刺する

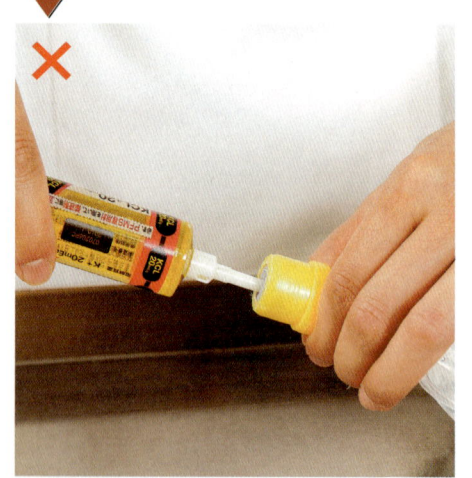

針は完全に根元まで挿入する

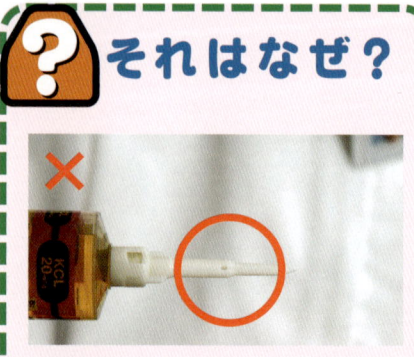

❓ それはなぜ？

針の途中に注入孔があり，その部分を完全に差し込まないとシリンジの薬液が外部に漏れる可能性がある

5 注入
薬液を注入する

6 シリンジの抜去
薬液注入後，シリンジをはずす

7 針の廃棄
専用針をシリンジからはずし，廃棄する

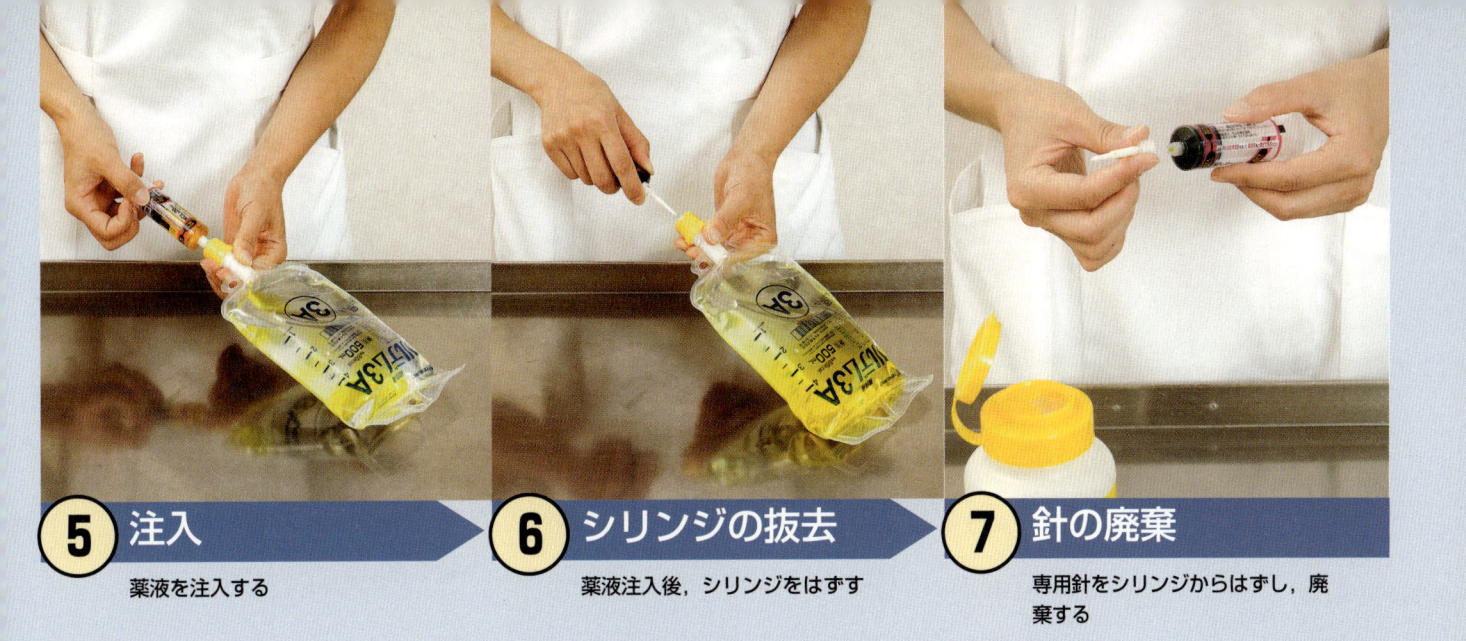

リスク防止　カリウム製剤に関する注意

高濃度のカリウム製剤が急速に投与されると，心筋細胞の膜電位のバランスが崩れ，刺激伝導系が乱れる．重篤な不整脈が出現し，心停止の危険性があるので注意が必要

●カリウム製剤の用法，用量に関する使用上の注意
濃度　　40mEq/L以下
速度　　20mEq/時以下
投与量　100mEq/日以下

隔壁のある二層式輸液バッグの調合

〈物品一覧〉

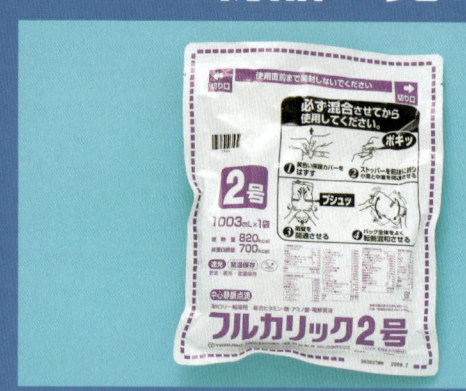

輸液バッグ

隔壁のある輸液バッグ各部の名称

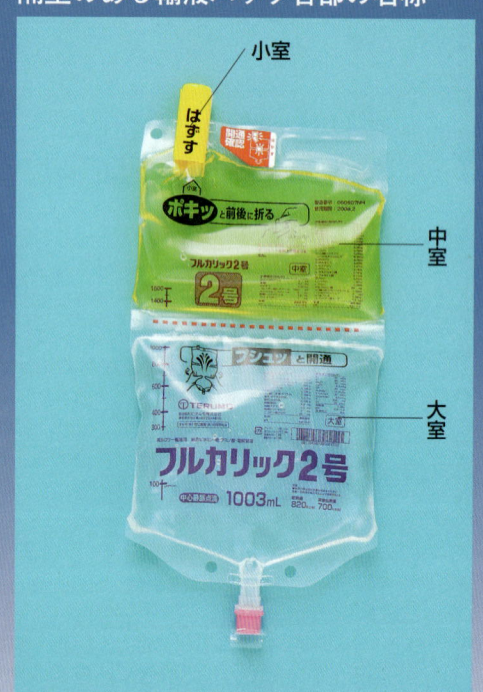

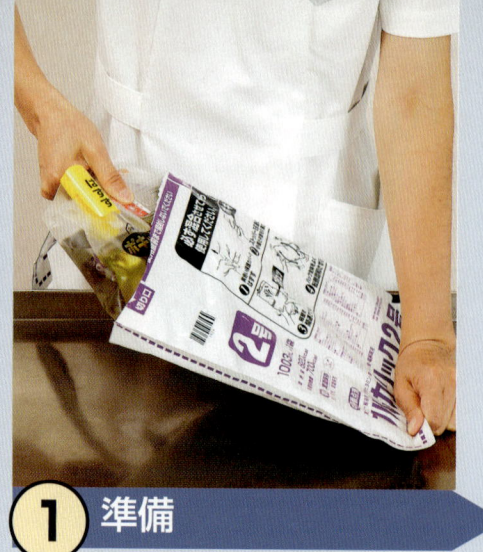

- 小室
- 中室
- 大室

① 準備

外袋を切ってバッグを取り出す

POINT

隔壁のある二層式輸液バッグは，使用時にバッグの開通を忘れやすいので，安定性を確認し，外袋を開けたと同時に開通するようにする

●二層式輸液バッグの開通後の安定性

フルカリック	24時間（遮光）
アミノトリパ	48時間
アミノフリード	7日間
ピーエヌツイン	14日間

※「薬液の準備」については20ページ参照

② 小室のカバーをはずす

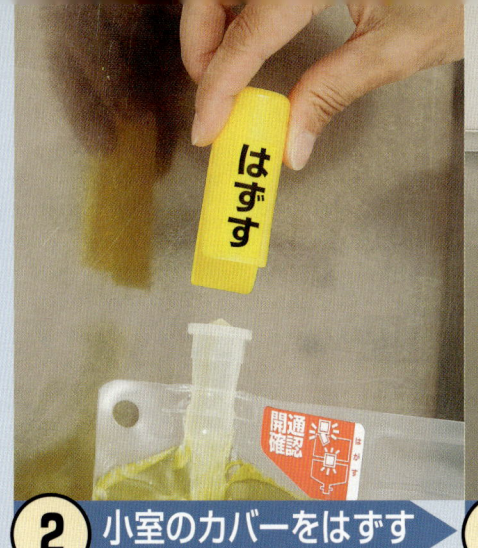

ビタミン剤が入っている小室のカバーをはずす

③ 小室の開通

小室と中室の隔壁を折って開通させることで混合する

④ 混合1

大室を両手で強く押す

POINT

ストッパーが分離していることを確認する

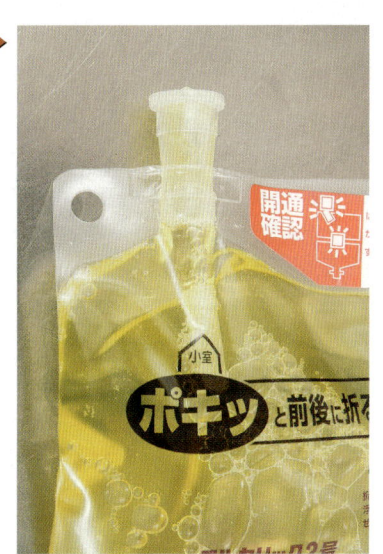

隔壁が折れ，開通した状態

❓ それはなぜ？

ビタミン製剤は，他の溶液と混合すると安定性が悪くなるので，別層に分けられている

❓ それはなぜ？

糖・電解質（大室）とアミノ酸は，混合すると安定性が悪くなるので，別層に分けられている

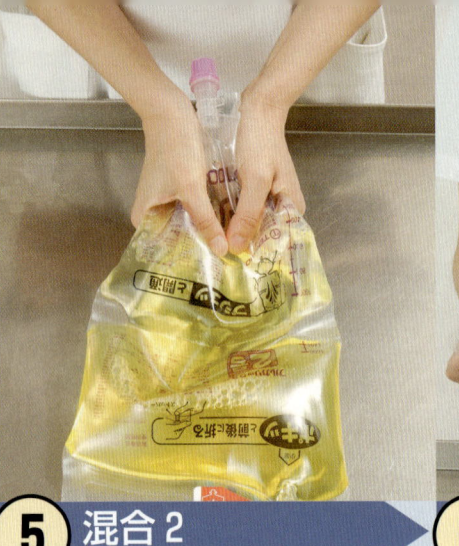

隔壁のある二層式輸液バッグの調合

5 混合2
隔壁を開通させる

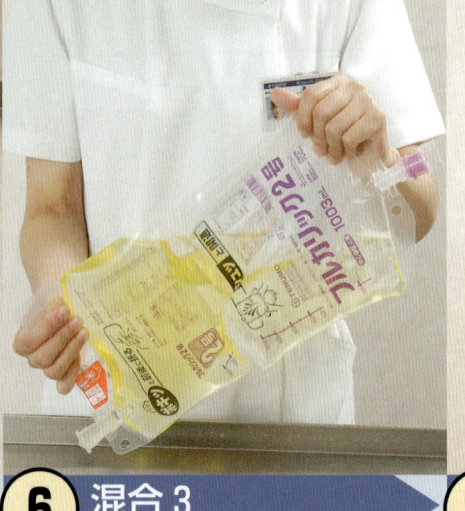

6 混合3
輸液バッグを両手に持ち，薬液を行き来させ，十分に混合する

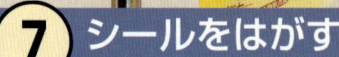

7 シールをはがす
投与時に開通確認シールをはがす

POINT
患者への投与時，
① 小室のストッパーが分離していること
② 隔壁が開通していること
を確認して，シールをはがす

⑧ 点滴スタンドにかける

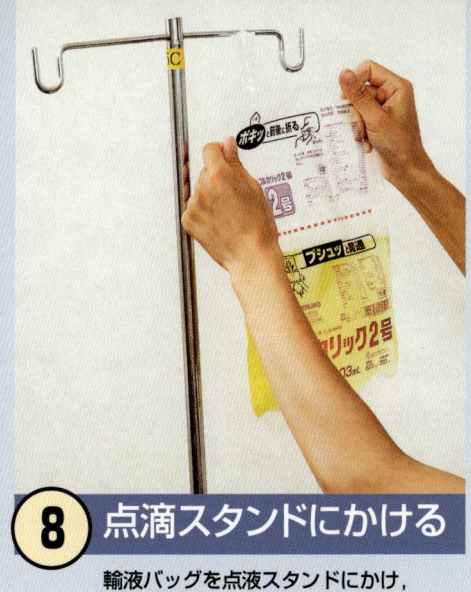

輸液バッグを点液スタンドにかけ，排出口をシールしているフィルムをはがし，アルコール綿で拭いて使用する

引用・参考文献
1）陣田泰子ほか：Q&Aブックス.医療事故防止と感染予防のための注射・輸液Q&A.照林社，2001.
2）荒井有美：目からウロコのクスリ問答．医学書院，2005.
3）佐藤エキ子ほか．ナースがおこなう静脈注射．南江堂，2005.

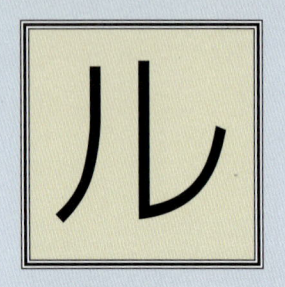

ルートの準備

点滴のルートを準備する際，清潔に取り扱う．とくに接続部は不潔になりやすいため，扱いに注意が必要である．また接続部にゆるみがあると，液漏れや感染につながる危険性があるため，はずれないように確実に接続する必要がある．輸液の目的や方法によって適切な物品を選択し，正しい準備方法をマスターする．

■三方活栓の理解

三方活栓は，輸液の同時注入，他剤をシリンジでワンショット，あるいは採血時などで，ルートの途中に使用される連結管である．コック（活栓）の位置に応じて流れの方向を変更できる．三方活栓の使用には，感染のリスクが伴うので清潔操作に留意する．コックが3方向あるR型と1方向のL型がある．

▼R型　コックが3方向あり．コックの向いている方向が開通している

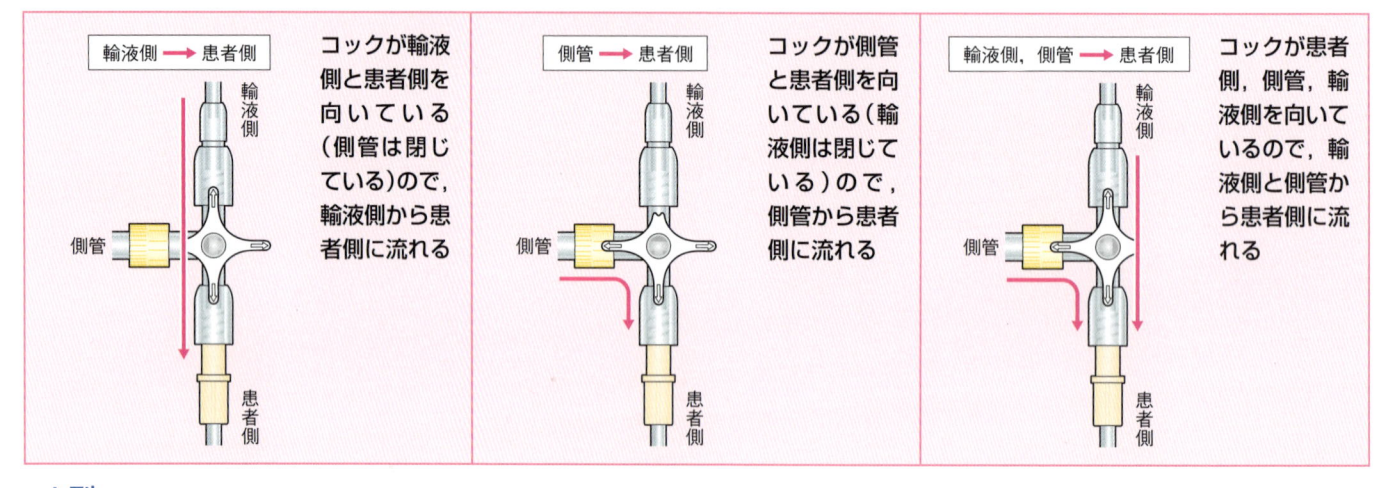

| 輸液側→患者側 | コックが輸液側と患者側を向いている（側管は閉じている）ので，輸液側から患者側に流れる | 側管→患者側 | コックが側管と患者側を向いている（輸液側は閉じている）ので，側管から患者側に流れる | 輸液側，側管→患者側 | コックが患者側，側管，輸液側を向いているので，輸液側と側管から患者側に流れる |

▼L型　コックが1方向で，コックの向いている方向が閉塞になる

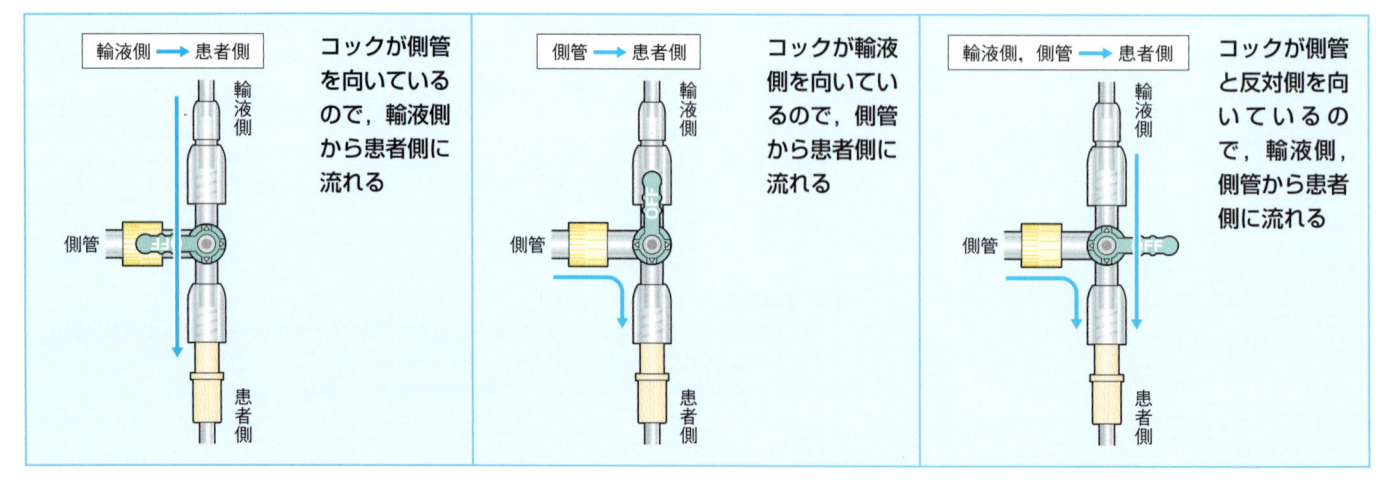

| 輸液側→患者側 | コックが側管を向いているので，輸液側から患者側に流れる | 側管→患者側 | コックが輸液側を向いているので，側管から患者側に流れる | 輸液側，側管→患者側 | コックが側管と反対側を向いているので，輸液側，側管から患者側に流れる |

ルートの準備

〈物品一覧〉

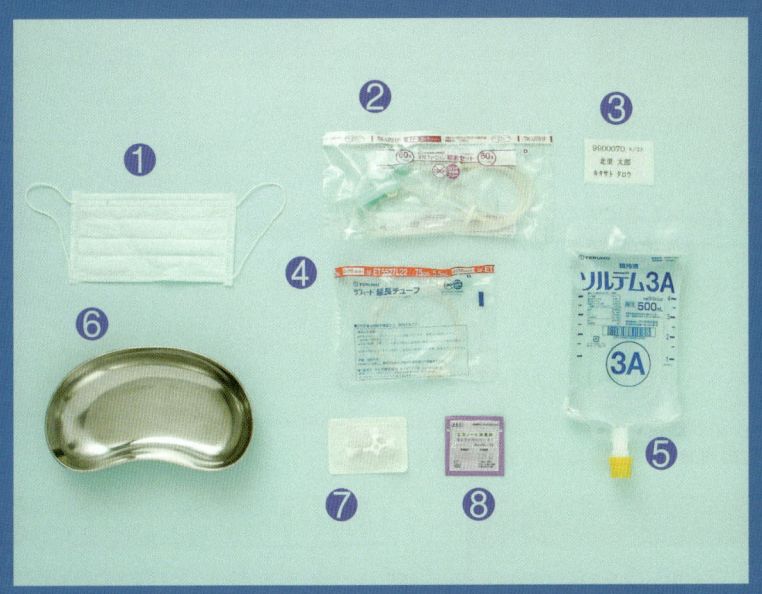

❶マスク ❷輸液セット ❸ラベル ❹延長チューブ ❺調合済輸液バッグ ❻膿盆 ❼三方活栓 ❽アルコール綿

一般的な輸液セット各部の名称

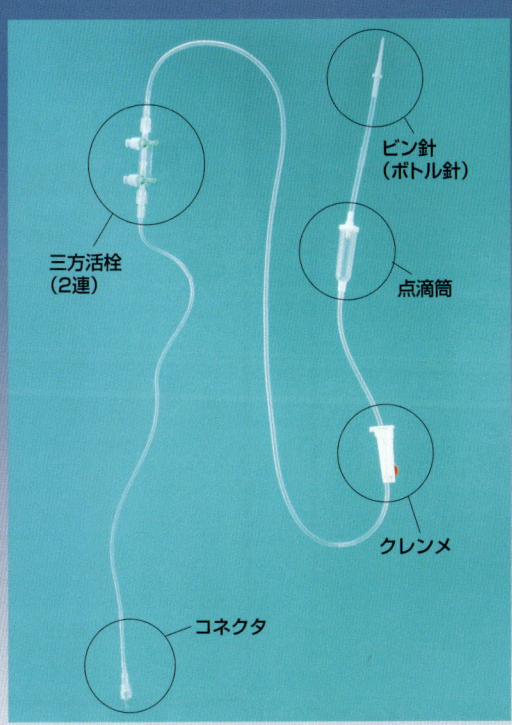

- 三方活栓（2連）
- ビン針（ボトル針）
- 点滴筒
- クレンメ
- コネクタ

●準備1
- 手洗いをする
- 処置台の上をアルコール綿で拭き，物品を整理・整頓する
- 薬物の調合は18ページ参照

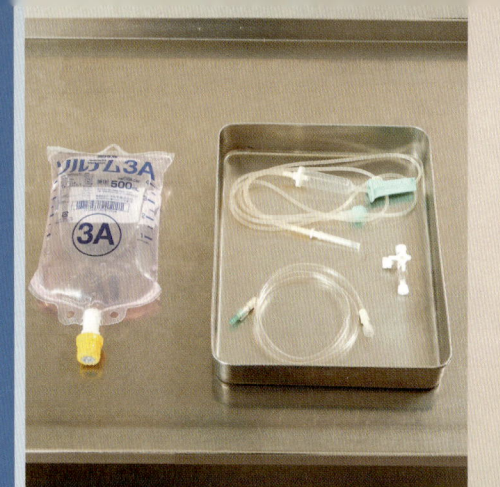

ルートの準備

1 準備2
輸液ボトル，輸液セット・延長チューブ，三方活栓を袋から取り出しトレイに置く

2 クレンメを閉じる
輸液ボトルにルートをつなぐ前に，クレンメを閉じておく

3 消毒
輸液バッグのゴム栓をアルコール綿で消毒する

POINT クランプ（輸液の停止）

輸液セットには，ルートの途中に輸液を止めたり，流量を調節するためにクレンメがついている

クレンメ

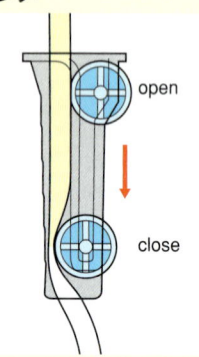

車輪のようなもので，ルートを押さえつけて，流量を調節する

ワンタッチクレンメ

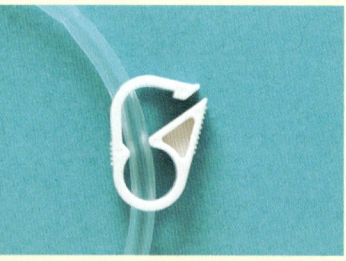

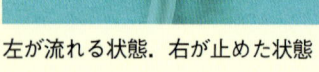

左が流れる状態．右が止めた状態

POINT クレンメの位置

▼輸液ポンプを使用する場合

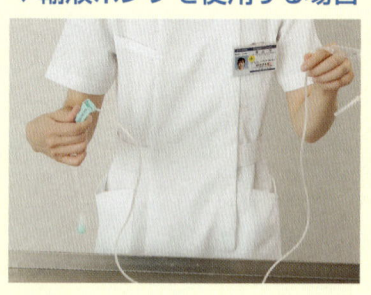

輸液ポンプを使用する場合は，点滴筒とクレンメのあいだに十分な距離をもたせておく

▼輸液ポンプを使用しない場合

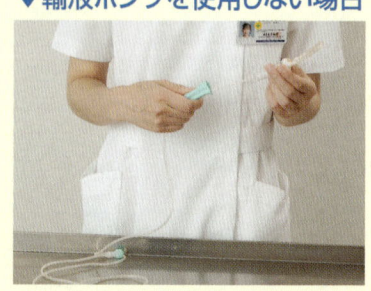

輸液ポンプを使用しない場合は，点滴筒とクレンメのあいだは近くてよい

④ 三方活栓の接続1

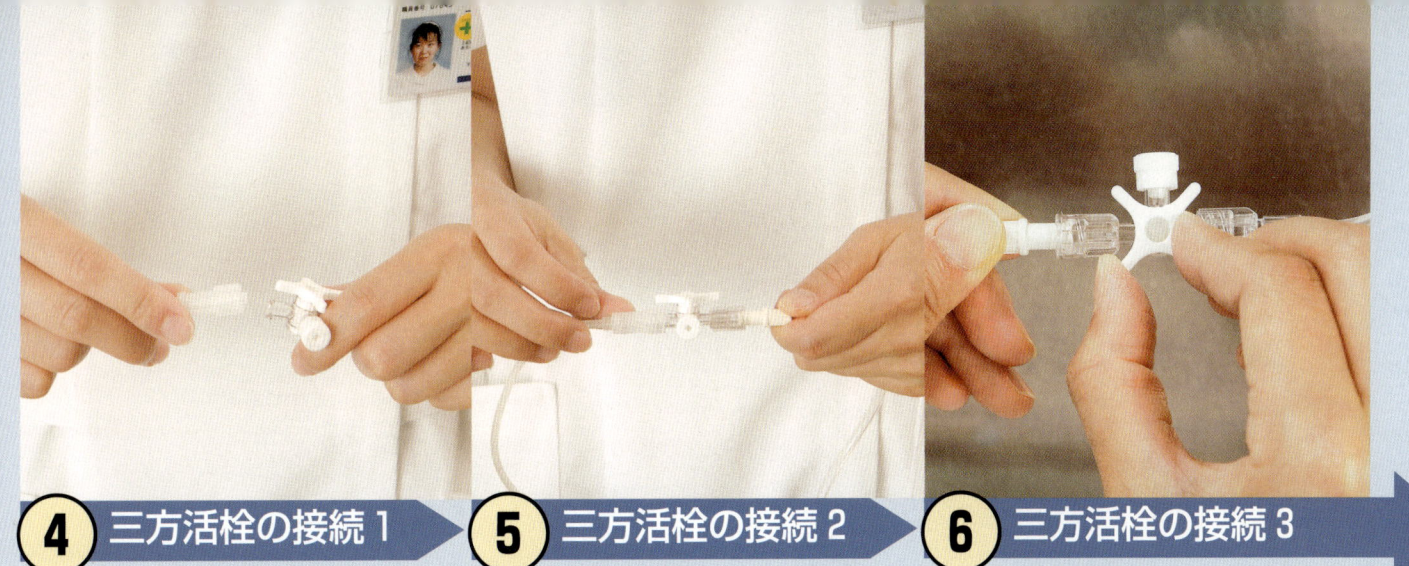

ルートに三方活栓を接続する

⑤ 三方活栓の接続2

三方活栓に延長チューブを接続する

⑥ 三方活栓の接続3

側管が閉鎖するように三方活栓のコックの向きを変える

POINT — 三方活栓の開封

接続部位にキャップがついていない三方活栓の場合，接続部が不潔になりやすいので，パッケージは接続する直前に開ける

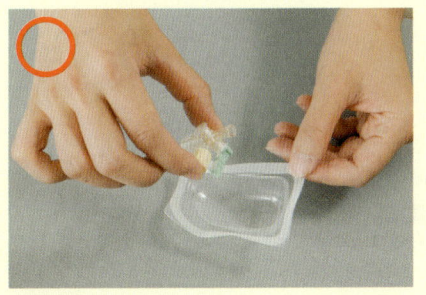

接続部が不潔にならないように，袋から取り出す

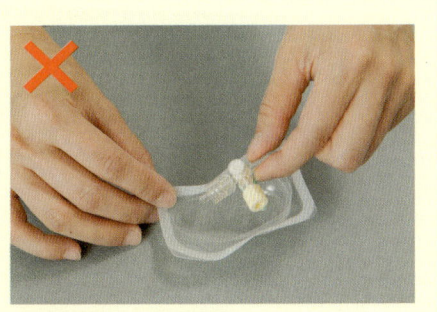

✕ 接続部を手でつかまない

POINT — しっかりねじ込む

三方活栓と延長チューブはねじ式のものとねじが付いていないタイプがあるので準備時に注意する．ねじ式の場合，接続がはずれないように，しっかりねじ込む

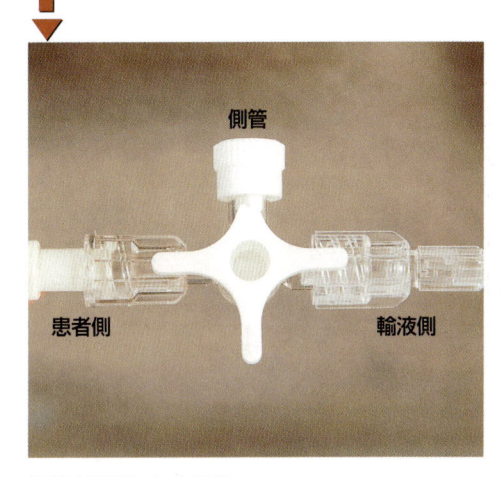

側管

患者側　輸液側

側管を閉塞にした状態

ルートの準備

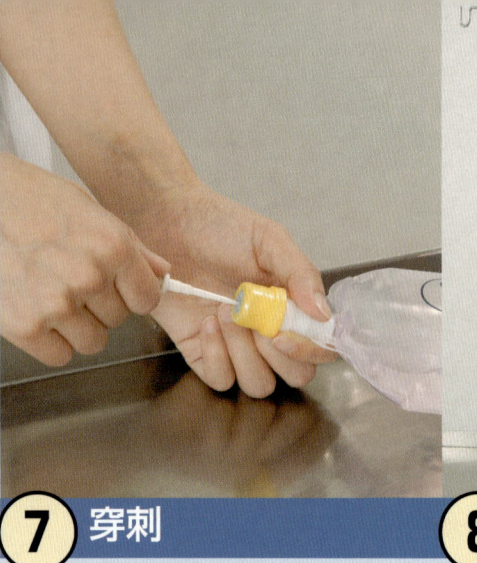

7 穿刺
ビン針を輸液ボトルにまっすぐ刺す

8 点滴筒を満たす
輸液バッグを点滴スタンドにかけ，薬液を点滴筒に約1/2～1/3満たす

9 ルートを満たす
ルートの先端に膿盆を置き，クレンメを開けてルートに薬液を満たす

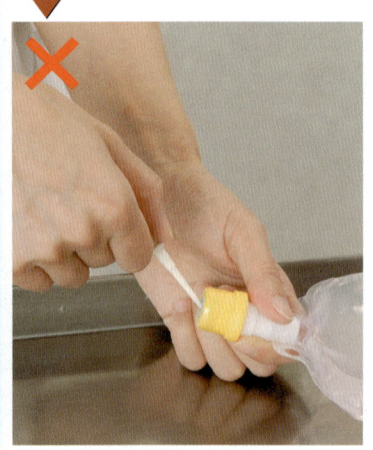

✗ まっすぐ刺さないとコアリング（ゴム栓からゴム片が削り取られる）を起こし，ゴム栓のカスが輸液に混じってしまう可能性がある

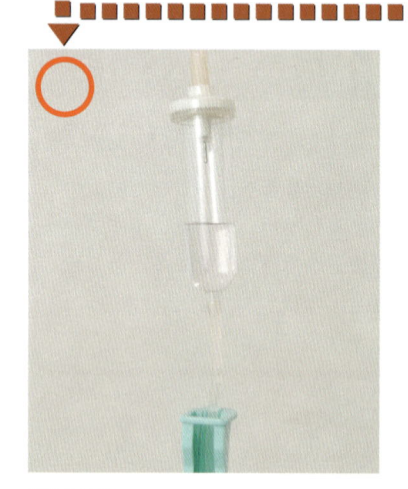

○ 正しい量

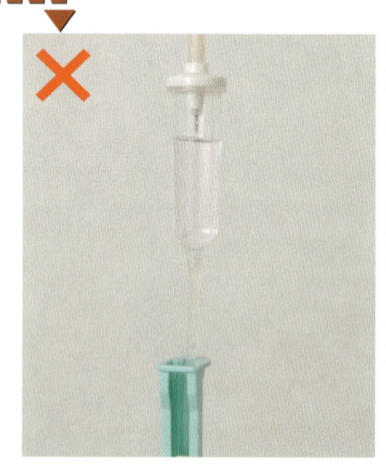

✗ 薬液を満たしすぎては滴下が見えにくくなってしまう

> **POINT**
> **点滴筒の役割**
> 点滴の滴下が見え，空気がルートに混入しないことが目的

●空気抜きの手順

1．患者につなぐ前

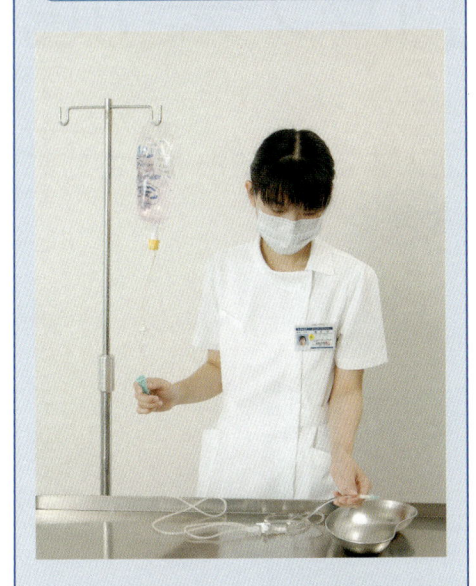

ルートの先端の下に膿盆を置き，クレンメを全開にして，空気をルートの先端から抜く．薬液は膿盆で受けるようにする

利点
操作が簡単

欠点
薬液も空気と一緒に流れてしまうので，多量に流してしまうと薬液が不足する

2．小さな気泡の場合

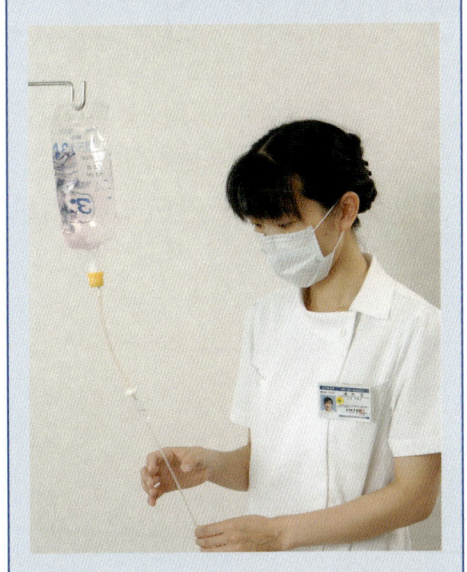

気泡のあるあたりのルートを指で何度もはじき，気泡をすこしずつ点滴筒まで上げる

利点
小さな気泡の場合に適している．操作が簡単

欠点
空気の量が多いと時間がかかりすぎる．また，空気の量が多すぎると完全に抜けない

3．ペンなどを使う場合

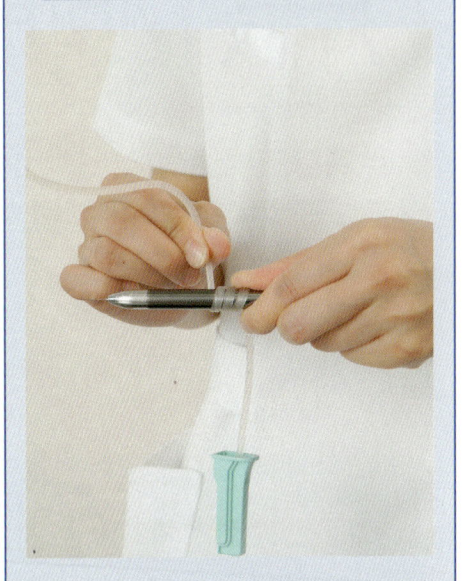

クレンメの位置を空気部より下方にさげ，クレンメを閉じたあと，ボールペンなどにルートを下方からクルクル巻きつけることで，点滴筒に空気が押し上げられ，空気がルート内より抜ける

利点
ボールペン等があれば，シリンジなどを使わなくてもいつでもできる

欠点
巻きつける際，ルートが平らになるまで巻きつけるなど，コツがわからないと効果的にできない
ルートを過度に引っ張ると破損する可能性がある

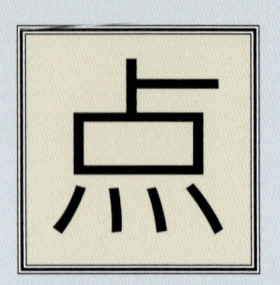

点滴静脈内注射の実施

点滴静脈内注射は，静脈内に一定の速度で持続的に薬物を注入する方法である．おもに体液管理や栄養補給，薬物注入のために，臨床で広く行われている．

■一般的な輸液セット

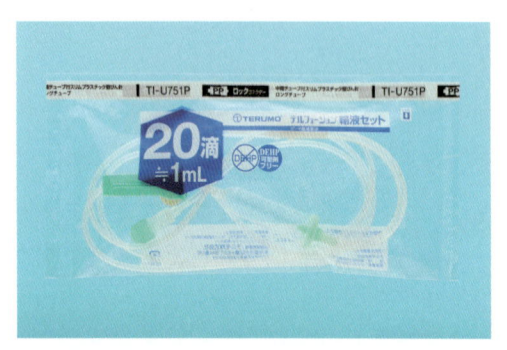

20滴で1mL

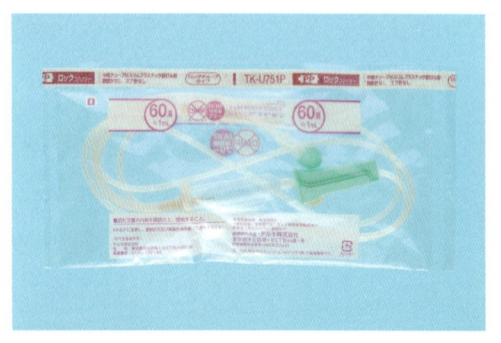

60滴で1mL

20滴/mL：一般用（成人用）とよばれる
60滴/mL：微量用（小児用）とよばれる
　一般用と微量用では点滴筒の部分が違う．流量により輸液セットを選択する

●20滴への統一
　2009年4月1日以降は，滴数が20滴および60滴以外の輸液セットは製造販売することができなくなる．2007年4月1日から2009年3月31日までのあいだは，いままでの輸液セットからの移行期間となっている（厚生労働省告示第112号）ため，15滴，19滴，20滴とメーカーにより幅がある

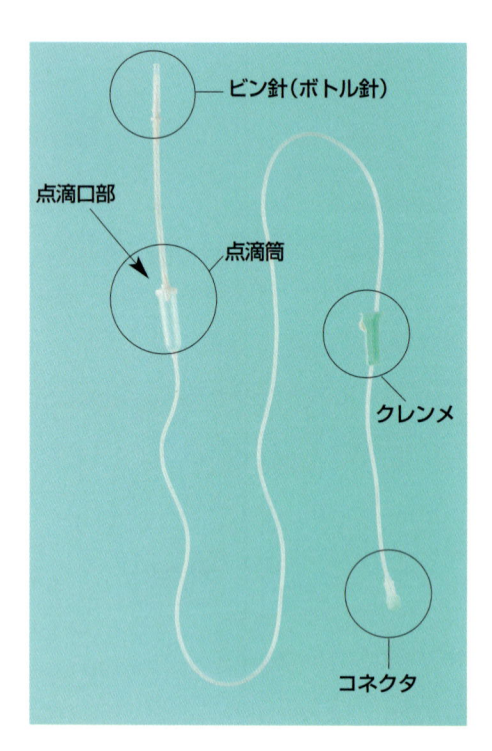

（ビン針（ボトル針）／点滴口部／点滴筒／クレンメ／コネクタ）

■延長チューブ

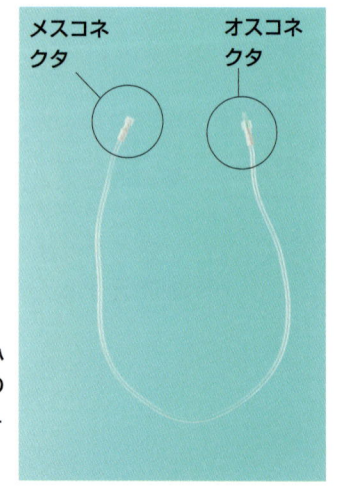

（メスコネクタ／オスコネクタ）

長さや内径が異なるものがある．小児，あるいはシリンジポンプなどの微量投与が必要な場合は，細いチューブを使用する

■その他の輸液セット

▼定量輸液セット

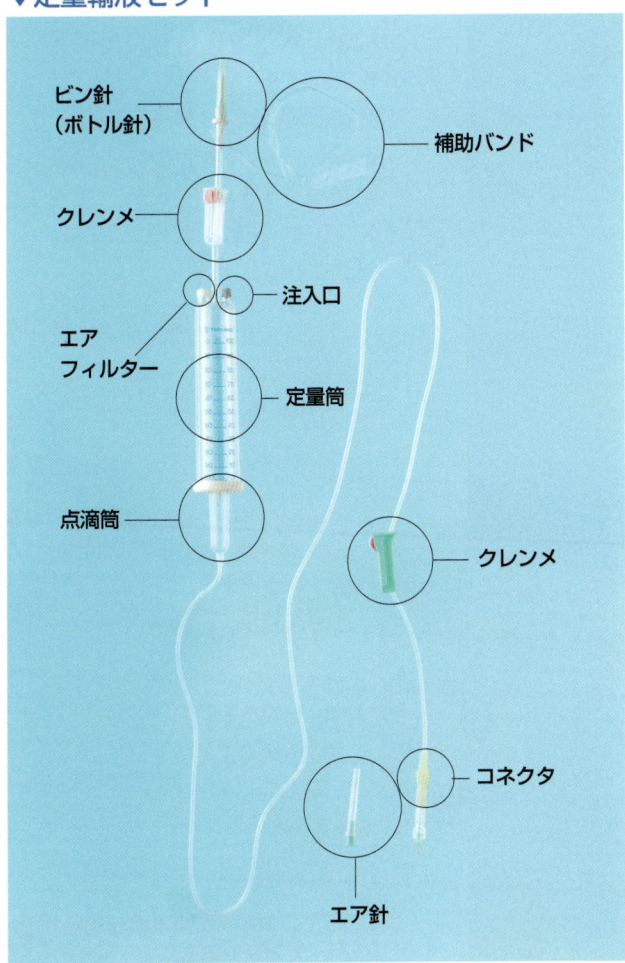

- ビン針（ボトル針）
- 補助バンド
- クレンメ
- 注入口
- エアフィルター
- 定量筒
- 点滴筒
- クレンメ
- コネクタ
- エア針

定量筒は1mLきざみで目盛りが付いている．定量筒内で薬液を混注・希釈する場合，正確な積算量の確認が必要な場合，点滴ボトル内の一定量の投与を行う場合などに使用する

▼輸液セット（三方活栓・延長チューブ付き）

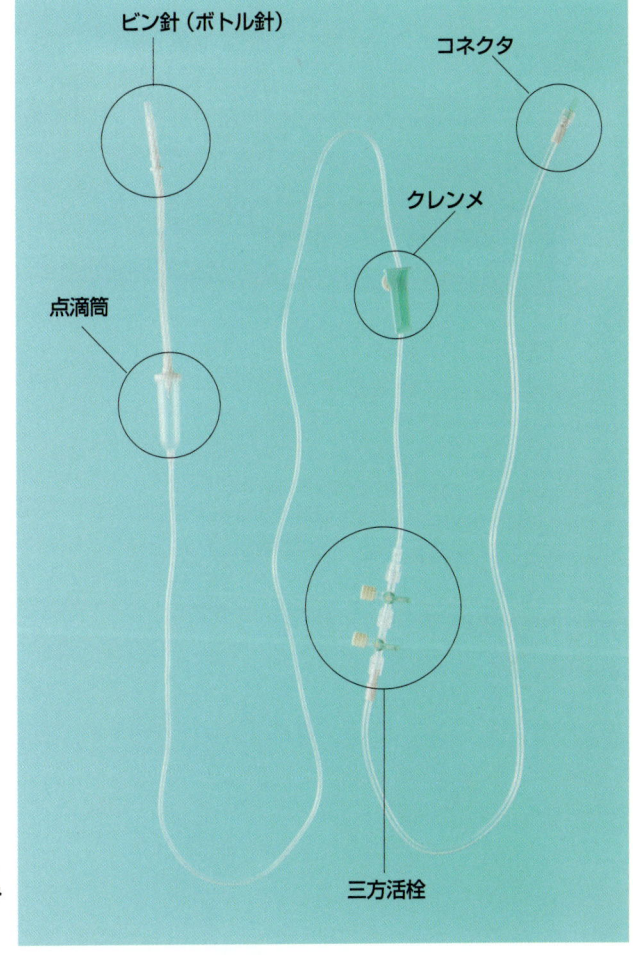

- ビン針（ボトル針）
- コネクタ
- クレンメ
- 点滴筒
- 三方活栓

三方活栓，延長チューブがセットに接続されている．使用時は，三方活栓の向きの確認，接続部のゆるみがないか確認してから使用する

翼状針による点滴静脈内注射
〈物品一覧〉

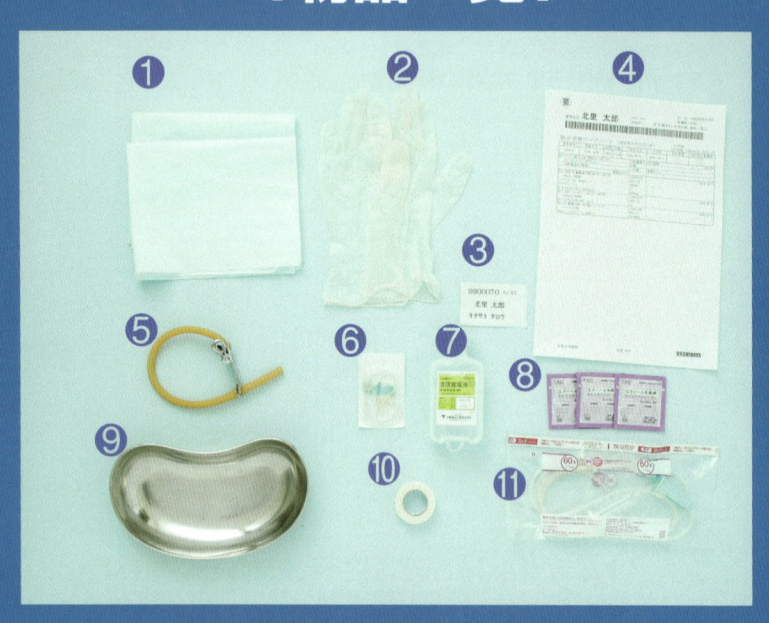

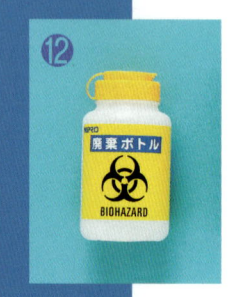

①処置シーツ ②手袋 ③ラベル ④注射箋 ⑤駆血帯 ⑥翼状針 ⑦輸液ボトル ⑧アルコール綿 ⑨膿盆 ⑩サージカルテープ ⑪輸液セット ⑫針廃棄容器

翼状針各部の名称

（ソフトコネクタ／翼状針／注射針／翼）

●準備
- 処置台の上をアルコール綿で拭き，物品を用意し，ルートを準備する
- 薬物の調合は18ページ参照
- 準備した点滴ボトルなどの必要物品をトレイに入れ，点滴スタンド・注射箋を持ってベッドサイドに行く

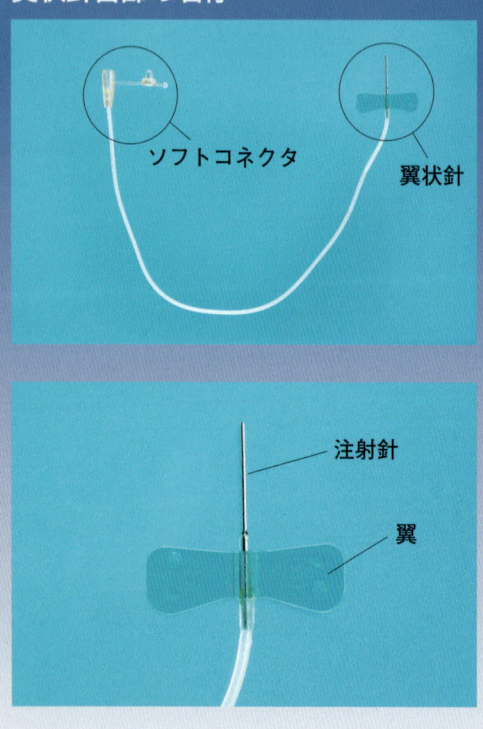

POINT
翼状針とは

針の両側に薄い翼があるチューブ付きの注射針．穿刺するときには，この翼を折りたたんで持つ．刺入後は，この翼を広げテープで固定する．一時的，あるいは短期間の輸液や採血で用いられる

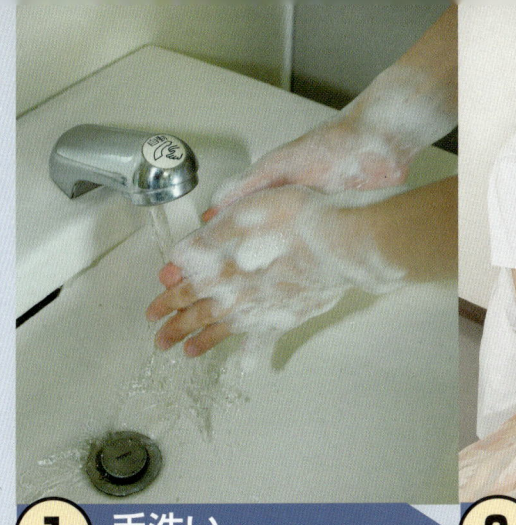

① 手洗い
石けんと流水で手洗いを行う

② 患者確認
患者に自分の姓名を名乗ってもらい，ネームバンドとともに注射箋と照合する

③ 準備1
注射部位を選択し，その下に処置シーツを敷く

POINT

点滴中は排泄が多くなることもある．あらかじめトイレに誘導する．また，痛みや気分不快があった場合は，すぐにコールできるように，患者の手元にナースコールを置き，説明しておく

リスク防止 — 6つの"R"

与薬の基本である「6つのR」をつねに確認する

- 正しい患者　　　　Right patient
- 正し薬物　　　　　Right drug
- 正しい用量　　　　Right dose
- 正しい与薬経路　　Right route
- 正しい与薬時間　　Right time
- 正しい速度　　　　Right speed

POINT — 注射部位の選択

- 上肢の前腕か手背を第一選択とする．刺入が不可能な場合，下肢の静脈を選択する
- 上肢を選択する理由
  - 歩行に差し支えない
  - 静脈圧による逆流や漏れが起こりにくい
  - 深部静脈血栓の原因になりにくい

✗ やってはいけない

- 動脈，神経の近辺は避ける
- 金属針のため，手の動きのさまたげにならず，針が抜けないように関節部位を避ける
- 自覚症状がなく，何らかの合併症があっても発見が遅れるため，知覚麻痺がある四肢を避ける
- シャントの閉塞，全身性の感染の危険性があるので，シャント側は避ける
- 感染の可能性があるので，リンパ節郭清を伴う乳房切除側の上肢は避ける

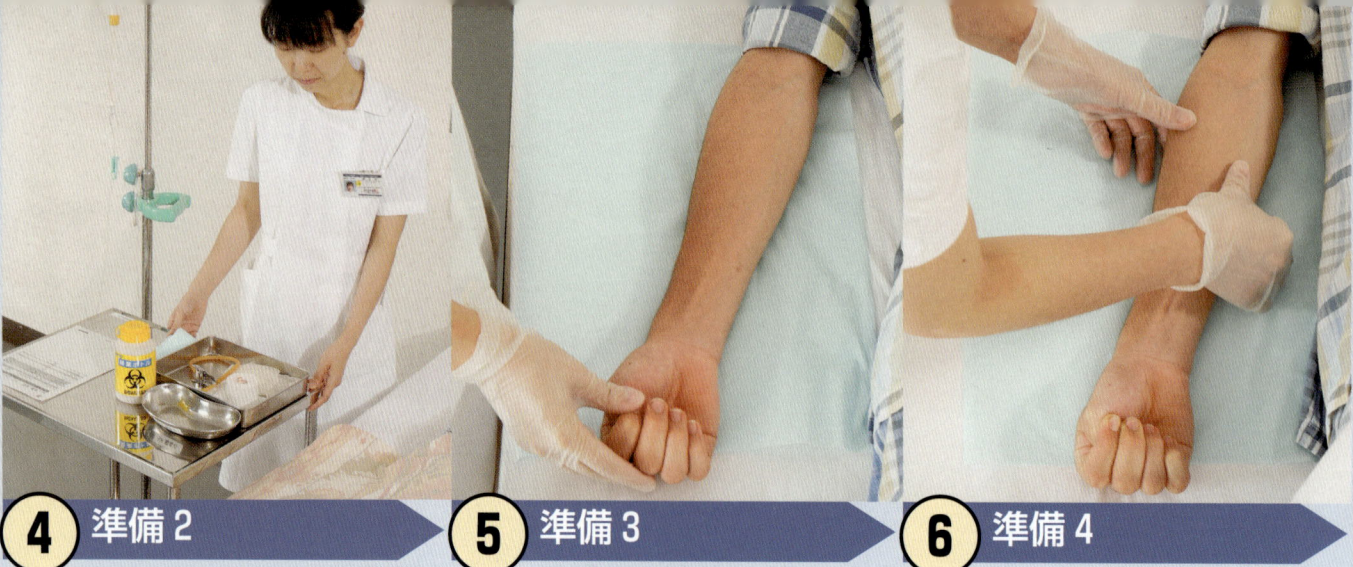

翼状針による点滴静脈内注射

④ 準備2
必要物品をトレイに入れ，穿刺部位の近くにあらかじめ置く．手袋を装着する

POINT
自分の手のサイズに合った手袋を装着すると，血管走行の確認やテープの固定が行いやすい

⑤ 準備3
注射部位より中枢側の上方（約7〜10cm）を駆血帯で締める．患者に，数回，手を握ったり開いたりしてもらい血管を怒張させる

▼血管の怒張の様子

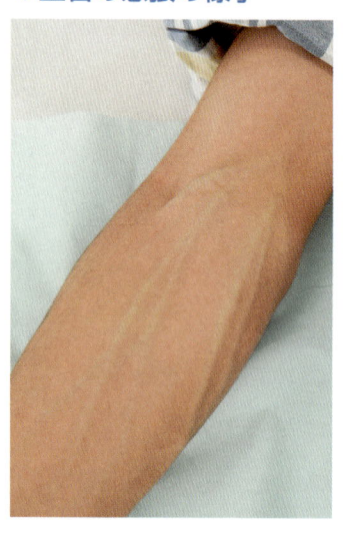

⑥ 準備4
血管を探す．触診により弾力性があり，真っ直ぐに走行している血管を選ぶ

POINT
いろいろな血管にふれてみて，よりよいと思われる血管を探す．血管が見つからない場合も，落ち着いて粘り強く，左右を見比べることで，よい血管を見つけられることが多い

POINT
点滴静脈内注射は，長時間にわたり患者の動きが制限されることが多いので，可能なかぎり，身体を動かすことができる注射部位を選択する

▼注射部位の選択（上肢）

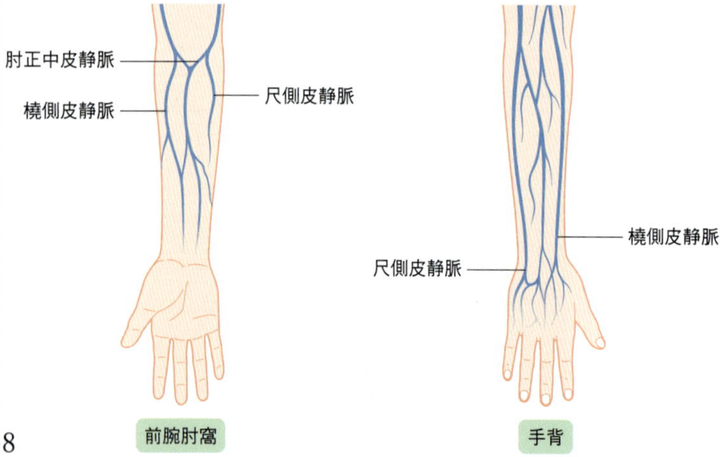

- 肘正中皮静脈
- 橈側皮静脈
- 尺側皮静脈
- 橈側皮静脈
- 尺側皮静脈

前腕肘窩　　手背

一般的に，前腕の肘正中皮静脈，尺側皮静脈，橈側皮静脈，手背の橈側皮静脈，尺側皮静脈から選択する

⑦ 消毒

注射部位を，アルコール綿で中心から円を描くように2回消毒し，消毒部位を十分乾燥させる

⑧ 皮膚，血管の固定

翼状針を持っていないほうの指で圧力を下方向にかけることで，皮膚や血管を固定する

⑨ 穿刺

皮膚面に対して約15°の角度で穿刺する．針先が血管壁を突き破ったら，針先をすくうようにして，針を血管の走行に沿って穿入していく

▼消毒方法

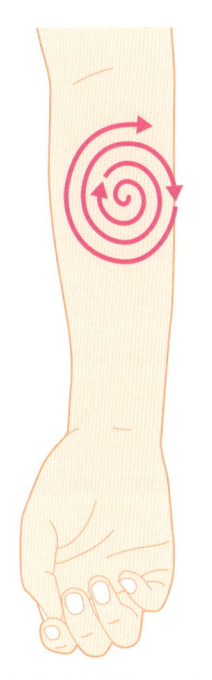

▼翼状針の持ち方

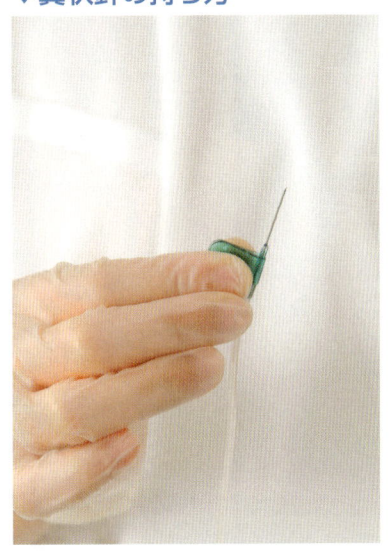

▼正しい角度

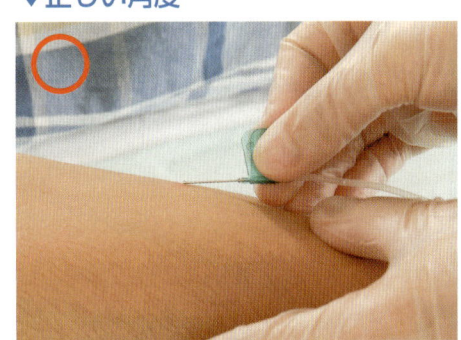

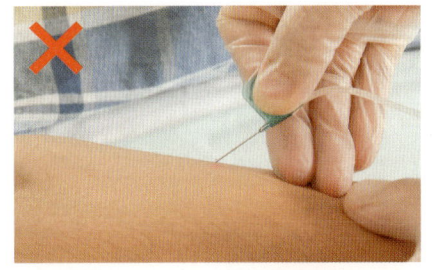

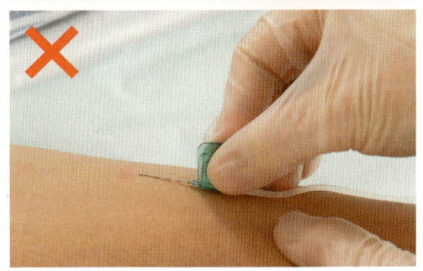

穿刺角度は広くても浅くてもいけない

POINT
- 70％エチルアルコールや70％イソプロパノールで消毒する
- 消毒液が乾燥してから穿刺する．乾燥しないまま穿刺を行うと消毒が不十分となるうえ，穿刺の際にアルコール液が血液に混入するおそれがある

翼状針による点滴静脈内注射

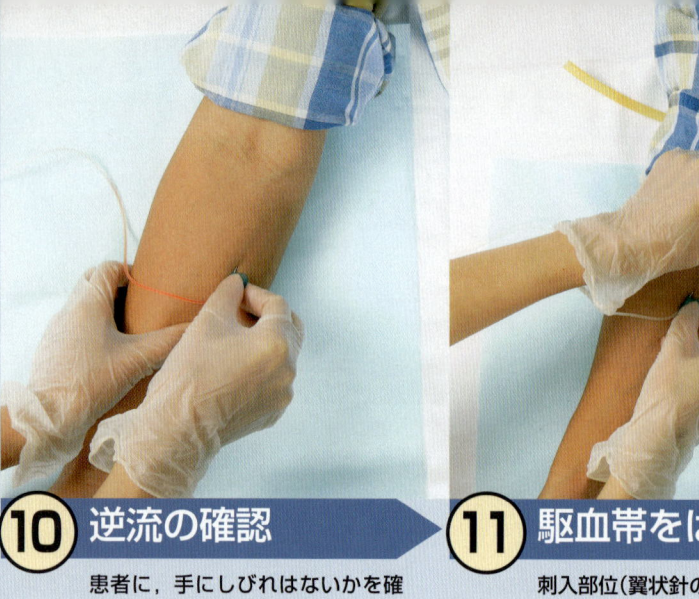

⑩ 逆流の確認
患者に，手にしびれはないかを確認し，静脈血の逆流を確認

⑪ 駆血帯をはずす
刺入部位（翼状針の翼部分）を抑えながら，駆血帯をはずしたのち，クレンメをゆるめ，薬液を注入する

⑫ ルートの固定
刺入部位をテープでしっかり止め，ルートにループをつくって固定する

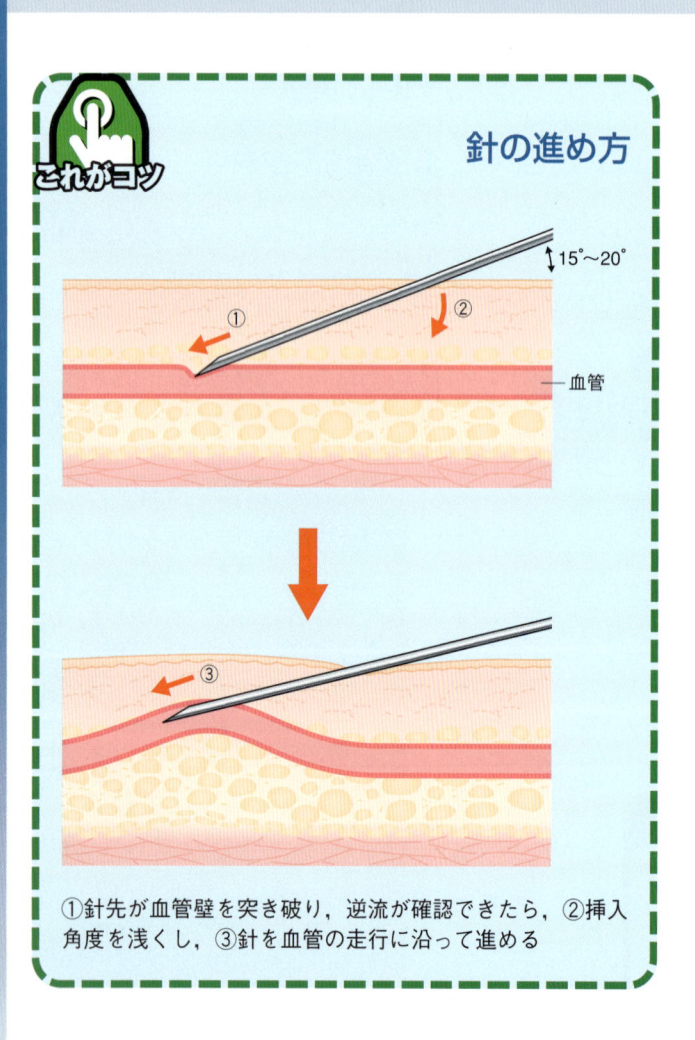

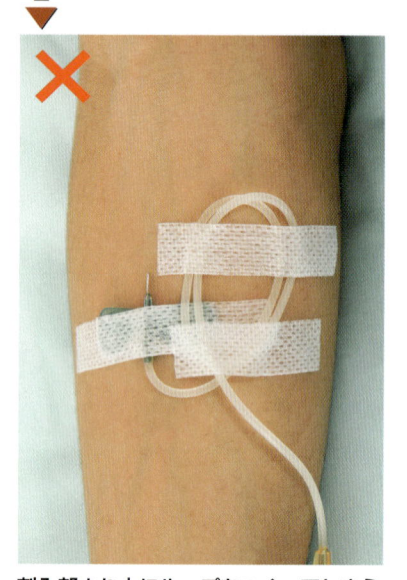

これがコツ　針の進め方

15°〜20°

血管

①針先が血管壁を突き破り，逆流が確認できたら，②挿入角度を浅くし，③針を血管の走行に沿って進める

✗ 刺入部より上にループをつくってしまうと，血管の走行を隠してしまう

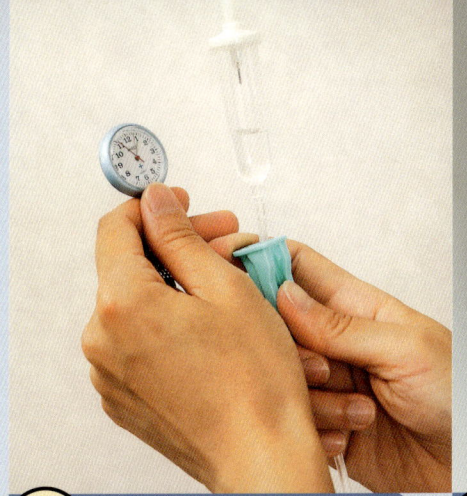

⑬ 滴下速度の調節

クレンメをゆるめて薬液を指示速度にあわせることで，滴加速度を確認する

⑭ 点滴終了

点滴が終了したら，患者にその旨を伝え，クレンメを閉める

⑮ 抜針

固定用テープをはがしたのち，針を水平に素早く抜き，消毒用アルコール綿で2～3分圧迫止血する

POINT

- 滴下速度を正しくセットしても，上腕の向きで留置針の血管内の角度が変わり，滴下数が変わってしまうことがある．そのため，手の向きによって滴下がどのようになるかをあらかじめ確認しておき，滴下数をあわせる
- 患者に終了予定時刻を告げ，押しやすい位置にナースコールを置く．異常があった場合，すぐにナースコールを押すように伝える

POINT

止血に注意が必要

出血傾向のある患者，抗凝固薬服用患者，血小板が低下している患者の場合

- 固定用テープをはがす
- 針を水平に素早く抜いて乾いたガーゼで圧迫し，十分な止血（20～30分）ができるまで看護師が止血する

翼状針による点滴静脈内注射

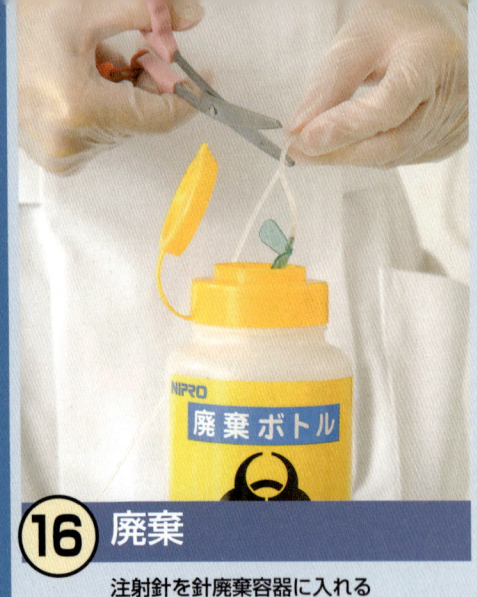

⑯ 廃棄
注射針を針廃棄容器に入れる

■点滴中の観察（異常時の対応）

点滴量の誤差が多い場合の対応	薬液血管外漏出時の対応
・点滴量の誤差が生じた場合は，その理由をまず明らかにする．患者の体位の変化，ラインの屈曲や閉鎖，三方活栓のコックの傾きなどを確認する． ・点滴量の誤差が大きい場合は，医師に報告・相談し速度の調整や対処の指示を仰ぐ． 通常，維持液などの遅れであれば，ゆっくり（1〜2割程度増量）早める・遅らせるなどの補正は可能である．しかし，心機能や腎機能の低下のある患者は，注入量を多くすると負担がかかり，心不全を起こす可能性がある．また，血管収縮薬・電解質補正用製剤・気管支拡張薬などの血中濃度に関する薬物や抗がん薬などは，補正は困難であり症状の変化も起こりうるため，すぐに医師に報告し適切な判断を仰ぐ必要がある．	・挿入部の疼痛・発赤・腫脹・硬結がみられたら薬液の血管外漏出が疑われる． これらの症状を認めたら，点滴を中止し，上記の程度を観察する． ・薬品名・皮膚症状・漏出したと思われる量などをリーダー看護師，医師に報告する． ・漏出液が維持液などのように浸透圧が低く，軽度の皮膚症状であれば針を抜去し，局所の挙上とアクリノール液などで冷湿布し，経時的に症状を観察する．しかし，抗がん薬・タンパク分解酵素薬・高浸透圧薬・血管収縮薬・電解質補正用製剤・皮膚の組織障害をきたす抗生物質などの漏れの場合，もしくは，大量の血管外漏出や強い皮膚炎が起きてしまった場合は針を抜去せず，注射器を用いて，できる限り薬液を吸引除去する．ステロイド薬の局所注射・ステロイド外用薬の塗布などが必要となるため，針を抜去せず，すぐに医師に報告し対処する必要がある．

留置針による点滴静脈内注射

〈物品一覧〉

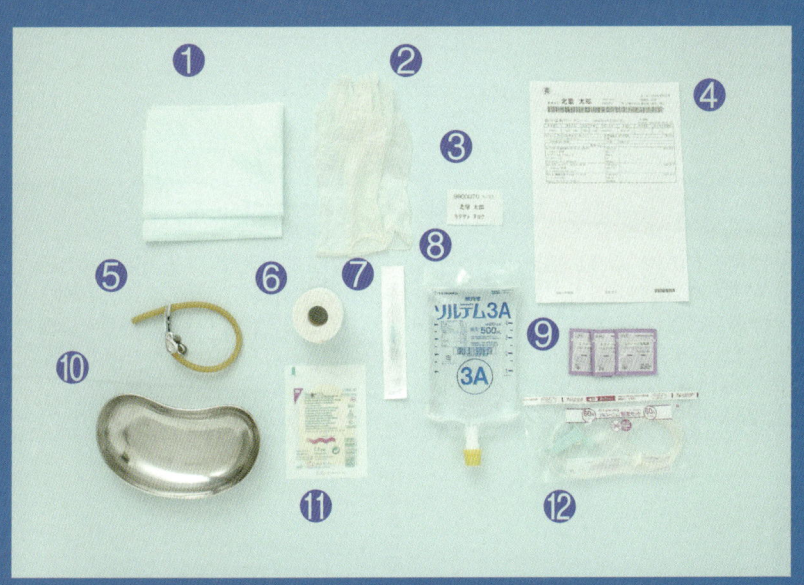

①処置シーツ　②手袋　③ラベル　④注射箋　⑤駆血帯　⑥サージカルテープ　⑦留置針　⑧輸液バッグ　⑨アルコール綿　⑩膿盆　⑪透明フィルムドレッシング材　⑫輸液セット　⑬針廃棄容器

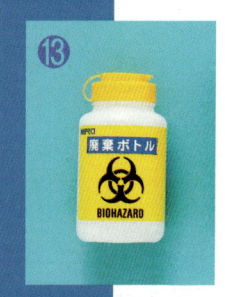

静脈内留置針各部の名称

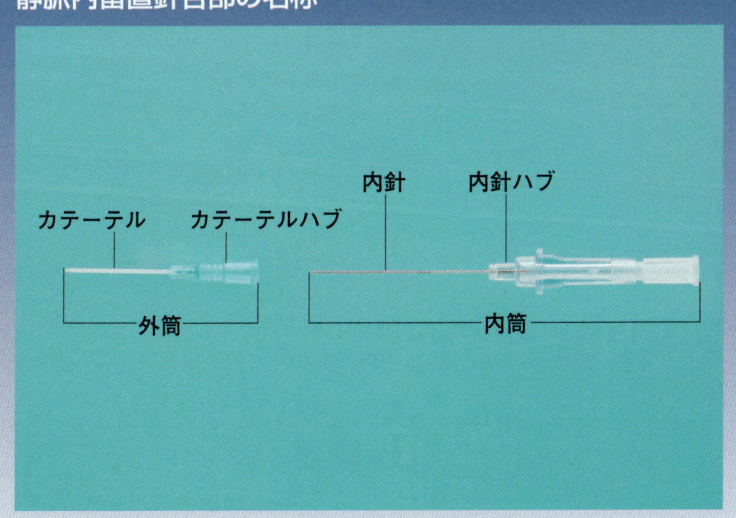

カテーテル　カテーテルハブ　内針　内針ハブ　外筒　内筒

● 準備
- 必要物品の準備から穿刺前の準備までは，前項「翼状針による点滴静脈内注射」の⑦まで（57〜59ページ）を参照
- 透明フィルムドレッシング材の準備は「ルートの固定（成人）」（67ページ）を参照

POINT

留置針とは

内筒と外筒で構成されている．内筒の針は金属製で硬く，外筒はテフロンコーティングされたポリウレタンなどの軟らかい素材のカテーテルが使用されている．カテーテルは軟らかいため，末梢静脈に長期間留置することができる

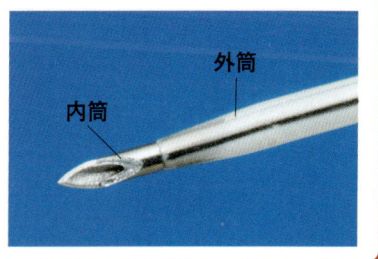

内筒　外筒

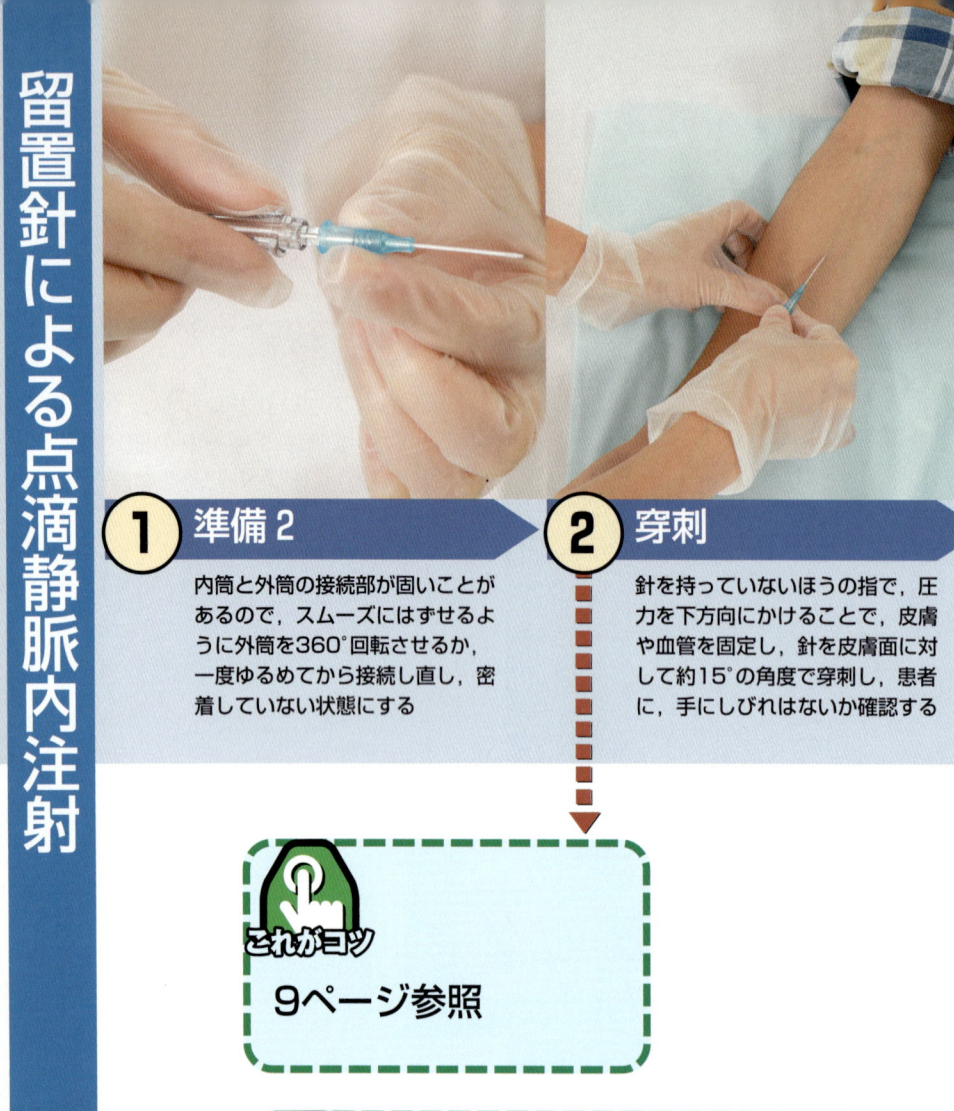

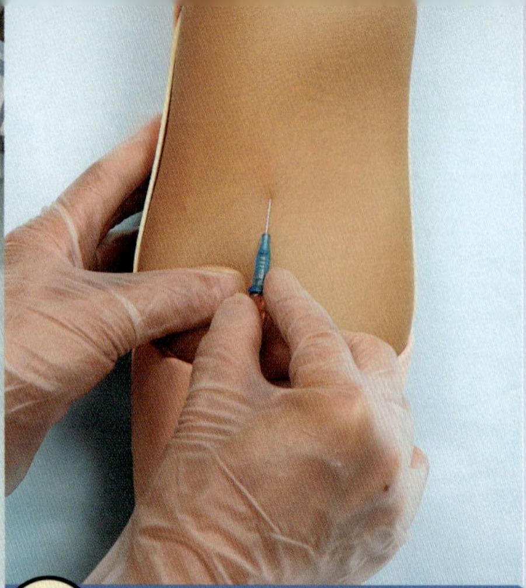

留置針による点滴静脈内注射

① 準備2
内筒と外筒の接続部が固いことがあるので，スムーズにはずせるように外筒を360°回転させるか，一度ゆるめてから接続し直し，密着していない状態にする

② 穿刺
針を持っていないほうの指で，圧力を下方向にかけることで，皮膚や血管を固定し，針を皮膚面に対して約15°の角度で穿刺し，患者に，手にしびれはないか確認する

③ 逆流の確認
針先が血管内に入ると留置針の基部（内針ハブ）に血液の逆流が確認できる．確認できたら針を少し寝かせ，さらに数mm針を進める

これがコツ
9ページ参照

これがコツ

針の進め方

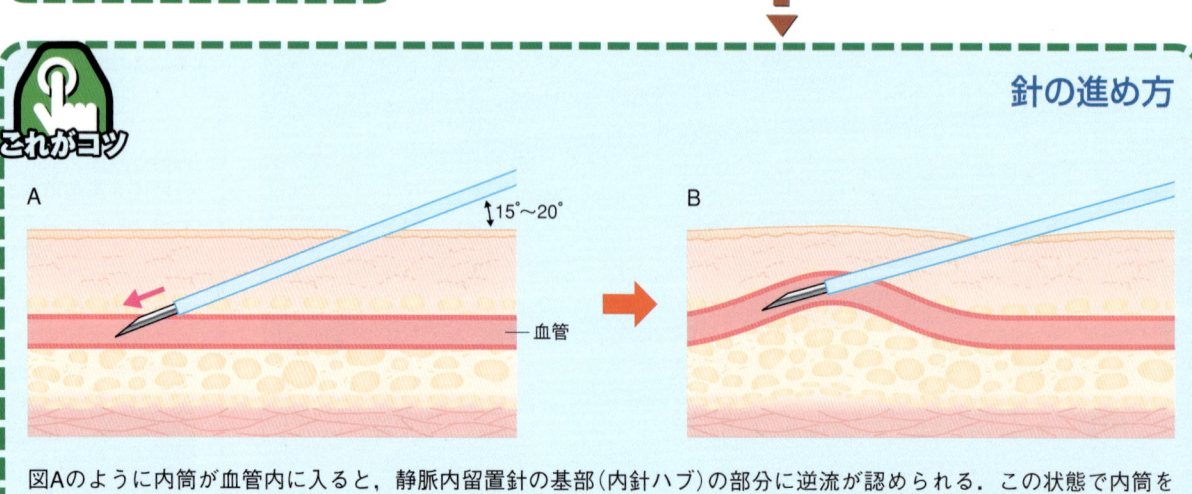

A　15°〜20°　血管

B

図Aのように内筒が血管内に入ると，静脈内留置針の基部（内針ハブ）の部分に逆流が認められる．この状態で内筒を抜いてしまうと，外筒は血管壁の外側に沿って進み，血管内に入らない．Aの状態から，針を少し寝かし，数mm進めることでBの状態になり，外筒が血管内に留置できる

④ 外筒の挿入

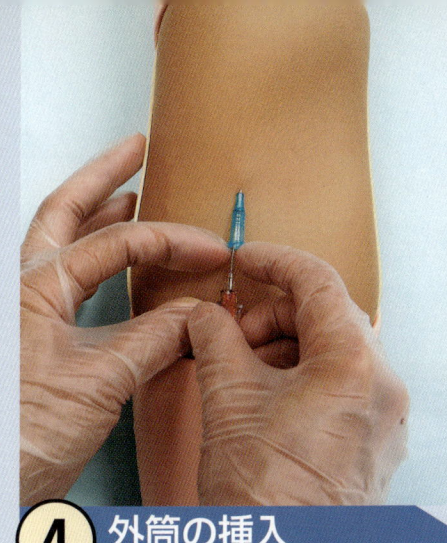

皮膚を固定した指(写真では左手母指)はそのままで,留置針の外筒を両手の示指で進め,カテーテルを血管に沿って根元まで挿入する

⑤ 内筒を抜く

針がずれないようにしながら,駆血帯をはずし,刺入している血管の数cm上を軽く抑えて血液の逆流を防ぎ,内筒(針)を抜く

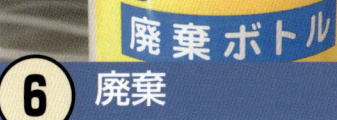

⑥ 廃棄

内筒(針)はすぐに針廃棄容器に入れる

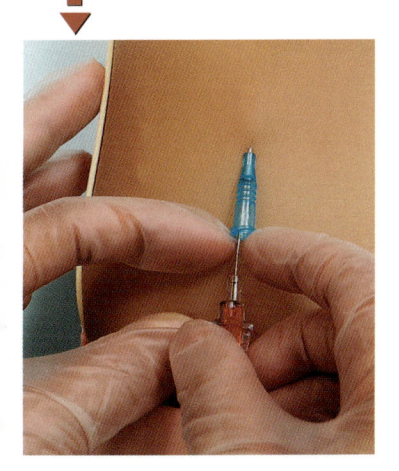

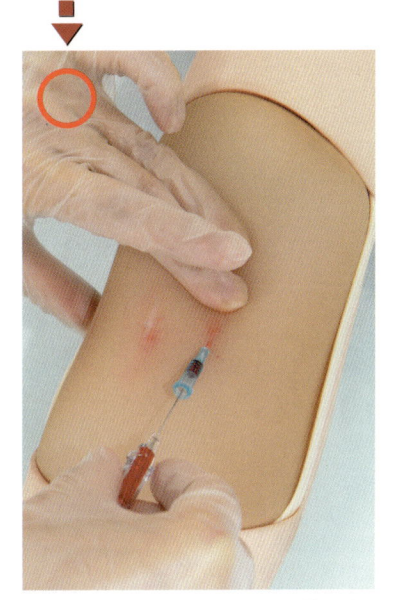

○ 内筒を抜くときに,刺入部の血管を軽く抑える

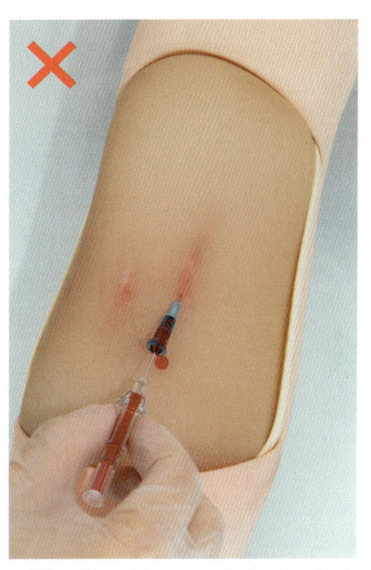

× 血管を抑えないと血液が逆流してきてしまう

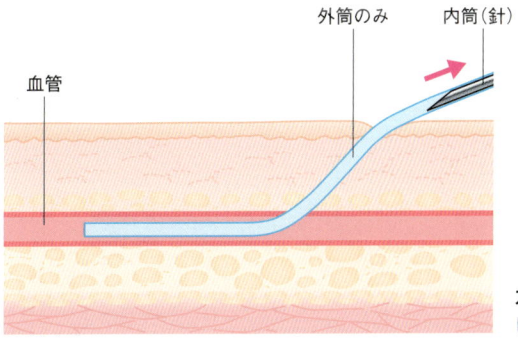

カテーテルを血管内に留置し,内針のみを抜きとる

65

留置針による点滴静脈内注射

⑦ 輸液ライン接続

刺入されている留置針にすばやく清潔操作で輸液ラインを接続する

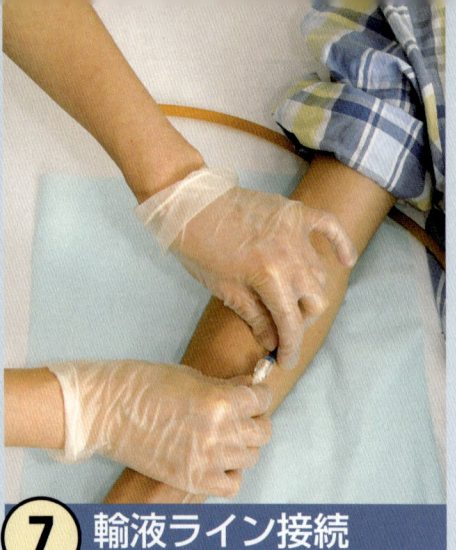

→ ルートの固定（成人）67ページ

→ ルートの固定（小児）71ページ

ルートの固定（成人）

〈物品一覧〉

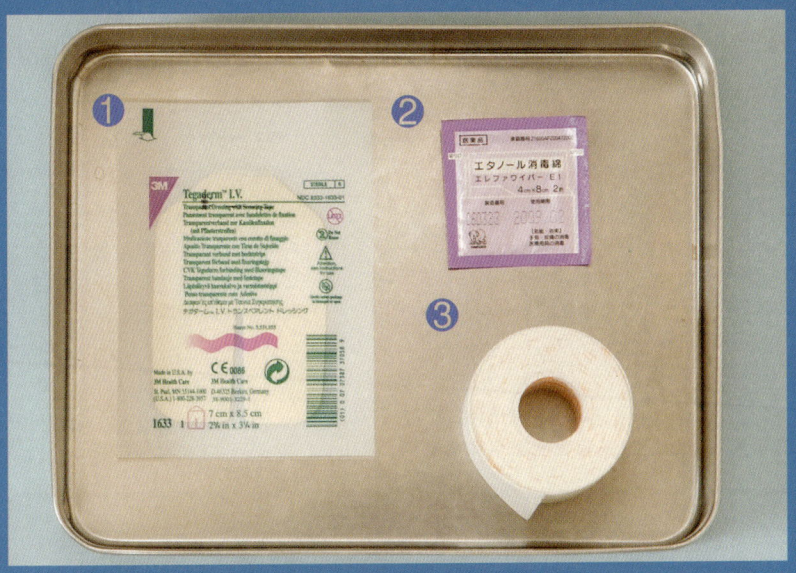

❶透明フィルムドレッシング材　❷アルコール綿　❸サージカルテープ

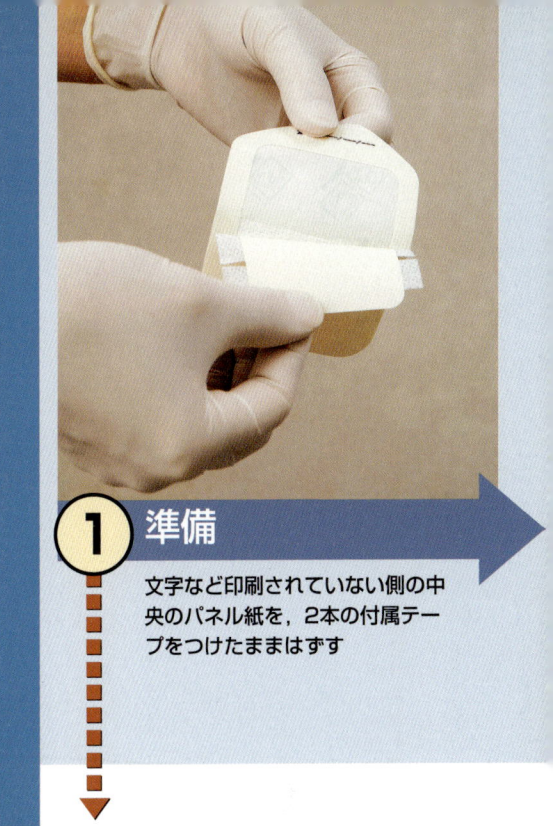

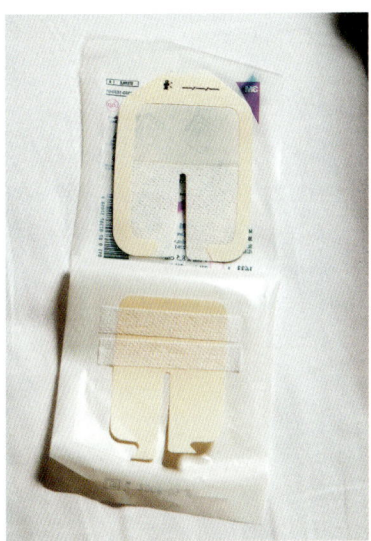

① 準備

文字など印刷されていない側の中央のパネル紙を，2本の付属テープをつけたままはずす

はずした2本のテープがついたパネル紙は，開封した包装紙の内側などに置き，清潔にしておく

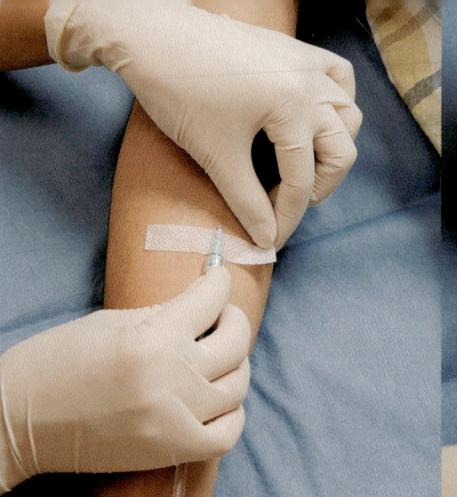

ルートの固定（成人）

② テープで固定1
パネル紙からはがしたテープでカテーテルを固定する

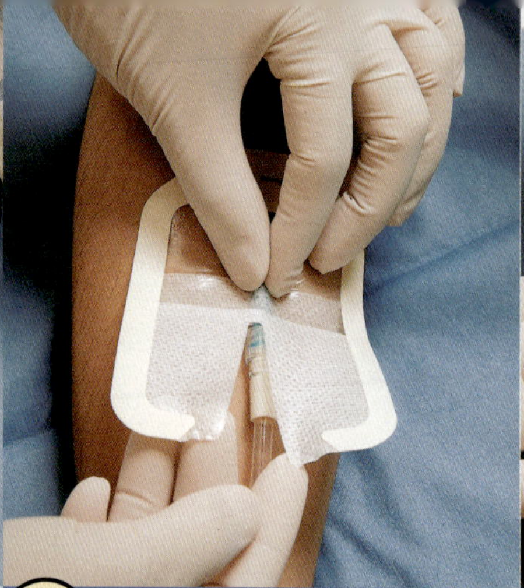

これがコツ
テープでカテーテルをつまむように貼ることで、カテーテルとテープにできるだけすき間ができないようにする

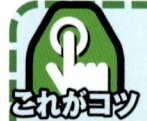

③ ドレッシング材の貼付1
ドレッシング材でカテーテルの周囲をつまむようにして、カテーテルとカテーテルハブの周囲をドレッシング材と密着させる

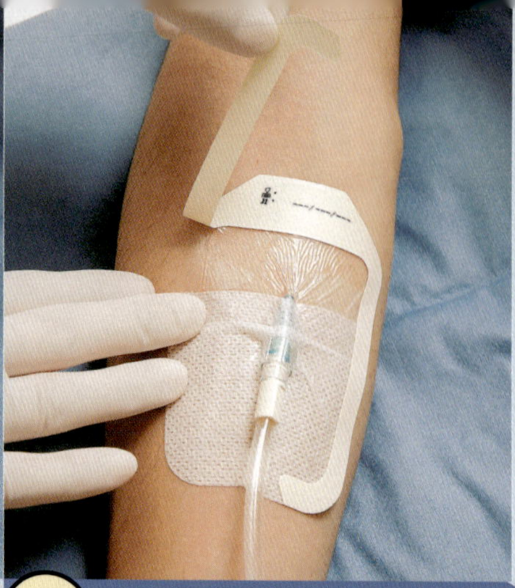

これがコツ
カテーテルハブがドレッシング材の外側に出るように、切れ込みの位置を調節しながら貼る

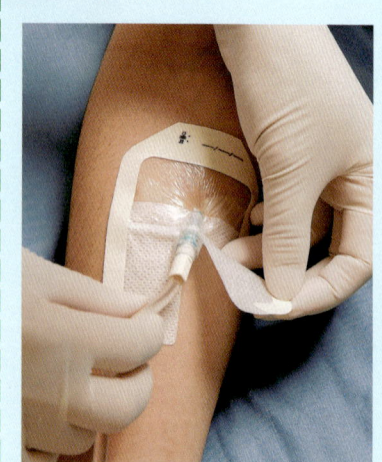

④ ドレッシング材の貼付2
ドレッシング材の周囲をおさえながら、ゆっくりとドレッシング材のフレーム（外周の紙）をはがす

これがコツ
カテーテルハブの下で、分かれたドレッシング材が重なるようにする

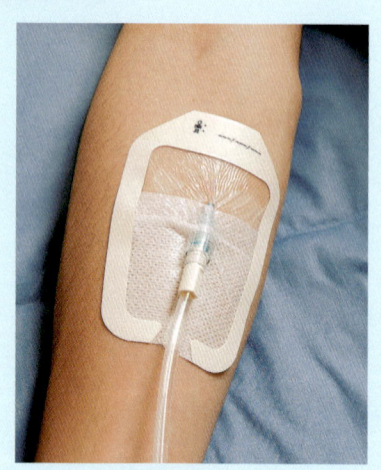

⑤ テープで固定2
2本目のテープをカテーテルハブの下に貼る

⑥ 圧着
ドレッシング材全体を手のひらでおさえつけ，皮膚にしっかり密着させる

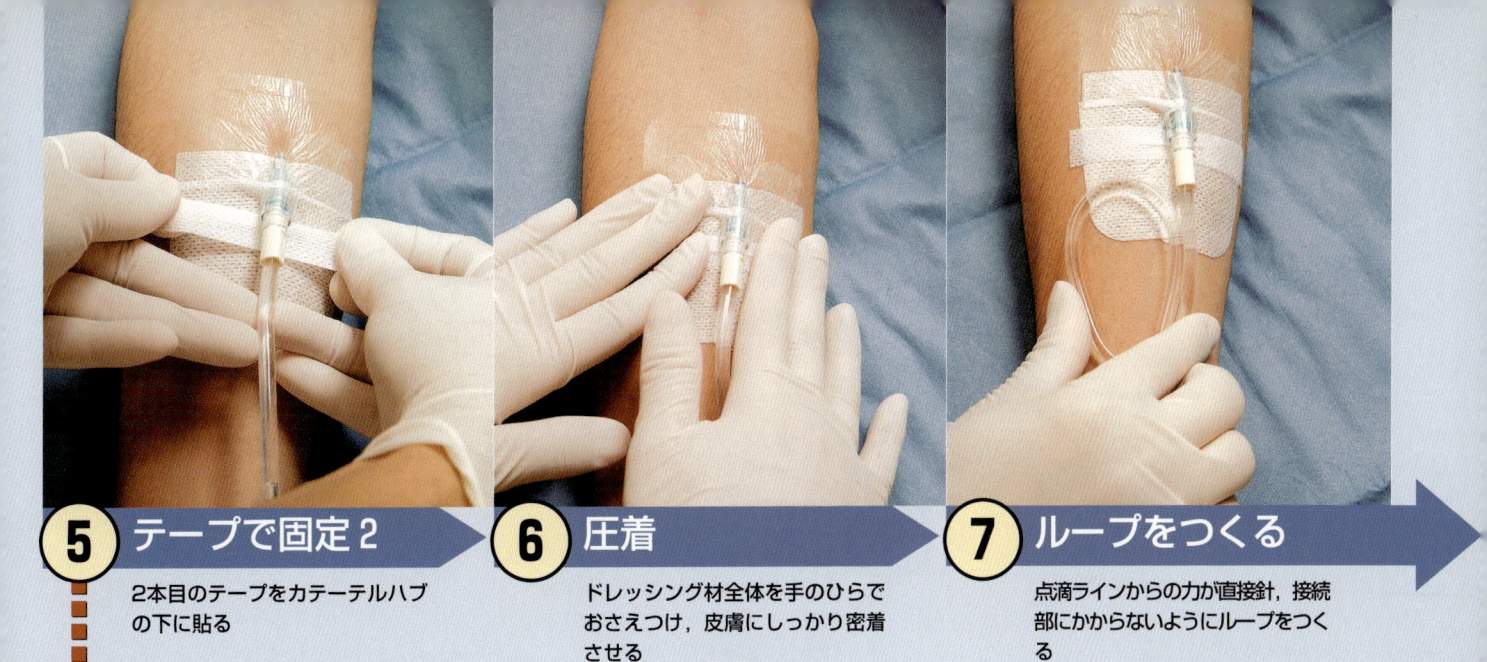

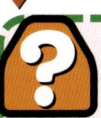

⑦ ループをつくる
点滴ラインからの力が直接針，接続部にかからないようにループをつくる

？ それはなぜ？

カテーテルハブが直接皮膚にあたることを防ぐことと，切れ目を入れたドレッシング材をつなぐことで，浮き上がりを防ぐため

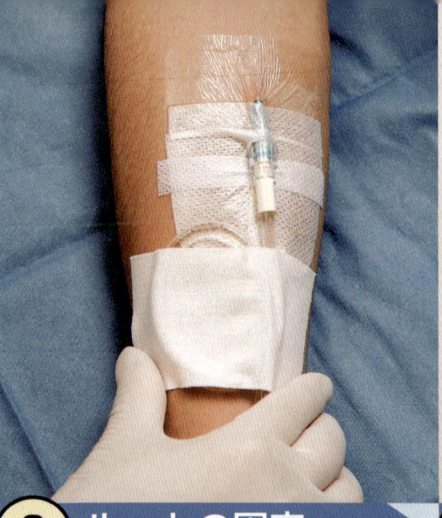

ルートの固定（成人）

8 ルートの固定
ループの上から，粘着度が高く伸縮性のあるテープでルートを固定する

9 滴下速度の調節
クレンメをゆるめて薬液を指示速度にあわせることで，滴下速度を確認し，薬液を投与する

POINT
- 体動で抜針しないように固定する
- テープできつく圧迫しすぎて血流を妨げないように固定する
- 固定することで，針穴が血管の壁にあたり滴下できないことがある．この場合は，滴下を確認しながら固定をやり直す
- 刺入部の保護の必要な際は，レテラ帯（ネット状）を使用し挿入部の観察ができるようにする
- スキントラブルを起こしやすい皮膚の場合，テープの種類を選択する

ルートの固定（小児）
〈物品一覧〉

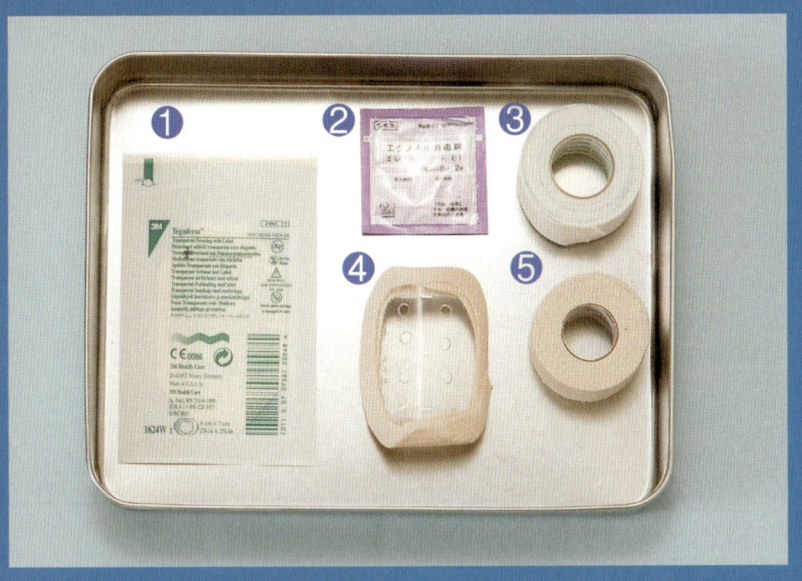

❶透明フィルムドレッシング材　❷アルコール綿　❸エラストポアテープ　❹点滴カバー　❺エラスチコンテープ

※エラストポアテープ：伸縮性があり，密着させやすい
エラスチコンテープ：伸縮性と密着度が高い．透明フィルムドレッシング材と密着するが，はがすときにはフィルム材からはがれやすく，修正しやすい

点滴カバーのつくり方

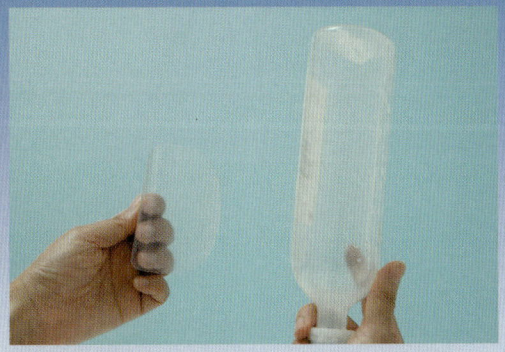

使用済みの輸液ボトルを使う．輸液ボトルの側面のカーブを利用する．穴あけパンチで数か所穴をあけ，まわりを伸縮性絆創膏でカバーして完成

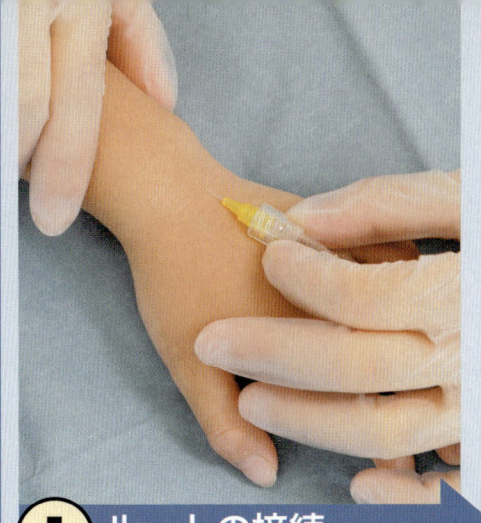

① ルートの接続

静脈留置針を刺入後，ルートを接続する

POINT

小児のルート固定に関して

小児は大人と違い，体動が激しく留置針が抜けやすいので，しっかりと固定する．今回紹介する点滴カバーなどを使用することで，自己抜去を防ぐことができる．また，刺入部の観察も容易になる

POINT

点滴部位

多くは，前腕や手背の静脈が選択されるが，まれに，側頭静脈も使用する

POINT

実施の介助

小児は，実施時に激しく体動することがあるので，点滴挿入時の固定は，1人が小児に説明しながら腕や身体を押さえ，もう1人がルートの固定をするなど，2人の看護師で行うことが望ましい

ルートの固定（小児）

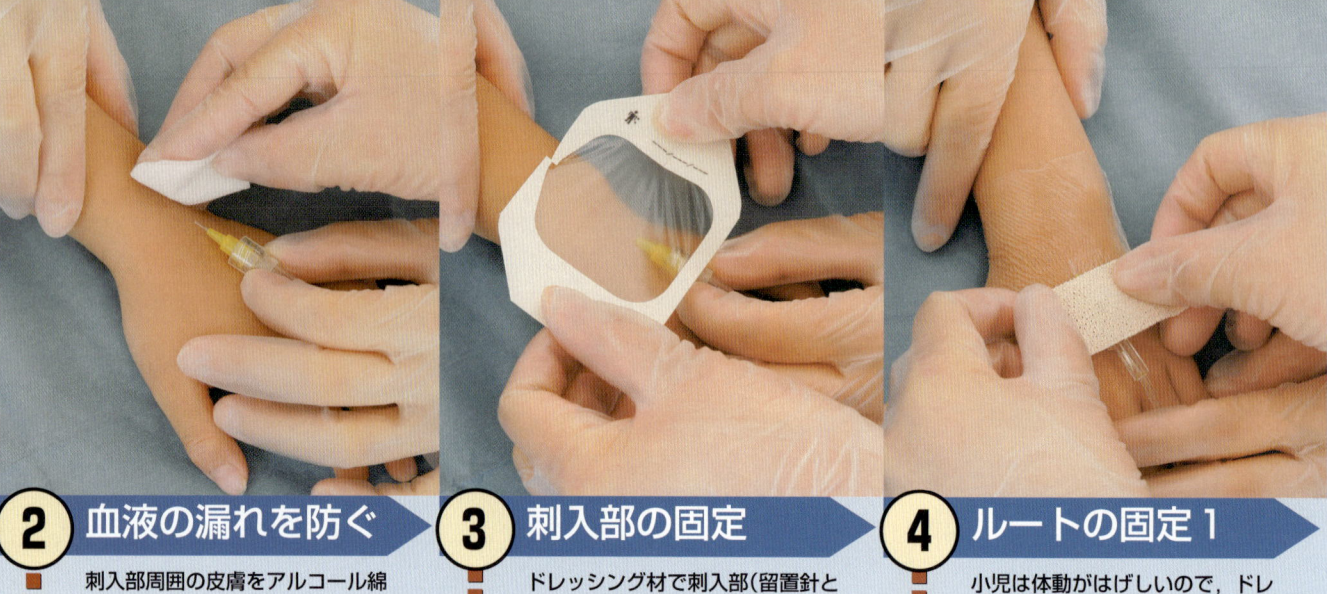

2 血液の漏れを防ぐ
刺入部周囲の皮膚をアルコール綿で消毒する

3 刺入部の固定
ドレッシング材で刺入部（留置針と皮膚）を固定する

4 ルートの固定1
小児は体動がはげしいので，ドレッシング材の上から，エラスチコンテープを貼る

POINT
ドレッシング材の中央に刺入部がくるようにする

POINT
小児は，点滴挿入などの処置に伴い発汗が多くなるため，ドレッシング材で固定する前に刺入部周囲の皮膚を消毒することが望ましい

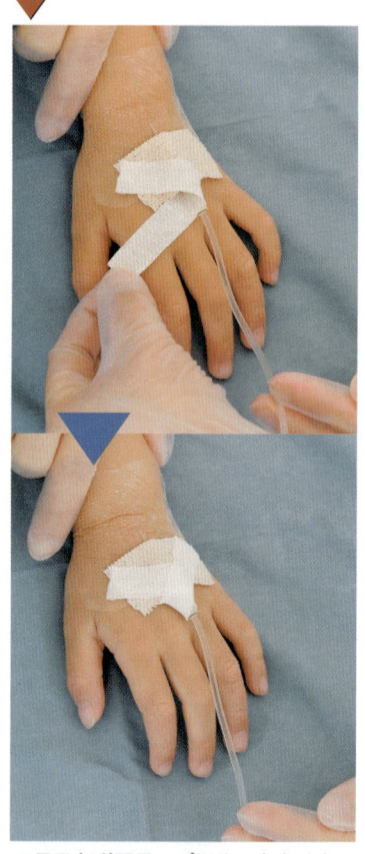

エラストポアテープでルートをひと巻きし，皮膚に固定する

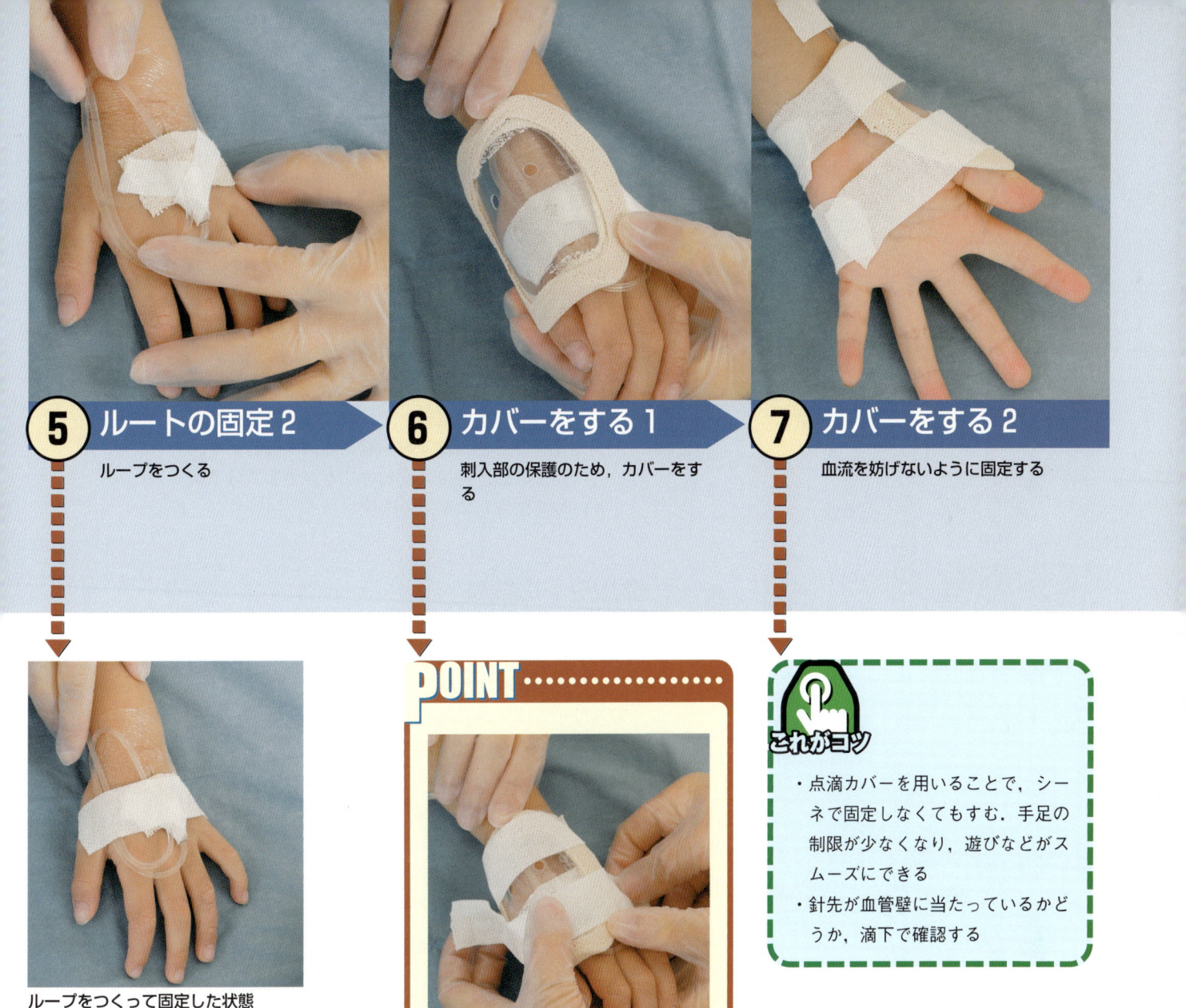

⑤ ルートの固定 2
ループをつくる

⑥ カバーをする 1
刺入部の保護のため，カバーをする

⑦ カバーをする 2
血流を妨げないように固定する

ループをつくって固定した状態

POINT

確実に固定が終了するまでは，針が抜けないように，もう1人の看護師に協力を得る

これがコツ
- 点滴カバーを用いることで，シーネで固定しなくてもすむ．手足の制限が少なくなり，遊びなどがスムーズにできる
- 針先が血管壁に当たっているかどうか，滴下で確認する

引用・参考文献
1）上谷いつ子，市村真理子，廣瀬共子編著：安全・確実に行うための最新注射・輸液マニュアル．p.80，日本看護協会出版会，2005．
2）田中勧編：最新・静注マニュアル．p.65，照林社，1999．
3）佐藤エキ子編：ナースが行う静脈注射．南江堂，2005．
4）村上三好監：写真でわかる臨床看護技術．インターメディカ，2005．
5）森田雅之監：輸液療法と輸液管理．テルモ株式会社学術情報部．

▶▶▶ 患者の観察

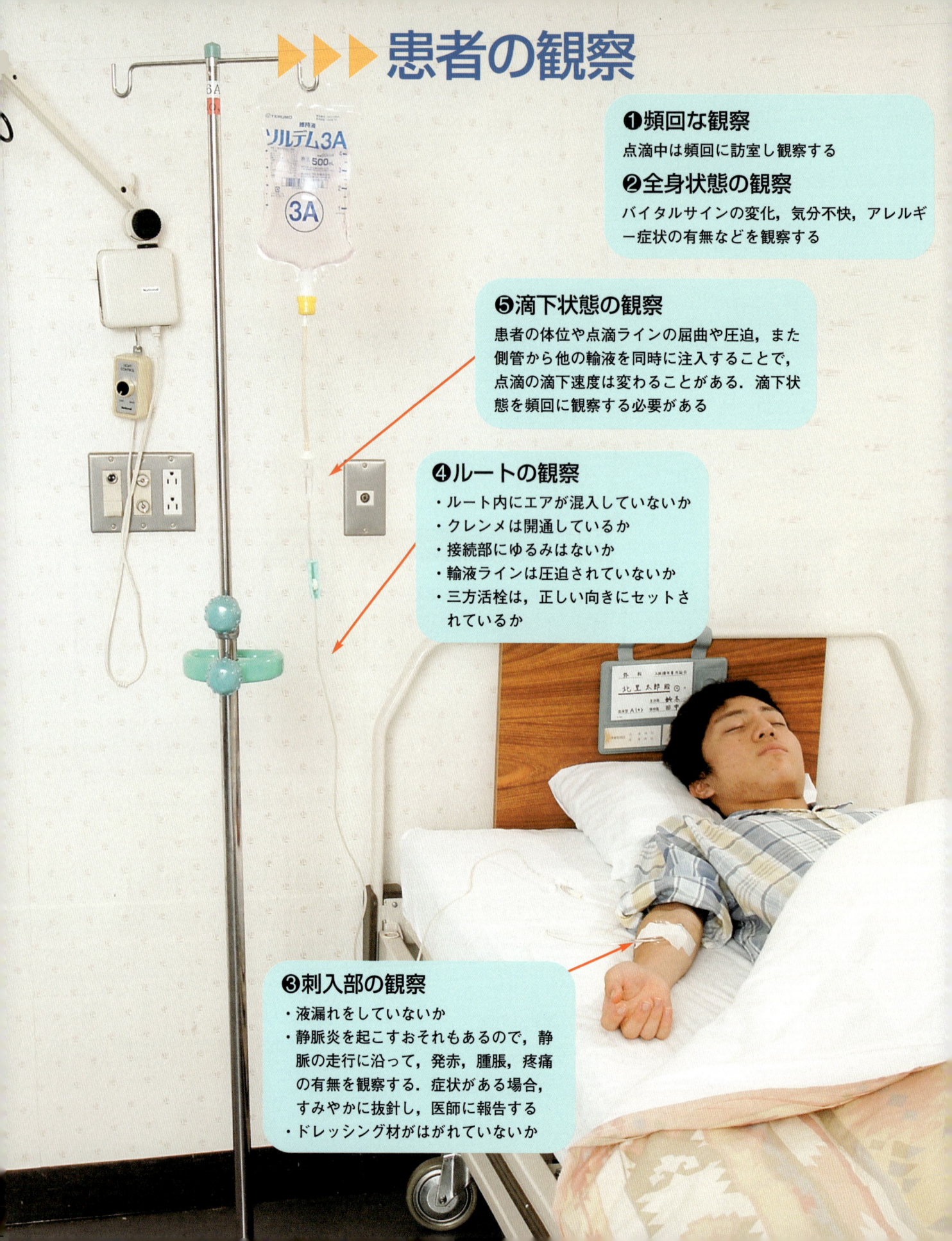

❶ 頻回な観察
点滴中は頻回に訪室し観察する

❷ 全身状態の観察
バイタルサインの変化，気分不快，アレルギー症状の有無などを観察する

❺ 滴下状態の観察
患者の体位や点滴ラインの屈曲や圧迫，また側管から他の輸液を同時に注入することで，点滴の滴下速度は変わることがある．滴下状態を頻回に観察する必要がある

❹ ルートの観察
- ルート内にエアが混入していないか
- クレンメは開通しているか
- 接続部にゆるみはないか
- 輸液ラインは圧迫されていないか
- 三方活栓は，正しい向きにセットされているか

❸ 刺入部の観察
- 液漏れをしていないか
- 静脈炎を起こすおそれもあるので，静脈の走行に沿って，発赤，腫脹，疼痛の有無を観察する．症状がある場合，すみやかに抜針し，医師に報告する
- ドレッシング材がはがれていないか

抜針

① 抜針1
固定用テープ，ドレッシング材をはがす．ドレッシング材は，切り込み部分からはがす

② 抜針2
留置針を腕と水平になるようにすばやく抜き，アルコール綿で押さえる

③ 止血
止血のため，3～5分間圧迫止血する

> **POINT**
> - 抜針時に，抜く角度を変えると痛みの原因になるので注意する
> - 抗凝固療法中，血小板低下など出血傾向にある患者は，圧迫時間を延長し，必ず止血を確認する

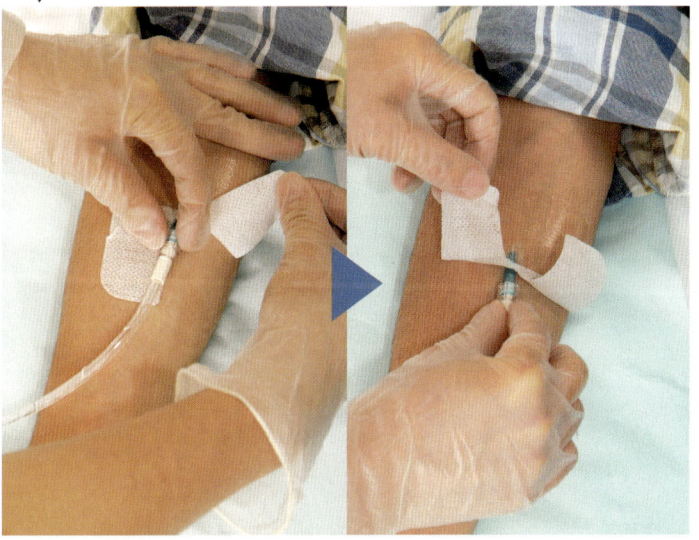

片方の手で留置針が抜けないように押さえ，反対側の手でドレッシング材をていねいにはがしていく

▼皮膚にやさしいテープのはがし方

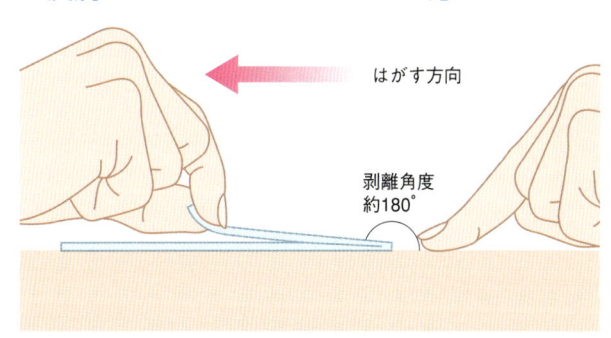

はがす方向
剥離角度約180°

角質を損傷しないように皮膚を手でおさえ，テープを折り返してゆっくりはがす

三方活栓からの静脈内注射
〈物品一覧〉

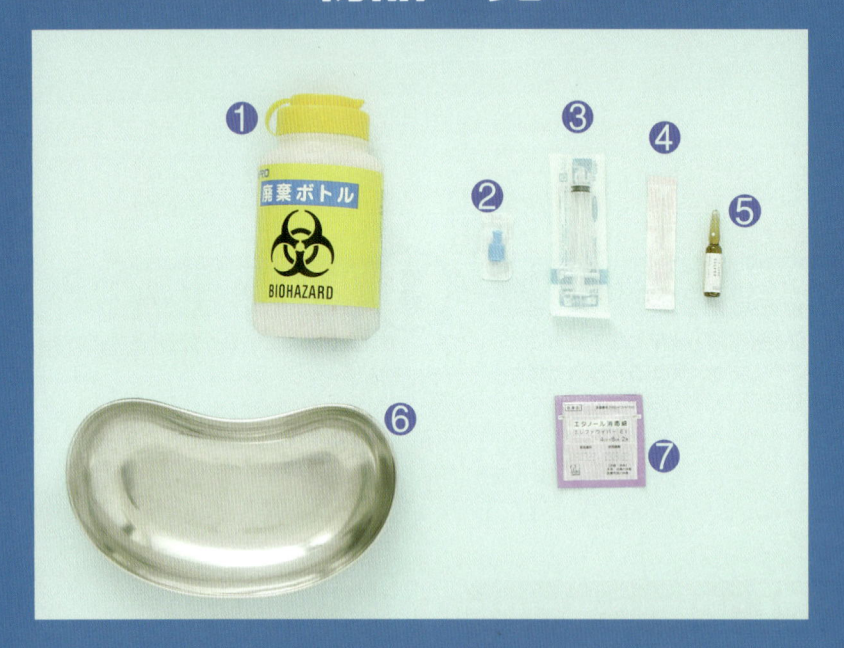

①針廃棄容器　②キャップ　③シリンジ　④針　⑤アンプル
⑥膿盆　⑦アルコール綿

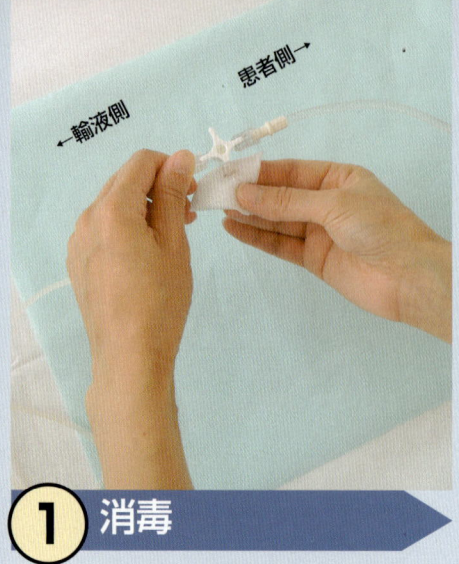

①消毒
三方活栓の接続部位を消毒する

POINT
静脈内注射をトレイに準備する場合，トレイに空アンプル（バイアル）も一緒に入れておくと最終確認できる

リスク防止　必ず薬物を確認する
- 三方活栓からの静脈内注射により，点滴ボトル内の薬物は一時的に急速注入されることになる．急速注入されてよい薬物か確認する
- 配合変化を起こしやすい薬物の場合，生理食塩液などを静脈内注射前後に注入して投与する

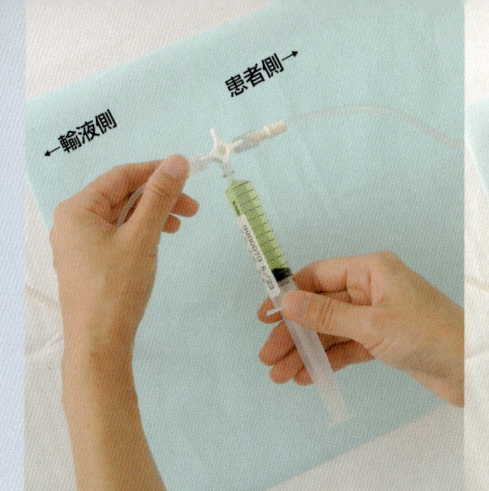

② シリンジの接続

シリンジに薬液を吸い上げ，ラベルを貼っておく（28ページ参照）．患者氏名，シリンジの薬物名と量を確認し，針をキャップごとはずし三方活栓に接続する

③ 空気を抜く

三方活栓の向きを変え，輸液側を止める．シリンジの内筒を引き，逆流を確認するとともに三方活栓内の空気を抜く

④注入

薬物の種類に適した速度で，ゆっくりと薬液を注入する

POINT

三方活栓からの静脈内注射を定期的に実施する場合は，クローズドシステムの三方活栓などを使用したほうが，感染予防につながる（79ページ参照）

これがコツ

抜いた空気は，ルート内に入らないようにシリンジの内筒を上に向け，内筒先端に集める

▼三方活栓の向きと空気抜き

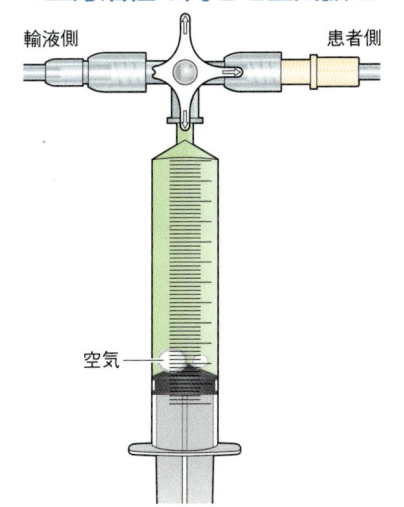

輸液側　患者側

空気

リスク防止　注入速度に注意する薬物

薬物によって注入速度が規定されているものもあるため，必ず添付文書などで確認をする

・フェジン
　1日40〜120mgを2分以上かけて投与
・ロピオン
　患者の状態に注意し，1分間以上の時間をかけて投与
・ワソラン注
　1回5mgを必要に応じて希釈し，5分以上かけて投与
・ロヒプノール注
　2倍以上に希釈調製し，1mgを1分以上かけて投与

これがコツ　投与速度のめやす

ゆっくり
緩徐に　　→3〜5分かけて
徐々に

きわめて緩徐に→5分以上かけて

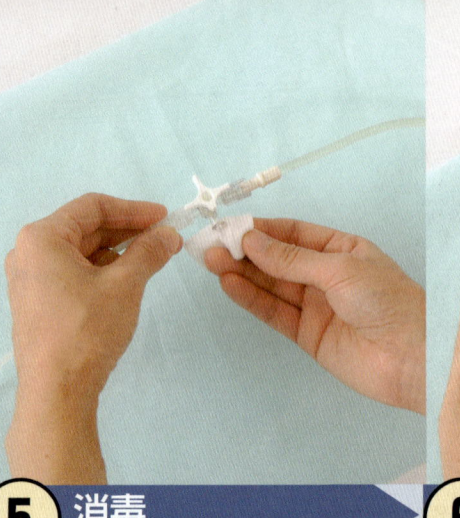

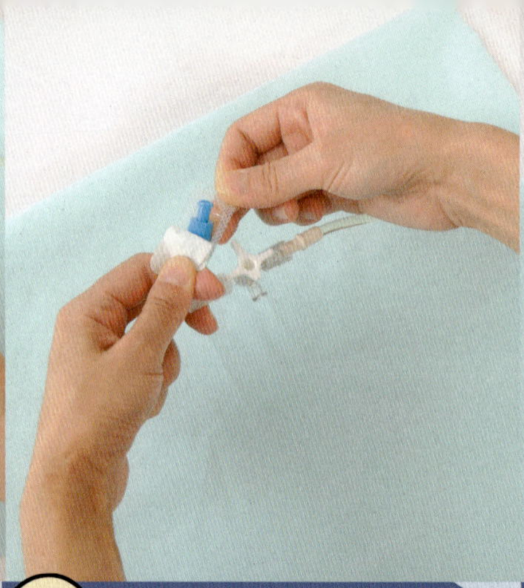

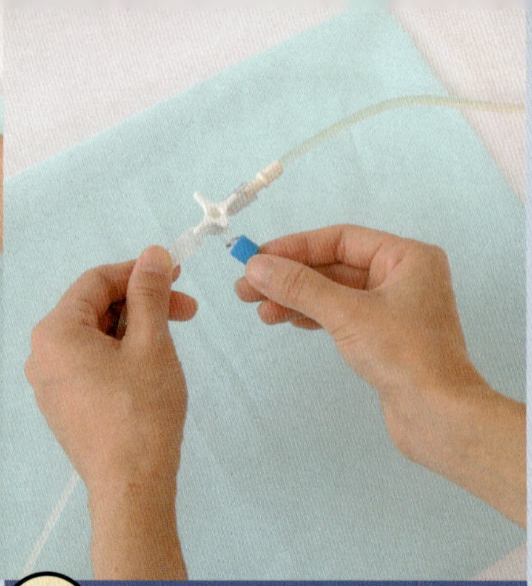

三方活栓からの静脈内注射

⑤ 消毒
三方活栓をもとに戻し（患者側と輸液側がつながるようにする），シリンジをはずし接続部を消毒する

▼三方活栓の向き

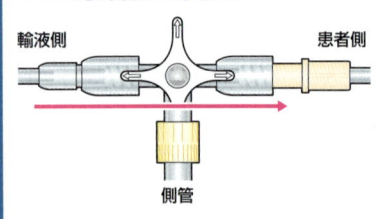

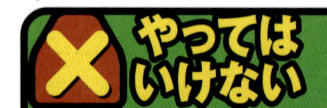

輸液側　　患者側

側管

⑥ キャップする1
新しいキャップを清潔操作で取り出す

❌ やってはいけない
キャップの接続部分を持つと不潔になってしまう

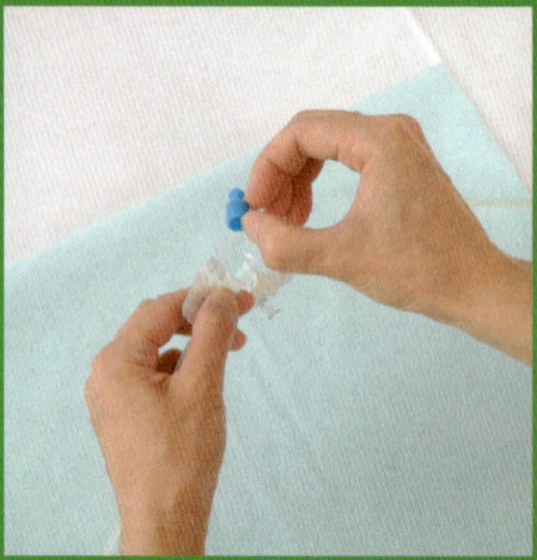

⑦ キャップする2
清潔に新しいキャップでフタをする

POINT
- 静脈内注射終了後，点滴ボトルの滴下速度に変化がないか確認する
- 薬液により三方活栓のひび割れが生じる可能性があるため，使用時注意する．過度に締めつけると，ひび割れの発生を助長させるので注意

リスク防止　注入後の観察
薬液注入後，全身にいきわたる時間は5〜10分といわれている．患者に副作用がないか，そのあいだは十分な観察が必要である

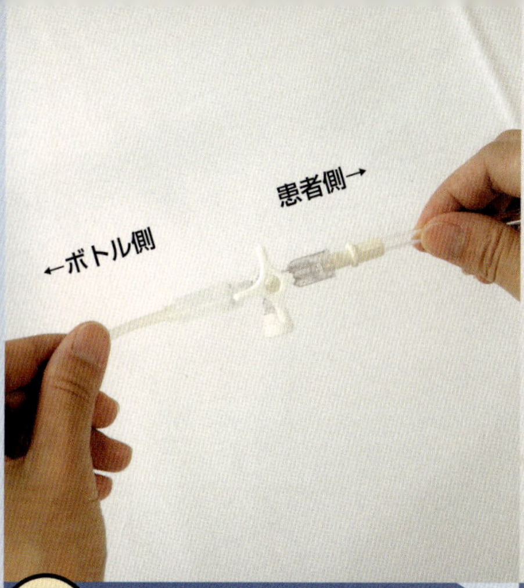

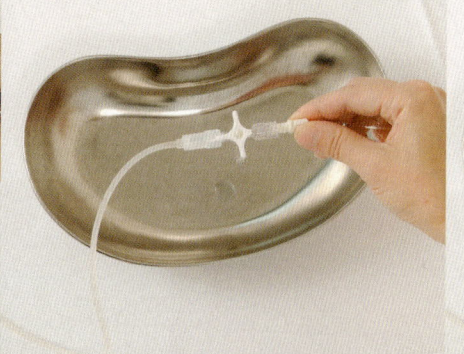

三方活栓のついた点滴静脈内注射

① クランプ	② 空気抜き	③ 消毒
三方活栓の患者側を止める（クランプする）	キャップをはずして薬液を数滴たらすことで，三方活栓内の空気を抜く	接続部位を消毒する

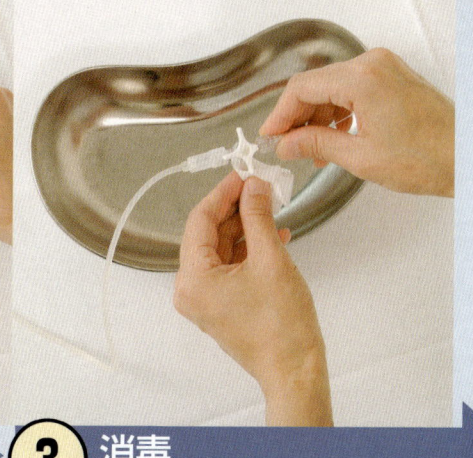

▼三方活栓の向き

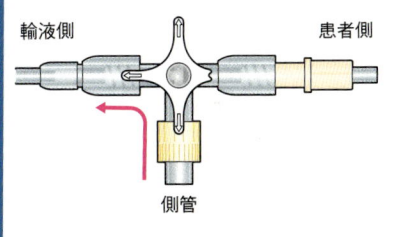

輸液側　患者側
側管

クローズドシステム

- 輸液ルート接続部は，菌の侵入により血流感染を起こしやすい
- 接続部からの菌の侵入を防ぐため，ビン針とコネクタ部以外に開口部をもたないルートが開発された．これをクローズドシステム（閉鎖式輸液システム）という
- 金属針を使用せず，シリンジの筒先をプラグにねじ込むことで薬物を注入できる

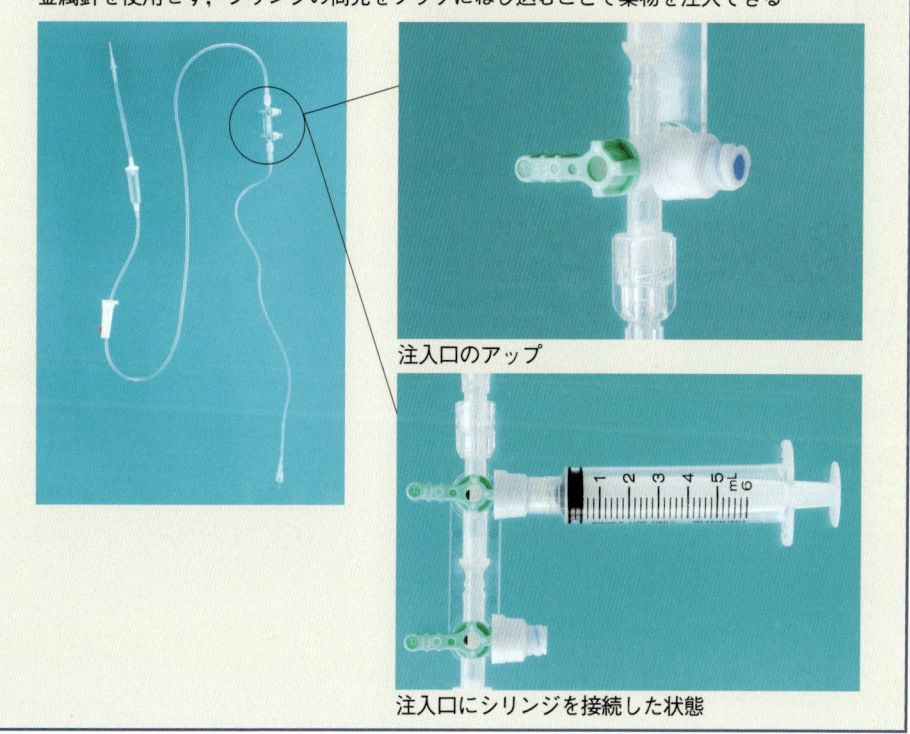

注入口のアップ

注入口にシリンジを接続した状態

三方活栓からの点滴静脈内注射

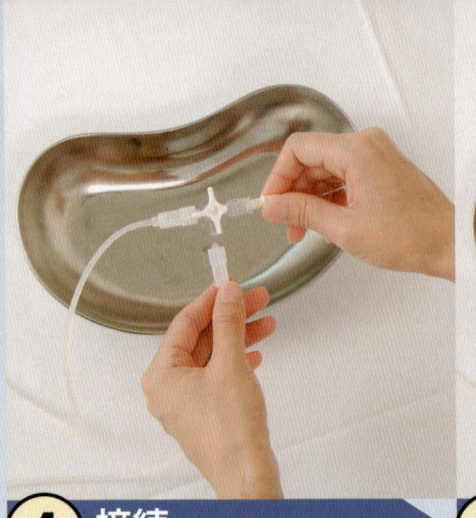

4 接続
患者氏名，輸液ボトルの薬物名と量を確認し，点滴のルートを接続する

5 開放
新しい点滴ルートと，もとからつないでいるルートの両方向に輸液が流れるよう，三方活栓を開放する

6 滴下速度の調整
輸液速度を滴下数に合わせ調整する

POINT
輸液のルートが複数ある場合，①配合変化が起きない，②流速の変化により身体への影響を与えないルートを選択する

▼三方活栓の向き

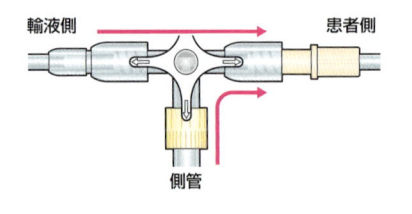

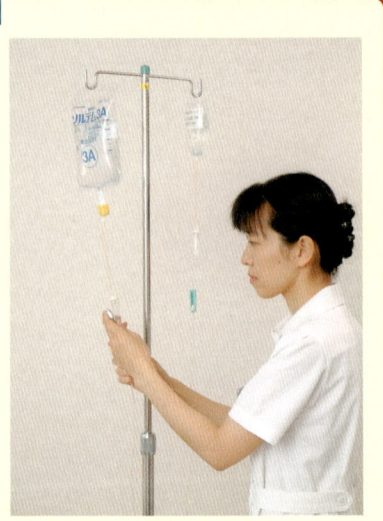

輸液側　患者側
側管

POINT
このとき，側管側の液の圧によりメインルートの速度が変わることがあるため，メインルートの速度も必ず確認する

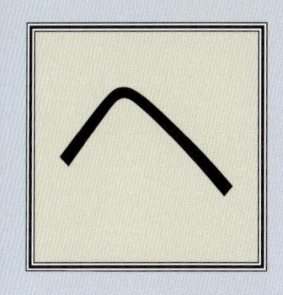

ヘパリンロック

静脈内留置針の血液凝固防止を目的として，ルート内をヘパリン加生理食塩液で充填しておく方法である．点滴静脈注射や静脈注射終了時，再度の穿刺が困難な場合などでルートを抜去せず留置しておくときに行う．

■ヘパリンロック時の注意点

- ヘパリンは抗凝固薬であるため，必要以上に使用すると血小板減少により出血傾向になる可能性があるので，適正な量を使用する．
- 生理食塩液とヘパリンでつくる場合は，無菌性を保持することは困難であるため，そのつど調合し原則一度で使いきる．
- 最近は，ヘパリン加生理食塩液として調合済みのものがシリンジに入ったプレフィルドシリンジ製剤が市販されている．1回で使い切ることで，感染のリスクを低減させることができる．使用上の注意、取扱い上の注意に従い使用する．
- 施設によっては三方活栓を使用することもあるが，感染のリスクを考えると閉鎖式輸液システム（クローズドシステム）が望ましい．
- 末梢静脈カテーテルの開存に生理食塩液によるロックも有効である，との研究結果もあり，検討が必要である．

▼プレフィルドシリンジ

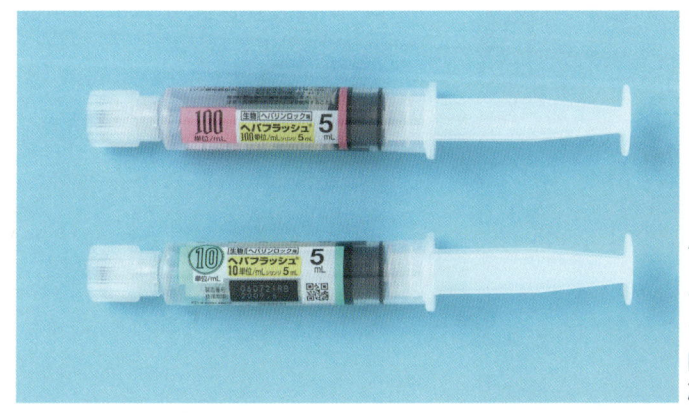

プレフィルドシリンジ製剤（ヘパリン加生理食塩液）．上は，100単位/mL，下は，10単位/mL
10単位/mL製剤は，通常6時間まで，100単位/mL製剤は，12時間までの使用を標準とし，最長24時間までの静脈内留置ルート内の血液凝固防止に用いる

ヘパリンロック

〈物品一覧〉

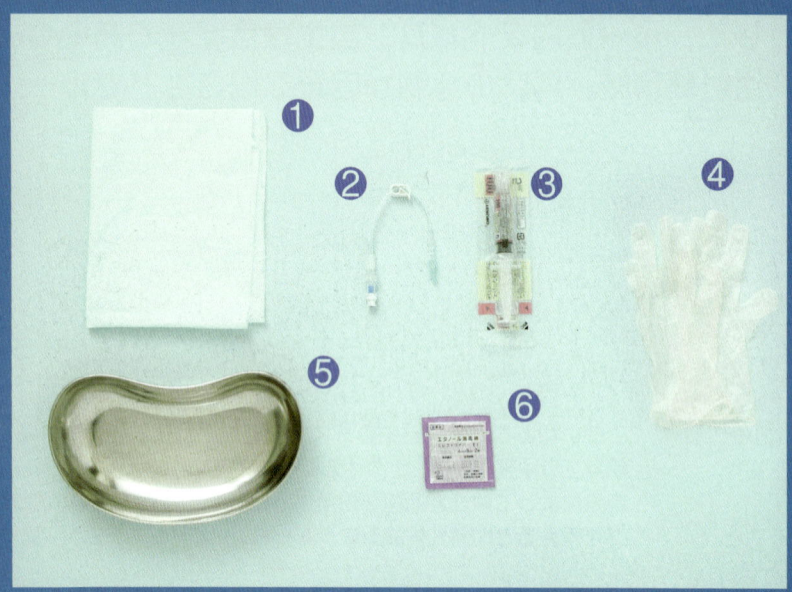

❶処置シーツ　❷延長チューブ（シュアプラグ）　❸ヘパリン加生理食塩液（プレフィルドシリンジ製剤）　❹手袋　❺膿盆　❻アルコール綿

プレフィルドシリンジ製剤各部の名称

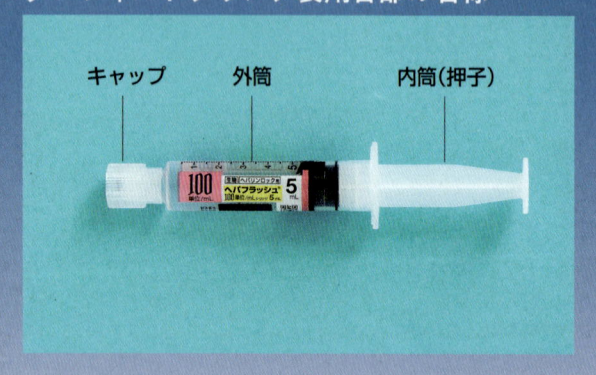

キャップ　外筒　内筒（押子）

●準備
・手洗い
・手袋装着

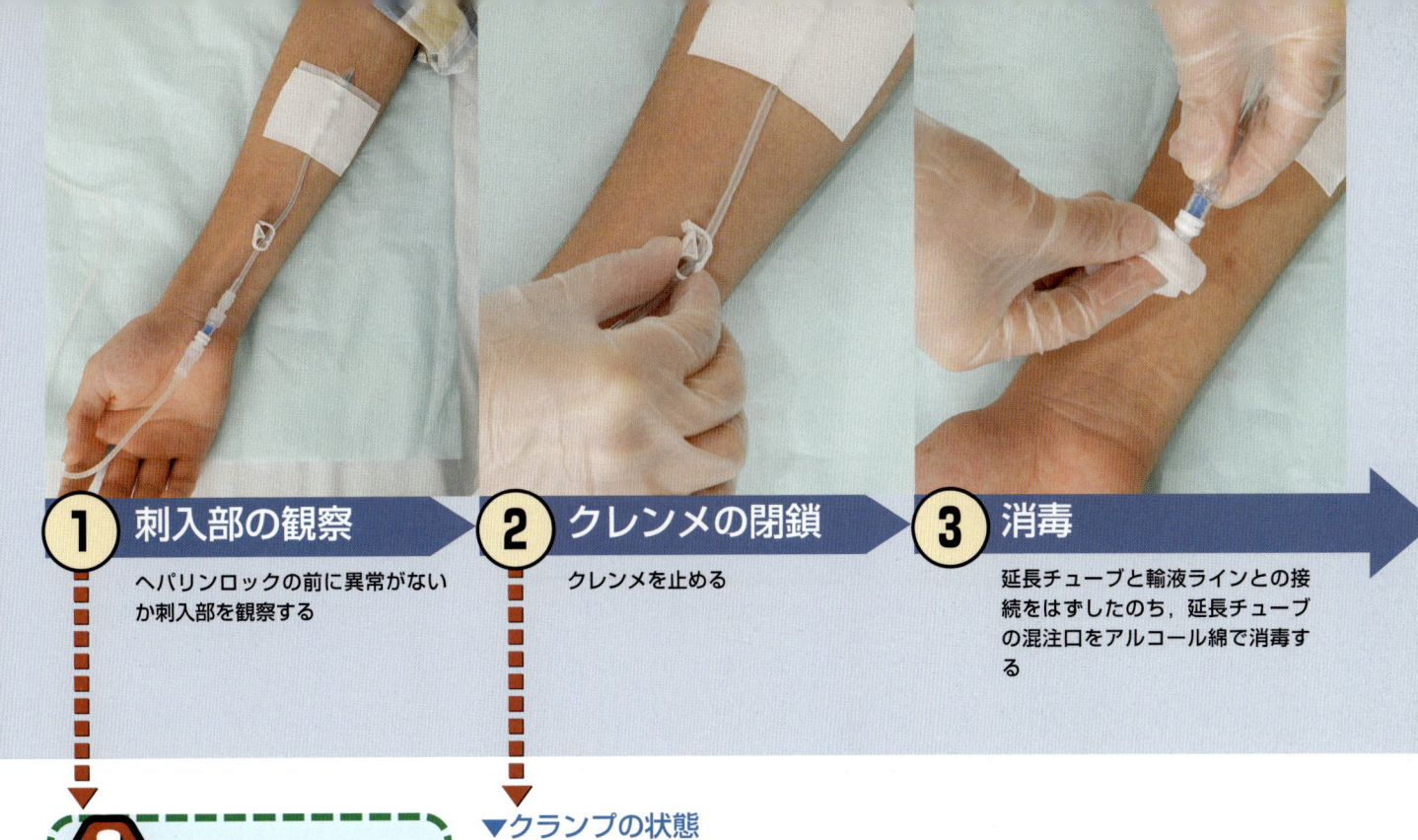

① 刺入部の観察 → **②** クレンメの閉鎖 → **③** 消毒

① ヘパリンロックの前に異常がないか刺入部を観察する

② クレンメを止める

③ 延長チューブと輸液ラインとの接続をはずしたのち，延長チューブの混注口をアルコール綿で消毒する

リスク防止

- 医師にヘパリンロックの可否を確認する．また，使用するヘパリン加生理食塩液の単位，用量を確認する
- 血管内留置針刺入部の異常の有無を確認する

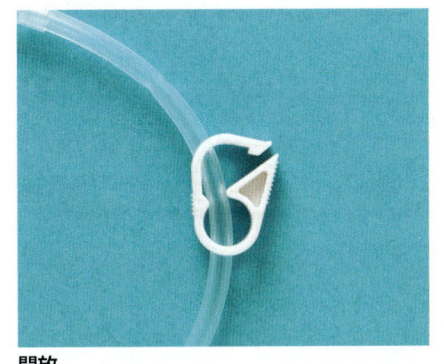

POINT

刺入部の観察

- 薬液などの漏れがないか？
- 発赤はないか？
- 腫脹はないか？
- 血管に沿って発赤・疼痛はないか？

※以上の項目が確認されたときは抜去する

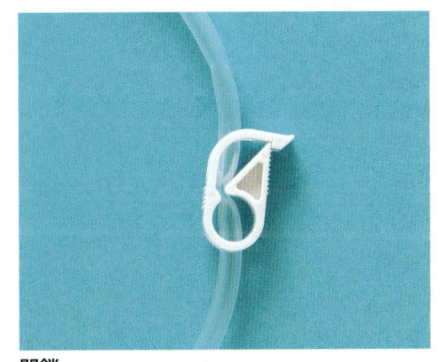

▼クランプの状態

開放

閉鎖

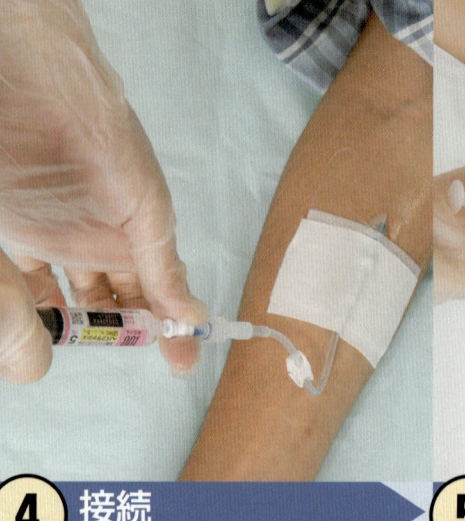

ヘパリンロック

④ 接続
プレフィルドシリンジ製剤のキャップを回しながら引き抜き，シリンジを延長チューブの混注口につなぐ

⑤ 注入
クレンメを開け，空気が入らないように注入する

⑥ 陽圧ロック
陽圧ロック（シリンジの内筒を押しながらクレンメを止める）を実施してシリンジをはずす

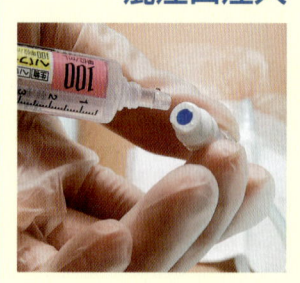

POINT 混注口注入
感染や針刺し事故防止のため，金属製の注射針を使用せず，一般のシリンジの筒先を挿入できるようにシリコンゴムで密閉されている（クローズドシステム）

POINT ルート開存に必要な量
留置カテーテルの用量に延長チューブなどの附属パーツを加えた量の2倍以上

POINT 陽圧ロックとは
閉塞の原因となるルート内への血液の逆流を防止するためにルート内を陽圧にすること．圧力をかけながらクレンメを閉める

これがコツ　押子を手のひらで押す
圧がかかっているため，接続部を少し回すとロックされるが，手のひらで押子を固定しながらクレンメを閉じる

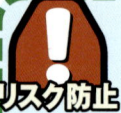

リスク防止　注入時の注意点
- 痛みがある ┐
- 注入時に抵抗がある ┘ →静脈留置針を抜去する
- ルート内が凝固している →延長チューブを交換ののち再注入する
- 空気が混入している →空気を抜いて再注入する
- 接続部がゆるんでいる →確実に接続したのち注入する

⑦ 固定

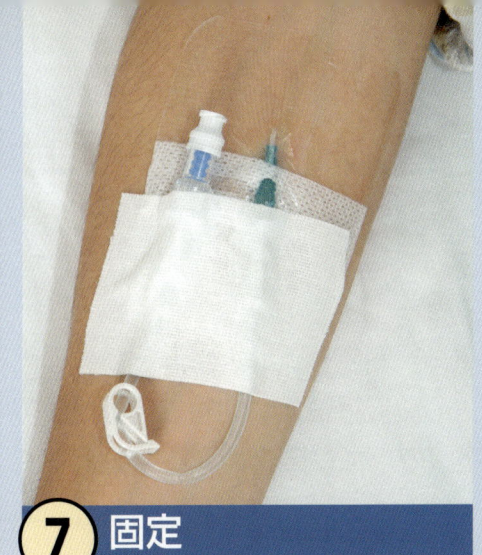

ルートにループをつくり，テープで固定する

POINT
固定の注意点

必要に応じてガーゼ，包帯を用いてルートを保護する方法もある．クレンメが皮膚にあたり，発赤，潰瘍形成などの要因にならないように注意する

POINT
カテーテルの交換

CDCのガイドラインによると，末梢静脈カテーテルの交換は，72〜96時間ごとが推奨されている．ドレッシング材などに，刺入した日付，時間を記入するとよい．ただし，小児はルーチンに交換しない

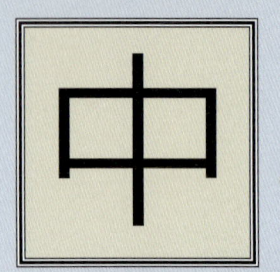

中心静脈内注射の介助

中心静脈カテーテルは，一般に鎖骨下静脈，内頸静脈，橈側皮静脈，尺側皮静脈，大腿静脈から挿入し，先端を上大静脈に留置させる．上大静脈は中心静脈ともよばれ，心臓に近い太い血管で血液量が多く，血流も速いため，高濃度・高浸透圧の輸液が可能である．経口摂取できない患者の栄養管理として施行されることが多い．

■目的

1. 術前後および治療に伴う栄養管理
2. 循環動態をモニタリングするための中心静脈圧測定
3. 緊急蘇生時の血管確保
4. 末梢静脈において漏出性静脈炎・フィブリン形成を起こす薬物の血管内への確実投与
5. 治療上長期に血管内留置カテーテルが必要な場合
6. 薬物を長時間安定して持続投与が必要な場合(輸液，持続的微量投与の必要な薬物)

▼挿入部位とその長所，短所

挿入部位	長所	短所	感染に関して
内頸静脈	・穿刺が容易	・皮膚と血管が近いため気道分泌物に汚染されやすい ・カテーテルの固定が困難	・皮膚の常在菌が多く感染しやすい ・首の動きで固定がずれやすい
鎖骨下静脈	・カテーテルの固定がしやすい ・長期管理が容易	・気胸・動脈穿刺を起こしやすい ・カテーテルが頭側に入ることがある	・皮下トンネルをつくりやすい ・ドレッシングの密着が容易
皮静脈 (肘正中側・尺側)	・合併症が少ない	・屈曲・血栓による閉塞を起こしやすい ・2度目は挿入できない	・長期留置で感染しやすい
大腿静脈	・穿刺が容易 　(とくに緊急時)	・歩行が困難 ・屈曲・血栓による閉塞を起こしやすい	・陰部付近のため汚染されやすい ・ドレッシングの密着が困難

中心静脈内注射に使用される血管 ▶

内頸静脈穿刺
鎖骨下静脈穿刺
尺側皮静脈穿刺
大腿静脈穿刺

カテーテルの先端は上大静脈の右房の端に接した場所に入れる

上大静脈
大動脈弓
肺動脈
下大静脈

■中心静脈カテーテルの種類

- 外筒と内筒の2筒からなる注射針を穿刺後，外筒を介してカテーテルを挿入する方法とガイドワイヤーを用いてカテーテルを挿入する方法がある．
- カテーテルには目盛りがついているので，刺入部位から右心房までの長さに合わせてカテーテルを選ぶ（内頸静脈，鎖骨下静脈から30cm程度，尺側皮静脈から穿刺する場合は50cm程度，大腿静脈からの場合は70cm程度のカテーテルを選択する）．
- 患者の病状や使用する薬物を予測し，ルーメン（内腔）数を適切に選択する．

▼トリプルルーメン

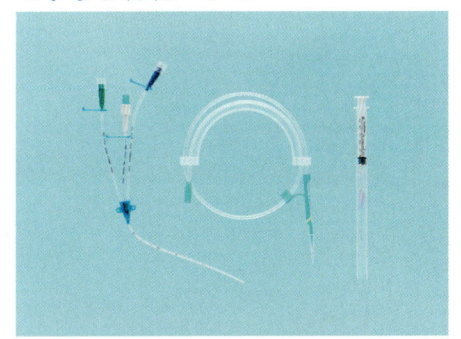

接続部が3つあるカテーテルに静脈穿針セーフガイドニードル シリンジとガイドワイヤーが，セットされている

▼ダブルルーメン

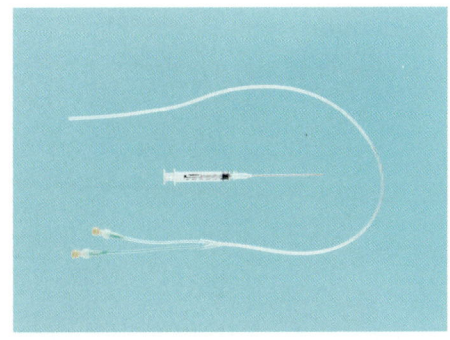

接続部が2つあるカテーテルと静脈穿針カニューレ シリンジが，セットされている

▼シングルルーメン

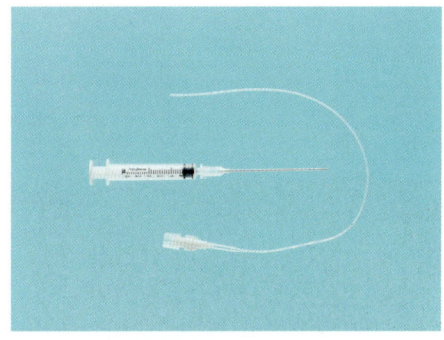

カテーテルと静脈穿針カニューレ シリンジが，セットされている

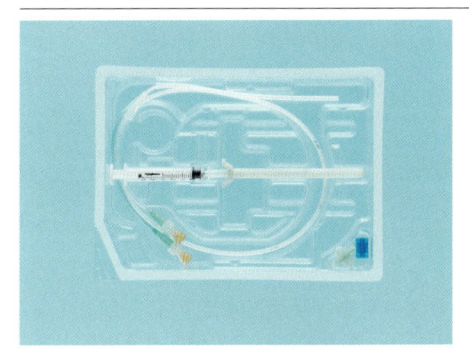

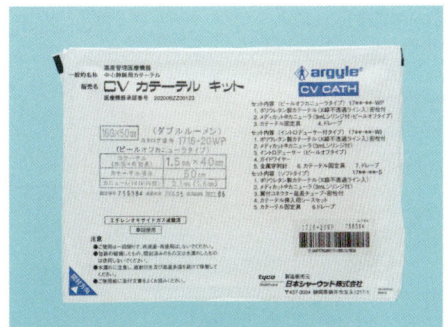

カテーテルは，滅菌された必要物品がキット化されている（写真はダブルルーメンのもの）

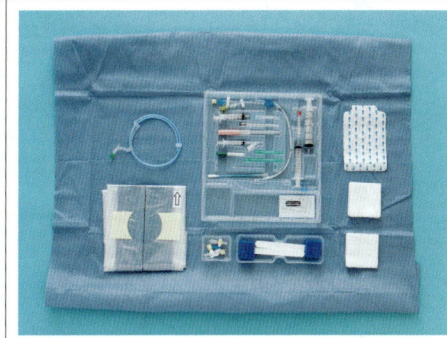

感染防止のため，滅菌シーツ，カテーテルなど薬物以外の物品のすべてがキット化されたセットもある

■中心静脈栄養に使用する輸液

- 中心静脈栄養法に用いる輸液製剤には，主に「糖質」「タンパク質」の栄養素と「電解質」「亜鉛」「鉄」などの微量元素が含まれている．
- 最近は，作業の手間を省くことと，細菌汚染の機会を減少させる目的で，隔壁のある二層式輸液バッグの製剤が増えている．糖電解質液とアミノ酸液は，混合すると安定性が悪くなるため二層に分け，使用時に隔壁を開通させて混合する．さらに，ビタミンを加えた三層式輸液バッグ製品もある．

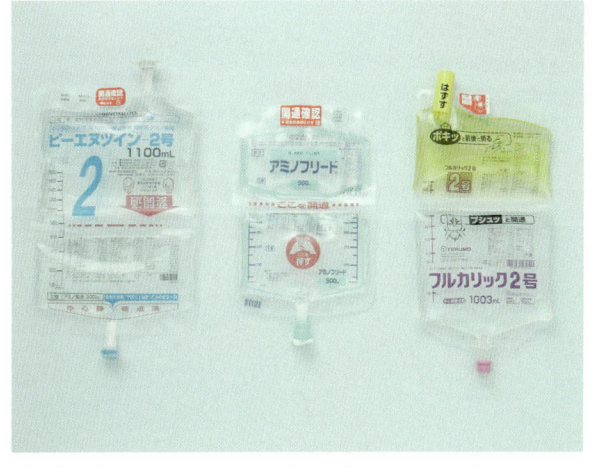

左から，ピーエヌツイン2号，アミノフリード，フルカリック2号

商品提供
CVカテーテルキット（ダブルルーメン）：日本シャーウッド（株）
CVレガフォースSX（フルキット）：テルモ（株）

中心静脈内注射の介助

〈物品一覧〉

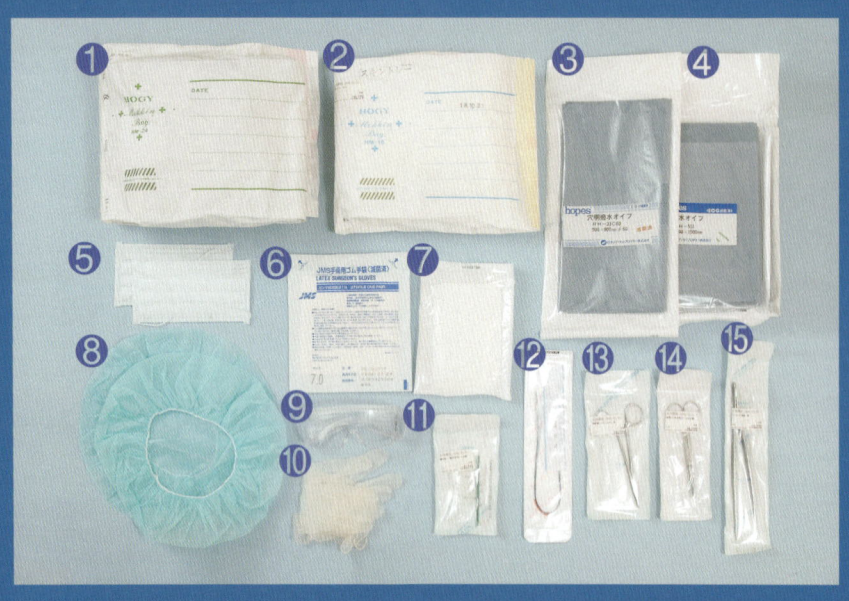

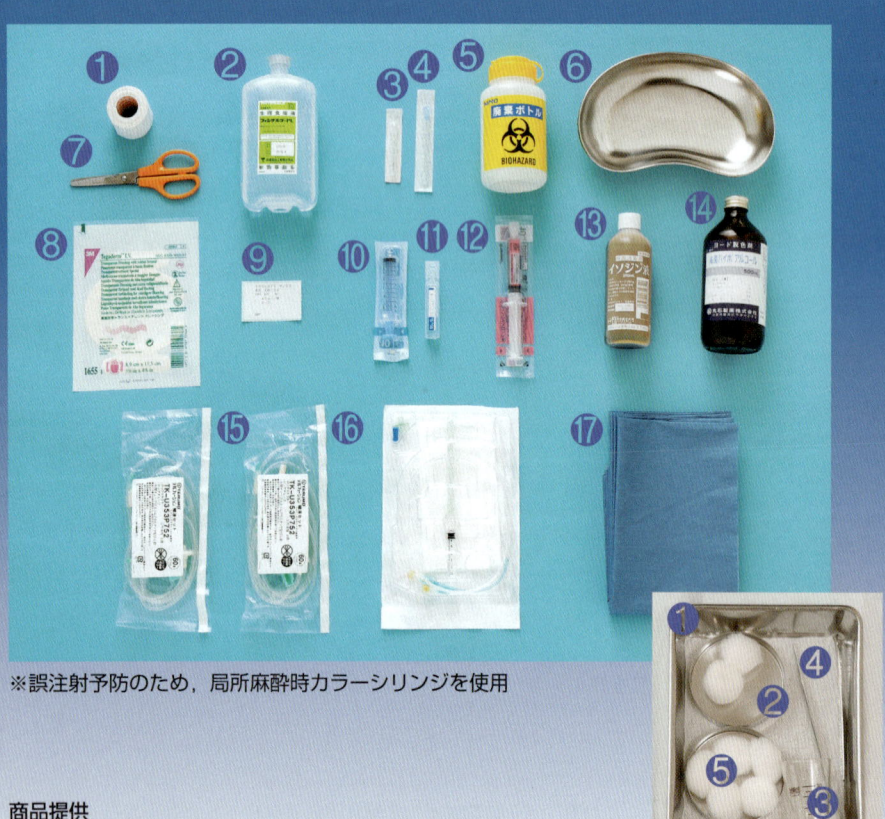

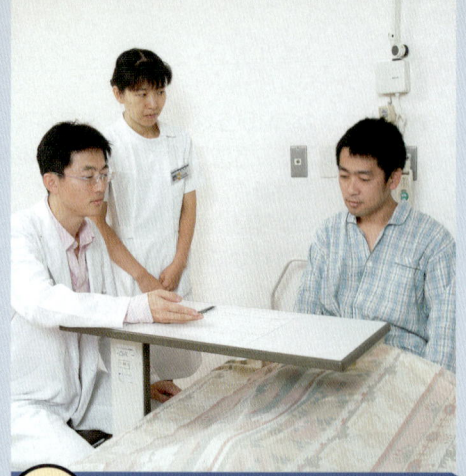

① 医師からの説明

医師　目的やリスクについて説明する

医師：医師が行う行為
看護師：看護師が行う行為

※誤注射予防のため，局所麻酔時カラーシリンジを使用

商品提供
滅菌シーツ（撥水オイフ）：日本メディカルプロダクツ（株）

<上>
❶滅菌術衣（医師用・看護師用）　❷スキントレイ　❸滅菌シーツ　❹穴あき滅菌シーツ　❺マスク　❻滅菌手袋　❼滅菌ガーゼ　❽キャップ　❾ゴーグル（必要時）　❿手袋　⓫縫合針　⓬ナイロン糸　⓭持針器　⓮糸切用剪刀　⓯鑷子

<中>
❶伸縮性のあるテープ（エラストポアなど）　❷輸液ボトル　❸18G注射針　❹23Gカテラン針　❺針廃棄ボトル　❻膿盆　❼雑剪刀　❽透明フィルムドレッシング材　❾ラベル　❿10mLカラーシリンジ　⓫局所麻酔薬（1％キシロカイン，1％塩酸プロカインなど）　⓬ヘパリン加生理食塩液　⓭ポビドンヨード　⓮ハイポアルコール　⓯輸液セット　⓰中心静脈カテーテルセット　⓱処置シーツ

<下：（スキントレイ）>
❶滅菌トレイ　❷滅菌シャーレ　❸滅菌薬杯　❹鑷子（中）　❺綿球（大）

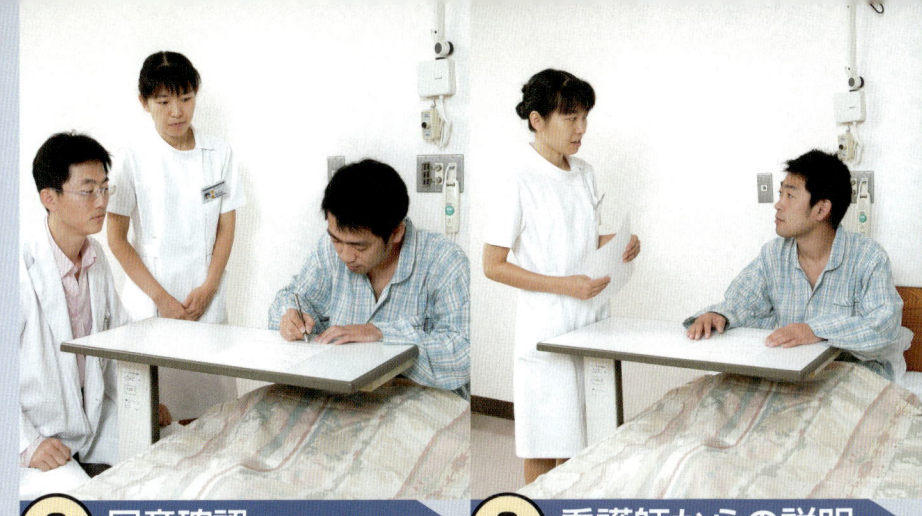

② 同意確認

医師 患者からの同意を得るとともに，同意書にサインをもらう

③ 看護師からの説明

看護師 同意書のサインを確認し，医師の説明内容について患者から不明な点を聞かれたら補足し，方法と施行時間について説明する

④ 手洗い

医師 **看護師** 手洗いを行う

POINT 事前チェック

- 事前に消毒薬や麻酔薬のアレルギーの有無を聴取しておく
- 挿入直前に，排泄および入浴または清拭をする
- 体毛の濃い人は事前に電気バリカンなどで除毛しておく
- 処置施行時は，処置室や個室へ移動し，十分なスペースを確保する．移動ができない場合は，スペース確保のため患者のベッドまわりのカーテンを開放し，看護師は清潔領域・施行医に触れないよう配慮する
- プライバシー保護のため，同室患者のカーテンを閉める

? それはなぜ？ 入浴，清拭について

術前の消毒薬を用いたシャワーや入浴は，皮膚の微生物コロニー数を減少させる．ただし，手術部位感染率を減少させるという明白な根拠にはなっていない．したがって，処置前に可能ならば入浴や清拭を行う

? それはなぜ？ 術前の除毛について

手術前夜の手術部位の術前剃毛は，脱毛剤を使用した場合や，除毛しなかった場合に比べ，かなり高い手術部位感染リスクと関連する．1971年の海外におけるある研究では，まったく除毛しなかった場合，あるいは傷をつくらない脱毛剤で脱毛した場合の感染率が0.6％であったのに対し，カミソリで剃毛した場合は5.6％と高い数字を示した．これは，剃毛による皮膚の微細な傷が，のちに細菌増殖の巣となることによるものと考えられている．その後，CDC（米国疾病管理センター）は「手術創感染防止のためのガイドライン」(1985年)およびその改訂版である「手術部位感染防止のためのガイドライン」(1999年)のなかで，「手術部位あるいは周辺の体毛が手術の支障となる場合を除いて術前の除毛は行わない．手術前の除毛はいかなる方法においても手術部位感染率の増加に結びつくからである．除毛する場合には，手術直前に，なるべく電気クリッパー（バリカン）を用いて除毛することが望ましい」と勧告している

中心静脈内注射の介助

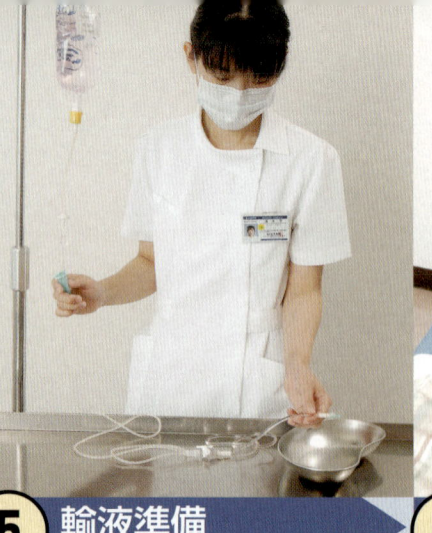

⑤ 輸液準備
看護師 使用する輸液をスタンドに準備する

⑥ 患者の準備
看護師 患者に上半身の着衣をとってもらい，滅菌シーツを敷く．処置しやすいようにベッドの高さを調節し，足を上げたトレンデレンブルグ体位にし，背部に枕などを入れる

⑦ 医師・看護師の準備1
医師 看護師 マキシマルバリアプリコーションで準備する．看護師は滅菌ガウンに触れないように医師に渡す

POINT
準備したルート類が床などに着くと不潔になるので注意する

▼トレンデレンブルグ体位

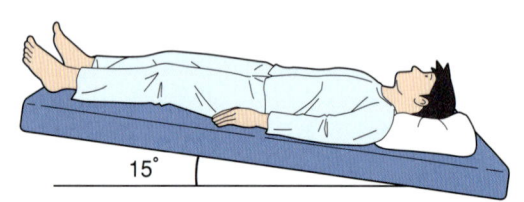

15°

鎖骨下静脈，内頸静脈への穿刺の場合，空気塞栓予防と静脈を怒張させ穿刺を容易にするために，下半身を15°挙上させるトレンデレンブルグ体位をとる

POINT
背部に小枕やバスタオルの折りたたんだものを挿入することで，胸部が反り，穿刺しやすい体位となる

▼マキシマルバリアプリコーション（高度無菌遮断予防策）

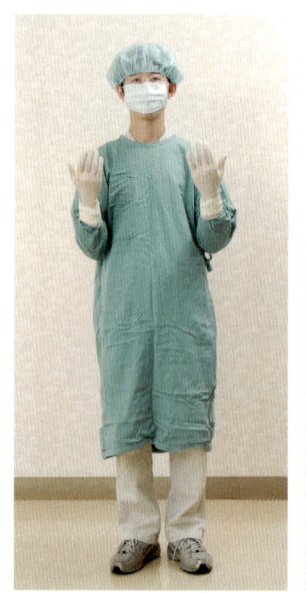

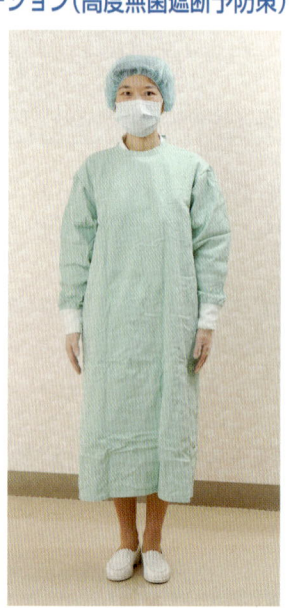

手の衛生に加え，キャップ，マスク，滅菌ガウン，滅菌手袋，大型の滅菌ドレープを用い，患者を感染から守るため，無菌操作をすること．中心静脈カテーテル挿入時にマキシマルバリアプリコーションすることで，標準的な予防策に比べてCRBSI（血管内留置カテーテル関連血流感染）の発生を低減できる

⑧ 医師・看護師の準備2

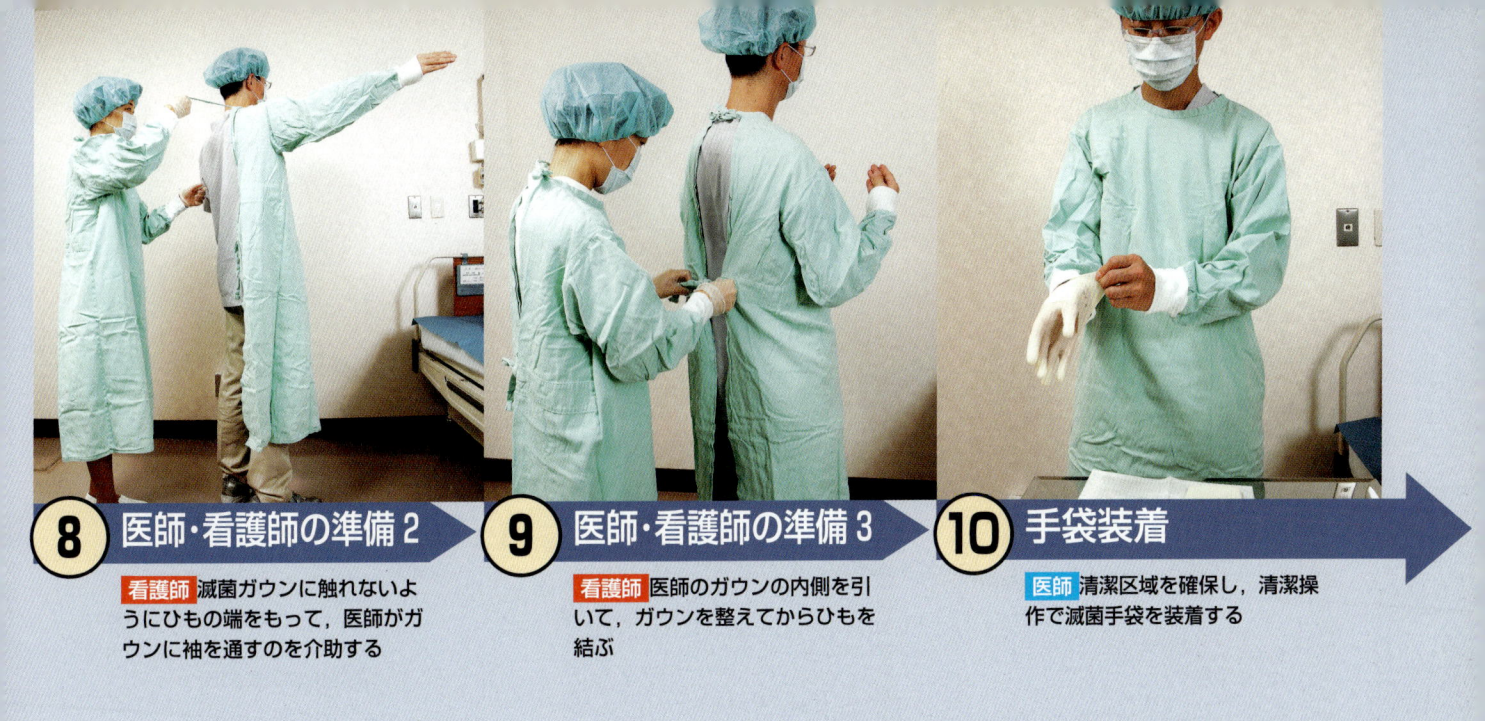

看護師 滅菌ガウンに触れないようにひもの端をもって，医師がガウンに袖を通すのを介助する

⑨ 医師・看護師の準備3

看護師 医師のガウンの内側を引いて，ガウンを整えてからひもを結ぶ

⑩ 手袋装着

医師 清潔区域を確保し，清潔操作で滅菌手袋を装着する

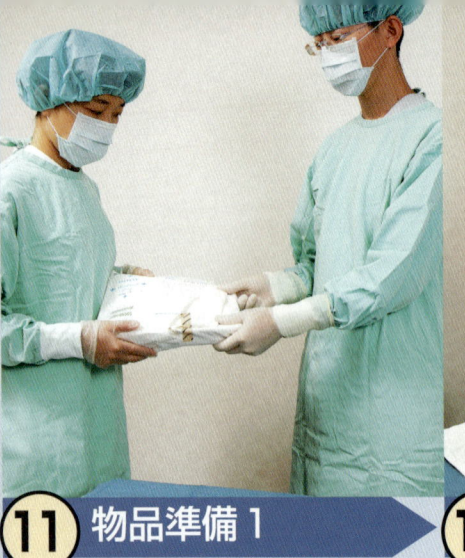

中心静脈内注射の介助

⑪ 物品準備1

医師 清潔区域に滅菌シーツを敷き，スキントレイを受け取る
看護師 清潔操作で，スキントレイを手渡す

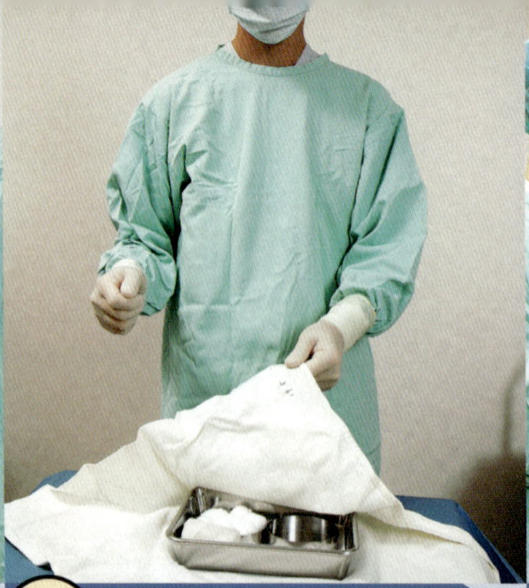

⑫ 物品準備2

医師 清潔区域でスキントレイを広げ，物品の準備をする

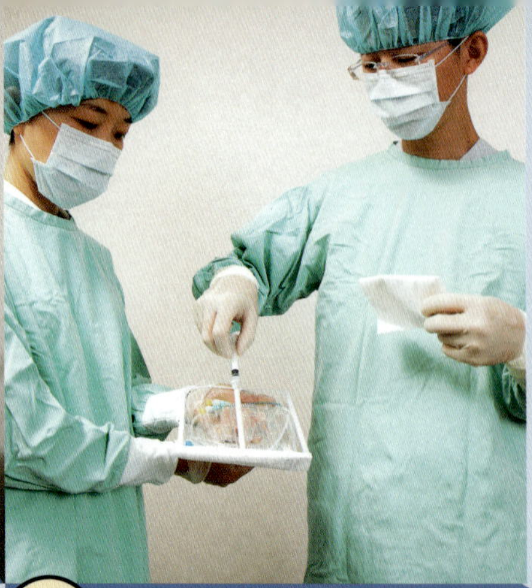

⑬ カテーテルの準備

医師 中心静脈カテーテルセットから，シリンジ付き動脈穿刺針カニューレとカテーテル，カテーテル固定具を準備する

✗ やってはいけない

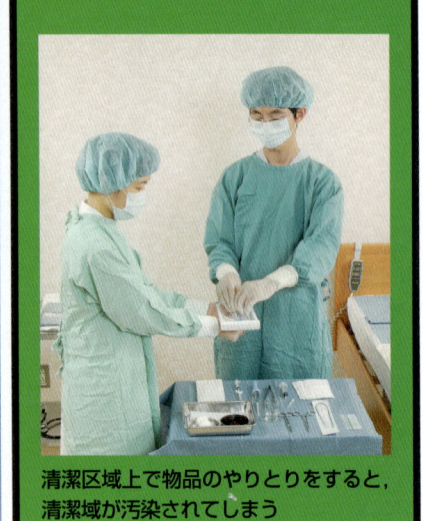

清潔区域上で物品のやりとりをすると，清潔域が汚染されてしまう

POINT

- 看護師は，清潔区域外から必要物品を医師に手渡す
- 医師は，手渡された物品を清潔区域に操作しやすいように並べ，準備する

〈準備する物品〉
- スキントレイ
- シリンジ
- 18G針
- カテラン針
- ヘパリン加生理食塩液
- 剪刀
- 鑷子
- 持針器
- ガーゼ
- 縫合針
- ナイロン糸
- 中心静脈カテーテルセット

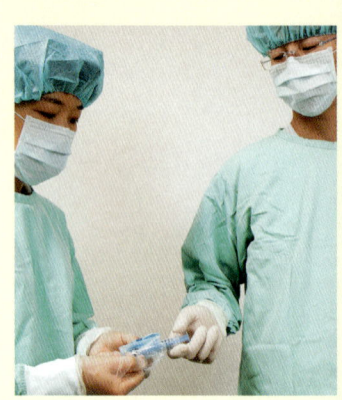

手渡し方の例（シリンジ）

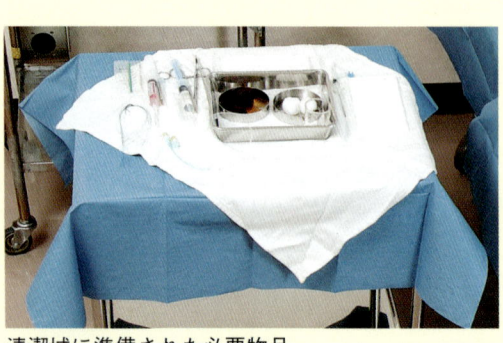

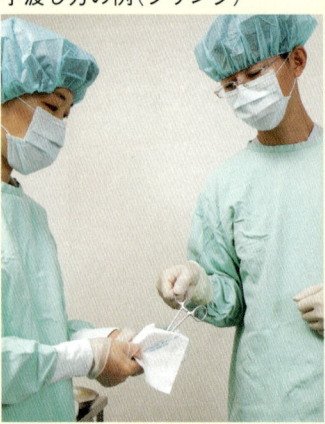

清潔域に準備された必要物品

手渡し方の例（持針器）

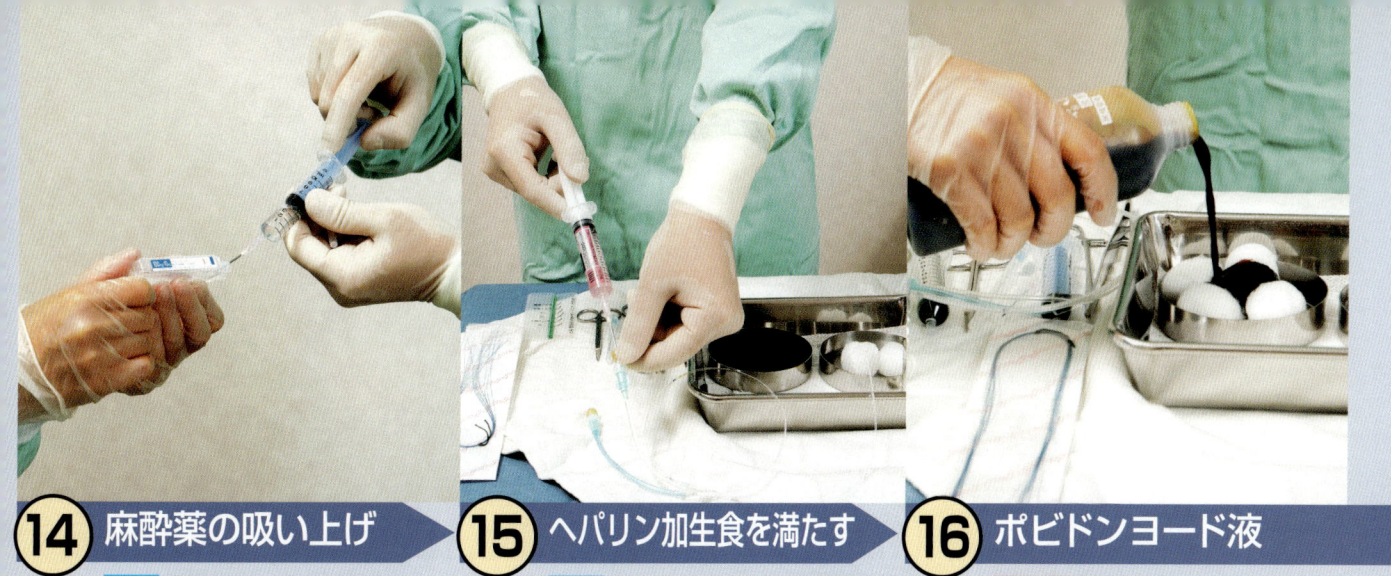

⑭ **麻酔薬の吸い上げ**
医師 看護師がもったアンプルからシリンジに局所麻酔用薬を吸い上げる

⑮ **ヘパリン加生食を満たす**
医師 カテーテルにヘパリン加生理食塩液を満たす

⑯ **ポビドンヨード液**
看護師 綿球がポビドンヨード液にひたるようにする

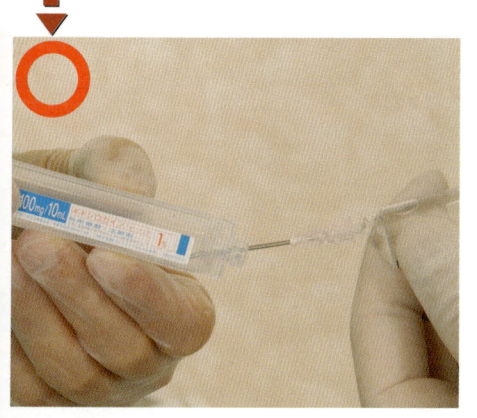

○ 正しい操作，このときカットしたアンプルを医師が扱いやすいように傾ける

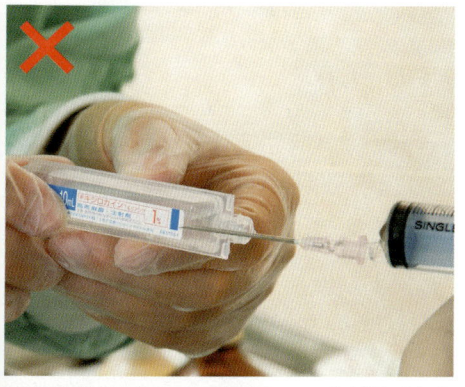

× 局所麻酔用薬を吸い上げる際には，注射針が容器外部に触れないように注意する

93

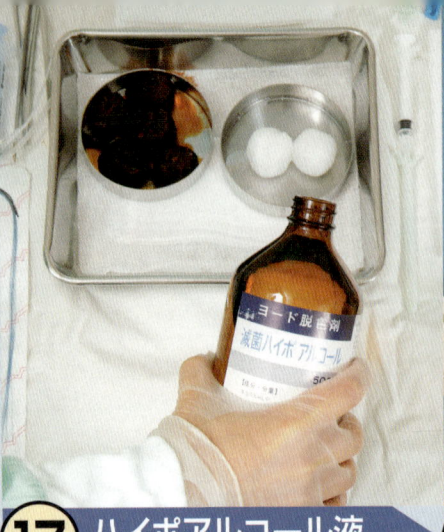

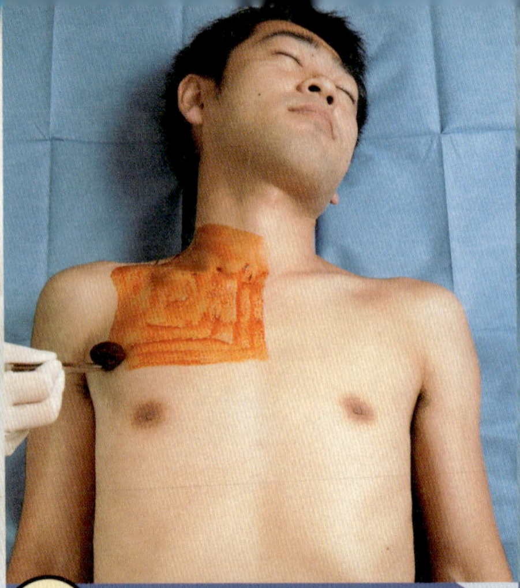

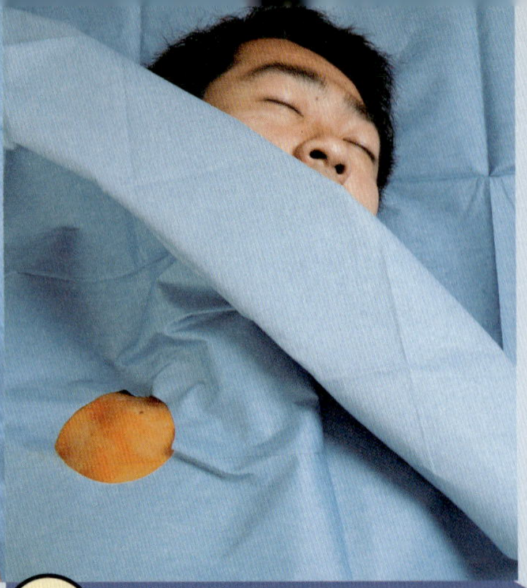

中心静脈内注射の介助

17 ハイポアルコール液
看護師 綿球がハイポアルコール液にひたるようにする

POINT
ハイポアルコールは，ポビドンヨードに比べて消毒効果が低いので，処置後にポビドンヨードの脱色に使用する

18 消毒
医師 患者の顔を穿刺側と反対側に向け，広範囲にポビドンヨードで消毒を行う．ポビドンヨードは十分に乾燥させる

POINT
ポビドンヨードによる消毒は2回必要であり，1回目の消毒後に十分乾燥させたのち，2回目の消毒を行わなければ効果がない

19 穴あきシーツで覆う
医師 滅菌穴あきシーツで患者を覆う

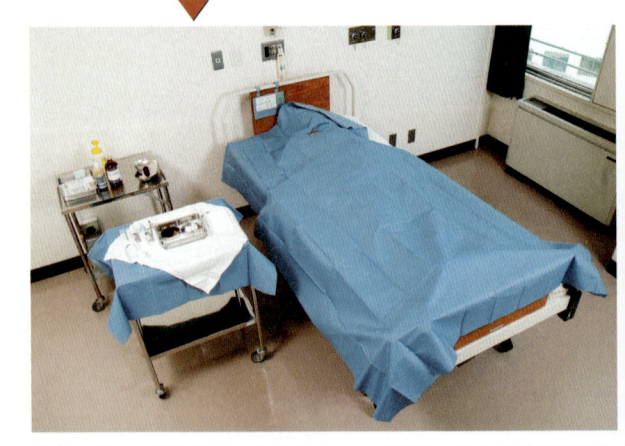

患者は顔の一部を除き，全身をシーツで覆う．顔を完全に覆うと呼吸がしにくく，視界が遮られて不安になるので，一部をめくっておく

⑳ 局所麻酔

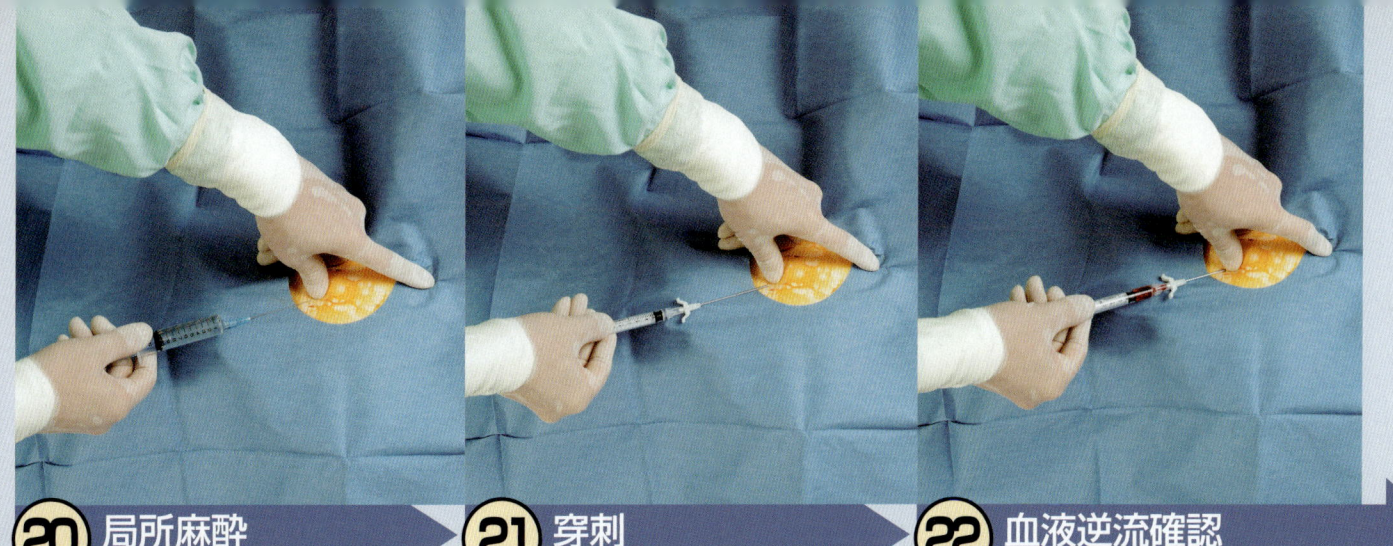

医師 局所麻酔をする
看護師 局所麻酔後，麻酔薬の種類と使用量，アレルギー症状の出現の有無を観察する

㉑ 穿刺

医師 カテーテルの穿刺針で鎖骨下静脈を穿針する．このとき患者に顔を穿刺部位と逆の方向に向けてもらう

㉒ 血液逆流確認

医師 シリンジを引いて血液の逆流を確かめたうえで内筒を抜き，穿刺針の外筒を残す

POINT

看護師は，カテーテルの穿刺・挿入中は患者に声をかけ，常に患者の状態を観察する．また，患者が突然動くと危険であるため，何かあったときの合図として，事前に「左手を挙げる」「声を出す」などのような意思の伝達方法を決めておくことも重要である

商品提供
CVC穿刺挿入シミュレータ：(株)京都科学

中心静脈内注射の介助

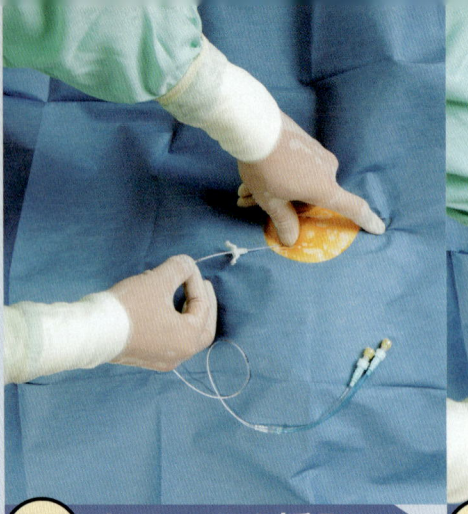

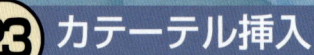

㉓ カテーテル挿入
医師 穿刺針の外筒からカテーテルを進め，カテーテルの先端は心房，あるいは大静脈心房接合部に近い大静脈の中まで到達させる

㉔ 逆流の確認
医師 カテーテルにシリンジをつなぎ，血液の逆流があるか確認する

㉕ 外筒の抜去
医師 血液の逆流を確認できたら，外筒を抜去する

POINT

カテーテルの挿入の長さの指標
鎖骨下穿刺　　13〜15cm
内頸静脈穿刺　13〜15cm（右）
　　　　　　　18〜20cm（左）
大腿静脈穿刺　40〜50cm

㉖ 血液などを拭く

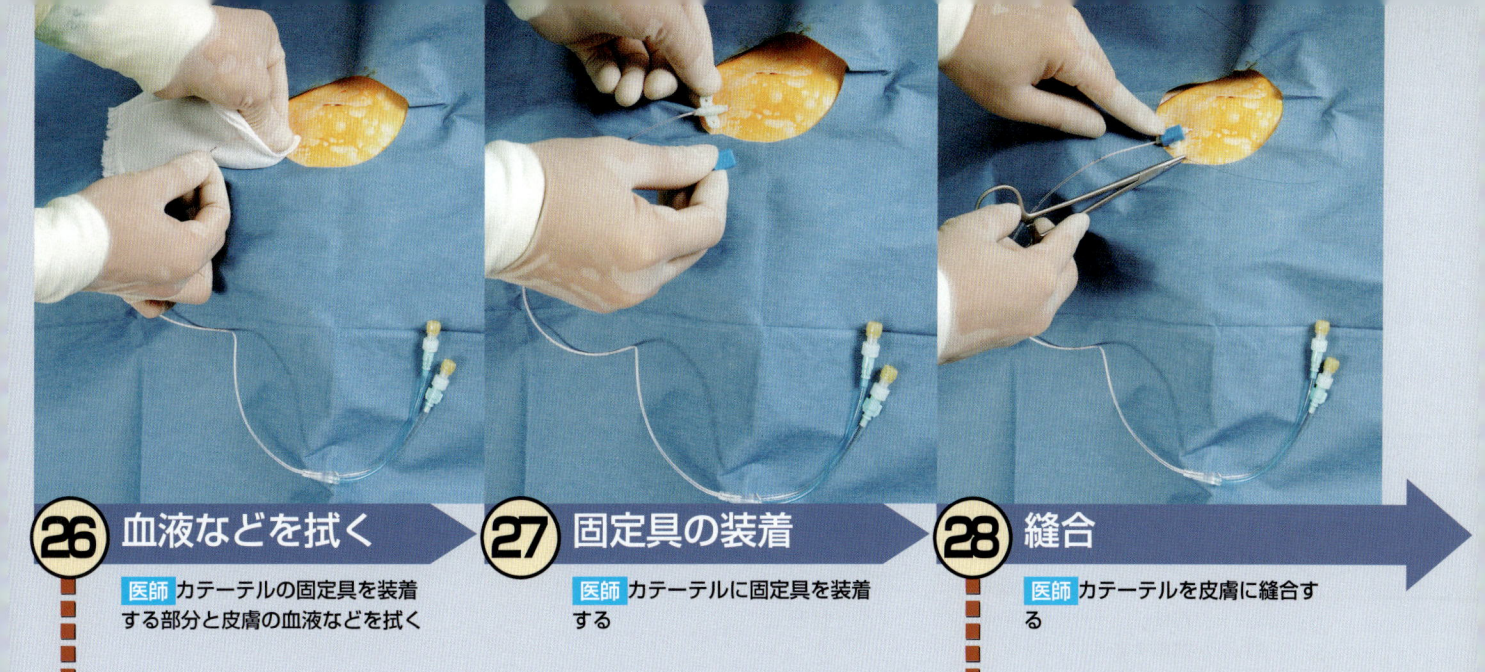

医師 カテーテルの固定具を装着する部分と皮膚の血液などを拭く

㉗ 固定具の装着

医師 カテーテルに固定具を装着する

㉘ 縫合

医師 カテーテルを皮膚に縫合する

？ それはなぜ？

固定器具からカテーテルを抜けにくくするため

POINT

・看護師はカテーテルの挿入した長さを施行医に確認する（看護記録に残し，ズレや抜去がないかなど確認の際の目安とする）

中心静脈内注射の介助

㉙ 滴下確認
看護師 カテーテル挿入後，輸液ルートに接続し，十分な滴下が得られるか観察する

㉚ 消毒
医師 穿刺部を再度消毒し乾燥させる

㉛ 穴あき滅菌シーツの除去
医師 患者の上半身にかけてある穴あき滅菌シーツを穴から破いて除去する

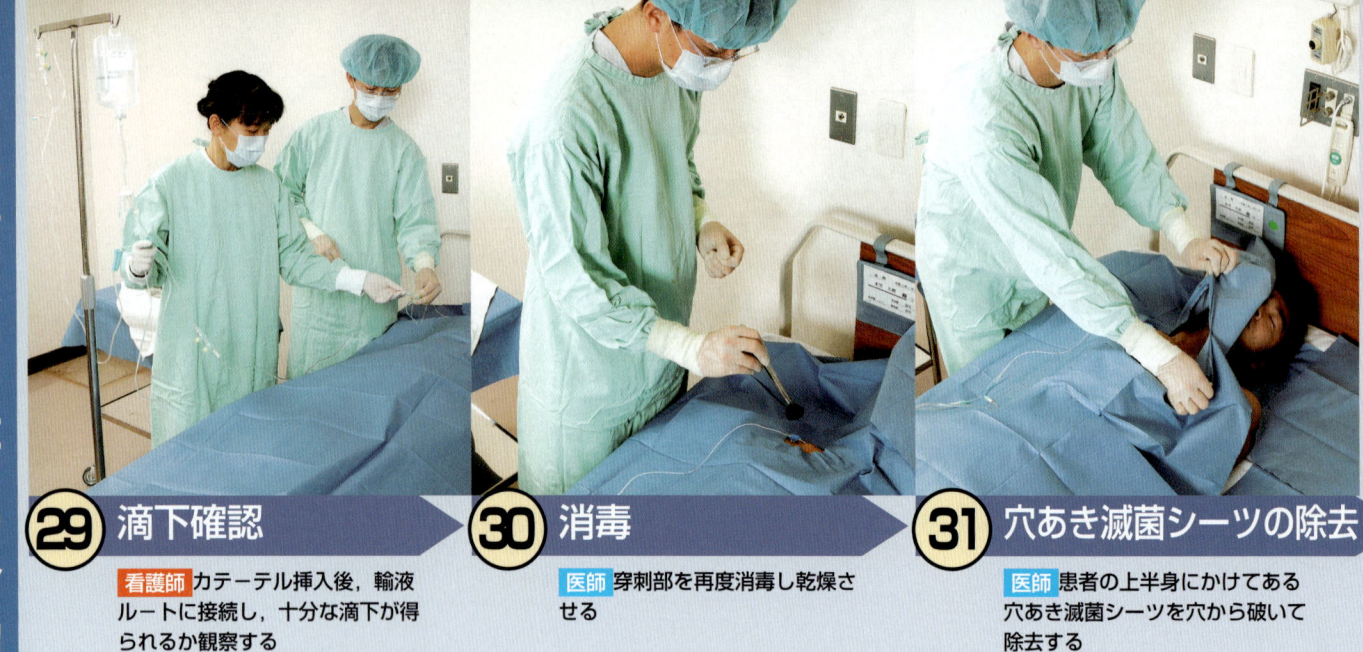

POINT

中心静脈留置カテーテル挿入時の合併症

- 気胸：挿入時に誤って肺を穿針して，胸腔内に空気が漏出することが原因．咳・呼吸困難・肺音低下などの症状が起こる
- 血胸：肺の血管を穿針することが原因．チアノーゼ・呼吸困難・出血に伴うヘモグロビンの減少などが起こる
- 空気血栓：穿刺針・カテーテルから血管への空気混入が原因．呼吸困難・気泡音・血圧低下・意識レベル低下などが起こる
- 動脈穿刺：穿刺時に誤って動脈を穿刺してしまうことが原因．穿刺時，鮮血が拍動的に大量に出血する

㉜ 清拭

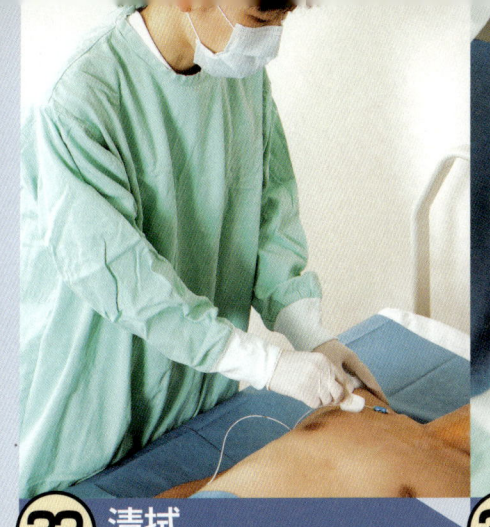

看護師 カテーテル刺入部周囲（ドレッシング材があたるところまで）を除き，ポビドンヨードによる汚染部をハイポアルコール綿で清拭する

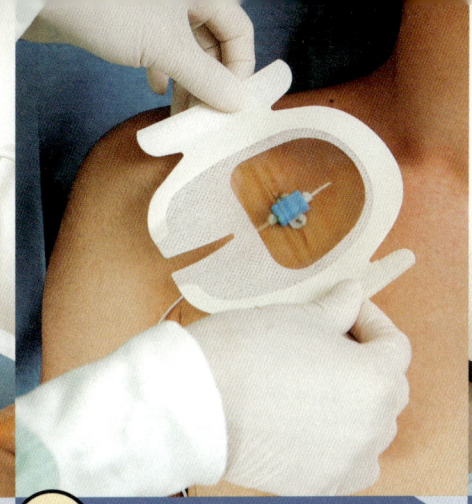

㉝ 刺入部固定

看護師 刺入部の観察が行いやすいように，透明なドレッシング材でルートを固定する

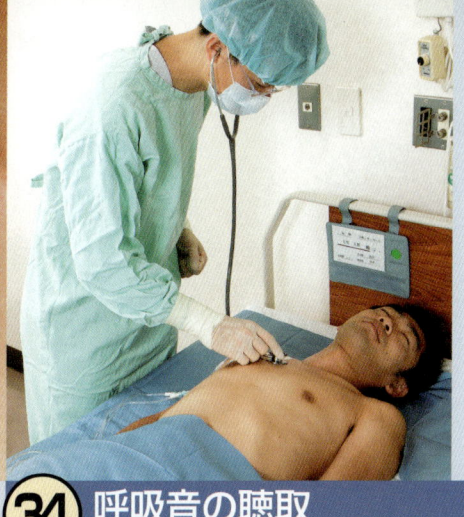

㉞ 呼吸音の聴取

医師 気胸の徴候はないか，呼吸音のを聴取する

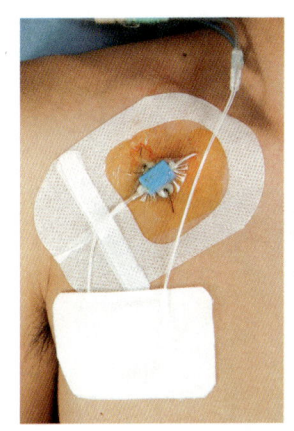

固定後の状態

寝衣のボタンへの固定
テープでつくったボタンホールに寝衣のボタンをはさみ固定する

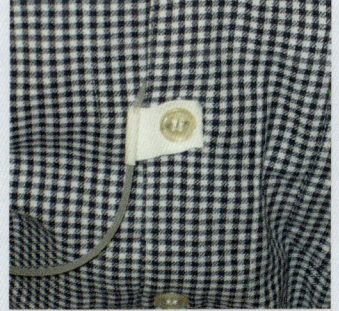

ルートが引っ張られてもボタンで引っかかり，挿入部に直接圧がかからない

小児や自分でルートをさわってしまう場合の固定
背中に粘着が強いテープで固定する

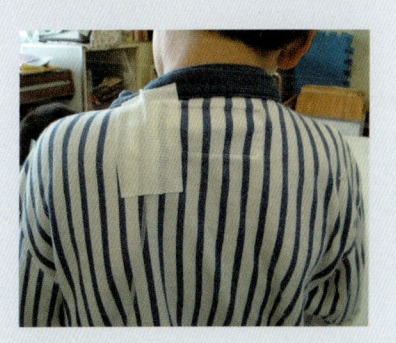

ルートが手元にぶらぶらしないことで，引っ掛けにくい．また自己抜去が予防できる

中心静脈内注射の介助

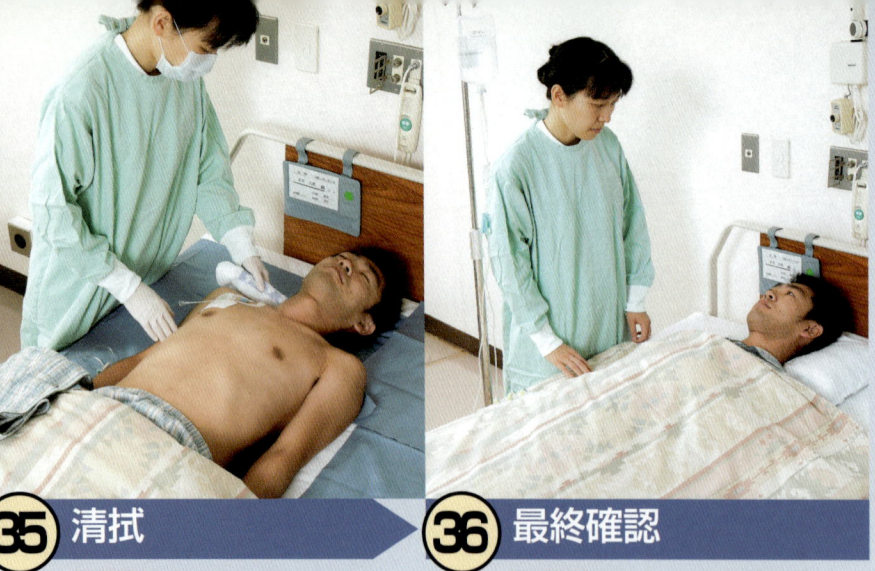

㉟ 清拭

看護師 消毒液や血液による汚染，発汗があるため患者の上半身を清拭し，体位とリネンを整え，患者を安楽にする

㊱ 最終確認

看護師 患者にねぎらいの言葉をかけ，息苦しさや気分不快などがないかを確認する．滴下数は最少とし，胸部X線でカテーテルの先端を確認したあとに，指示された滴下数に調整する

POINT

中心静脈カテーテル挿入後の観察ポイント

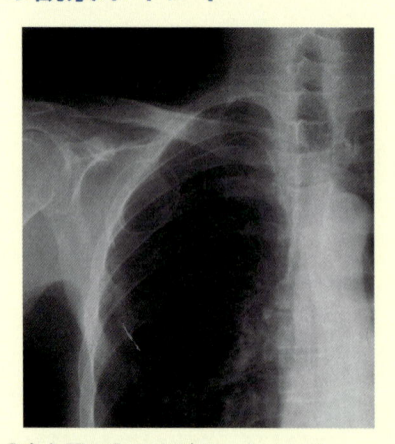

❶右心房に入りすぎていないか？
❷CVP測定の可能な位置か？（測定時）
❸頭側ではないか？
❹ルートが屈曲していないか？
❺気胸の有無
を胸部X線で医師が確認する

▶▶▶ 患者の観察

❶頻回な観察
点滴中は頻回に訪室し観察する

❷全身状態の観察
バイタルサインの変化，気分不快，アレルギー症状の有無などを観察する
とくに38℃以上の発熱，悪寒がある場合は，すぐに医師に報告する

❸刺入部の観察
- 発赤，腫瘍，滲出液はないか
- 固定糸のはずれやゆるみはないか
- 挿入されているカテーテルの長さに変化はないか
- ドレッシング材ははがれていないか

❹ルートの観察
- ルート内に空気が混入していないか
- クレンメは開通しているか
- 接続部にゆるみはないか
- 輸液ラインは圧迫されていないか

❺滴下状態の観察
点滴ラインの屈曲や圧迫，また側管から他の輸液を同時に注入することで，点滴の滴下速度は変わることがある．そのため，滴下状態を頻回に観察する必要がある．とくに，高カロリー輸液製剤の過剰輸液が原因で高血糖になることがあるので，注入速度を確実に管理し，定期的に尿糖や血糖値を測定する

引用・参考文献
1) 坂本すが監：ナースのための看護技術ガイドpart2. エキスパートナース，22（8），2006.
2) 村上三好監：写真でわかる臨床看護技術. インターメディカ，2005.

輸液ポンプ

麻薬，インスリン，鎮静薬，化学療法などの慎重な投与が必要な薬物の場合，心不全患者，小児など，微量で正確な量や速度で薬物を投与しなければならない場合，クレンメでの手動管理が困難な場合，などに使用する．

●事前の理解　輸液ポンプの名称

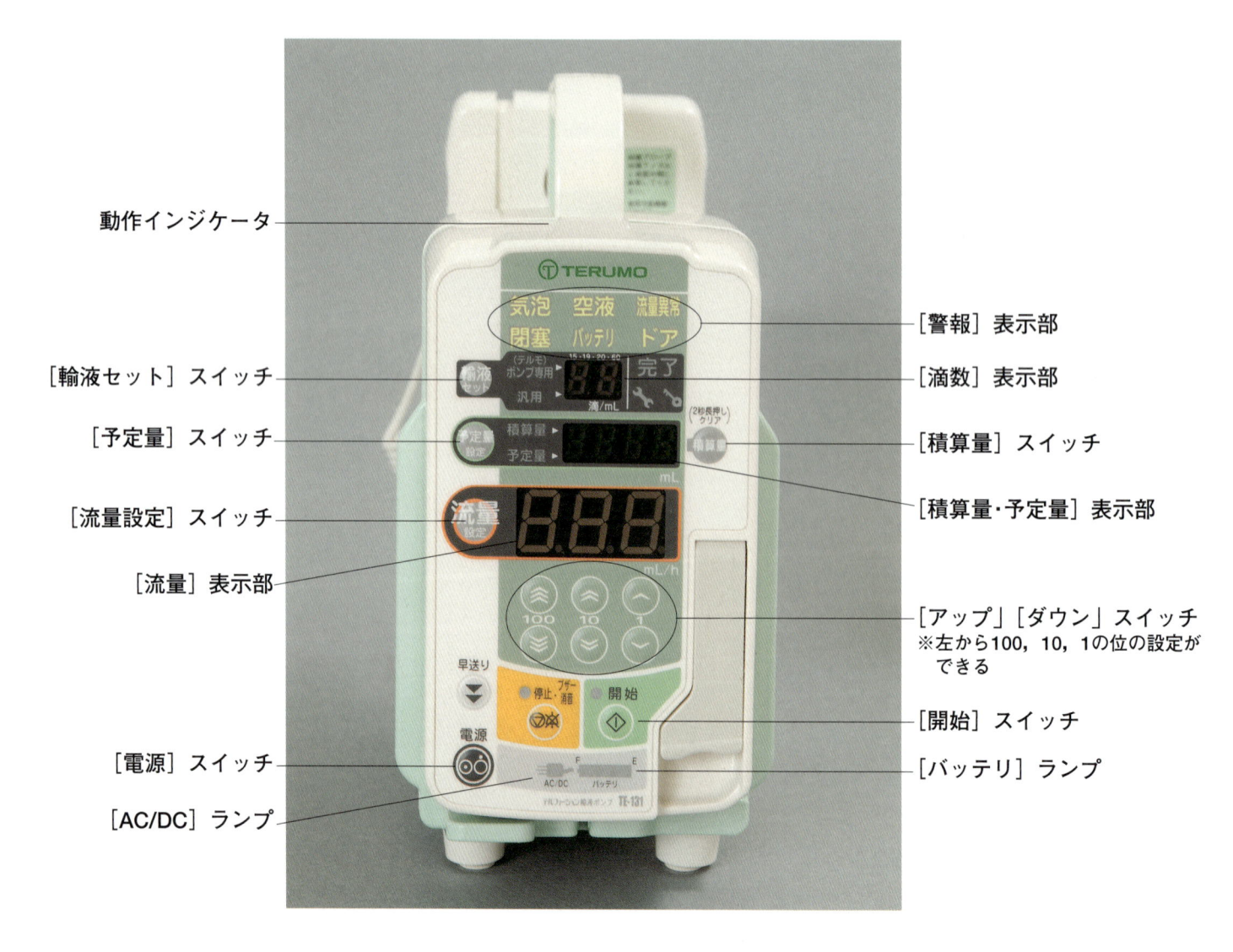

- 動作インジケータ
- ［輸液セット］スイッチ
- ［予定量］スイッチ
- ［流量設定］スイッチ
- ［流量］表示部
- ［電源］スイッチ
- ［AC/DC］ランプ
- ［警報］表示部
- ［滴数］表示部
- ［積算量］スイッチ
- ［積算量・予定量］表示部
- ［アップ］［ダウン］スイッチ　※左から100，10，1の位の設定ができる
- ［開始］スイッチ
- ［バッテリ］ランプ

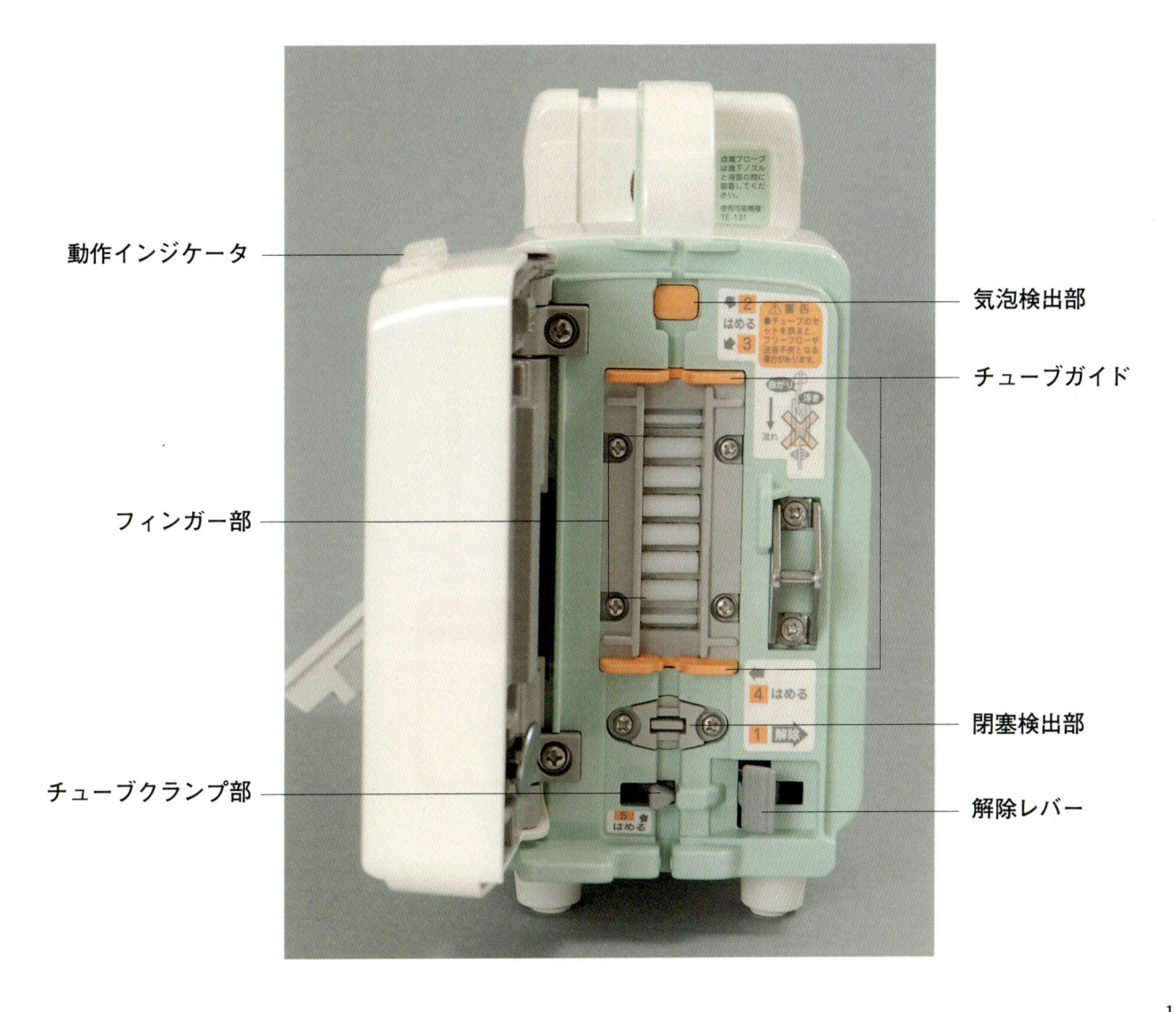

- 動作インジケータ
- フィンガー部
- チューブクランプ部
- 気泡検出部
- チューブガイド
- 閉塞検出部
- 解除レバー

103

輸液ポンプ

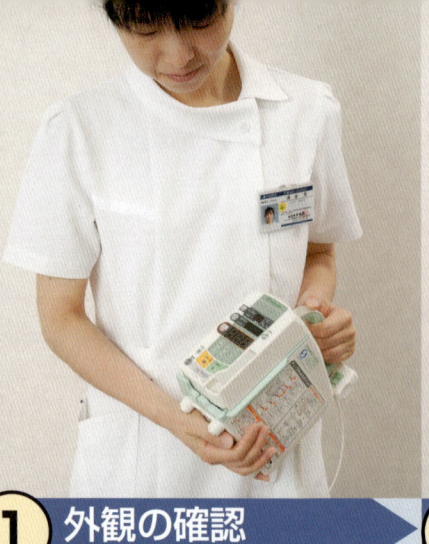

① 外観の確認
輸液ポンプの外観の確認をする（破損部位，薬物の固着など）

② 取りつけ
輸液ポンプを輸液スタンドの高さ調節部の下部に取りつけ，安定性を確認する

③ 確認 1
ポンプのトビラをあけたら電源を入れ，表示ランプの確認と，フィンガー部がきちんと動作するかを確認する

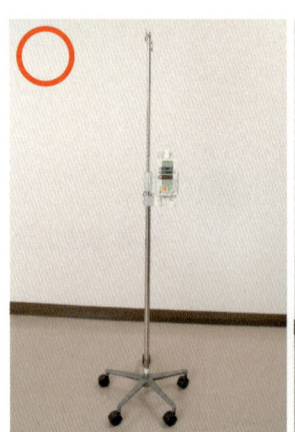

正しい位置

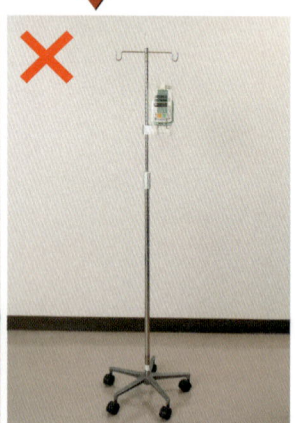

上のほうにつけてしまうと，安定が悪くなってしまう

POINT
フィンガー部に指を沿わせながら表示ランプを確認すると，両方同時に確認できる

▼セルフチェック

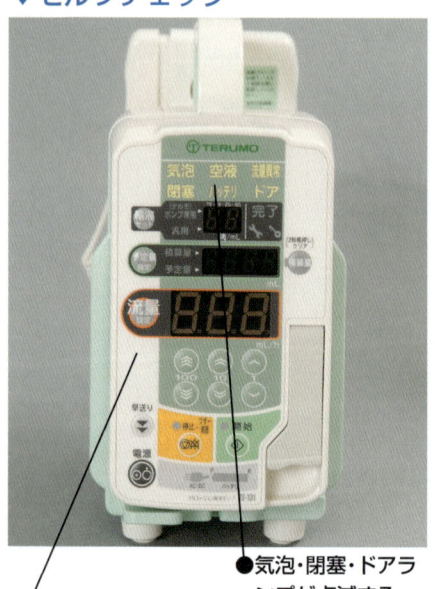

- ●気泡・閉塞・ドアランプが点滅する
- ●すべての表示が3回点滅し，動作インジケータが赤・緑を交互に点滅し，ブザーが鳴る

商品提供
テルフュージョン　輸液ポンプTE-131：テルモ（株）

④ 確認2

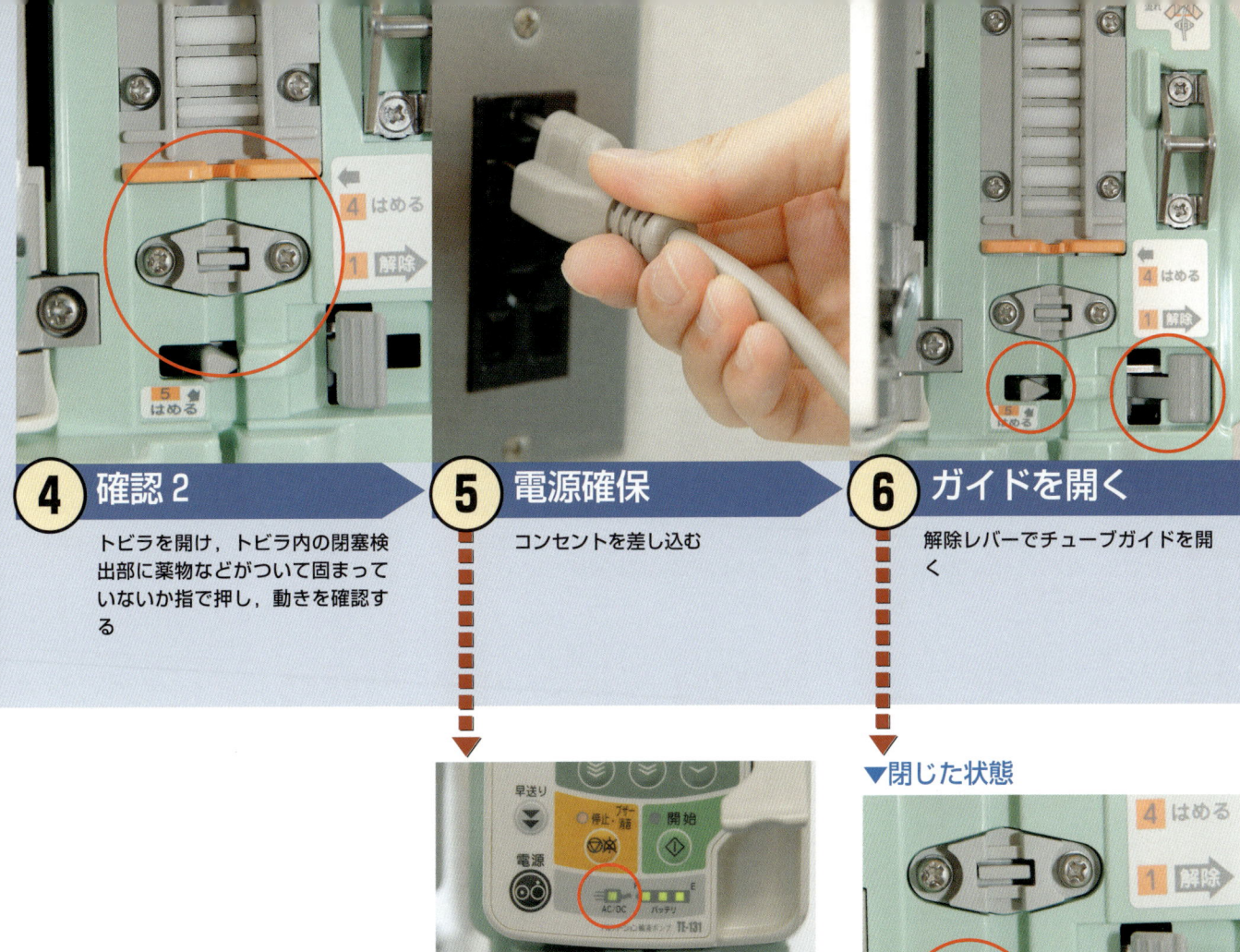

トビラを開け，トビラ内の閉塞検出部に薬物などがついて固まっていないか指で押し，動きを確認する

⑤ 電源確保

コンセントを差し込む

「AC/DC」ランプが点灯する

⑥ ガイドを開く

解除レバーでチューブガイドを開く

▼閉じた状態

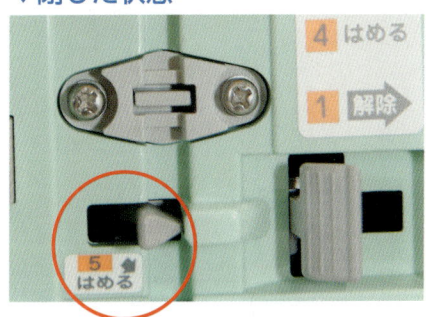

▼開いた状態

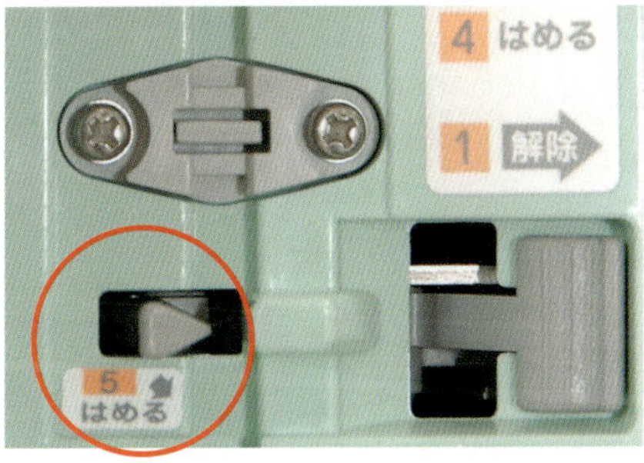

POINT
ルートの準備
- 使用する輸液ポンプに適応した輸液ルートを選択する
- 点滴筒へは1/2〜1/3満たす
- ルート，点滴筒内に気泡のないことを確認する

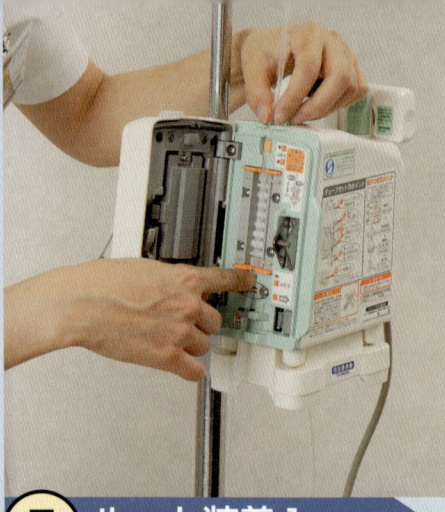

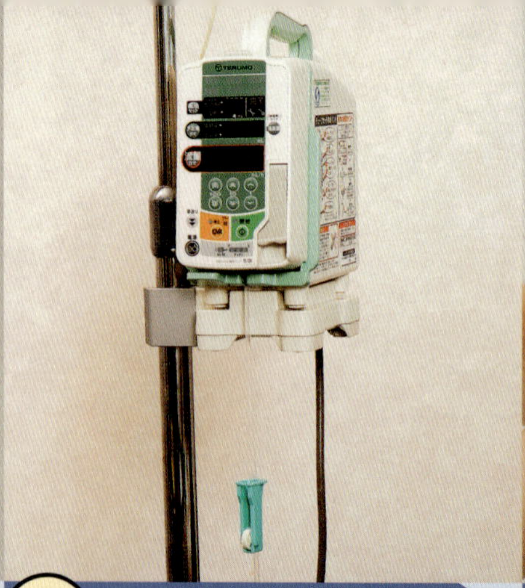

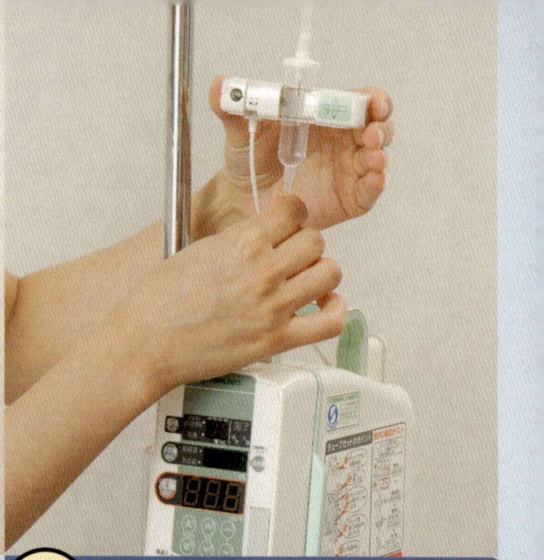

輸液ポンプ

⑦ ルート装着1
輸液バッグを点滴スタンドにかけたのち，輸液ルートを引っ張らないように装着する

⑧ ルート装着2
クレンメは，輸液ポンプの下側になるような位置に装着する

⑨ プローブ装着
トビラを閉め，点滴プローブを装着する

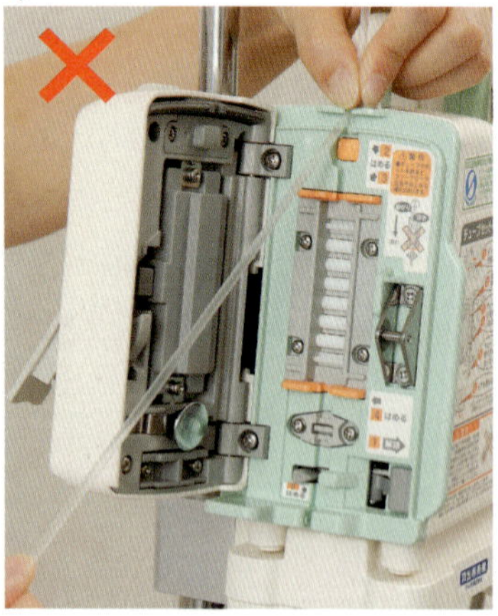

✕ 引っ張ってしまうと，ルートの太さが変わり，輸液量が正しく測定できなくなってしまう

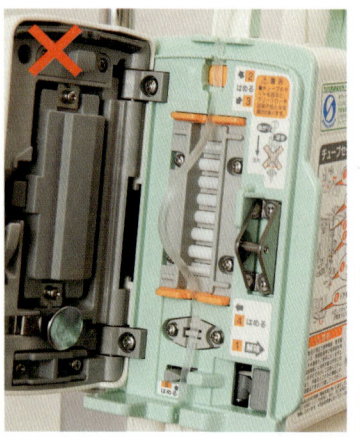

✕ ゆるすぎると閉まらなくなってしまったり，ルート屈曲の原因となる

❓ それはなぜ？

- 閉塞の原因を取り除く際，薬液の過大注入をおさえることができるため
- 気泡がルート内に入ってしまった場合，クレンメを閉じて点滴筒の気泡を逃がすことができるため

POINT
チューブの変形による流量誤差を防ぐため，24時間ごとにルートの固定位置を15cm以上ずらすか，新しいルートに交換する

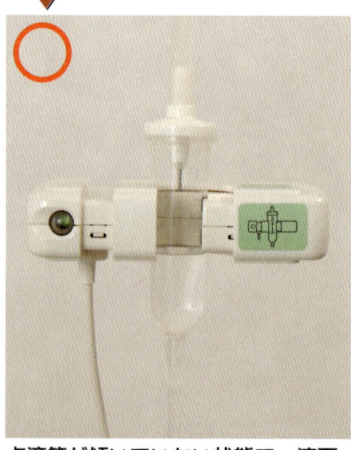

○ 点滴筒が傾いていない状態で，滴下ノズルと液面の中間に装着する

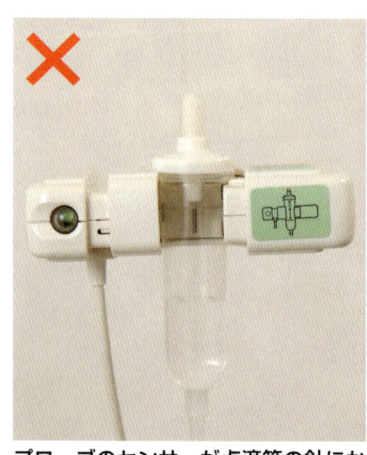

✕ プローブのセンサーが点滴筒の針にかかっていると正しく測定できない

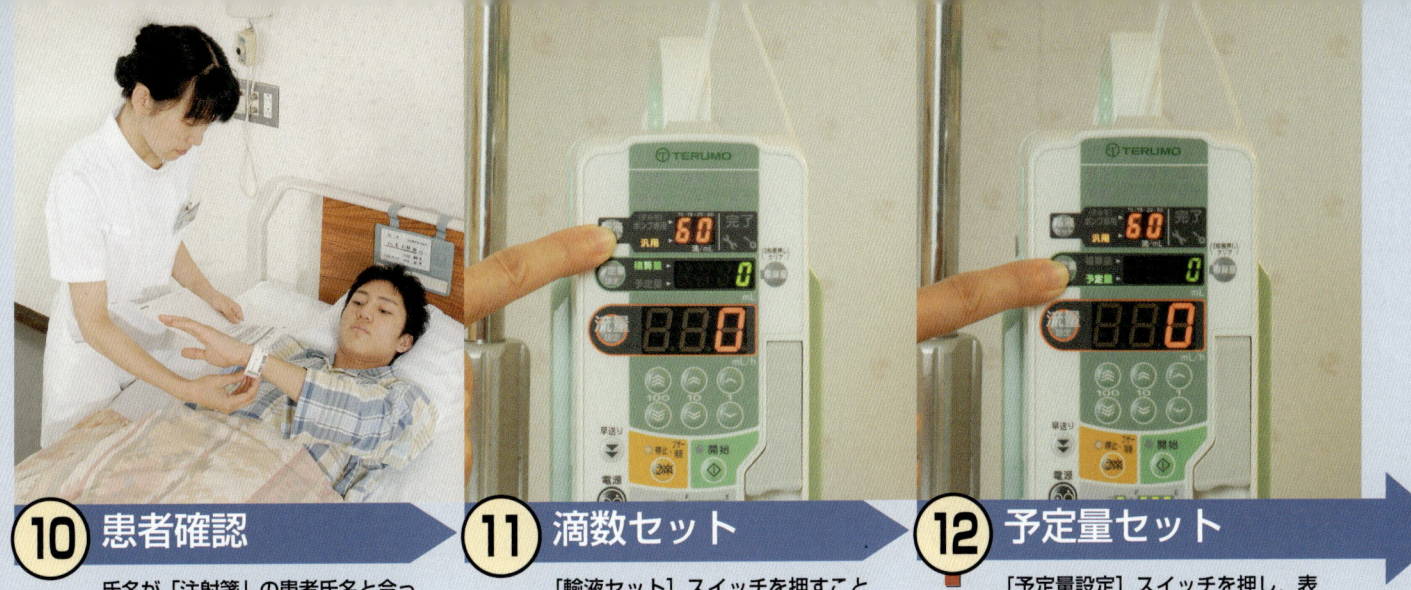

⑩ 患者確認
氏名が「注射箋」の患者氏名と合っているかを確認するために，患者にフルネームで名乗ってもらう．また，患者識別バンドでも確認する

⑪ 滴数セット
［輸液セット］スイッチを押すことで数字が変わる．スイッチを押して，使用している輸液セットに滴数を合わせる

⑫ 予定量セット
［予定量設定］スイッチを押し，表示を点滅させる．アップ，ダウンスイッチで予定量の数値を入力する

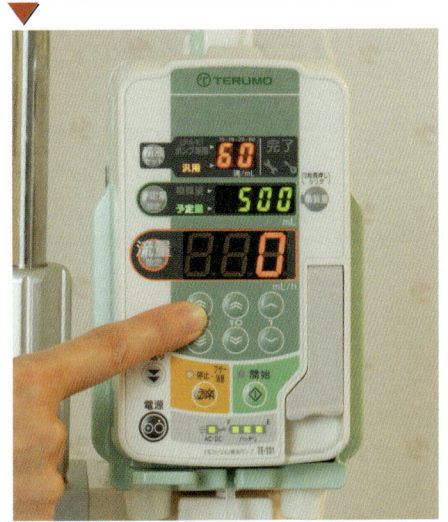

アップダウンスイッチは，左から100の位，10の位，1の位になっている

POINT
予定量が「0」の状態で，［アップ］［ダウン］スイッチの1の位の下（▽）を押すと「－－－」と表示され，予定量を設定せずに輸液ができる．［空液］アラームが鳴るまでポンプは停止しないので注意する

POINT 輸液ポンプ設定時の注意点
・電源を切るとセットした予定量，流量等がクリアされてしまうため注意する
・設定後輸液ポンプを移動する場合は，電源は切らずにコンセントのみはずし，バッテリ駆動させる

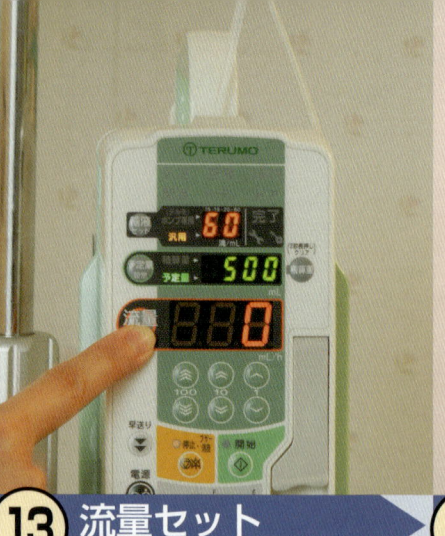

輸液ポンプ

⑬ 流量セット
［流量設定］スイッチを押し，表示を点滅させる．アップ，ダウンスイッチで流量の数値を入力する

⑭ クレンメ開放
クレンメを開放する．開放してもルートの先端より薬液が漏れないことを確認する

⑮ ダブルチェック
設定が終ったら看護師2人で，それぞれが患者氏名，薬物の種類，流量や予定量の設定などを声を出して注射箋を読み上げ，輸液と輸液ポンプの設定の確認を行う

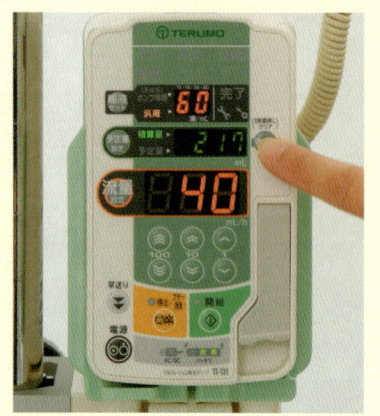

POINT
輸液ボトルの交換時など，積算量が「0」でない場合，［積算量］スイッチを長押し（2秒以上）して積算量をクリアする

POINT
薬液の漏れがあった場合，正しい輸液ルートを使用しているか，チューブの接続が確実か確認する

⑯ 接続

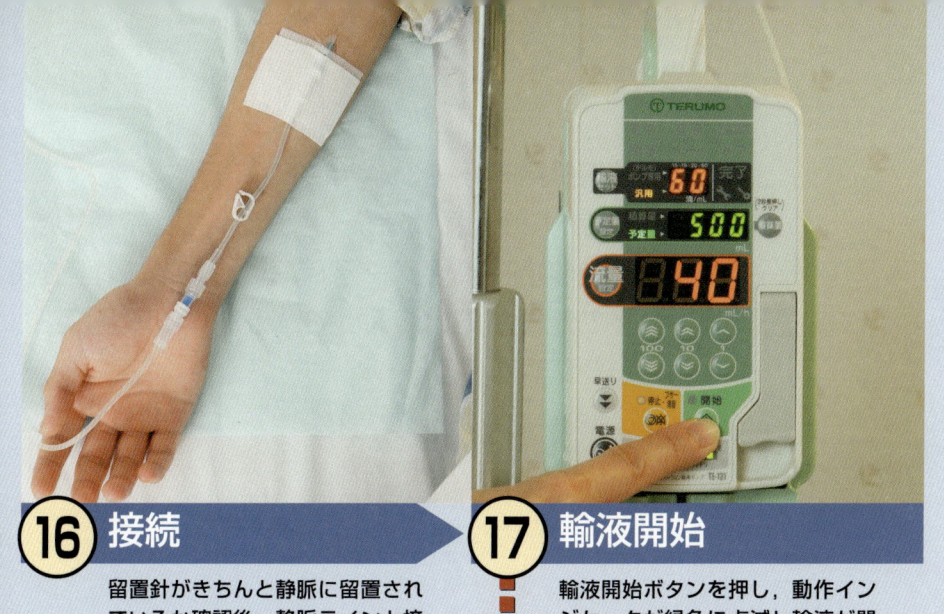

留置針がきちんと静脈に留置されているか確認後，静脈ラインと接続する

⑰ 輸液開始

輸液開始ボタンを押し，動作インジケータが緑色に点滅し輸液が開始されたことを確認する

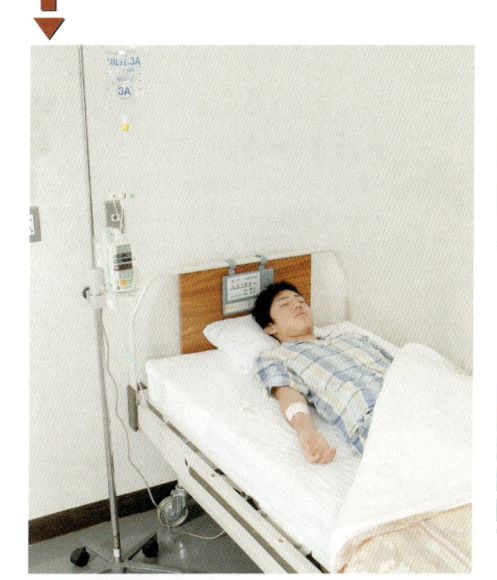

正しく送液されていることを声に出し，指差し確認する（輸液ボトル→点滴筒→ポンプの表示→クレンメ→輸液ルート→三方活栓→延長チューブ→留置針刺入部，および電源）．確認後，患者に注意事項を説明し，声をかけベッドサイドを離れる

POINT
トビラの開閉

パネルを開ける場合，必ずクレンメを閉じてから開ける

❓ それはなぜ？

クレンメを閉めずに輸液が過大注入される（フリーフロー）を防ぐため

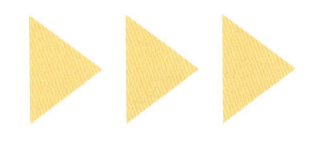

患者の観察

- 輸液開始10〜15分後に1回確認する
- 1時間に1回，輸液量，患者の状態を確認する
- 勤務開始時・勤務の終了時間は，必ず注射箋を持って流量が正しく入っているか，積算量が正しいか確認を行う

❷輸液ボトル
- 正しい輸液ボトルか
- 残量が合っているか

❸点滴筒
- 点滴筒内の薬液量は適切か
- プローブの位置は適切か
- 滴下しているか

❹輸液ポンプ
- 輸液ポンプが作動しているか
- 指示どおりの設定になっているか（滴数・予定量・流量）
- 積算量は正しいか
- バッテリランプ，AC/DC表示の確認

❺クレンメ
- クレンメの位置は輸液ポンプより下方にあるか
- クレンメは開放されているか

❶電源
- コンセントが接続されているか，電源コードにゆるみはないか

❻輸液ライン
- 輸液ポンプに合った適切なラインを使用しているか
- 輸液ラインの屈曲はないか
- 接続部位にゆるみはないか

❼三方活栓（使用している場合）
- 三方活栓の向きは正しいか
- 接続部位にゆるみはないか

❽刺入部
- 発赤・腫脹・疼痛はないか
- 刺入部の固定テープははずれていないか

❾全身状況
- 薬物の作用・副作用の状態

❿患者生活状況
- 輸液ポンプの使用により日常生活に支障がないか
- 移動時のコンセントの取り扱いが自己管理できているか
- 輸液ポンプをもって移動することに危険がないか（ふらつき，段差などへの対応）
- 輸液ポンプを触るなど危険行為がないか

▶▶▶▶ **輸液の終了**

- 輸液の積算量が予定量に達すると「完了」表示が点滅しブザーが鳴る
- ［停止・ブザー消音］スイッチを押しブザーを消音する．再度［停止・ブザー消音］スイッチを押し，ポンプを停止させる．同時に動作インジケータが消灯する．「停止」表示ランプが点滅する
- クレンメを閉じ，静脈ラインより輸液ポンプをはずす
- トビラを開けチューブクランプを解除し，輸液セットをはずす
- 電源スイッチを長押しし，電源の表示が消灯することを確認して電源を切る
- 患者に輸液の終了を説明し，ベッドサイドを離れる

引用・参考文献
1）岡本浩嗣監：知らなきゃできない！ ME機器Q&A．学習研究社，2005．
2）輸液ポンプTE-131取り扱い説明書．テルモ．
3）坂本すが監：ナースのための看護技術ガイドpart 1．エキスパートナース，22(6)，2006．
4）村上三好監：写真でわかる臨床看護技術．インターメディカ，2005．

アラーム対応

輸液ポンプ

1. アラームが鳴ったら，アラーム表示を確認する
2. 停止・ブザー消去スイッチを押す
3. 原因に合った対処方法を行い（表参照），開始スイッチを押し輸液を再開する

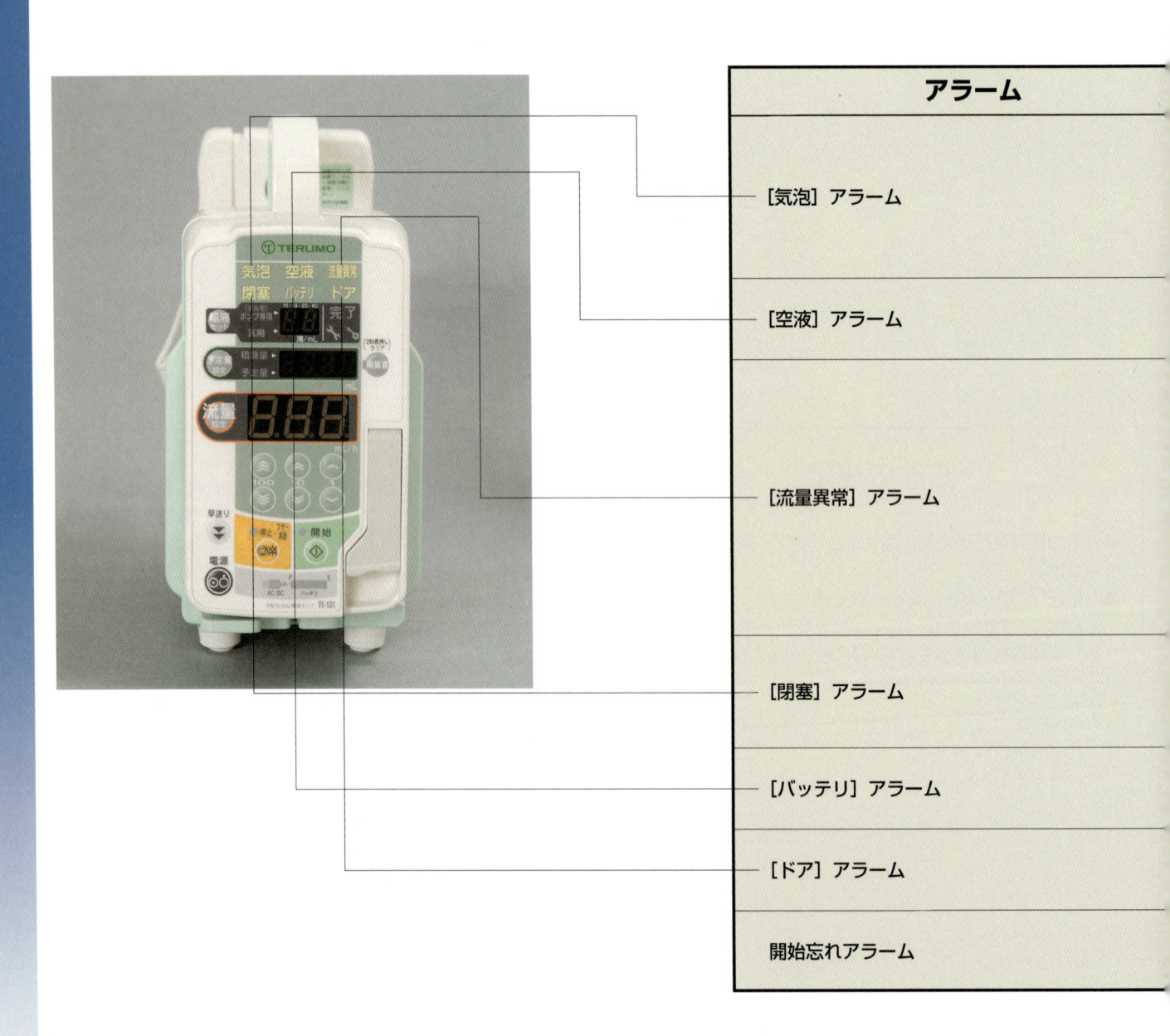

アラーム
［気泡］アラーム
［空液］アラーム
［流量異常］アラーム
［閉塞］アラーム
［バッテリ］アラーム
［ドア］アラーム
開始忘れアラーム

▶ 閉塞アラームの対処法

① 表示の確認（アラームが鳴ったら，アラーム表示を確認する）
② ブザーの停止
③ クレンメをできるだけ下方にしてクランプする
④ ドアを開け，チューブの確認を行う
⑤ ルートが屈曲していないか，指定外のルートを使用していないか確認する．閉塞部位の確認（三方活栓・シリンジの閉塞，ルートの圧迫など）
⑥ ルートの屈曲を発見
⑦ ルートを輸液ポンプからはずす
⑧ 内圧を上方に逃がす．点滴筒の液面が上がるため，点滴プローブの検出が適正にされるか確認する
⑨ 再度ルートを輸液ポンプにセットする
⑩ クレンメを開ける
⑪ 開始スイッチを押し，輸液を再開する

現　象	原　因	対処方法
［気泡］表示が点滅する	輸液セット内に気泡がある	クレンメを閉め輸液セットをはずして気泡を逃がす
［気泡］警報が頻繁に発生する	指定された輸液セットを使用していない	適合している輸液セットを使用する
［空液］表示が点滅する	薬物がなくなり滴下の検出が途絶えた	輸液の停止，追加を行う
［流量異常］表示が点滅する．または点灯する	指定された輸液セットを使用していない	適合している輸液セットを使用する
	輸液セットが正しく装着されていない	クレンメを閉め輸液セットをセットしなおす
［閉塞］警報が頻繁に発生する	輸液ラインの内圧が閉塞圧設定に達している	高粘度薬液や細径回路で内圧が上昇の可能性がある．圧設定の変更，輸液ラインの内径の変更などを検討する
［閉塞］表示が点滅する	輸液ラインが閉塞している	クレンメを閉め輸液セットをはずし，輸液チューブの内圧をのがしたのち，閉塞箇所を直し，輸液セットをセットしなおす
［バッテリ］表示が点滅する	内臓バッテリの電圧が低下した	すみやかにAC電源に接続する
［ドア］表示が点滅する	ドアが完全に閉まっていない	クレンメを閉めドアを開け，輸液セットを確認したのち，ドアを閉める
動作インジケータが点滅（赤）する	開始可能な状況で停止時間が2分以上続いた	輸液を開始する

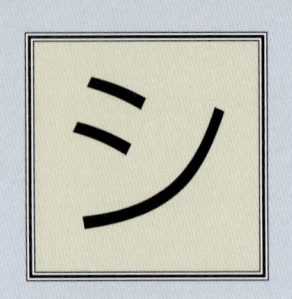

シリンジポンプ

心血管系作動薬，抗不整脈薬などの薬物の投与や，新生児や未熟児に薬物を投与する場合など，微量で正確な量や速度が必要な場合に使用する．最近は，薬物をシリンジに吸引しなくても，すでにシリンジに薬物がセットされたプレフィルドシリンジ製剤が，広く使われるようになってきている．

●事前の理解　シリンジポンプの名称

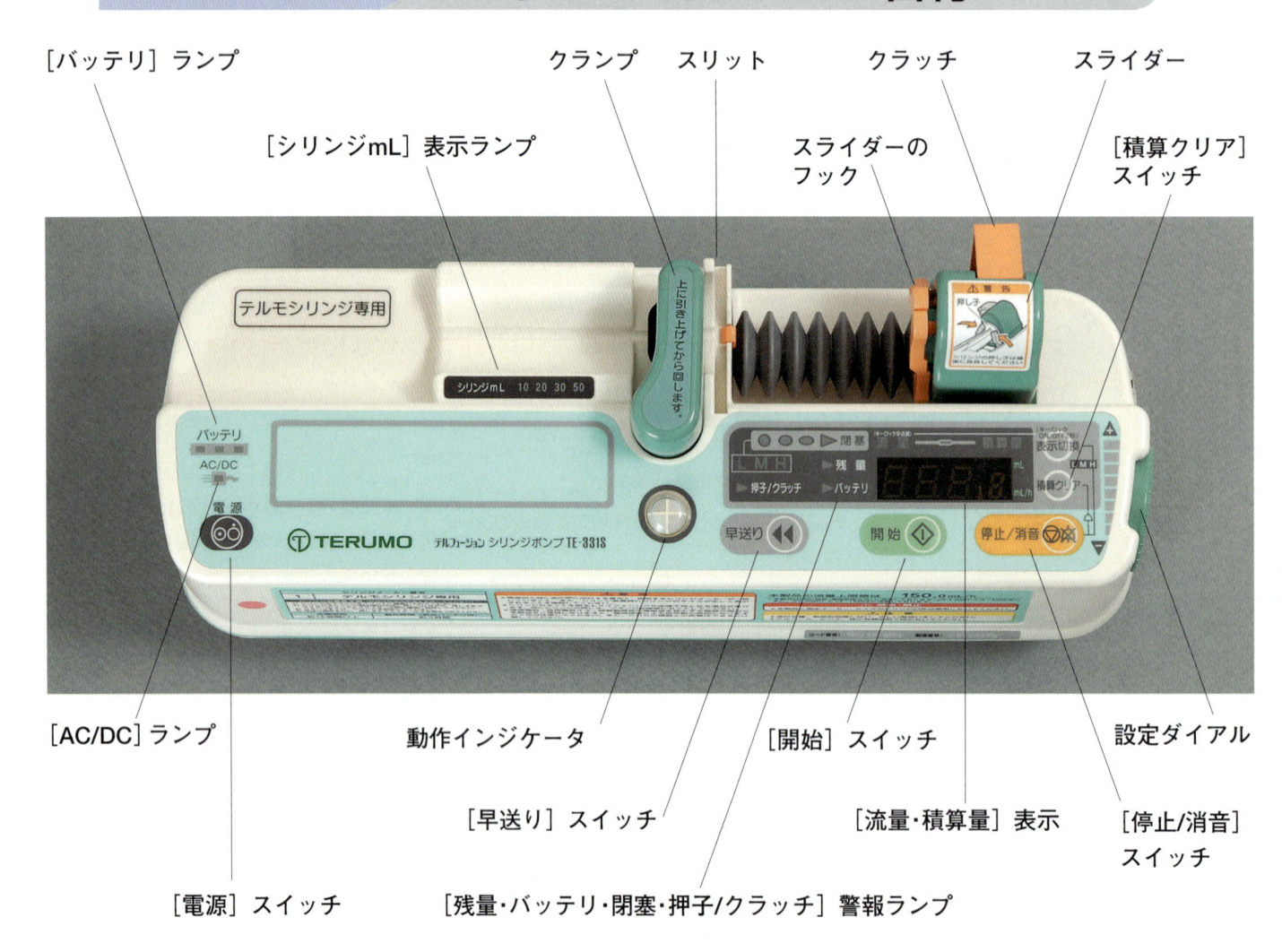

- ［バッテリ］ランプ
- ［シリンジmL］表示ランプ
- クランプ
- スリット
- クラッチ
- スライダー
- スライダーのフック
- ［積算クリア］スイッチ
- ［AC/DC］ランプ
- 動作インジケータ
- ［開始］スイッチ
- 設定ダイアル
- ［早送り］スイッチ
- ［流量・積算量］表示
- ［停止/消音］スイッチ
- ［電源］スイッチ
- ［残量・バッテリ・閉塞・押子/クラッチ］警報ランプ

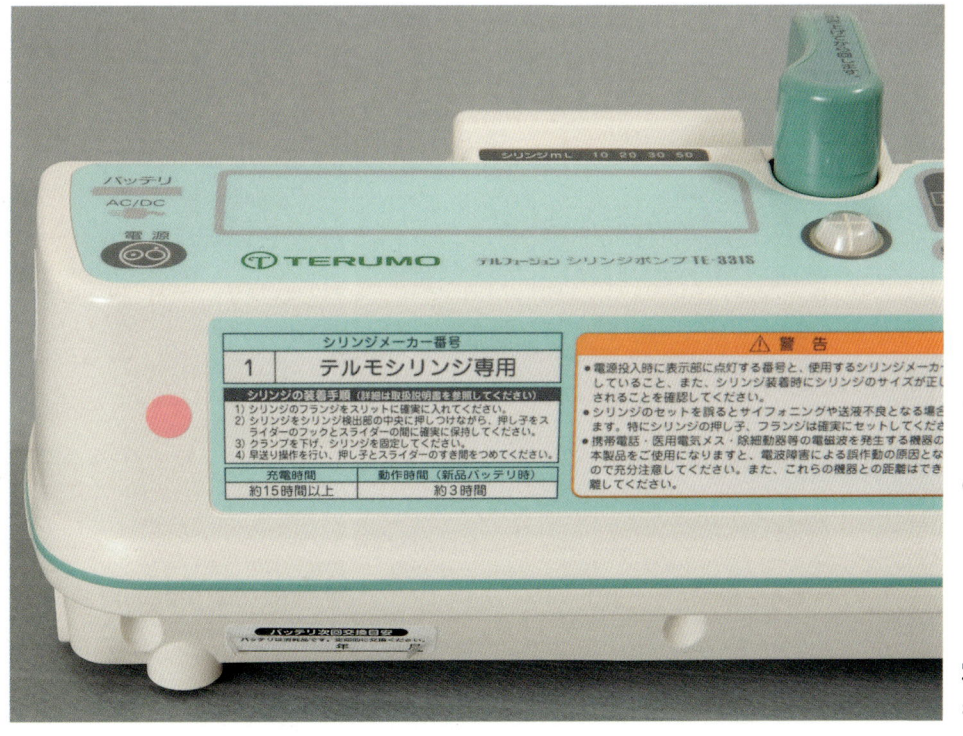

シリンジポンプのメーカー番号
　シリンジポンプは，種類によって使えるメーカーのシリンジが決まっている
●メーカー番号
　1　テルモ
　4　ニプロ
　5　ジェイ・エム・エス
　6　トップ
写真のようにメーカー専用のものもある

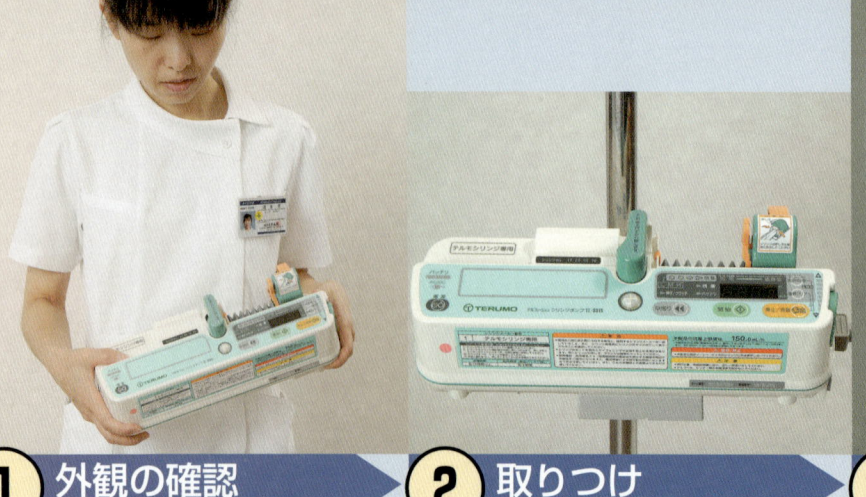

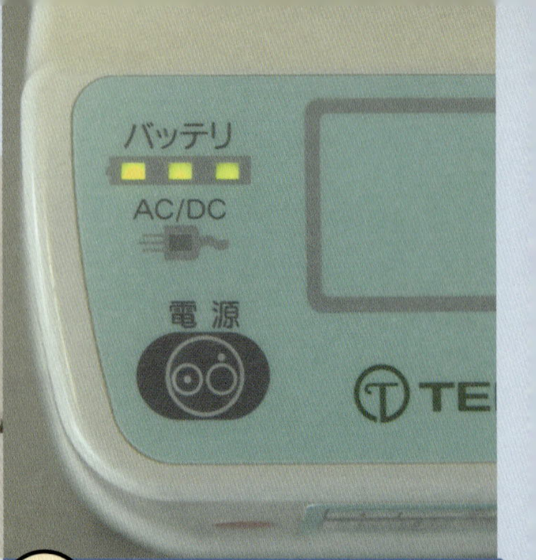

シリンジポンプ

1 外観の確認
シリンジポンプの外観を確認する
（破損部位，薬物の固着など）

2 取りつけ
シリンジポンプを輸液スタンドに取りつける

3 セルフチェック1
電源スイッチを長押しし，セルフチェックをする

POINT
取りつけ時の注意
- 輸液スタンドの安定性を確認する（5本足のスタンドを使用することが望ましい）
- 1本の点滴スタンドに，1台の輸液ポンプとする

▼セルフチェック

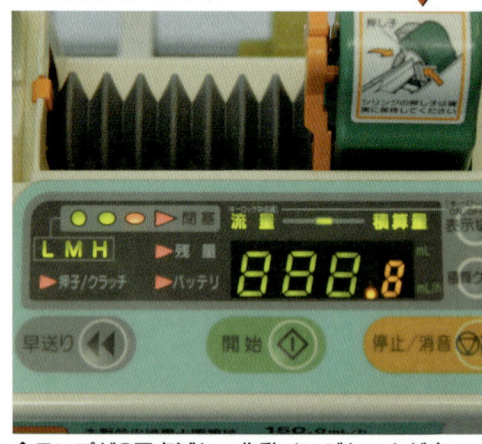

全ランプが3回点滅し，作動インジケータが赤と緑を交互に点灯して消灯，ブザーが鳴る

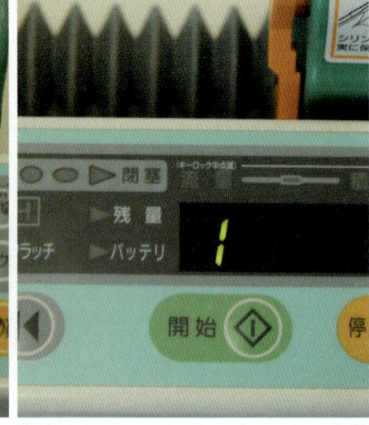

設定されているシリンジメーカーの数値が流量・積算量表示部に2秒間表示されるのを確認する

商品提供
テルフュージョン　シリンジポンプTE-331S：テルモ（株）

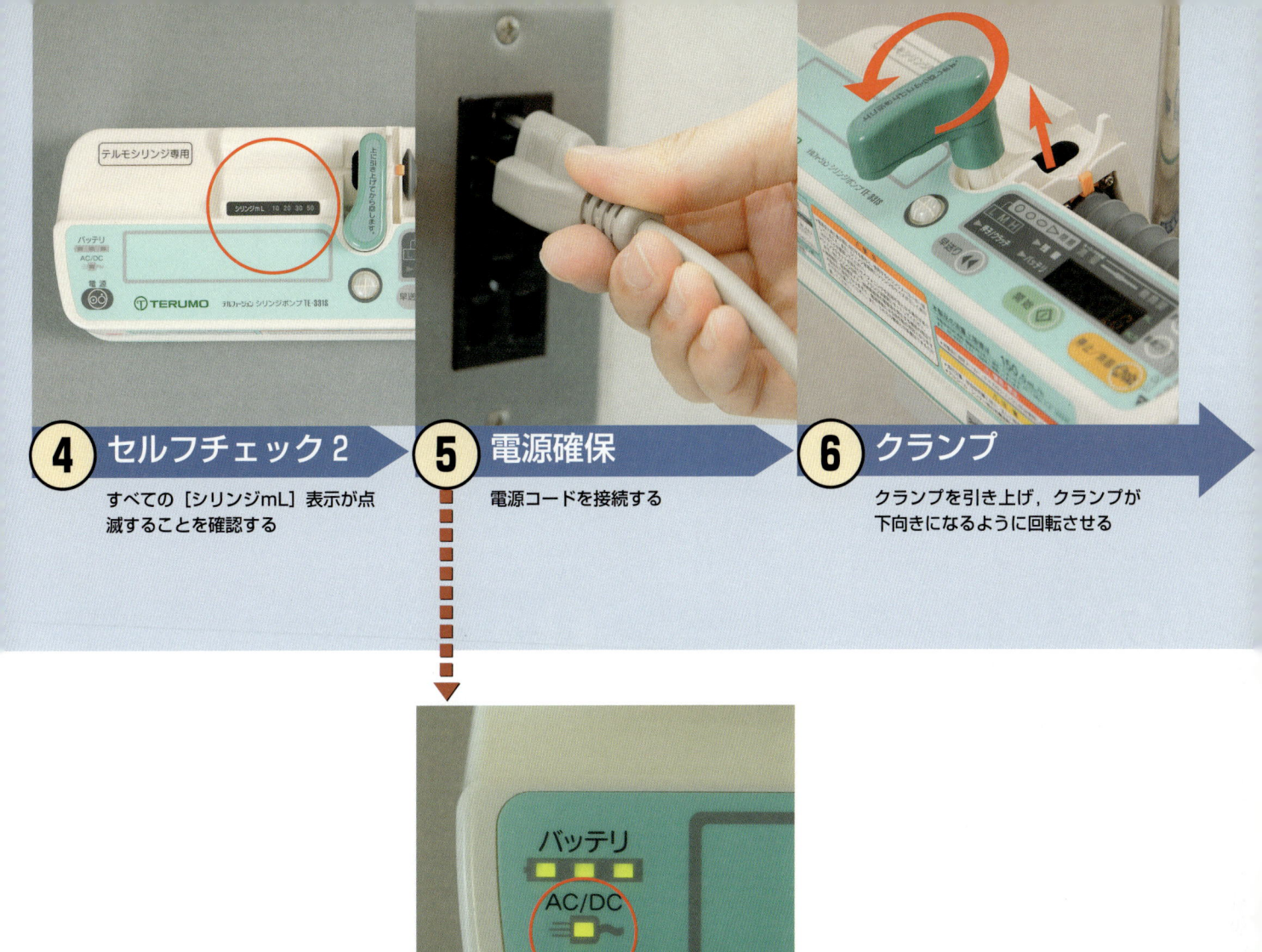

④ セルフチェック2
すべての［シリンジmL］表示が点滅することを確認する

⑤ 電源確保
電源コードを接続する

⑥ クランプ
クランプを引き上げ，クランプが下向きになるように回転させる

［AC/DC］ランプが点灯する

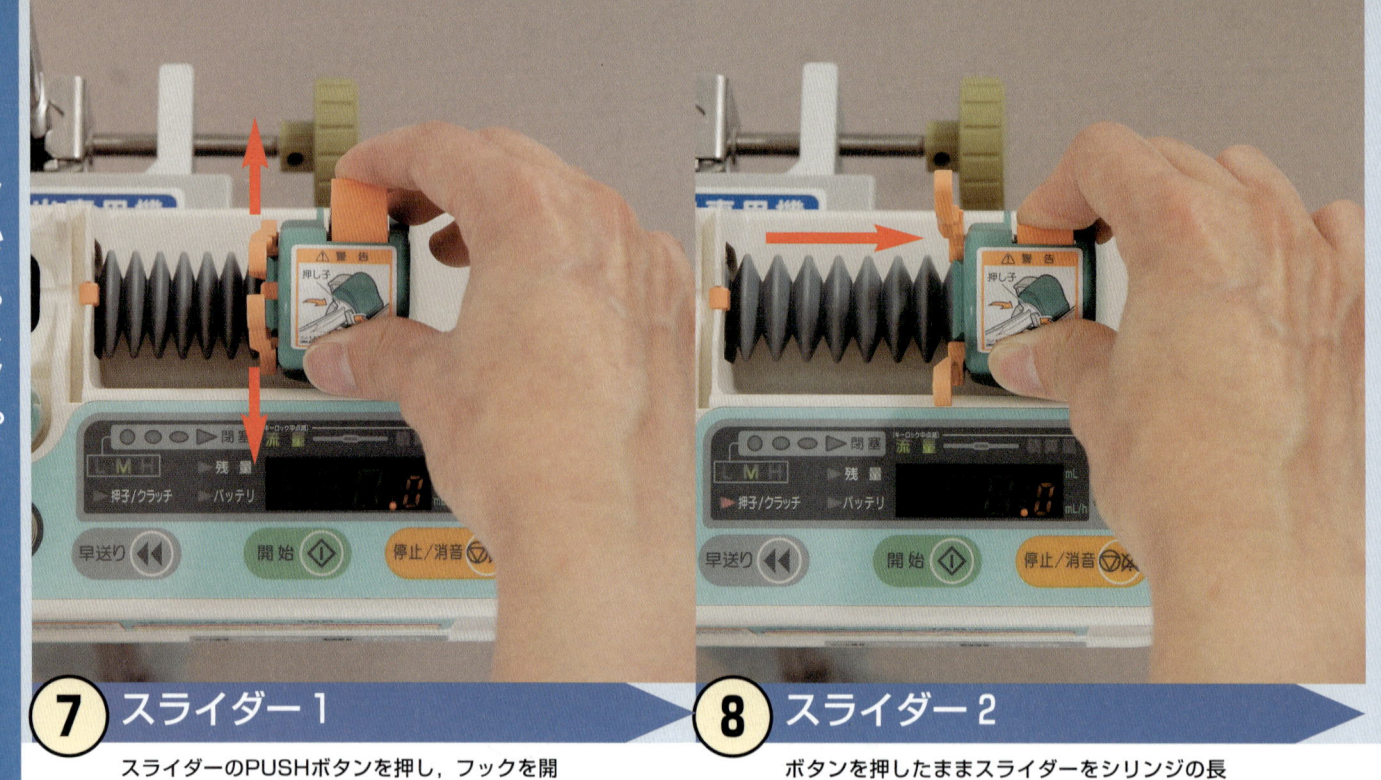

シリンジポンプ

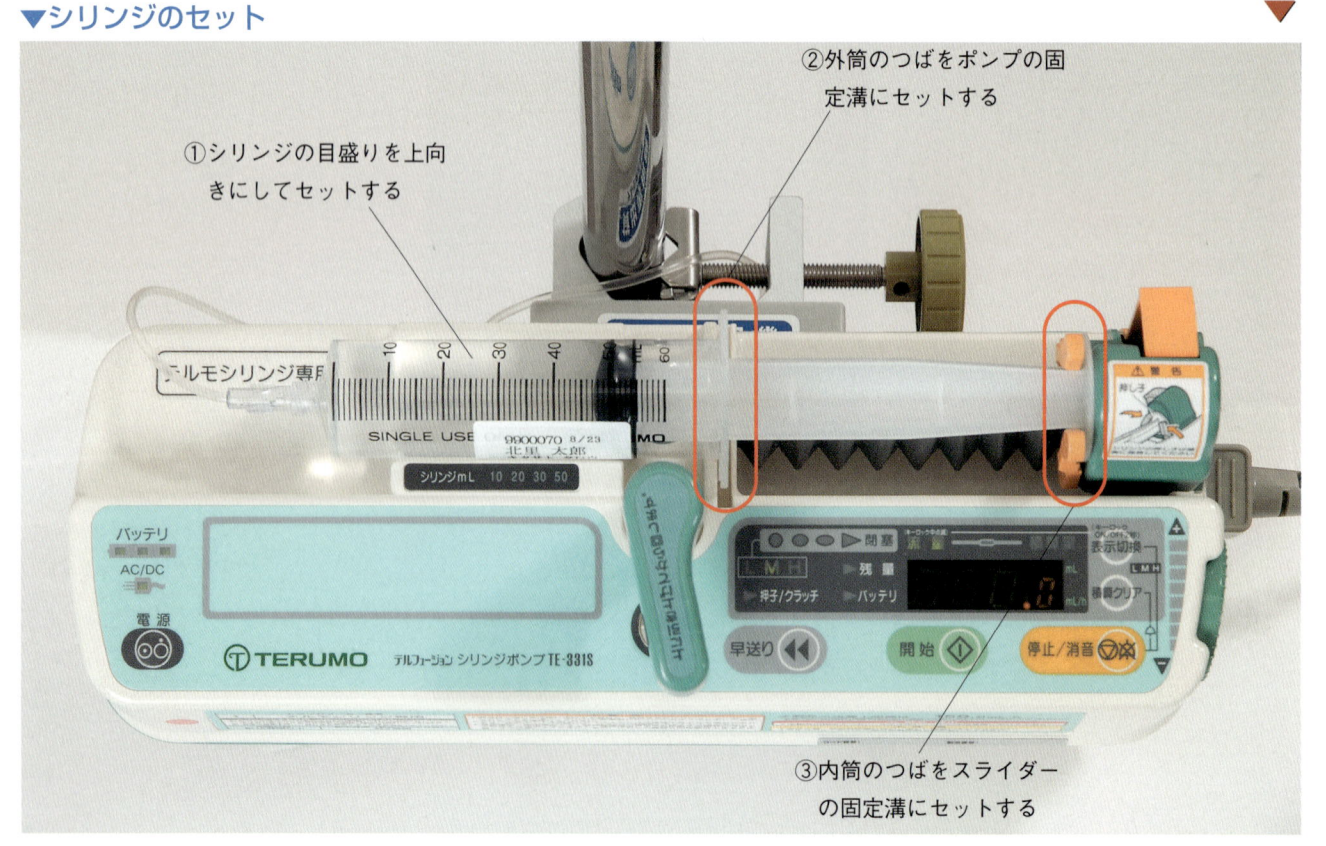

7 スライダー1
スライダーのPUSHボタンを押し，フックを開く

8 スライダー2
ボタンを押したままスライダーをシリンジの長さまで伸ばす

▼シリンジのセット

① シリンジの目盛りを上向きにしてセットする

② 外筒のつばをポンプの固定溝にセットする

③ 内筒のつばをスライダーの固定溝にセットする

⑨ シリンジのセット

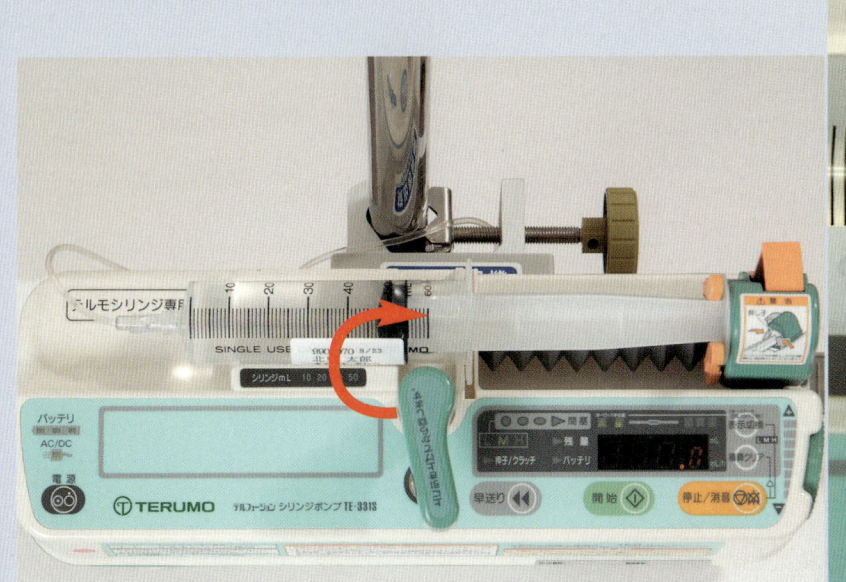

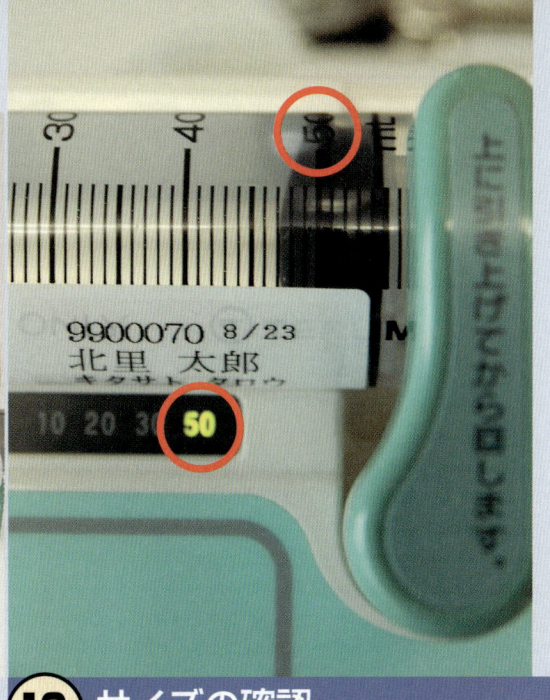

薬液を満たし，延長チューブを接続したシリンジを目盛りを上にしてセットする．外筒のつばをポンプの固定溝にセットしたのち，シリンジの内筒のつばをスライダーの固定溝にセットする．きちんと装着できたら，クランプを上向きにして，シリンジを固定する

⑩ サイズの確認

［シリンジmL］表示ランプと使用するシリンジのサイズが一致することを確認する

✕ やってはいけない

シリンジの目盛りを下にしてしまうと輸液量をチェックできなくなってしまうので注意する

POINT

接続部のゆるみを防ぐため，シリンジ，ルートは，ねじって固定するロック式のものを使用することが望ましい

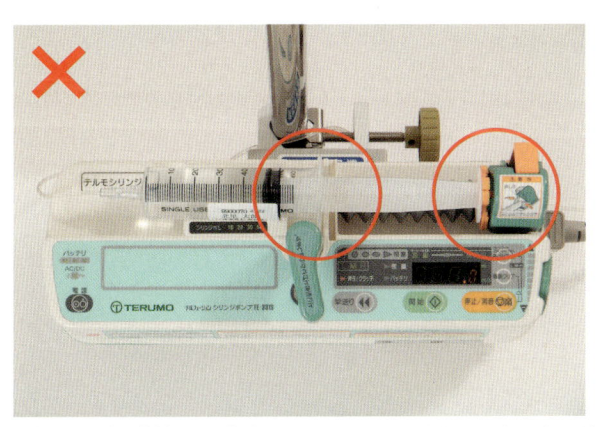

外筒のつばと内筒のつばが，きちんとセットされていないと，サイホニング現象を起こす危険性がある（121ページ参照）

POINT　吸着する薬物

ポリ塩化ビニル（PVC）を使用した輸液セットや延長チューブは，チューブの内壁に薬物がくっついてしまう（吸着）ことがあるので注意する．また，薬物によっては，可塑剤として使用されているフタル酸ジ-2-エチルヘキシル（DEHF）が溶け出す（溶出）ことがあるため，輸液ルートの選択に注意する

注意する薬物：ニトログリセリン（ミリスロール），硝酸イソソルビド（ニトロール），ミダゾラム（ドルミカム），インスリン製剤（ヒューマリンR）など

シリンジポンプ

⑪ 流量設定
設定ダイヤルを回して1時間あたりの流量を設定する

⑫ プライミング
スライダーとシリンジの外筒のあいだにはすき間があるので，開始後すぐは，薬液が注入されない．早送りスイッチで延長チューブの先端まで薬液を満たす（プライミング）

⑬ 積算クリア
[積算クリア]スイッチを長押しして，プライミングで加算された積算量をクリアする

POINT
- 流量設定から2分間経過しても輸液が開始されない場合は，開始忘れアラームが鳴る
- 電源を切ると流量設定がクリアされてしまうので注意する

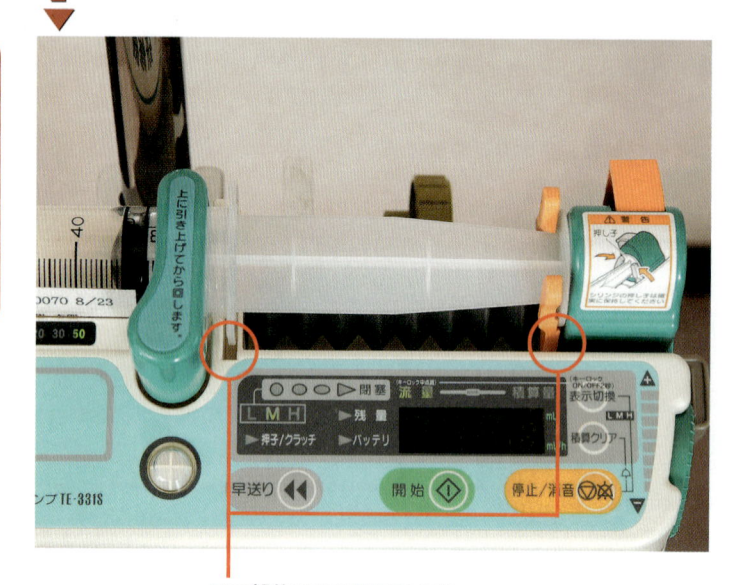

この部分のすき間をなくす

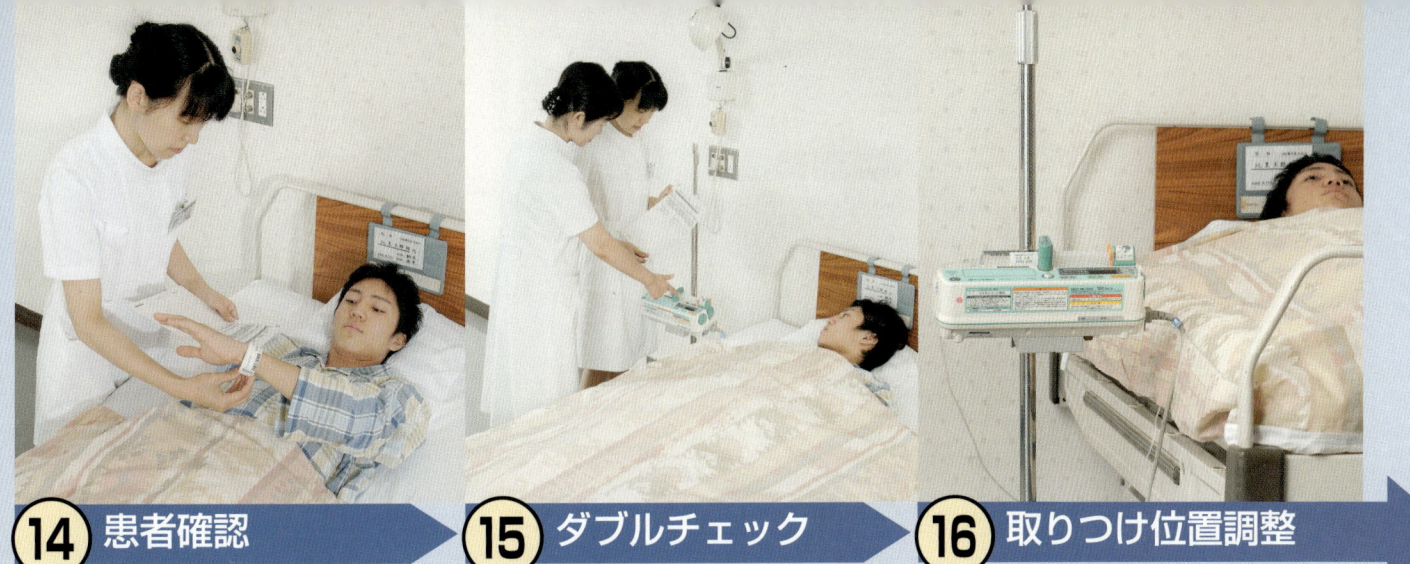

⑭ 患者確認
氏名が「注射箋」の患者氏名と合っているかどうかを確認するために，患者にフルネームで名乗ってもらう．また，患者識別バンドでも確認する

⑮ ダブルチェック
薬品名・内容量・流量を看護師2人で，それぞれが声を出し読み上げ確認する

⑯ 取りつけ位置調整
輸液刺入部と取りつけ位置の高さの差を最小限に調整する

> **リスク防止　サイホニング現象に注意**
>
> シリンジのつばが正しくセットされていない場合，シリンジポンプの輸液ラインが患者接続部より高い位置にあると，高低差により大量に薬液が注入されてしまう（サイホニング現象）おそれがある．低すぎる位置の場合，逆流するおそれがあるので注意する

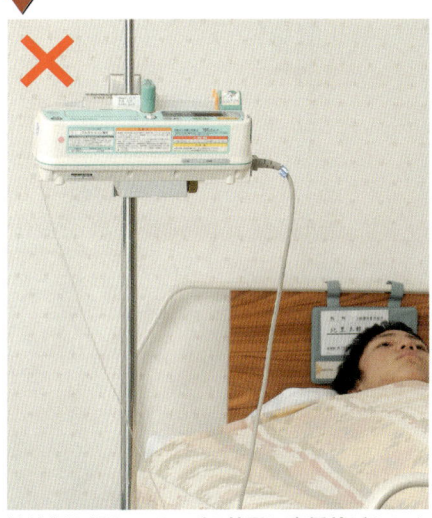

輸液刺入部とシリンジの位置に高低差がありすぎる

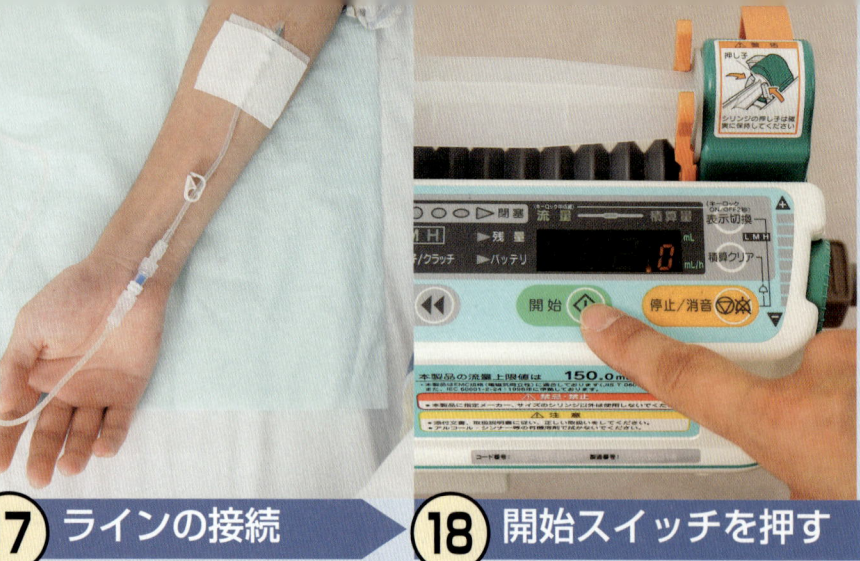

シリンジポンプ

⑰ ラインの接続
輸液ラインに気泡がないことを確認後、輸液ラインを患者へ接続する

⑱ 開始スイッチを押す
[開始]スイッチを押して、輸液を開始する

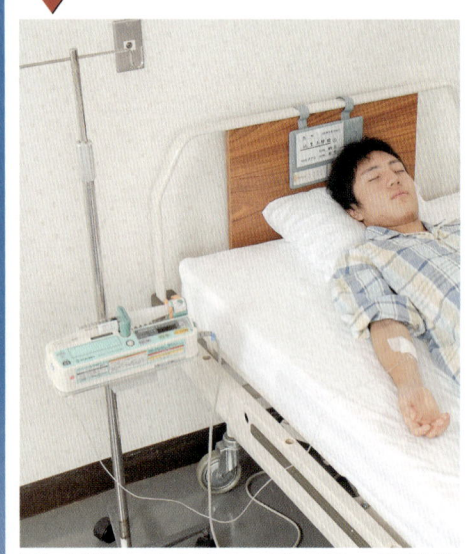

> **POINT**
> シリンジポンプで側管から注入する場合、輸液バッグの流量は変化を起こしやすいので、輸液バッグにもポンプを使用する

正しく送液されていることを声に出し、指差し確認する(シリンジポンプ注射器→ポンプの表示→延長チューブ→三方活栓[接続してある場合]→延長チューブ→留置針刺入部と全ルート、および電源を確認する). 確認後、患者に注意事項を説明し、声をかけ、ベッドサイドを離れる

引用・参考文献
1) 岡本浩嗣監：知らなきゃできない！ ME機器Q&A. 学習研究社, 2005.
2) シリンジポンプTE-331S取り扱い説明書. テルモ
3) 坂本すが監：ナースのための看護技術ガイドpart1. エキスパートナース, 22 (6), 2006.
4) 村上三好監：写真でわかる臨床看護技術. インターメディカ, 2005.

▶▶▶ 患者の観察

- 輸液開始10～15分後に1度確認する
- 1時間に1度，輸液量，患者の状態を確認する
- 勤務開始時・勤務の終了時間には，必ず注射箋で，流量が正しく入っているか，積算量が正しいかなどを確認する

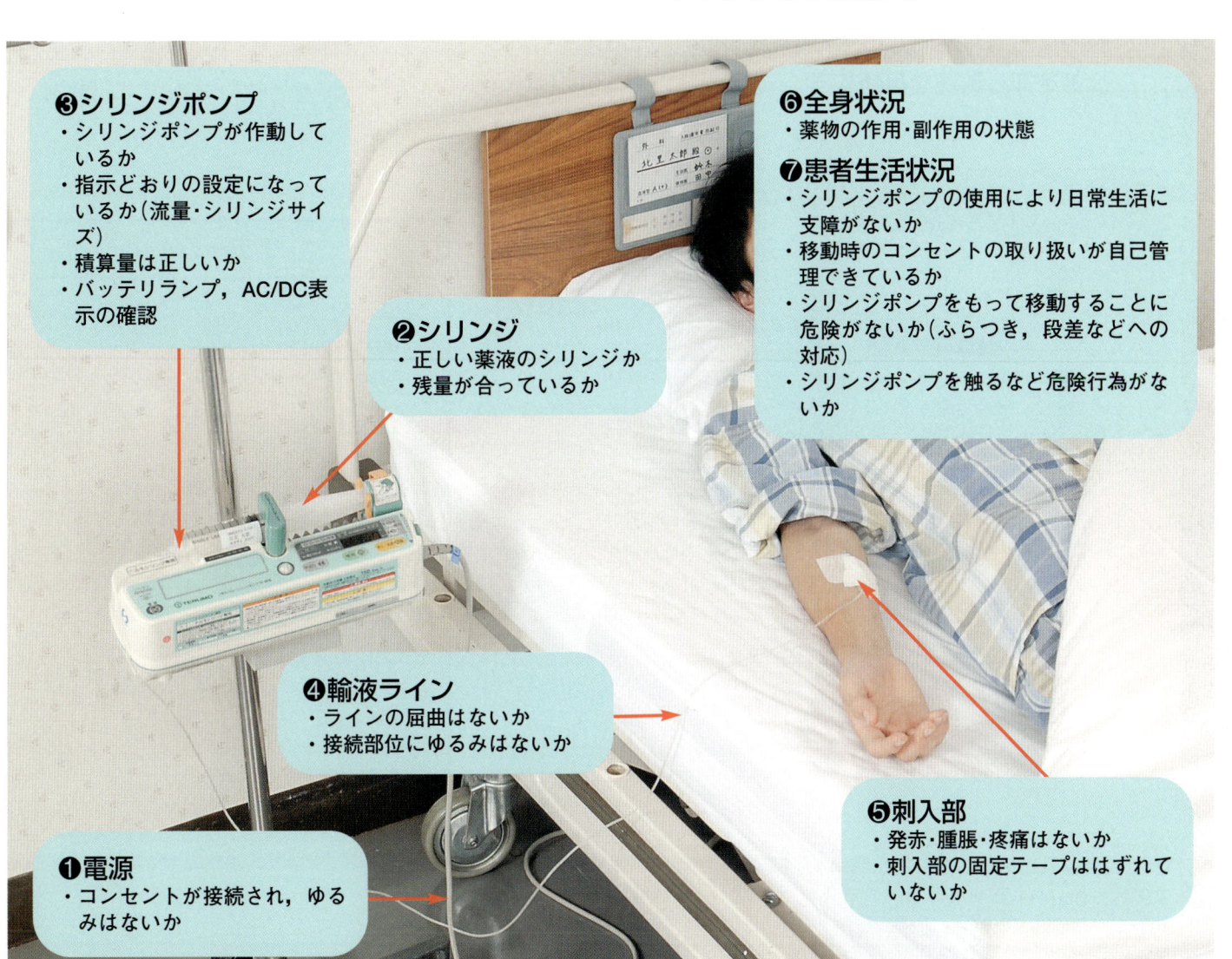

❸シリンジポンプ
- シリンジポンプが作動しているか
- 指示どおりの設定になっているか（流量・シリンジサイズ）
- 積算量は正しいか
- バッテリランプ，AC/DC表示の確認

❷シリンジ
- 正しい薬液のシリンジか
- 残量が合っているか

❻全身状況
- 薬物の作用・副作用の状態

❼患者生活状況
- シリンジポンプの使用により日常生活に支障がないか
- 移動時のコンセントの取り扱いが自己管理できているか
- シリンジポンプをもって移動することに危険がないか（ふらつき，段差などへの対応）
- シリンジポンプを触るなど危険行為がないか

❹輸液ライン
- ラインの屈曲はないか
- 接続部位にゆるみはないか

❺刺入部
- 発赤・腫脹・疼痛はないか
- 刺入部の固定テープははずれていないか

❶電源
- コンセントが接続され，ゆるみはないか

▶▶▶ 輸液の終了

- 停止/消音スイッチを押し停止状態にする
- 輸液ラインを閉じる
- クランプを引き上げ上向きに回し，シリンジホルダーを解放する
- クラッチをつまみ，シリンジをはずす
- 電源を流量・積算量の表示が消えるまで電源ボタンを長押しし，電源を切る

シリンジポンプ

▶▶▶ アラーム対応

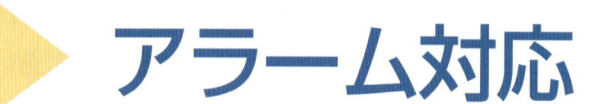

1. アラームが鳴ったら，アラーム表示を確認する
2. ブザー停止ボタン（アラーム停止ボタン）を押す
3. 原因に合った対処方法を行い（表参照），開始スイッチを押し輸液を再開する

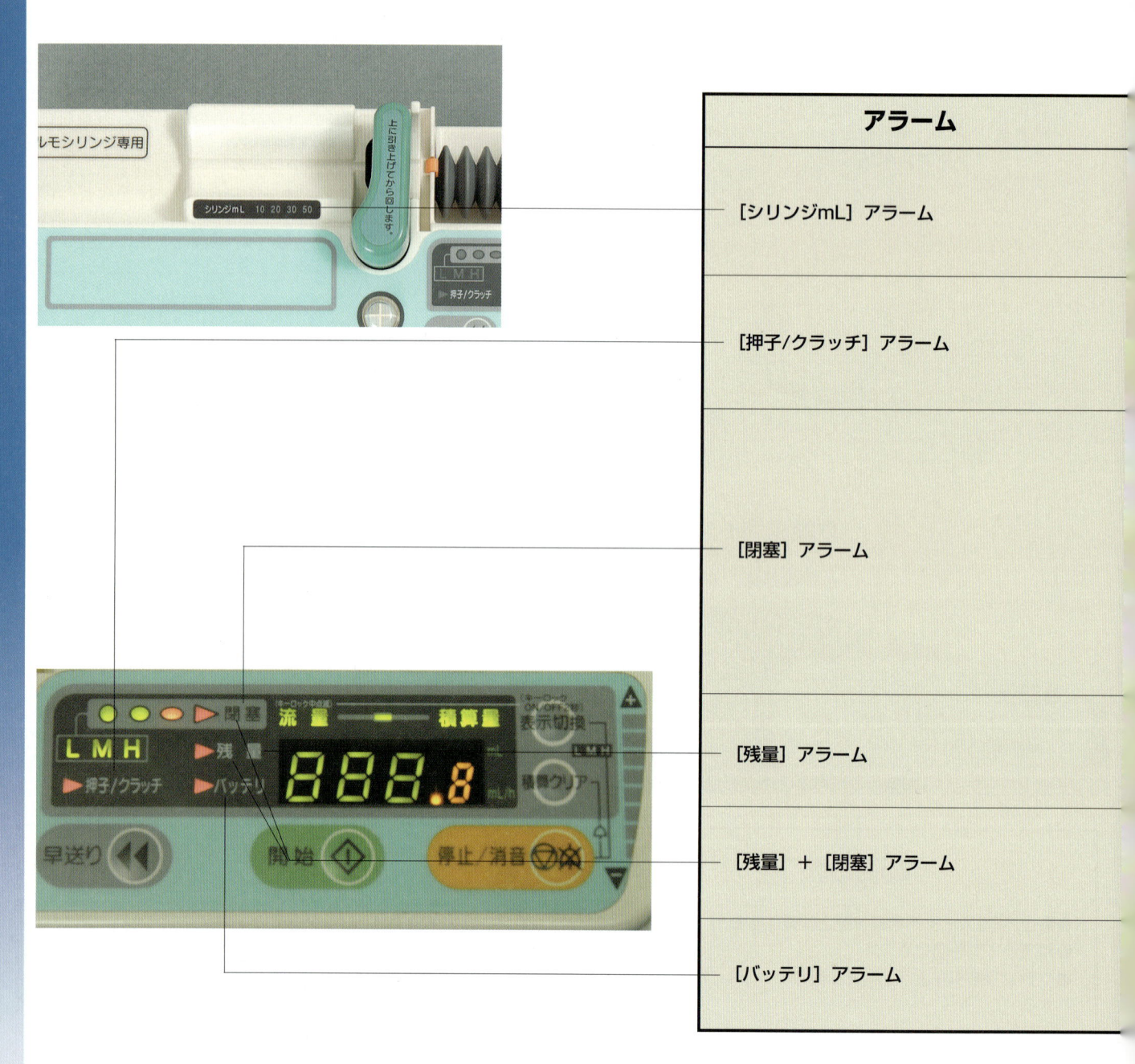

アラーム
［シリンジmL］アラーム
［押子/クラッチ］アラーム
［閉塞］アラーム
［残量］アラーム
［残量］＋［閉塞］アラーム
［バッテリ］アラーム

▶ 閉塞アラームの対処法

①アラームが鳴ったら，アラーム表示（閉塞が点滅）を確認する
②[停止・消音]スイッチを押して，ブザーを止める
③シリンジから接続・刺入部位までのルートを確認し閉塞部位（三方活栓，ルート圧迫など）を探す
④閉塞が三方活栓の場合，三方活栓を閉じたまま，三方活栓と輸液セットの接続部位をはずし，過剰な薬液を除去し内圧を下げる
⑤再度ラインを接続し，三方活栓を開放する
⑥開始スイッチを押す

注）1　内圧を下げずに閉塞部位を開放すると，ラインに過剰になっていた薬物が一気に体内に送られることになり，薬物によっては危険である
注）2　閉塞アラームが鳴った場合，スライダーの引き戻し機能（スライダーがやや戻った位置で停止する）がはたらくため，薬物がシリンジに戻るなど，積算量が変化する．アラーム対処後，シリンジの目盛り，積算量を確認するなどで，対応する

現象	原因	対処方法
[シリンジmL]表示が点滅する	設定されたシリンジメーカーと合っていない，またはシリンジがセットされていない	適合しているメーカーのシリンジを使用する シリンジを正しくセットする
[押子/クラッチ]表示が点滅する	押子またはクラッチがはずれた	輸液ラインを閉じる シリンジにセットしなおしてプライミングを行ったのち，注入を開始する
[閉塞]表示が点滅する	輸液ラインが閉塞状態になった（三方活栓の閉塞や輸液ラインの屈曲・圧迫による閉塞）	輸液ラインを閉じる （三方活栓開放忘れの場合はそのまま）閉塞部位を確認し，ライン内部の圧を逃したのち，注入を開始する
[閉塞]警報が頻繁に発生する	輸液ラインの内圧が閉塞圧設定に達している	高粘度薬液や細径回路で内圧が上昇の可能性がある．圧設定の変更，輸液ラインの内径の変更など検討する
[残量アラーム]表示が点滅する	シリンジの残量が少なくなった	シリンジを交換する
[残量アラーム]・[閉塞]表示が点滅する	シリンジの薬液が完全に注入されて，シリンジが押し切った	シリンジを交換する
[バッテリ]表示が点滅する	内臓バッテリの電圧が低下した	すみやかにAC電源に接続する

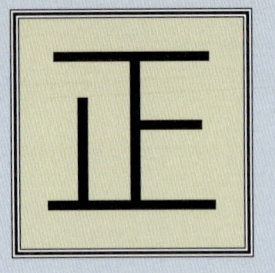

正しい注射・輸液のための基礎知識

■臨床で用いられる単位

臨床で用いられる単位のなかで，とくに記憶しておく必要のある単位とそれに関連する接頭語を示します．

●接頭語とは

長さの単位として，一般にメートル(m)やセンチメートル(cm)，ミリメートル(mm)などが使われます．さらに，地図上の距離などであればキロメートル(km)，きわめて小さなものであればマイクロメートル(μm)などが使われます．長さの基本単位はメートル(m)ですが，この単位記号の前に「接頭語」を付けることで，表そうとする量の程度に応じて「単位」に変えることができるのです．

以下に，医療の現場でよく使われる接頭語とその意味をまとめてみました．

k	キロ	10^3 = 1,000倍
d	デシ	10^{-1} = 10分の1
m	ミリ	10^{-3} = 1,000分の1
μ	マイクロ	10^{-6} = 100万分の1
n	ナノ	10^{-9} = 10億分の1
p	ピコ	10^{-12} = 1兆分の1

臨床で用いられる重量(重さ)と容量(液量)に，よく使われる接頭語をつけて示します．

●重量(重さ)

kg（キログラム）	1 kg = 1,000g
g （グラム）	1 g = 1,000mg = 1,000,000μg
mg（ミリグラム）	1 mg = 1,000μg = 0.001g
μg（マイクログラム）	1 μg = 0.001mg

●容量(液量)

L （リットル）	1 L = 1,000mL
mL（ミリリットル）	1 mL = 1,000μL = 0.001L
μL（マイクロリットル）	1 μL = 0.001mL

■臨床で用いられる濃度と数式
●溶液・溶媒・溶質について

　薬の成分が，全体の何％になるかを示すのが濃度ですが，まず，溶液・溶媒・溶質のそれぞれの意味についてきちんと押さえておく必要があります．そこで，食塩液を例にとってみると，次のようになります．

食塩液	溶液：ある物質が液体に溶けて，一様になっている液体全体
水	溶媒：溶かしている液体
食塩	溶質：溶けている物質

　濃度はこれらの用語によって定義されますが，臨床で使われるのは次の2つです．
①重量パーセント：固体100g中に含まれる溶質の重量をパーセントで表したもの．散在，顆粒剤などで使用します．
②重量/容量パーセント：溶液100mL中に含まれる溶質の重量をパーセントで表したもの．液体注射剤，溶剤などで使用します．輸液製剤に含まれるブドウ糖やアミノ酸の濃度です．

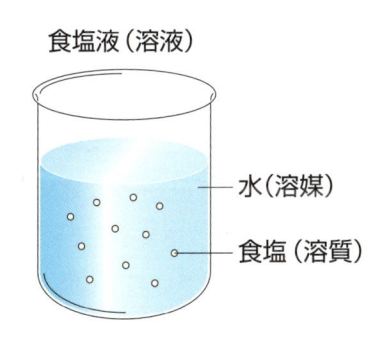

食塩液（溶液）
水（溶媒）
食塩（溶質）

正しい注射・輸液のための基礎知識

■注射薬を準備する時の計算方法

●指示量(重量)を容量で計算する

例1 液体注射薬の場合

1アンプル5mLに250mg含有の液体製剤を800mg用意するように指示を受けました．何mLを注射器に準備しますか？

答え

$$\frac{\text{指示された薬剤量(mg)} \times \text{アンプル・バイアルの容量(mL)}}{\text{アンプル・バイアル中の薬剤量(mg)}} \text{です}$$

この数式を例1にあてはめると

$$\frac{800(\text{mg}) \times 5(\text{ml})}{250(\text{mg})} = 16(\text{ml})$$

3アンプルと1mLを注射器に吸います

例2

1アンプル5mLに100mg含有の液体製剤を，体重60kgの人に1mg/kgで用意するように指示を受けました．何mL準備しますか？

答え

1mg/kgということは，体重60kgの人には、60mg準備する必要があります．

数式をあてはめると

$$\frac{60(\text{mg}) \times 5(\text{ml})}{100(\text{mg})} = 3(\text{ml})$$

アンプルから3mL吸います

例3 固形注射薬の場合

1バイアルに1g入っている固形注射薬を，400mg用意するように指示を受けました．何mL準備しますか？

答え

固形注射薬の場合，まず添付文書で溶解液量が指示されているか確認します．指示がなければ，換算しやすい液量をバイアルに入れて溶液とします．

添付文書には指示がないので，換算しやすい5mLで溶解し，式にあてはめると

$$400\text{mg} = 0.4\text{g}$$

$$\frac{0.4(\text{g}) \times 5(\text{mL})}{1(\text{g})} = 2(\text{mL})$$

バイアルから2mL吸います

■滴下速度の計算方法

輸液セットには，成人用（20滴で1mL）と小児用（60滴で1mL）というように滴下数に違いがあります．

1分間あたりの滴下速度（滴/分）は，以下の式で計算できます．

$$\frac{輸液総量(mL) \times 輸液セット1mLあたりの滴下数(滴)}{所要時間(時) \times 60(分)}$$

これは，小児用の輸液セットでは，以下のように考えられます．

$$\frac{輸液総量(mL) \times 60(滴)}{所要時間(時) \times 60(分)} = \frac{輸液総量(mL)}{所要時間(時)}$$

つまり，輸液総量を所要時間で割ればいい．

成人用ではこうなります．

$$\frac{輸液総量(ml) \times 20(滴)}{所要時間(時) \times 60(分)} = \frac{輸液総量(ml)}{所要時間(時) \times 3}$$

つまり，輸液総量を所要時間で割り，それをさらに3で割ればよいことになります．

例4

1時間に30mLの点滴の指示がでています．小児用点滴セットでは，1分あたりの滴下速度はいくつになりますか？

滴下速度は，

$$\frac{30(mL)}{1(時間)} = 30(滴/分)$$

ですから，2秒に1滴滴下するように調整したます．その後30～60秒間確認をします．

例5

360mLの点滴を3時間で与薬する指示が出ています．成人用点滴セットでは，1分あたりの滴下速度はいくつですか？

滴下速度は，

$$\frac{360(mL)}{3(時間) \times 3} = 40(滴/分)$$

ですから，3秒に2滴滴下するように調整します．その後，30～60秒間確認をします．

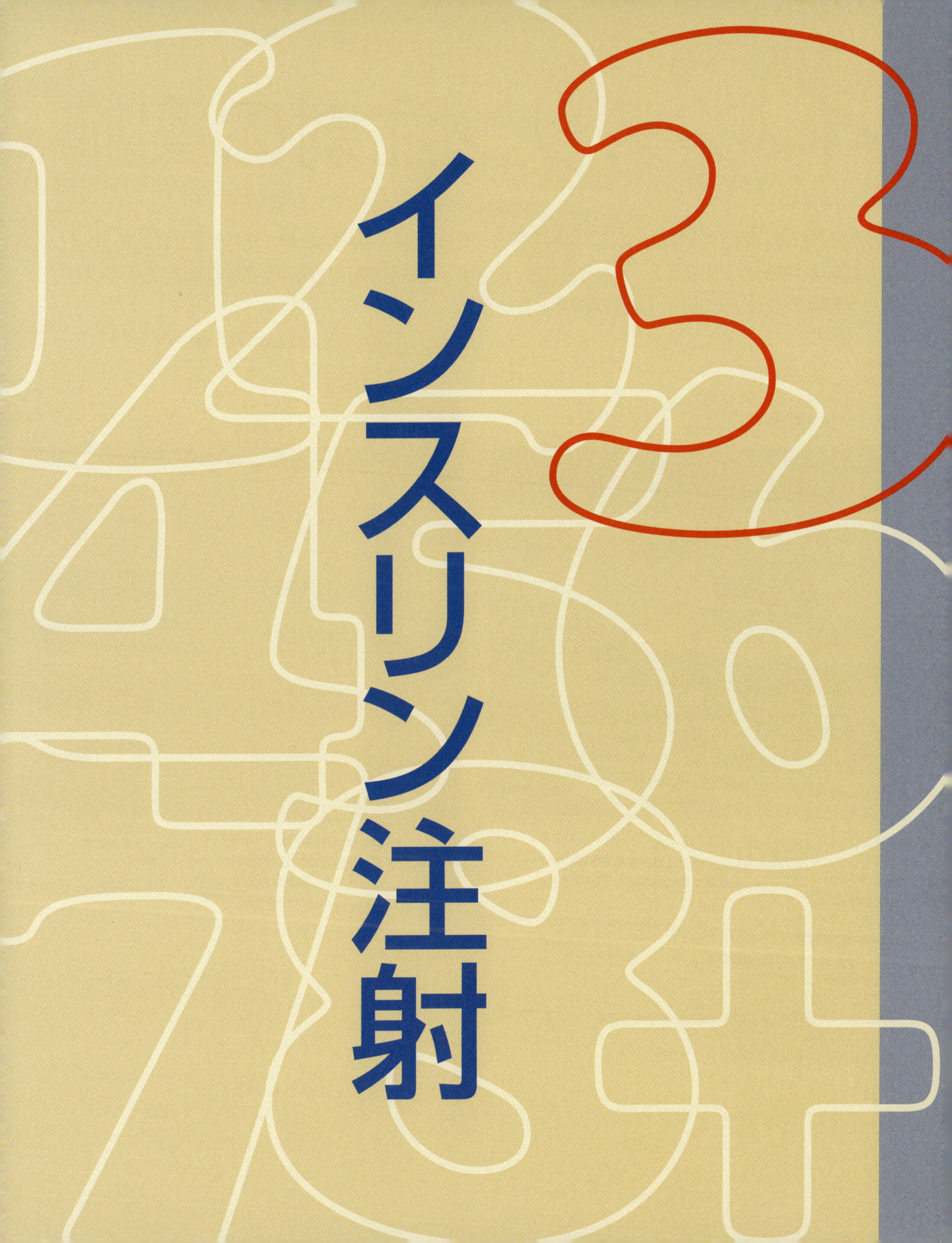

インスリン注射

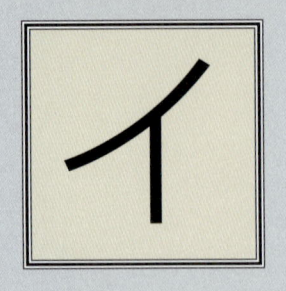

インスリン注射の実施

インスリンは経口摂取できないため皮下注射を行う．頻回な注射が必要なため，使用するシリンジ・針・インスリン製剤は，患者のQOLを考え，年々改良され，さまざまな種類がある．そのため看護師は，シリンジとインスリン製剤の特徴を把握し，正しく使用する必要がある．

▼シリンジの種類

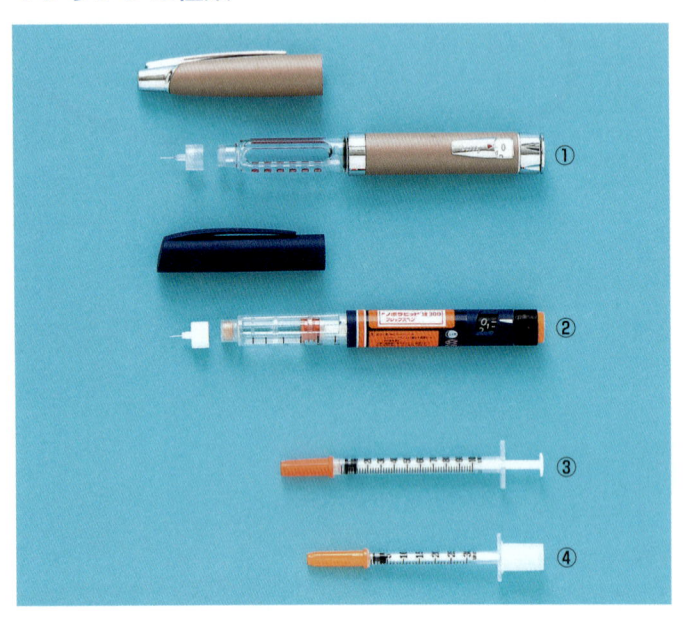

①インスリン(ペン型)注入器(カートリッジ式)
カートリッジを取り替えることでインスリンを補充する．ダイヤルの数字をインスリンの指示量に合わせることで簡単に注射ができる
②インスリン(ペン型)注入器(ディスポーザブル)
使い切りタイプで，インスリンがなくなったらペン型注入器ごと取り替える．ダイヤルの数字をインスリンの指示量に合わせることで簡単に注射ができる
③インスリン専用シリンジ
2単位刻みで100単位までのインスリンが使用できる
④インスリン専用シリンジ
1単位刻みで30単位までのインスリンが使用できる

▼さまざまなインスリン製剤

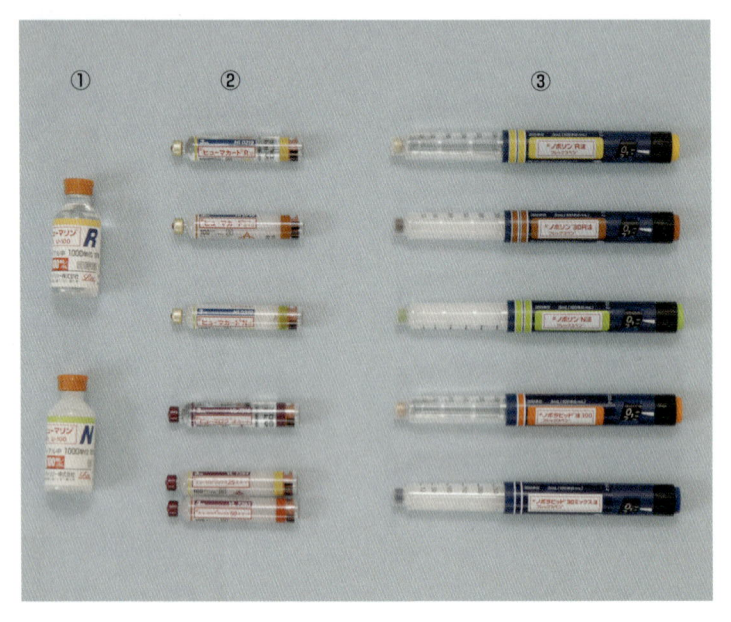

インスリン製剤には，①バイアル，②カートリッジ，③ディスポーザブルタイプ，がある(バイアル製剤はインスリン専用シリンジを使用する．カートリッジ製剤は専用のペン型注入器を使用する)

▼インスリン製剤の種類と特徴

種類	作用発現時間	最大発現時間	作用持続時間
R（速効型）	30分	1～3時間	8時間
N（中間型）	1.5時間	4～12時間	18～24時間
Q（超速効型）	15分	0.5～1.5時間	3～5時間
持効型	1～2時間	なし	約24時間

※上記のほかにも，R（速効型）＋N（中間型），Q（超速効型）＋N（中間型）というような混合製剤がある

▼インスリン注射の例

①速効型または超速効型インスリンを毎食前3回，就寝前に中間型または持効型溶解インスリンを注射（強化インスリン療法の1例）

②速効型または超速効型インスリンを毎食前3回注射

③混合型インスリンを1日2回注射

④混合型インスリンを1日2回注射，昼食前に速効型または超速効型インスリンを追加

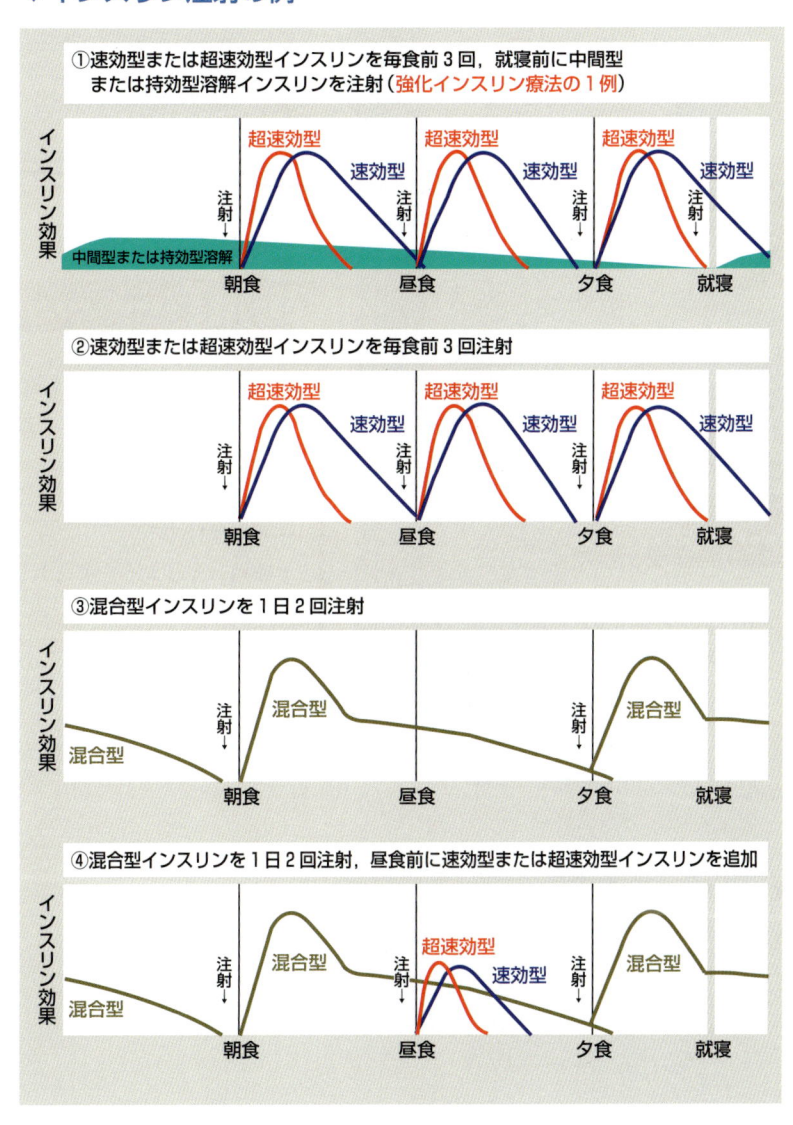

速効型，速効型＋中間型のインスリン製剤は，食事30分前に注射する
超速効型，超速効型＋中間型は，食事直前に注射する

専用シリンジでのインスリン注射

〈物品一覧〉

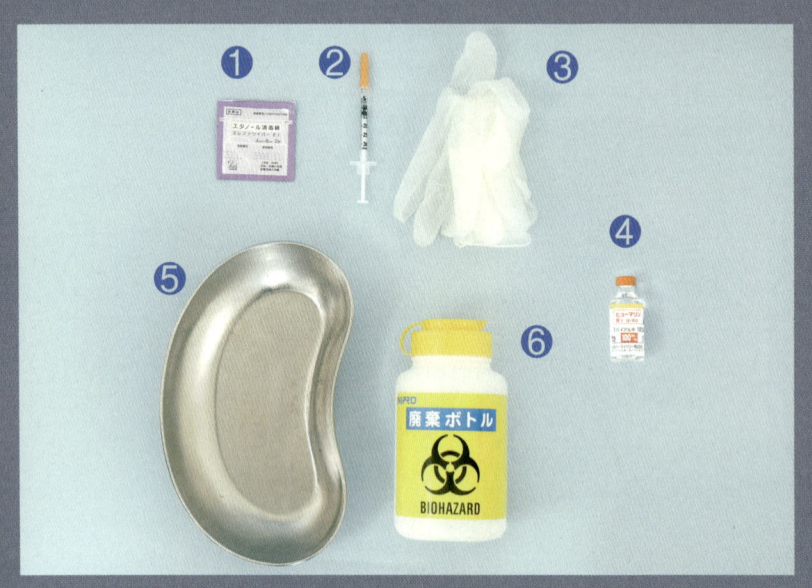

❶アルコール綿　❷専用シリンジ　❸手袋　❹バイアル
❺膿盆　❻針廃棄容器

POINT

インスリン注射には，必ず専用のシリンジを使用する．シリンジの規格には3種類あるので，指示量にあった規格のシリンジを選択する

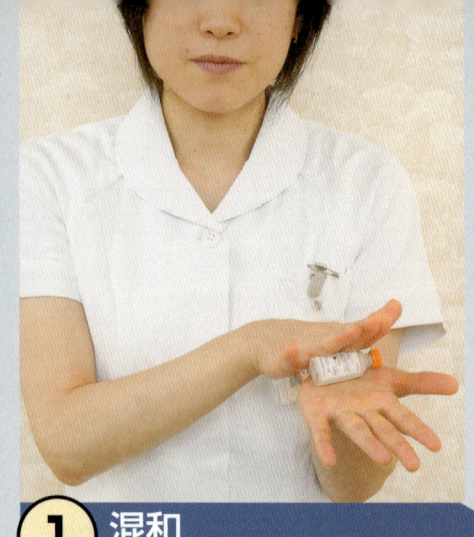

① 混和

手洗いをする．速効型，超速効型以外の白濁したインスリン製剤は混和する必要がある

POINT

- 使用中のバイアル(針を刺したもの)は冷暗所で保存し，1か月間使用できる
- インスリン製剤はすべて2〜8℃で遮光保存する
- 凍結してしまったインスリン製剤は使用しない

② 準備1

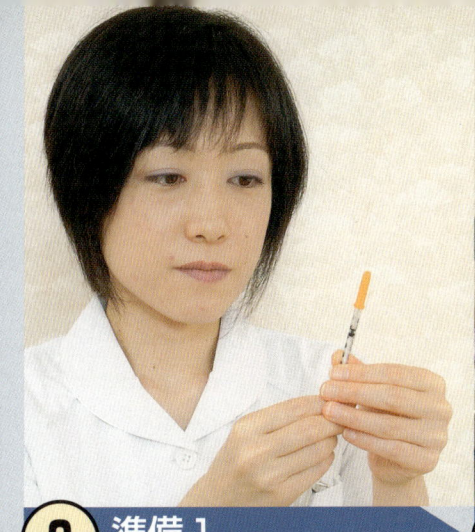

シリンジを取り出し内筒が動くのを確かめ，シリンジの中に指示されたインスリン量の単位プラス1〜2単位のメモリまで空気を入れる

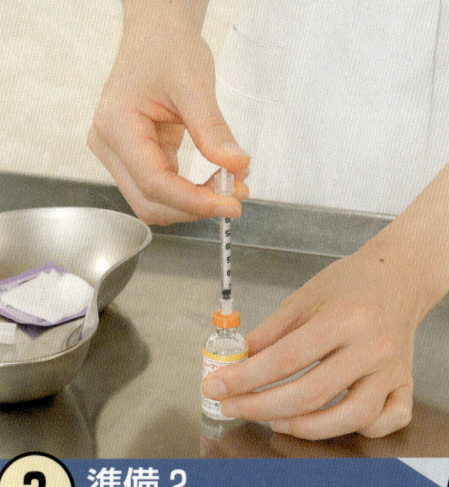

③ 準備2

バイアルのゴム栓をアルコール綿で消毒し乾燥後，バイアルのゴム栓の中心にまっすぐシリンジを刺し，シリンジの空気をバイアルの中に注入する

④ 吸い上げ

バイアルを逆さまにして必要量プラス1〜2単位のインスリンをシリンジに吸い上げる

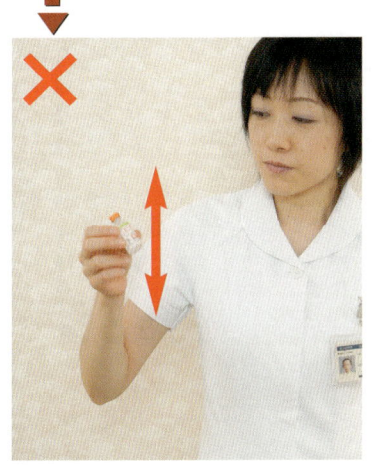

✗ バイアルを上下に振ると薬液が泡立ってしまう

？それはなぜ？
空気を注入することで，バイアル内が陽圧になり，薬液が吸い上げやすくなる

？それはなぜ？
シリンジから空気抜きをするときにインスリンも減ってしまうため，準備時にすこし多めに吸い上げることで，正確な指示量にあわせやすくなる

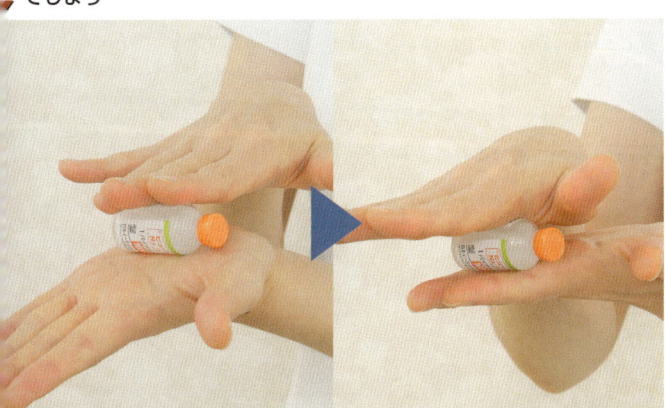

バイアルを両手ではさみ，ゆっくり泡をたてないように回転させる

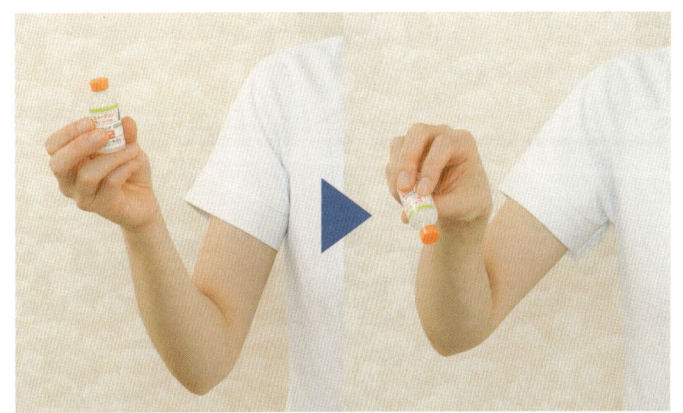

さらに2〜3回バイアルの上下をさかさまにし，液の内容物が均一になるように混ぜ合わせる

専用シリンジでのインスリン注射

⑤ 空気抜き
針先を上にして指でシリンジを叩き中の空気をシリンジ上部に集める

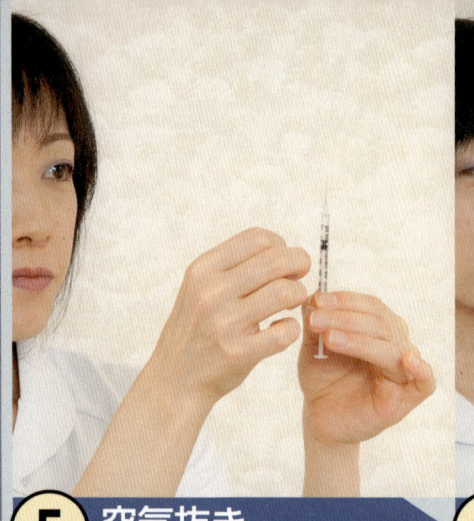

⑥ 指示量合わせ
アルコール綿で針の根元を押さえる．利き手で内筒を押し上げ空気を抜きながら，インスリンを指示量に合わせる

⑦ 薬物の確認（3回目）
リキャップしたのち，患者氏名・単位数・投与方法・投与時間を看護師2人でダブルチェックする

POINT

インスリン自己注射の指導

　血糖値の上昇をおさえ，合併症を予防するため，インスリン注射が必要であることを患者に理解してもらわなければならない．しかし患者は，インスリン注射に大きな不安をいだく．看護師は，患者の無用な不安を取り除き，前向きに取り組めるように説明する

●指導の前に
・患者本人だけでなく，家族や配偶者などのキーパーソンにも説明する
・パンフレットやビデオを活用すると効果がある
・製剤にはさまざまな種類があること，それぞれに効果が違うので，主治医の指示を遵守することを徹底させる

●注射器の使用
・ペン型シリンジを用い，指導者用と患者用の2本用意する．指導者と一緒に操作しながら覚えてもらう
・ひととおり操作したら，チェックリストを用いて，再確認をする

リスク防止　ダブルチェック

誤った投与をした場合，患者の健康状態に深刻な影響をもたらす薬物を使用する際は，ダブルチェックで誤薬を防ぐ

⑧ 確認・説明

患者にあいさつしたのち，患者の氏名を確認後，インスリン注射の必要性を説明し，了承を得る

⑨ 消毒

注射部位を選択し消毒する．乾燥するまで待つ

⑩ 穿刺

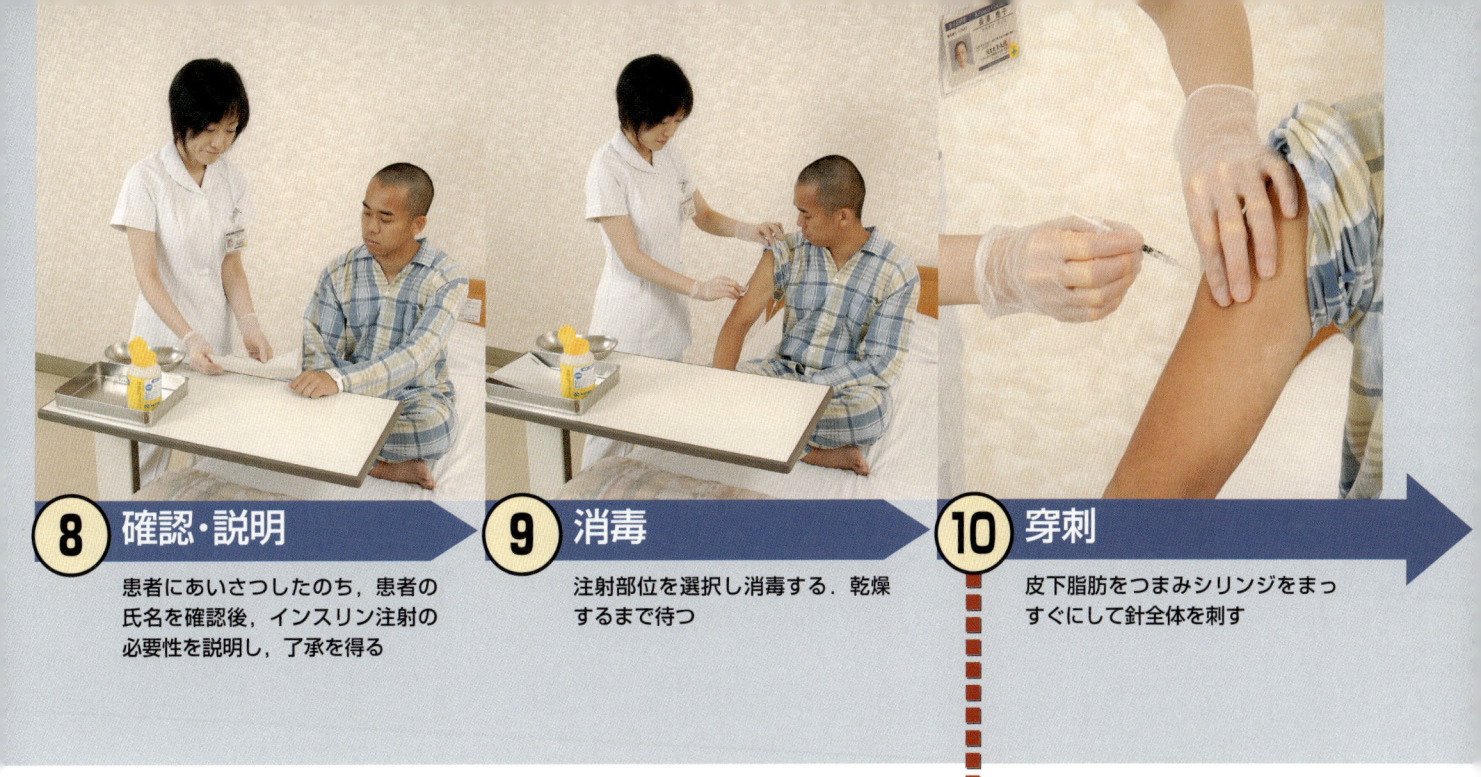

皮下脂肪をつまみシリンジをまっすぐにして針全体を刺す

POINT 注射部位の選択

- インスリンは，①腹壁，②肩・上腕，殿部，③大腿部の順に吸収がよい．大腿，肩・上腕に注射した場合，運動などによって吸収が早くなる可能性があるので注意する
- 運動する場合，腹壁に注射するようにする
- 同一部位に注射を繰り返すと，皮下脂肪の萎縮や肥厚，硬結を起こし，インスリンの吸収が悪くなるため，2〜3cmずらしながら注射する（A）

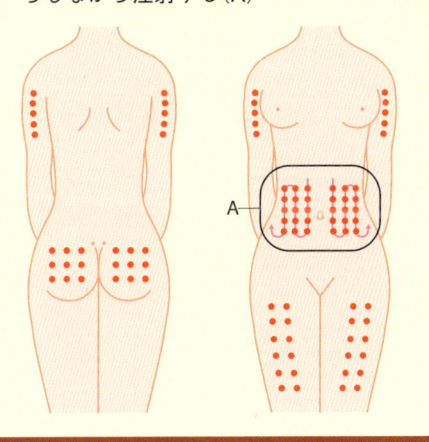

POINT

針は，長さが短いのでまっすぐ全部を刺す．皮下脂肪の少ないやせている人の場合は，20〜45°の角度をつけて穿刺する

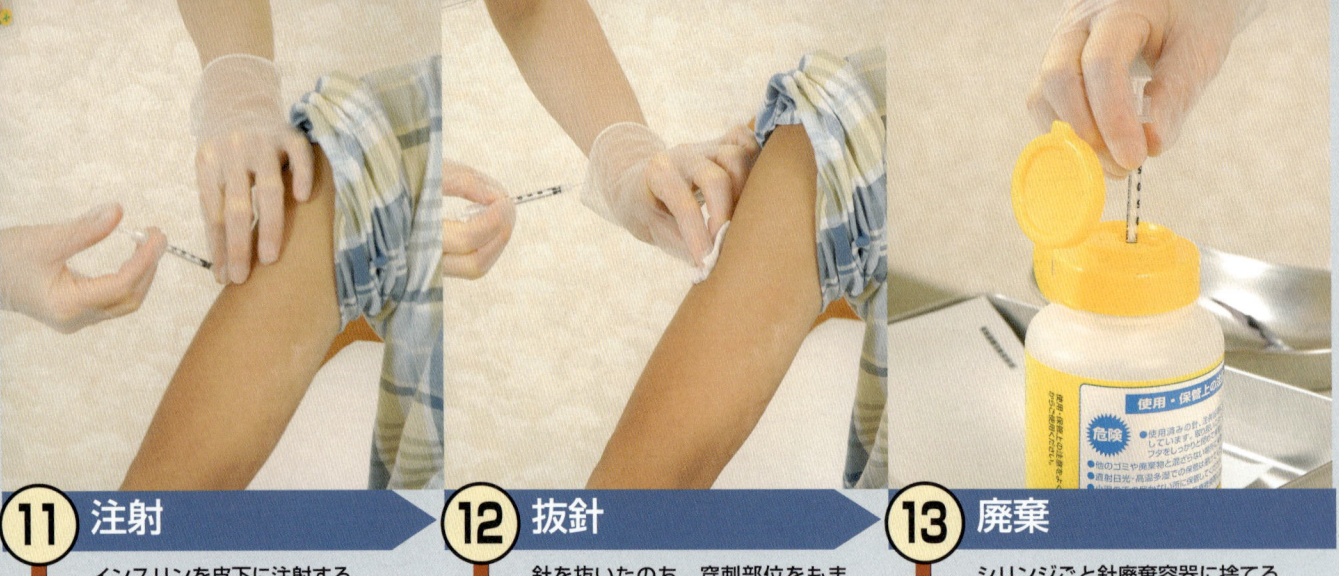

専用シリンジでのインスリン注射

⑪ 注射
インスリンを皮下に注射する

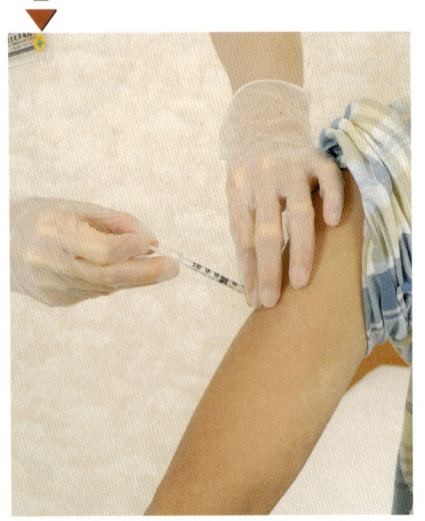

シリンジの筒先を押さえ、シリンジが抜けないようにして内筒を引き、血液の逆流がないことを必ず確認する

⑫ 抜針
針を抜いたのち、穿刺部位をもまずに軽く消毒綿で拭く

✗ やってはいけない

刺入部はもまない

インスリンの吸収が速くなってしまうので、穿刺部位はもまない

⑬ 廃棄
シリンジごと針廃棄容器に捨てる

POINT
- 注射後、低血糖症状の出現の有無を観察する
- 低血糖症状について患者にオリエンテーションをし、症状の出現時には看護師にすみやかに報告するように説明する

POINT

低血糖
- 血糖値が50 mg/dL以下の状態をいう
- 血糖値60〜100mg/dL以下になるとインスリン拮抗ホルモン（カテコールアミン・コルチゾール）の分泌が増加し、空腹感・冷汗・振戦・動悸などの交感神経症状が出現する
- 血糖値が50 mg/dL以下になると、ブドウ糖に栄養を頼っている脳がエネルギー不足になり、昏睡・痙攣・不穏などの中枢神経症状が出現する

ペン型注入器によるインスリン注射

〈物品一覧〉

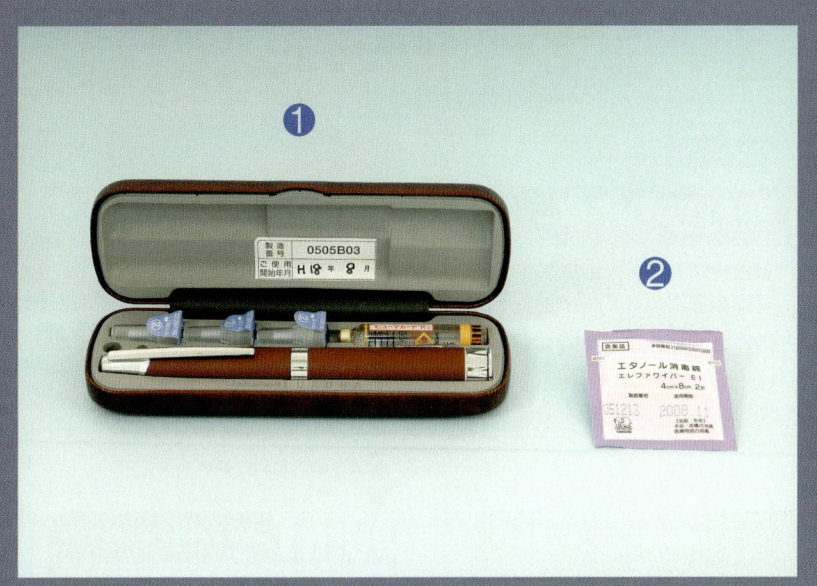

❶ペン型注入器セット　❷アルコール綿

ペン型注入器各部の名称

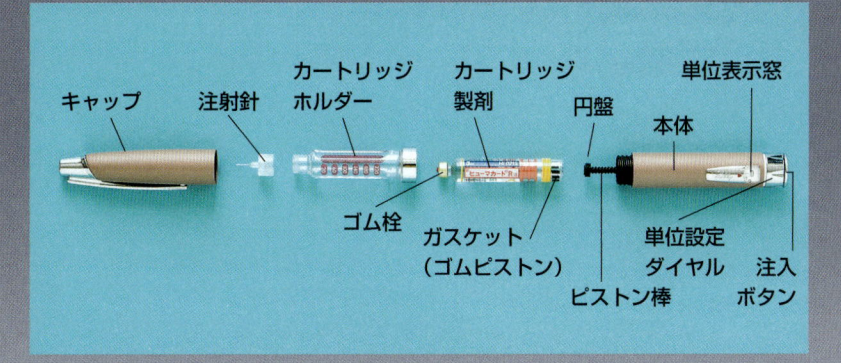

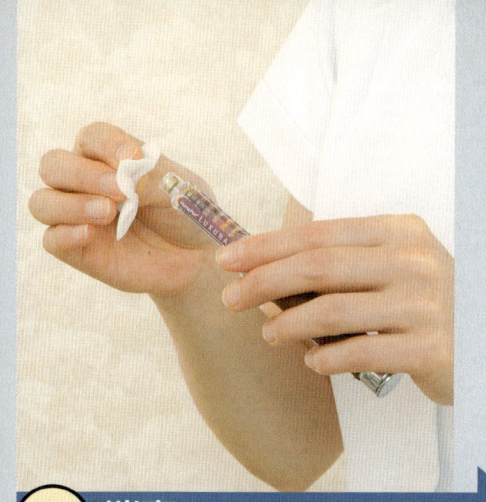

キャップ／注射針／カートリッジホルダー／カートリッジ製剤／ゴム栓／ガスケット（ゴムピストン）／円盤／ピストン棒／本体／単位表示窓／単位設定ダイヤル／注入ボタン

① 消毒

ゴム栓をアルコール綿で消毒し，乾燥させる

POINT　耐用年数

ペン型注入器には耐用年数があるため，使用開始がわかるように表示しておく

POINT　ペン型のメリット

インスリンは，基本的に患者が自分で注射するため，ペン型を使用することで手技が簡便になり，持ち運びにも便利である

POINT　取り違えに注意

2種類以上のインスリン製剤を使用している場合，ペン型注入器の色で区別する等の工夫をして，間違えないようにする

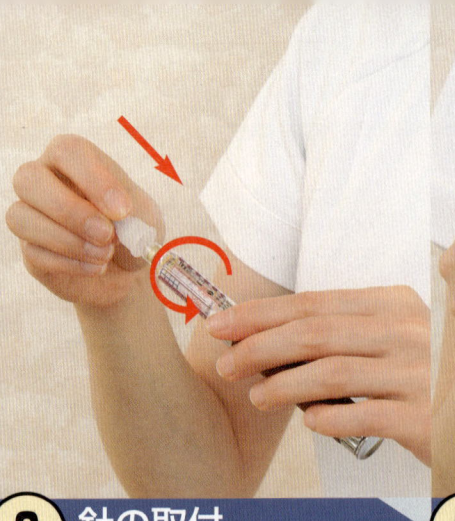

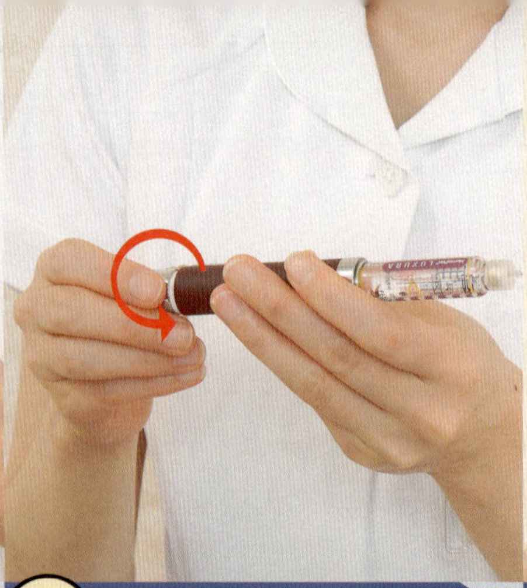

ペン型注入器によるインスリン注射

② 針の取付
注射針をまっすぐ取りつけ，時計まわりに回す

③ 空打ちの準備
針ケース，針キャップをとり，空打ちの準備としてダイヤルを2単位に合わせる

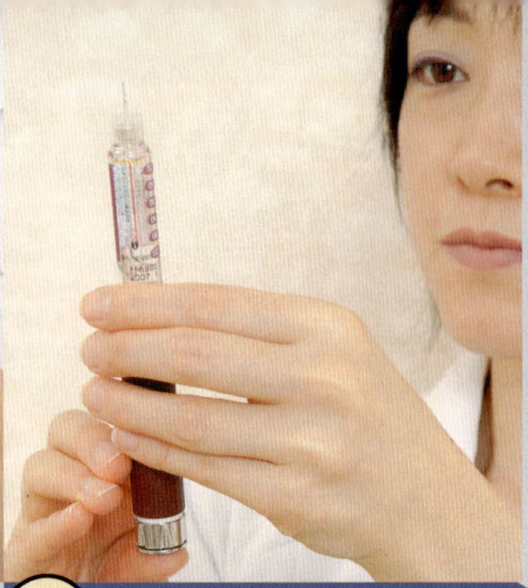

④ 空打ち
針先を上にしてカートリッジホルダーを指で軽く叩き，空気を上に集めたのち，注入ボタンを押し，針先からインスリンが出ることを確かめる

POINT
カートリッジの交換時期

カートリッジ内のガスケット（ゴムピストン）の黄色いラインがカートリッジホルダーの20の目盛り以下になったら，新しいカートリッジに交換する

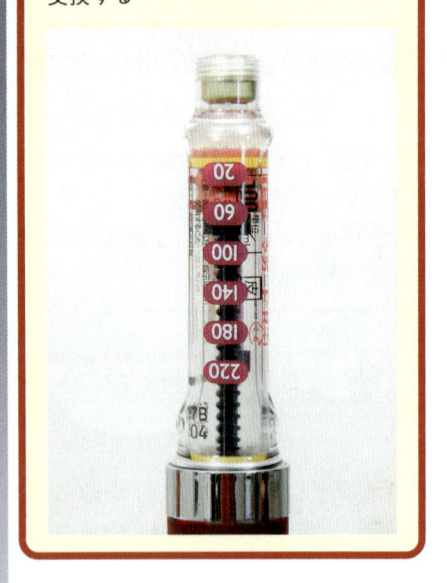

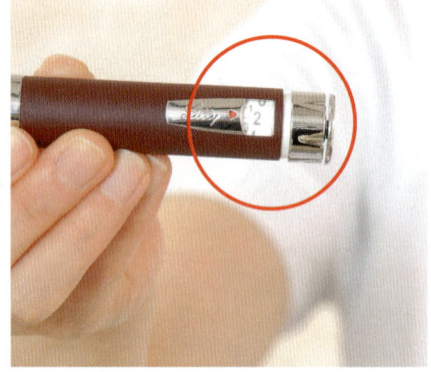

赤い矢印を2に合わせる

POINT
・インスリンが出ない場合は出るまで空打ちを繰り返す

▼カートリッジの交換方法

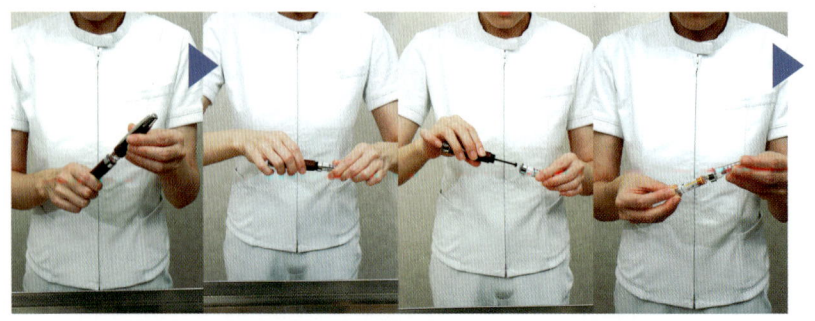

キャップをはずす　　カートリッジホルダーをねじってはずす　　本体をはずす　　カートリッジホルダーから空のカートリッジをはずす

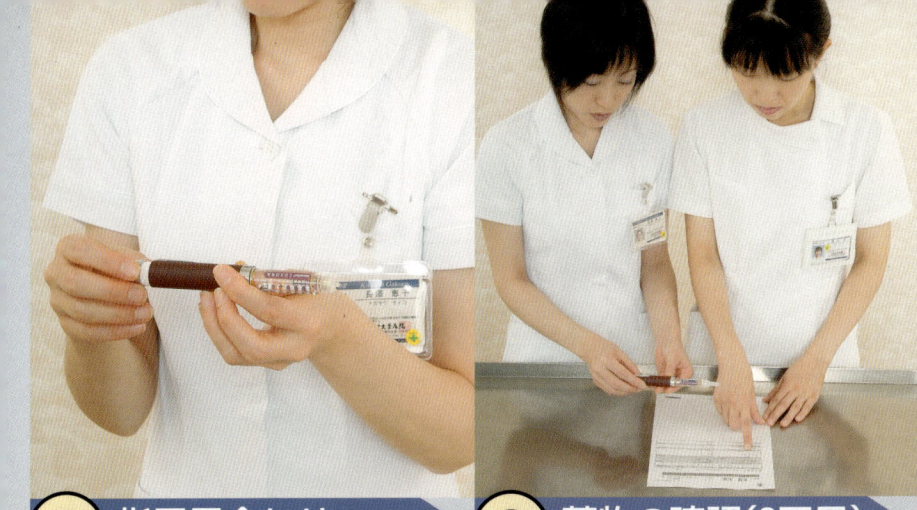

⑤ 指示量合わせ	⑥ 薬物の確認（3回目）	⑦ 準備
ダイヤルの表示が0であることを確かめ，指示された単位量に合わせる	患者氏名・単位数・投与方法・投与時間を看護師2人でダブルチェックする	手洗い後，手袋を装着し，患者の氏名を確認後，インスリン注射の必要性を説明し，了承を得る

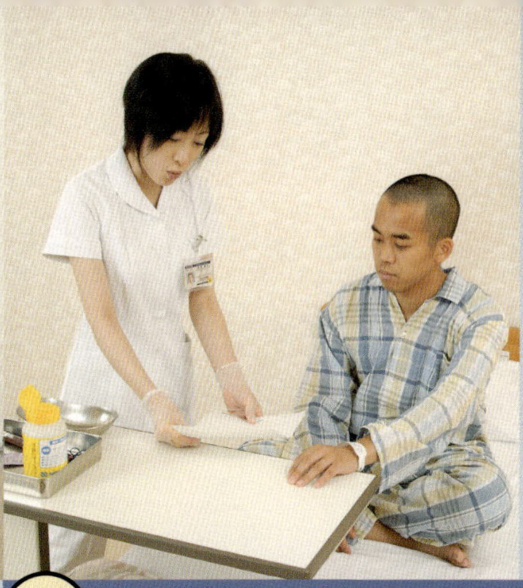

POINT

- この器材は，ダイヤルを回しすぎて指示量をすぎても，反対に回すことで指示単位量に合わせることができる

リスク防止 ダブルチェック

誤った投与をした場合，患者の健康状態に深刻な影響をもたらす薬物を使用する際は，ダブルチェックで誤薬を防ぐ

POINT 薬物・器材の取り扱い

- 使用していない製剤と器材は，2～8℃で遮光保存する
- ペン型シリンジにセットしたインスリン製剤，使用中のディスポーザブルシリンジは，結露による故障を防ぐため室温保存とする
- インスリンを自宅で保存する場合，冷蔵庫の奥に入れると凍結するおそれがあるので，扉のポケットにスペースをつくり，保存するように説明する
- 器材を携帯して持ち歩く場合，直射日光に当たらないようにする．また，締め切った車内など，高温になる場所に置かないよう説明する

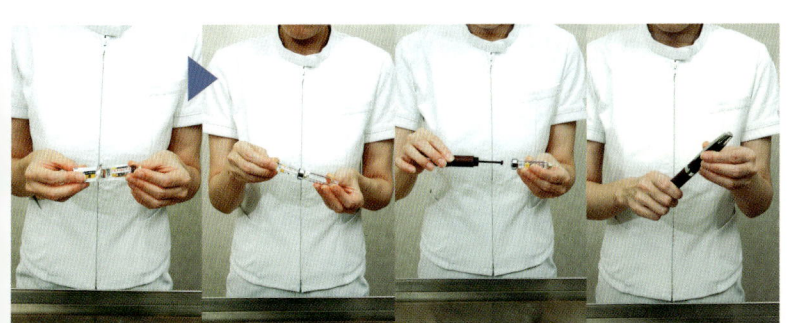

新しいカートリッジをパッケージから取り出す	新しいカートリッジをカートリッジホルダーに入れる	本体をカートリッジにねじってしっかり取り付ける(注)	キャップをして保管する

注）ピストンは指で押し込まず，カートリッジにあてるようにして取り付ける

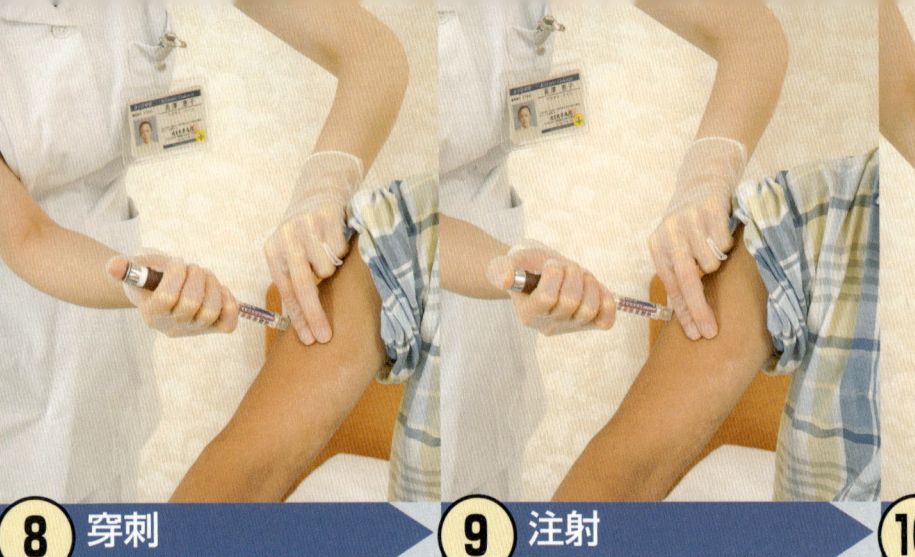

ペン型注入器によるインスリン注射

⑧ 穿刺
注射部位を選択して皮膚をアルコール綿で消毒し，乾燥後，皮下脂肪をつまみ，針をまっすぐ根元まで穿刺する

⑨ 注射
ダイヤルの表示が0になるまでしっかりとボタンを押す．注入ボタンを押したまま6秒以上おいてから針を抜く

⑩ 抜針
穿刺部位をもまずに軽くアルコール綿で拭く

リスク防止：患者確認，説明
きちんと規定量が注入できたか確認するため，ダイヤルの数字が見えるように持つ

リスク防止：インスリン投与量に注意
- シリンジによっては，残量以上の単位を指定できるものがある．注射後のダイヤル表示が0でない場合，注射できなかった不足分のインスリン単位が表示されるので，インスリンカートリッジを交換し，改めて不足分のインスリンを注射する
- ディスポーザブルタイプのものは，インスリンの残量以上はダイヤルが回らないので，残量の目安になる

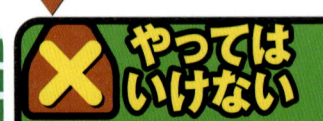

✗ やってはいけない：刺入部はもまない
インスリンの吸収が速くなってしまうので，穿刺部位はもまない

POINT　低血糖への対応

　低血糖を起こすと，合併症（網膜症，腎症，神経障害など）の悪化や，最悪の場合，昏睡や死にいたることもあるので注意が必要である．対応法を以下に示す

- 常にブドウ糖・砂糖などと糖尿病カードを携帯しているように説明する
- 低血糖の症状（発汗・動悸・振戦，めまい，など）が現れた場合，あわてずに糖分を補給して対応するように説明する
- 摂取量は，ブドウ糖を1回につき10〜20g（40〜80kcal）である．効果が現れなければ，もう1度，同量摂取する
- 低血糖の原因は，食前の運動・入浴，食事の摂取量が少ない，食事の時間が遅れた，普段より運動量が多い，インスリンの指示量を間違え注射した，などである．これらについて知ることで，低血糖を予防できることを説明する

11 針の廃棄 1

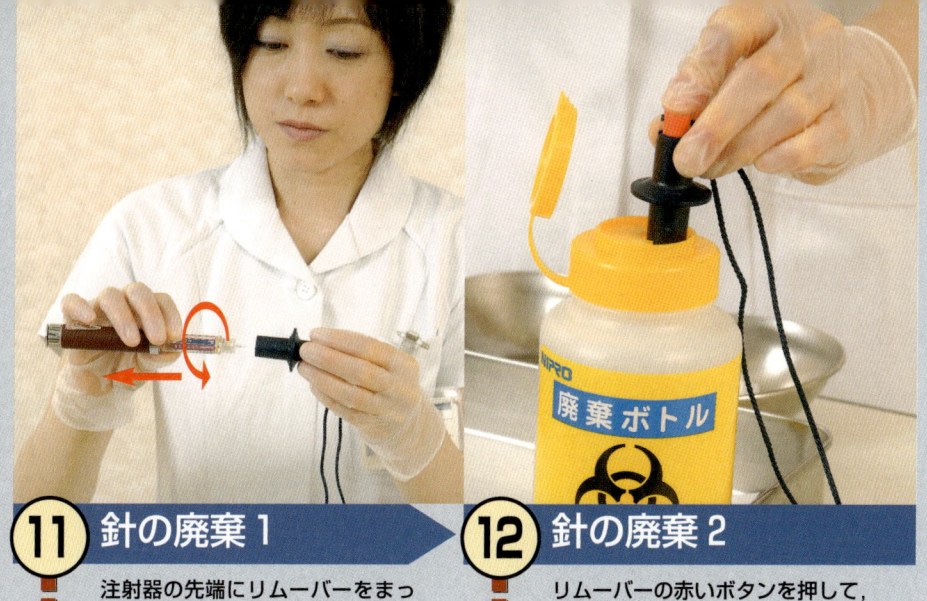

注射器の先端にリムーバーをまっすぐにかぶせ，リムーバーごと時計と反対まわりに回し，針を抜く

12 針の廃棄 2

リムーバーの赤いボタンを押して，針を廃棄容器に捨てる．ペンにカバーをして必要物品を片づけ，患者にあいさつし，終了

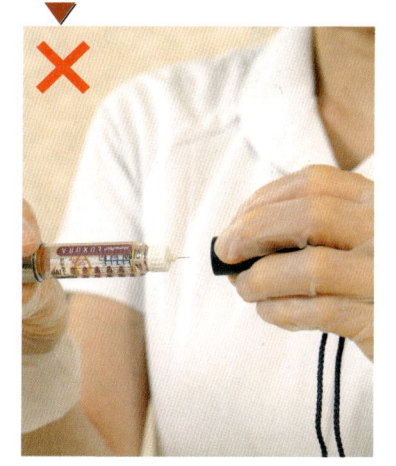

✕ リムーバーの誤穿刺防止カバーを越えて持つと，針刺しのおそれがあるので注意する

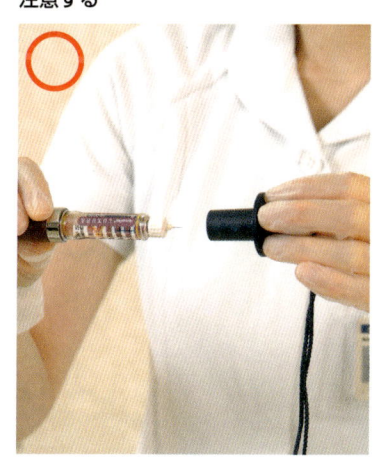

○ 正しい持ち方

POINT
針は1回ずつ新しいものを使用する

？ それはなぜ？
・針をつけたまま保管すると，カートリッジ内に空気が入ってしまう可能性がある
・使用した針は，摩耗しているので，再使用すると痛みの原因になる
・一度使用した針を再使用すると感染のおそれがある

POINT
針の廃棄
針は医療用廃棄物のため，一般のごみと一緒に捨てることはできない．使用済みの針は，ふた付きの容器（ペットボトルや空きびんなど）に入れて，外来受診時にもってきてもらうようにする

POINT
・注射後，低血糖症状の出現の有無を観察する
・低血糖症状についてオリエンテーションをし，症状の出現時には看護師にすみやかに報告するように説明する

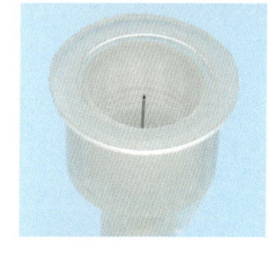

針は指す方向と反対側にも出ているので，針刺し事故に注意する

！ リスク防止
リムーバーは，各社から専用のものが出ているのでそれを使用することが望ましい．しかし，この器材は専用のものがないので，安全を確認したうえで，他社のものを使用している

4 輸血

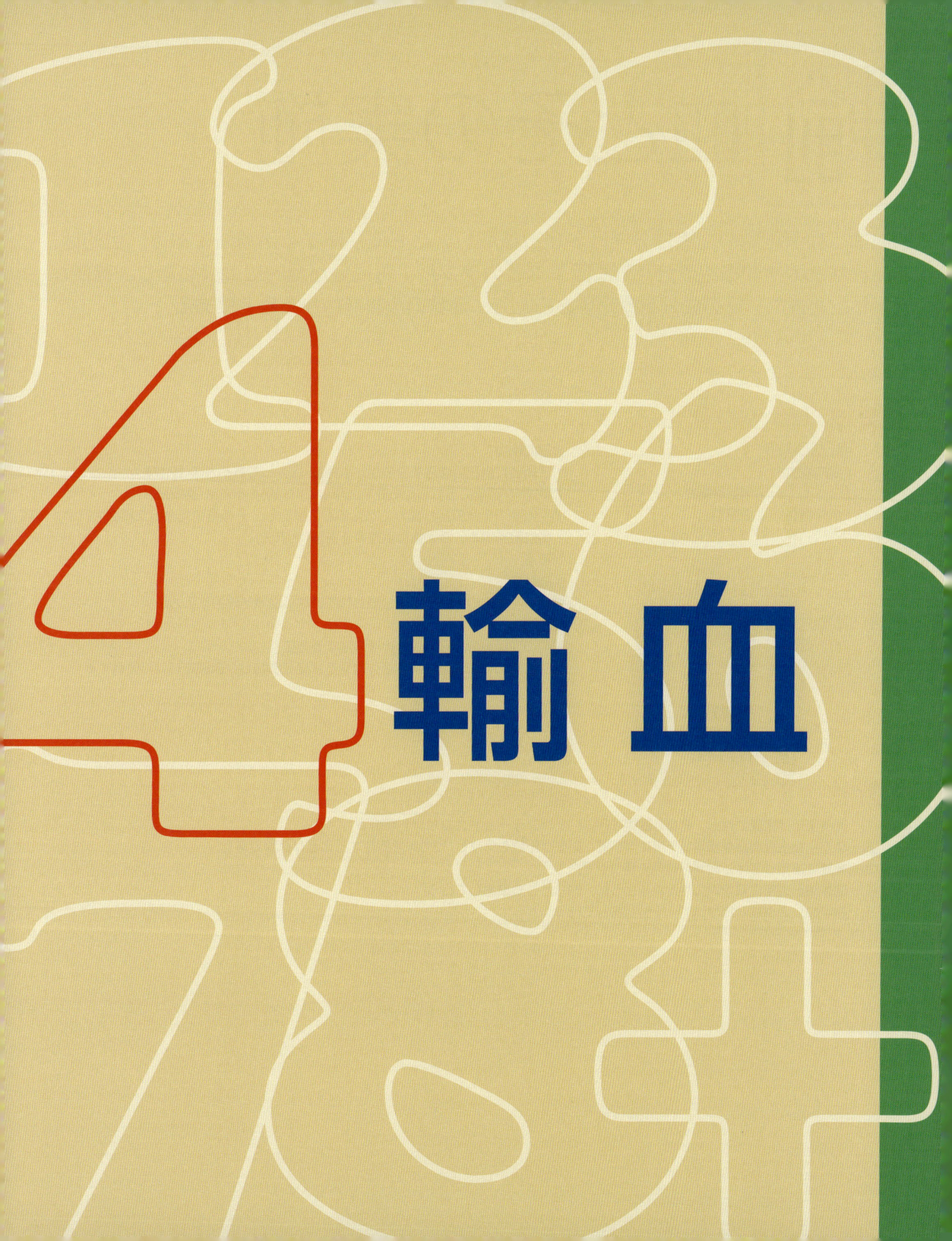

輸血とその実施

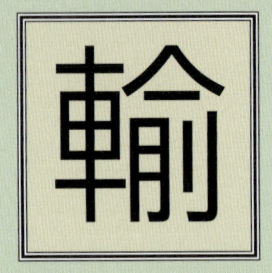

輸血は，血液細胞や血液成分をヒトから採取し，ヒトに移植する治療法である．目的は，赤血球などの血液細胞成分や凝固因子などのタンパク質成分が量的に減少したり，機能が低下したときに，その成分を補充することで，症状の改善をはかることにある．

■輸血療法の分類

1. 自己血輸血[※1]
   - 全血輸血[※2]
   - 成分輸血[※3]
     - 赤血球輸血
     - 血漿輸血
     - フィブリン糊

2. 同種血輸血
   - 全血輸血
   - 成分輸血
     - 赤血球輸血
     - 血小板輸血
     - 血漿輸血

[※1] 自己血輸血
① 手術前に自己の血液をあらかじめ採血・保存しておく方法（貯血法）
② 手術中・術後に出血した血液を洗浄して再利用する方法（回収法）
③ 手術室で全身麻酔が開始されたあとに採血し，その量に見合った輸血を行い，体内の血液を薄め，手術後に返血する方法（希釈法）
がある

[※2] 全血輸血
採血したままの，各成分に分離されていない血液を輸血する方法

[※3] 成分輸血
目的の血液成分の必要量のみを輸血する方法
目的以外の血液成分による副作用や合併症を予防し，血液を有効に使用する

■輸血を実施する際の注意事項

1. 患者または家族に対し，適切な説明を行い，インフォームドコンセントを得る
2. 特定生物由来製品を使用した者について，必要な記録を作成し，20年間保存することが必要である
3. 実施にあたっては，最新の知見に基づいて行う
4. 副作用出現時に緊急対応がとれるように，あらかじめ準備して行う
5. 感染のリスクなどについて，十分認識して行う

■血液製剤の分類（保存前白血球除去製剤）

輸血用血液製剤の製造工程において，白血球を除去した製剤が2007（平成19）年1月16日採血分より供給が開始された（血小板製剤は，以前より白血球除去製剤が供給されている）

	商品名（略号）〈一般名〉	組成・性状	使用指針	有効期間
全血製剤	人全血液-LR「日赤」（WB-LR-1，WB-LR-2）〈人全血液〉	ヒト血液200mLまたは400mLに血液保存液（CPD液）を，それぞれ28mL，56mL混合し，白血球の大部分を除去して保存した液剤	一般の輸血適応症	採血後21日間
血液成分製剤	赤血球濃厚液-LR「日赤」（RCC-LR-1，RCC-LR-2）〈人赤血球濃厚液〉	血液保存液（CPD液）をそれぞれ28mL，56mL混合したヒト血液200mLまたは400mLから白血球および血漿の大部分を除去し，赤血球保存用添加液（MAP液）を，それぞれ46mL，92mL混和した液剤	慢性貧血，急性出血 周術期の輸血	採血後21日間
	洗浄赤血球-LR「日赤」（WRC-LR-1，WRC-LR-2）〈洗浄人赤血球浮遊液〉	ヒト血液200mLまたは400mLから白血球および血漿の大部分を除去した赤血球層を，生理食塩液で洗浄後，生理食塩液を加えて全量をそれぞれ200mL，400mLとした液剤	貧血症または血漿成分の副作用を避ける場合	製造後24時間
	解凍赤血球-LR「日赤」（FTRC-LR-1，FTRC-LR-2）〈解凍人赤血球濃厚液〉	ヒト血液200mLまたは400mLから白血球および血漿の大部分を除去した赤血球層に，凍害保護液を加え凍結保存したものを，使用時に解凍後，凍害保護液を洗浄除去した液剤	貧血または赤血球の機能低下	製造後12時間
	合成血-LR「日赤」（BET-LR-1，BET-LR-2）	ヒト血液200mLまたは400mLから白血球および血漿の大部分を除去したO型の赤血球層を生理食塩液で洗浄後，AB型のヒト血漿をヒト血液200mL，400mLに由来する相当量を加えた製剤	ABO血液型不適合による新生児溶血疾患	製造後24時間以内
	濃厚血小板「日赤」（PC）〈人血小板濃厚液〉	血漿に浮遊した血小板で，血液成分採血により白血球の大部分を除去して採取した製剤	血小板減少症を伴う疾患	採血後4日以内
	濃厚血小板HLA「日赤」（PC-HLA）〈人血小板濃厚液〉	HLA型適合献血者から血液成分分離装置で採取した血小板を，血漿に浮遊させた液剤	血小板減少症を伴う疾患で抗HLA抗体を有するため，通常の血小板製剤では効果がみられない場合	
	新鮮凍結血漿-LR「日赤」（FFP-LR-1，FFP-LR-2）〈新鮮凍血人血漿〉	ヒト血液200mLまたは400mLに血液保存液（CPD液）を，それぞれ28mL，56mL混合し，白血球の大部分を除去し分離した新鮮な血漿を凍結したもの	凝固因子の補充 血漿因子の補充	採血後1年間

※LRは，Leucocytes Reducedの略で「白血球を減少させた」の意味
※略語中の「1」は200mL由来を，「2」は400mL採血由来を示す
※放射線照射したものは，商品名の前に「照射」，略号の前に「Ir」と記載される
　例：照射赤血球濃厚液-LR「日赤」（Ir-RCC-LR）

■ABO血液型と輸血バッグ

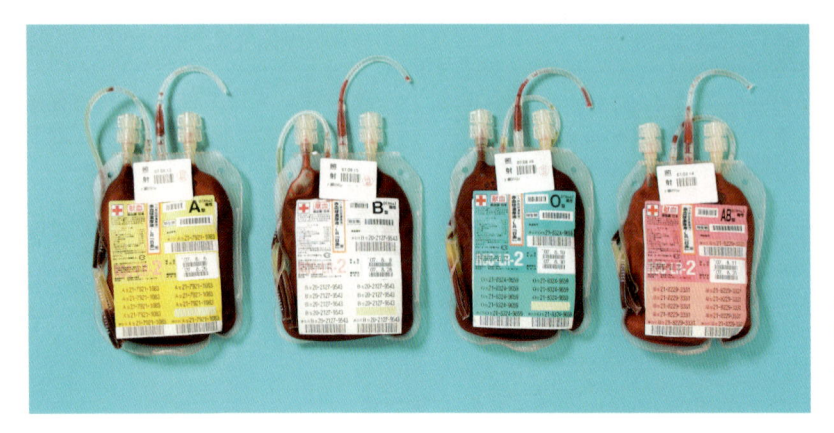

ABO血液型は，A型：黄色，B型：白色，O型：青色，AB型：赤，と血液型でバッグのラベルの色が決まっている

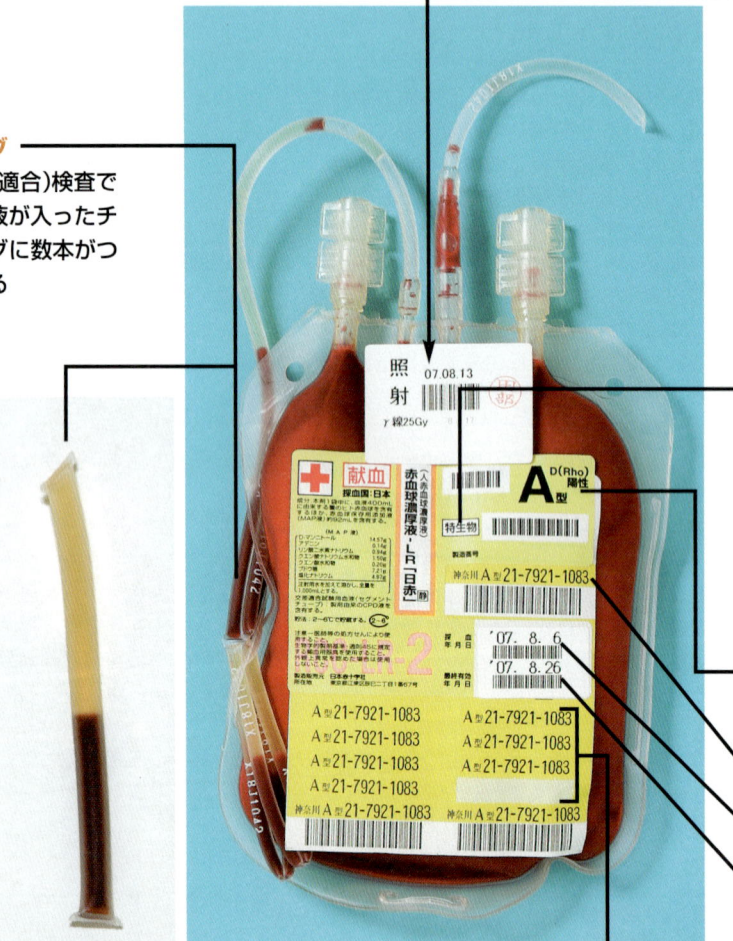

セグメントチューブ
クロスマッチ（交差適合）検査で使用するための血液が入ったチューブ．輸血バッグに数本がつながってついている

放射線照射
輸血による移植片対宿主病（GVHD；graft versus host disease）を予防する目的で，あらかじめ15Gy以上50Gy以下の放射線を照射し，血液中のリンパ球を不活化させたもの．照射済み（irradiated）のものは，略号の前に「Ir」がつく
GVHDは，輸血した血液のリンパ球が増殖し，患者の臓器を攻撃する状態．致死的な経過になることが多いので注意する

特定生物由来製品
特定生物由来製品とは，「人または動物に由来する原料または材料を用いた製品のなかで，とくに感染リスクに注意すべきもの」をいう．輸血用血液のほかには，胎盤抽出由来製品などがある．生物由来製品のなかでも，とくに感染に注意しなければならない製品である

血液型
ABO血液型およびD（Rho）抗原の陽性・陰性の別を表示

製造番号

採血年月日

最終有効年月日
使用有効期限を表示

製造番号シール
製造番号がシール状になっており，看護記録などの記録用紙に貼れるようになっている

▼血液の単位

	単位	容量
赤血球濃厚液-LR「日赤」(RCC-LR)	1単位	約140 mL
	2単位	約280 mL
新鮮凍結血漿-LR「日赤」(FFP-LR)	輸血量80 mLを1単位とみなす	
新鮮凍結血漿「日赤」(FFP)	5単位	約450 mL
濃厚血小板「日赤」(PC)	1単位	約20 mL
	2単位	約40 mL
	5単位	約100 mL
	10単位	約200 mL
	15単位	約250 mL
	20単位	約250 mL

▼血液製剤変質

色調の変化に注意．とくに細菌汚染の場合は，黒色に変化する
セグメントと血液バッグの色調が異なるときも変質を疑う

■血液の保存

・各輸血用血液は，最も適した条件で保存することが必要である．
・病棟にある一般の冷蔵庫での保管は温度管理が不十分なため，保管には不適切であり，基本的に行わない．使用する血液製剤をそのつど受け取り使用する．

▼冷蔵庫で保存

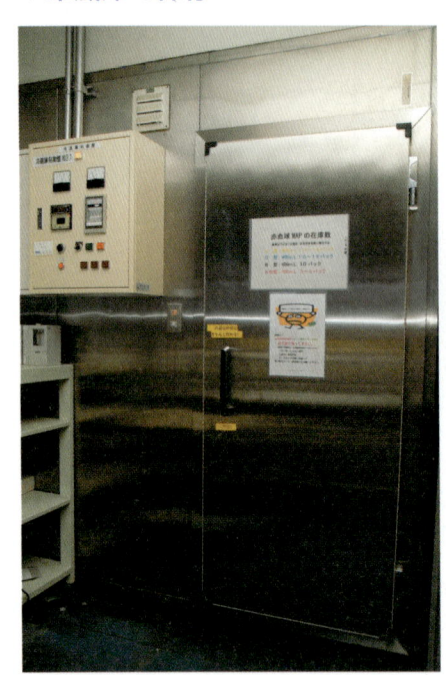

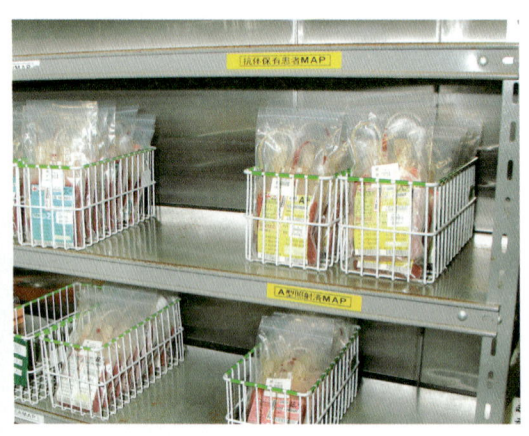

赤血球製剤は，自記温度記録計と警報装置がついた庫内に2～6℃で保管する

▼冷凍庫で保存

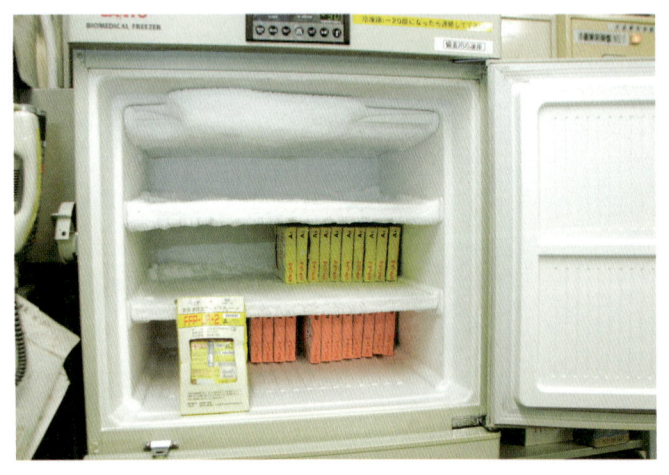

新鮮凍結血漿は凝固因子の活性を保つため，-20℃以下の冷凍庫で保管する

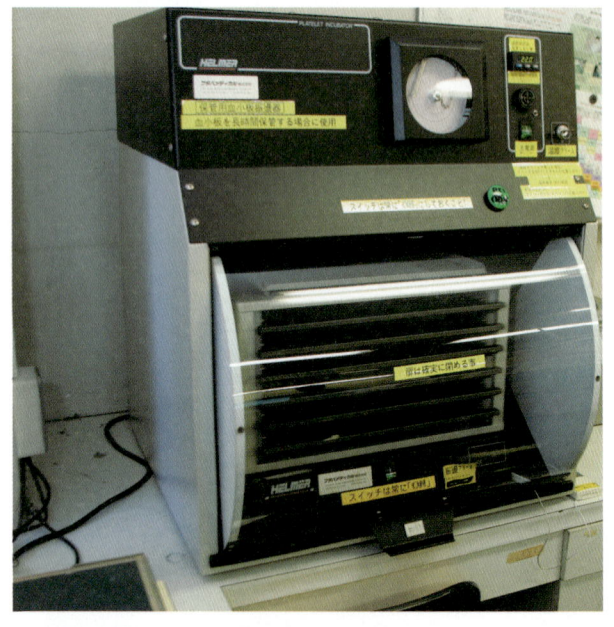

▼振とう器で保存

血小板濃厚液は，温度管理された保管用血小板振とう器，または室温(20～24℃)で水平振とうしながら保存する．4℃以下になると，血小板の凝集などを起こす．血小板は嫌気的解糖により乳酸が蓄積する結果，pHが低下し，pHが6.0～6.2以下になると輸血効果が低下する．振とうにより乳酸を拡散し，ガス交換が促進されるためpHの低下をおさえられる

■輸血セットとフィルターの種類

輸血セットは輸血料に含まれているので，保険請求はできない．

▼輸血セット

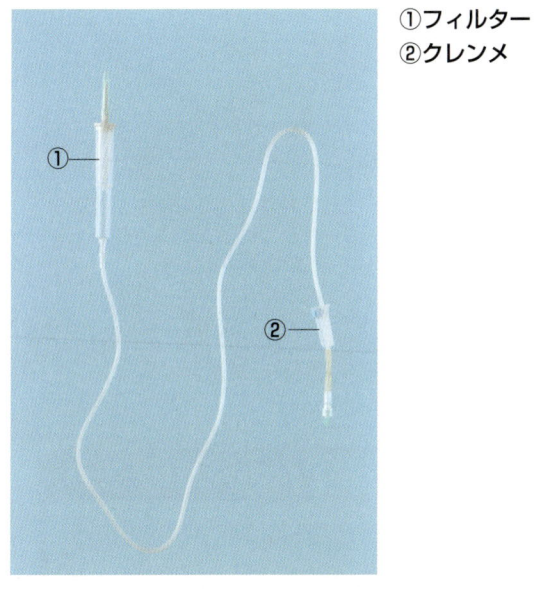

①フィルター
②クレンメ

血液製剤のなかのフィブリン塊や凝集塊を取り除く目的で，フィルターのついた輸血セットを使用する．フィルターのメッシュ孔径は175～210μm．20滴≒1mL

▼血小板用輸血セット

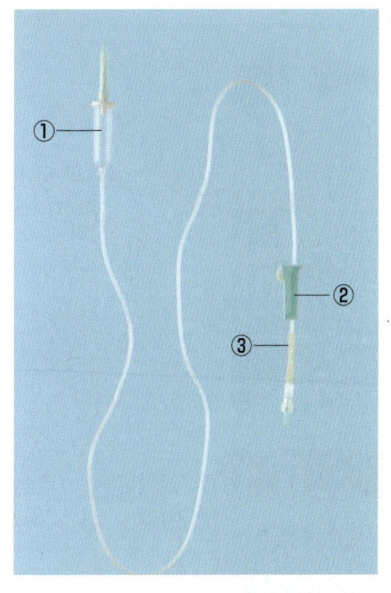

①点滴筒　②クレンメ
③フィルター

血小板吸着能により血小板がチューブ内に吸着するのをできるだけ少なくするために，赤血球製剤用輸血セットよりチューブの内径が細くなっている．フィルターのメッシュ孔径は140～170μm．20滴≒1mL

▼微小凝集塊除去フィルター

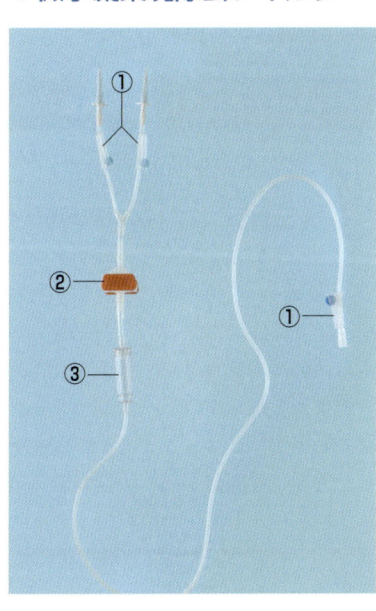

①クレンメ　②微小凝集塊除去フィルター　③点滴筒

通常の輸血セットでは除去できない約170μm以下の微少なマイクロアグリゲート(微小凝集塊)を取り除く目的のフィルター．フィルターのメッシュ孔径は，約20～40μm

輸血

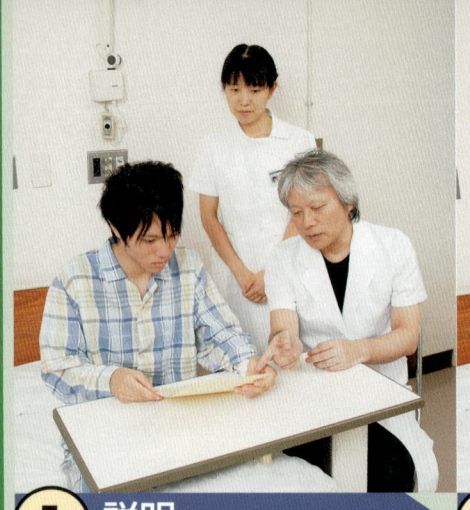

① 説明
医師より患者(家族)に，輸血療法が必要なこと，輸血による患者へのリスクなどについて説明を行う

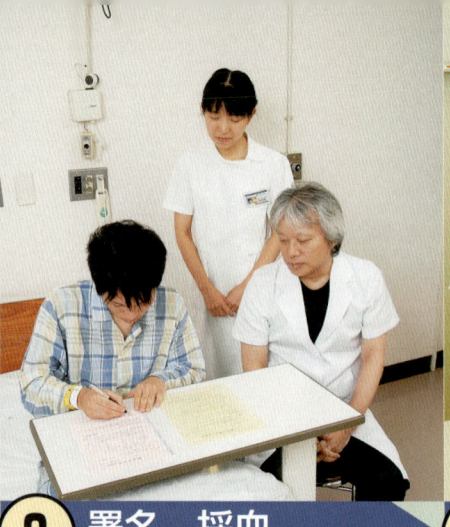

② 署名，採血
同意が得られたら「輸血に関する同意書」に署名と捺印をもらう．採血し血液型を検査する

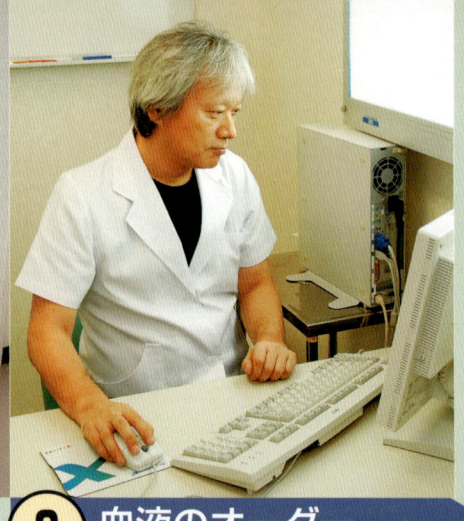

③ 血液のオーダー
血液型検査結果を確認し，医師がオーダリングシステムで輸血センターへ輸血を申し込む

POINT 患者への説明項目

1. 患者の状況および輸血の必要性
2. 輸血をしなかった場合の危険性
3. 予定される輸血の種類と量
4. 輸血による感染症，副作用の可能性
5. 輸血には自己血輸血と同種血輸血があること
6. 輸血に関する検査について
7. 緊急に輸血が必要とされる場合について
8. 追及調査時の血液使用の可能性
9. 記録の保管について
10. その他，輸血に関する注意点

POINT 同意書

「輸血に関する説明」
「輸血同意書(診療録用)」
「輸血同意書(患者様用)」
　※3枚で1つになっている

POINT 看護師が確認する項目

1. 輸血目的
2. 輸血する血液製剤名と量
3. 輸血歴
4. 輸血前の感染症検査結果
5. 血液検査値・血液型・不規則抗体の有無
6. 輸血に対する患者の受け止め

POINT

- 患者が装着している「患者識別バンド」「血液型識別バンド」を確認し，患者に「氏名」を名乗ってもらう(輸血事故防止のため(血液型検査は，輸血オーダー前と交差適合試験時の異なる時点での2検体で二重にチェックする)
- 「採血伝票の確認」を確実に行う
- 指示ラベルを貼った容器に確実に血液を入れる

POINT 血液型識別バンドの装着

- 輸血を行う患者発生時(輸血オーダー時)，患者のABO血液型と同型の血液識別バンドを装着する
- 装着は医療者2名で，患者血液型検査結果と血液型識別バンドを確認後，四肢のいずれかに装着する

POINT 採血時の注意

- 検体量は原則として輸血検査用血液10mL
- 分離剤入り採血管および抗凝固薬入り採血管は使用しない
- 全血で冷蔵保存された検体は使用不可能のため，採血後すみやかに提出する(寒冷凝集素が血球に付着し，交差適合試験に使用できなくなるため)

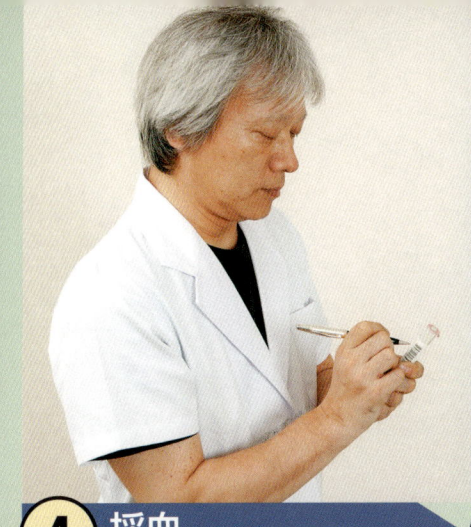

④ 採血
検体採取指示票ラベルを指定採血管に貼り，採血者は採血後，ラベルにサインする

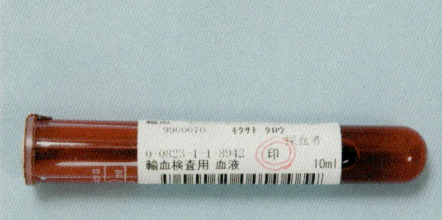

⑤ 交差適合試験依頼
輸血センターへ輸血検査用検体の提出（交差適合試験用検体で，血液型・不規則抗体スクリーニングの検査，交差適合試験を行う）

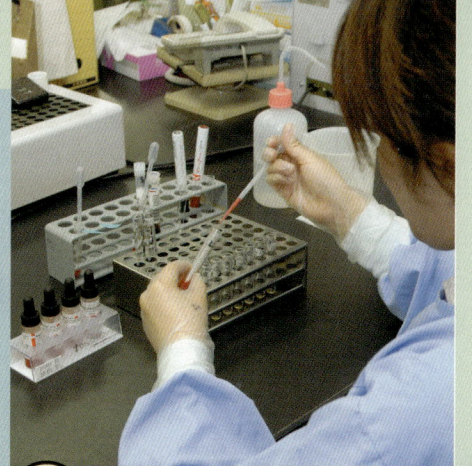

⑥ 交差適合試験実施
輸血センターで交差適合試験を行う

▼血液型の判定

● ABO血液型
おもて試験：抗A血清，抗B血清を用いて，検査を受ける人の赤血球のA抗原，B抗原の有無を調べる
うら試験　：既知のA型赤血球・B型赤血球（それぞれ5人分の血球を集めたもの）を用いて，検査を受ける人の血清中の抗A抗体，抗B抗体の有無を調べる

※抗原抗体反応が起こると，赤血球膜上に肉眼で観察できる凝集塊をつくる
※ABO型の判定は，必ずおもて・うら試験を行い，両方が一致したときに血液型を判定する

	赤血球中に含まれる抗原	血清中に含まれる抗体
A型	A抗原	抗B抗体
B型	B抗原	抗A抗体
O型	（−）	抗A抗体，抗B抗体
AB型	A抗原，B抗原	（−）

● Rho(D)抗原型
抗D血清を用いて判定する
Rh(＋)：D抗原陽性　Rh(−)：D抗原陰性

▼交差適合試験（クロスマッチ）

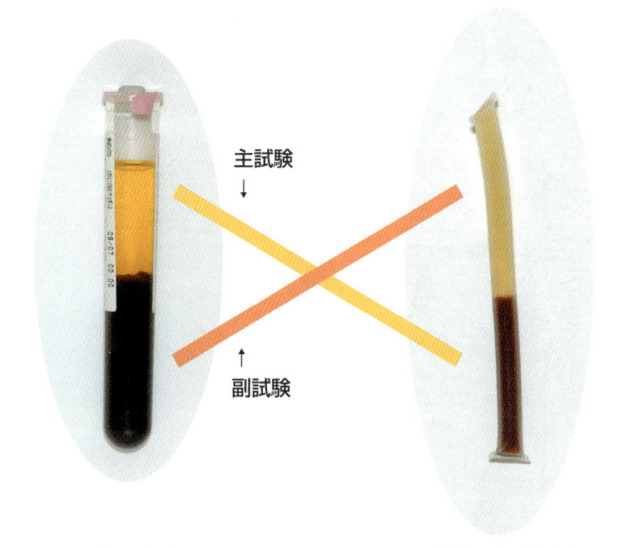

主試験
↓
↑
副試験

患者の血液　　　　　輸血用血液製剤

ABO血液型不適合輸血を防止するうえで重要な検査であり，主試験と副試験がある．それぞれの検査がクロスしていることからクロスマッチという．

主試験：患者（受血者）の血清と輸血用血液製剤（供血者）の血球の反応で，溶血や凝集の有無を判定する．
陽性の場合，血液型不適合を意味する．
副試験：患者（受血者）の血球と輸血用血液製剤（供血者）の血清の反応．

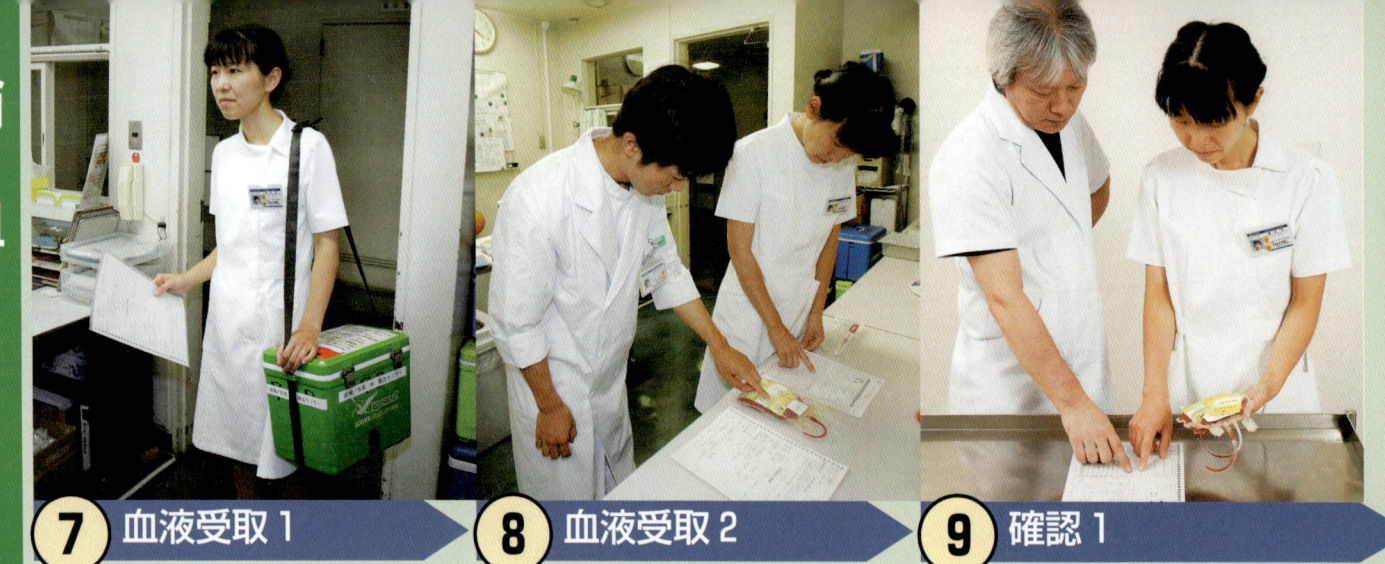

輸血

⑦ **血液受取1**
輸血センターへ血液を受け取りに行く

⑧ **血液受取2**
輸血払い出し伝票，交差適合試験報告書，輸血用血液製剤を血液センターの職員とダブルチェックする

⑨ **確認1**
医師と看護師で輸血指示をダブルチェックする

▼必要物品

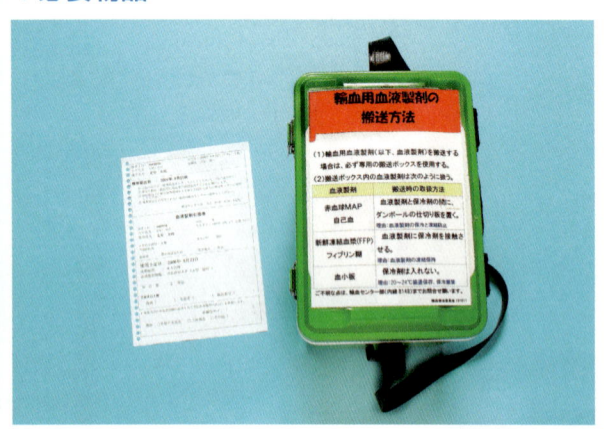

血液引換券，輸血用血液製剤運搬用ケース

POINT

チェック項目
・患者氏名
・血液製剤名
・単位数
・血液型（ABO・Rho（D））
・製造番号
・有効年月日
・交差適合試験の結果
・放射線照射

▼血液の運搬方法

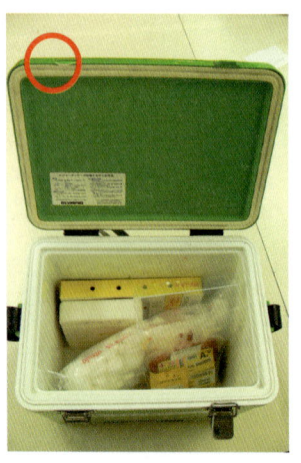

人赤血球濃厚液（RCC-LR）と新鮮凍結人血漿（FFP-LR）は保存温度が異なるため，一緒に持ち運ぶ際には，FFP-LRは保冷剤と密着させ，RCC-LRは断熱剤シートを使用することで保冷剤との密着を避ける

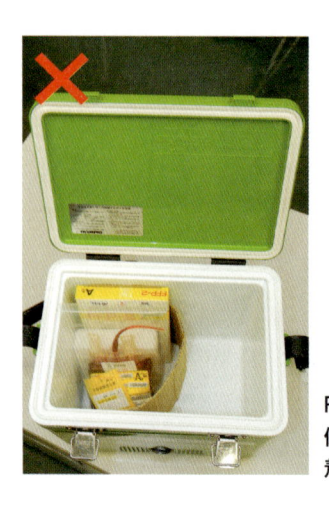

RCC-LRが保冷剤と密着している

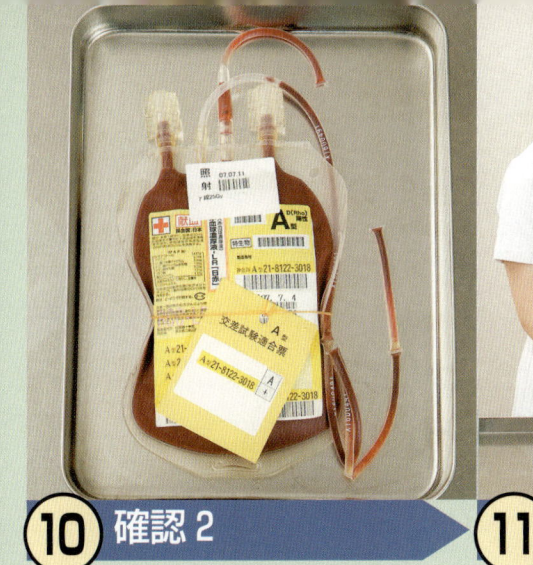

⑩ 確認2
血液バッグの外観をチェックする

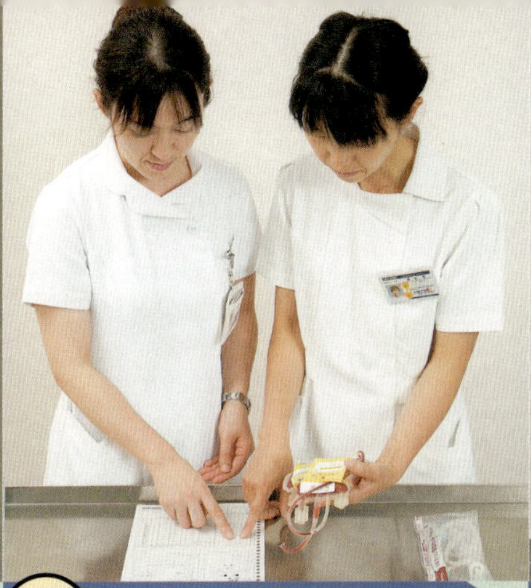

⑪ 実施前の確認
実施前に血液バッグと輸血指示書をダブルチェックする

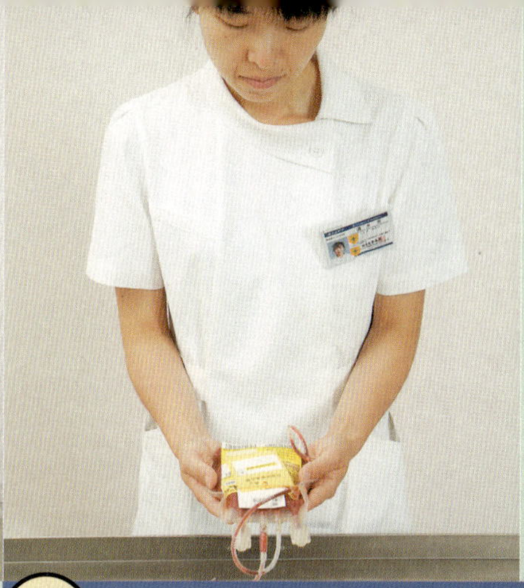

⑫ 混和
手洗い後，血液バッグを混和する

POINT
チェック項目
- 色調の変化（溶血・変色）
- 不溶物（凝血塊・凝固）の有無
- 血液バッグの破損（とくにFFP-LR）の有無
- バッグとセグメントチューブ内の血液の比較

POINT
RCC-LRは，目詰まり防止のため，バッグ排出口のつけ根をもみほぐしたのち，バッグを静かに左右，上下に振って混和する

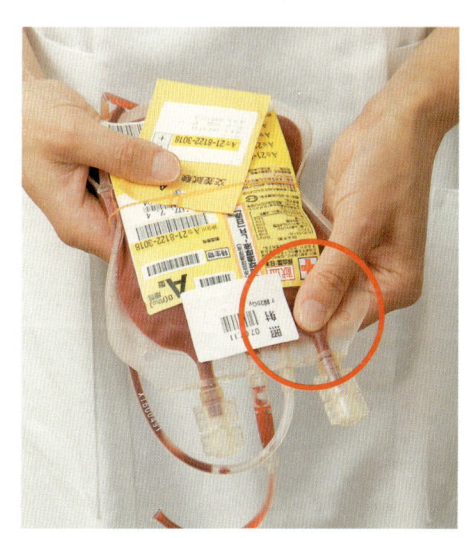

つけ根をもみほぐす

▼必要物品

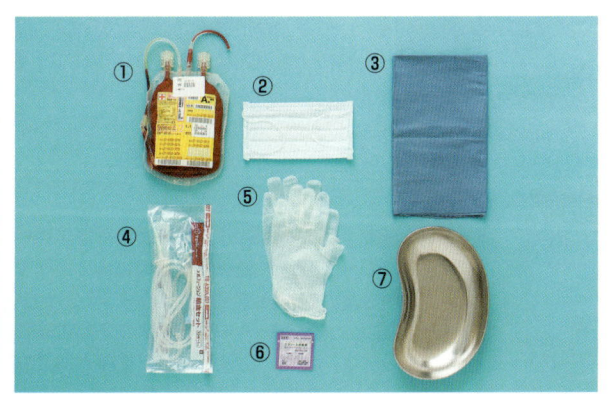

①血液製剤（血液バッグ） ②マスク ③処置用シーツ ④輸血セット ⑤手袋 ⑥アルコール綿 ⑦膿盆

輸血

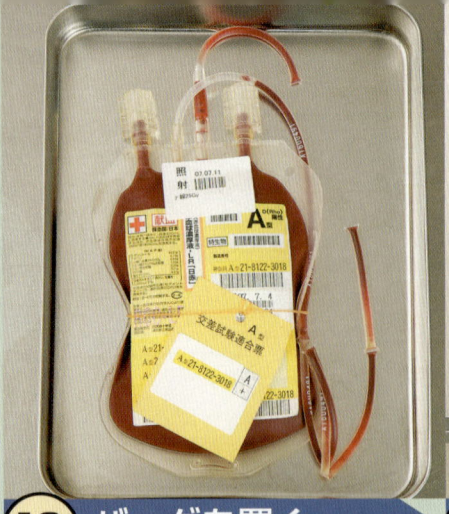

⑬ バッグを置く
混和がすんだら，血液バッグを3〜5分間，静かにトレーに置く

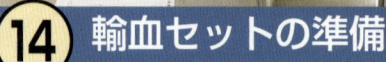

⑭ 輸血セットの準備
手袋着用後，輸血セットを袋から出し，クレンメを閉じておく

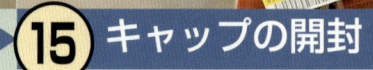

⑮ キャップの開封
キャップをねじ切って開封する

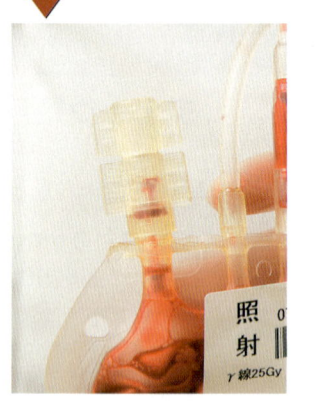

▼新鮮凍結人血漿（FFP-LR）の融解

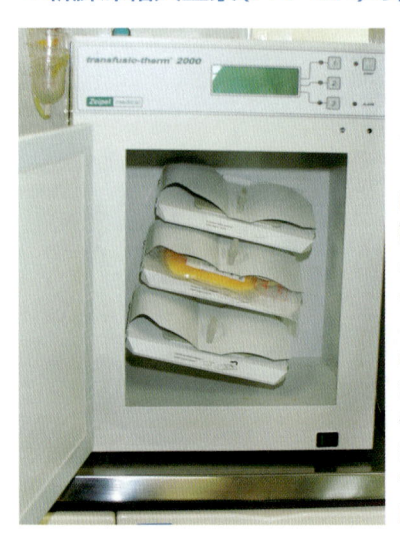

FFP-LRは，ビニール袋に入れたまま恒温装置で融解し（30〜37℃），融解後3時間以内に使用する．融解温度が低いと沈殿物（クリオプレシピテート）が生じ，フィルターの目詰まりを起こすことがある．37℃以上の高温で融解すると血液中のタンパク質が変性し，使用できない．
また，一度解凍したものは，再凍結してはならない．恒温装置がない場合は，温度計を使用し，30〜37℃に保つようにしたお湯を入れた容器を用いて融解する．この際，蛇口から直接お湯をFFP-LRにかけないこと

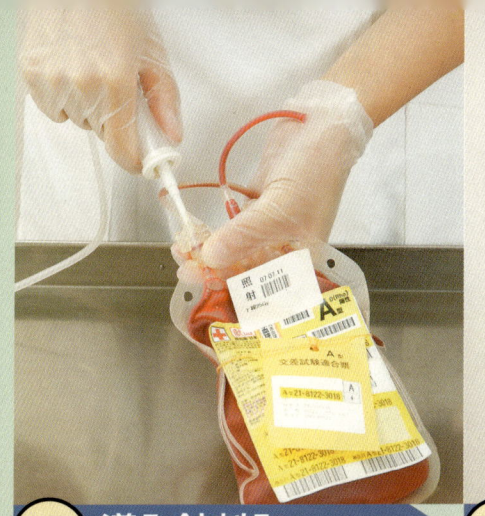

⑯ 導入針刺入
血液バッグの排出口に導入針を回しながら，根もとまで十分に差し込む

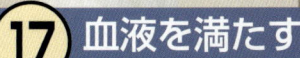

⑰ 血液を満たす
血液バッグを点滴スタンドにかけ，点滴筒を指でゆっくり押し，点滴筒の半分程度まで血液をためたのち，クレンメを開けて輸血セット内に血液を満たす

⑱ 安定
血液が安定するまで3～5分おいたのち，輸血を開始する

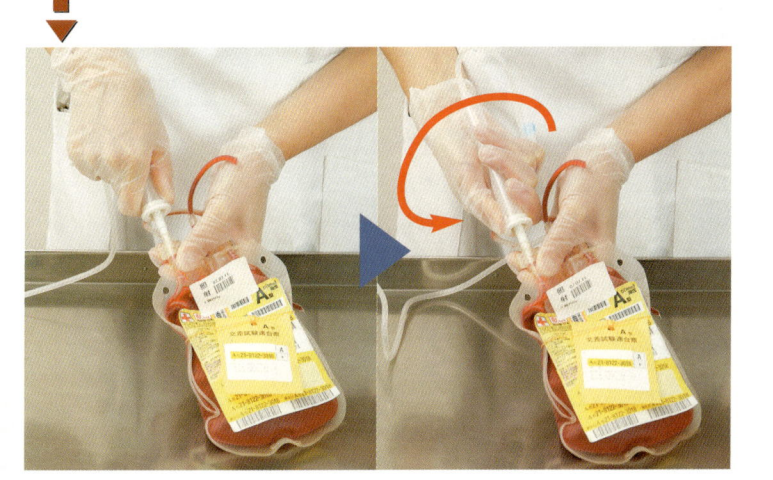

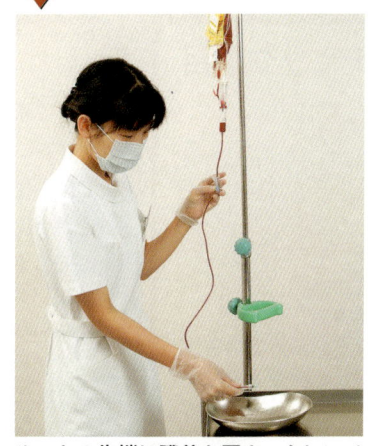

ルートの先端に膿盆を置き，クレンメを開いて血液を輸血セットに満たす

POINT
導入針の刺入は，平らな台の上で行う．点滴スタンドにつり下げた状態で行うと，血液がもれることがある

輸血

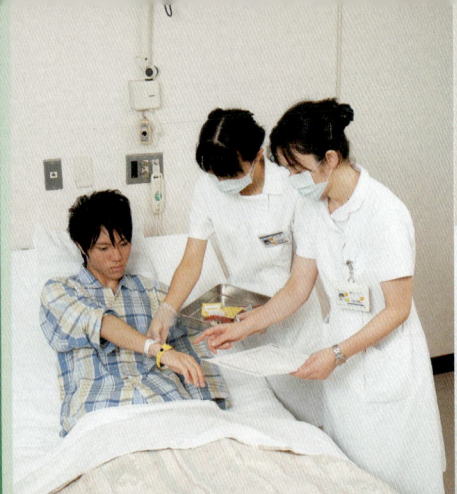

⑲ 確認
看護師2人で患者へ輸血の説明をし，必要事項の確認をする(ダブルチェック)

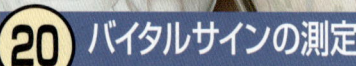

⑳ バイタルサインの測定
輸血前に体温，血圧，脈拍を測定する

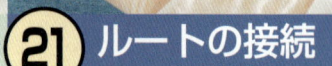

㉑ ルートの接続
留置針を穿刺し，静脈確保ののち，輸血セットと接続する

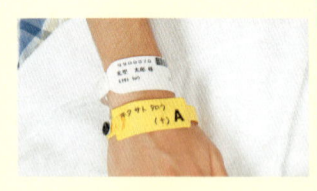

POINT チェック項目
- 患者本人か確認
- 血液型の確認
- 血液型識別バンドでの確認
- クロスマッチ検査適合票の確認
- 使用する輸血用血液製剤の確認

POINT 注射針
成人に輸血を行う場合，血液の粘稠度があるため通常21G以上の注射針を使用する．血管に脆弱性がある患者や小児など血管が細い場合，23G以下の太さの注射針を用いる場合もある

POINT 血管確保
血管刺入部は，原則として上肢の肘から下の血管を選択する．下肢の血管は，血栓ができやすく，腕を選ぶのは，長時間の輸血を考えると，行動しやすいからである．ただし，やむをえず他の血管を選択しなければならない場合もある

POINT 患者への説明内容
- 輸血の目的
- 輸血する血液製剤名
- 輸血にかかる時間
- 気分が不快になったときの連絡
- 排泄の確認

POINT やむをえず輸液ラインから輸血する場合
- 基本は，輸血用血液製剤と薬物の混注は避ける．薬物によっては，凝固や凝集，溶血，タンパク変性などを起こすため．外観上変化がみられなくても，品質が低下していることがある．副作用の原因にもなる
- やむをえず輸液ライン側管から輸血する場合は，輸血開始前後に生理食塩液でラインをリンスする
- 輸液ライン合流部(三法活栓など)から，留置針までのラインを短くすることが必要

㉒ 固定

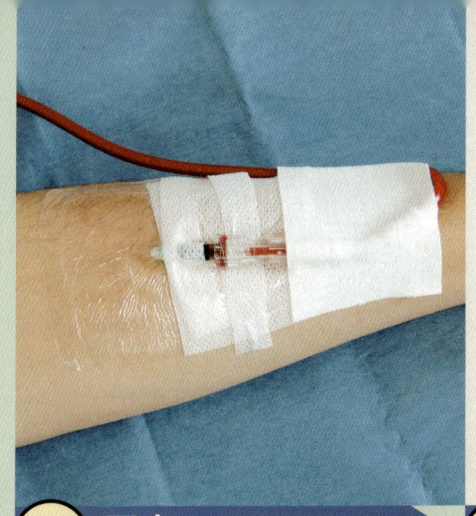

ループをつくってラインを固定する

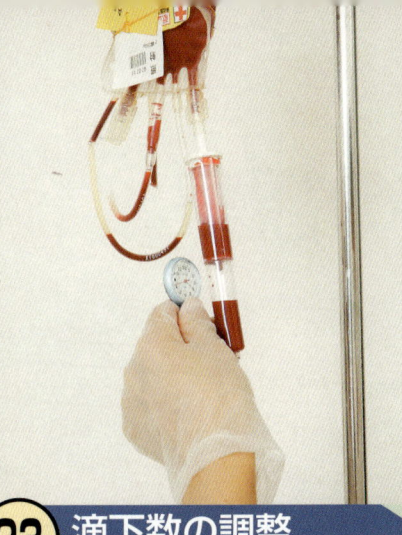

㉓ 滴下数の調整

滴下数を調節する．最初の10〜15分間は，1 mL/分でゆっくり輸血する．状態が落ち着いてきたら指示された輸血速度にあわせる（落ちついた状態であれば，5 mL/分程度の速さで輸血する）

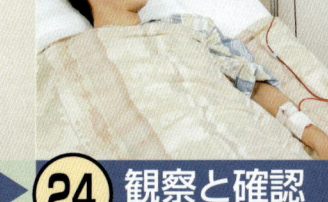

㉔ 観察と確認

開始後5分間はベッドサイドを離れず，患者の様子を観察する．ベッドサイドを離れる際に，再度，患者名，輸血用血液製剤とクロスマッチ検査票を確認する．輸血開始15分後，再度患者の様子を観察する

POINT

輸血速度

血液バッグを開封後，ゆっくり輸血する場合は，長くても6時間以内に輸血を完了させる．6時間以上経過すると溶血が起こったり，細菌繁殖を助長させるので避ける
（例）
RCC-LR 2単位（約280mL）を輸血する場合
最初の15分　1 mL/分→15mLの輸血量
残り265mLのRCC-LRを5 mL/分で輸血すると，53分を要し，合計68分で輸血が終了する

POINT

新生児・小児など1回の輸血に6時間以上を要する場合は，使用血液を無菌的に分割して輸血する．

患者の観察

輸血

輸血中の観察
開始15分後，再度患者の状態を観察する

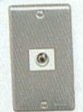

❶血液バッグ
- きちんと導入針は刺されているか
- 漏れはないか

❷点滴筒
- 滴下速度は適正か

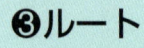

❸ルート
- 屈曲はないか
- 接続部にゆるみはないか
- ルート内に空気が混入していないか

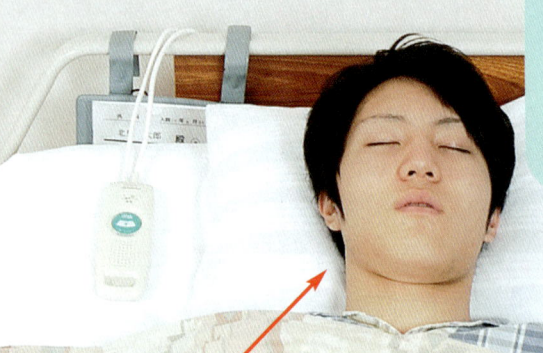

❻全身状況
- 副作用（胸痛・背部痛・悪寒・発熱・浮腫・じんましんなどの症状）はないか
- 呼吸状態はどうか

❼生活状況
- ナースコールは手もとにあるか

❺刺入部
- 注入している血管の熱感と疼痛
- 刺入部固定テープのはがれはないか

❹クレンメ
- クレンメは開通しているか

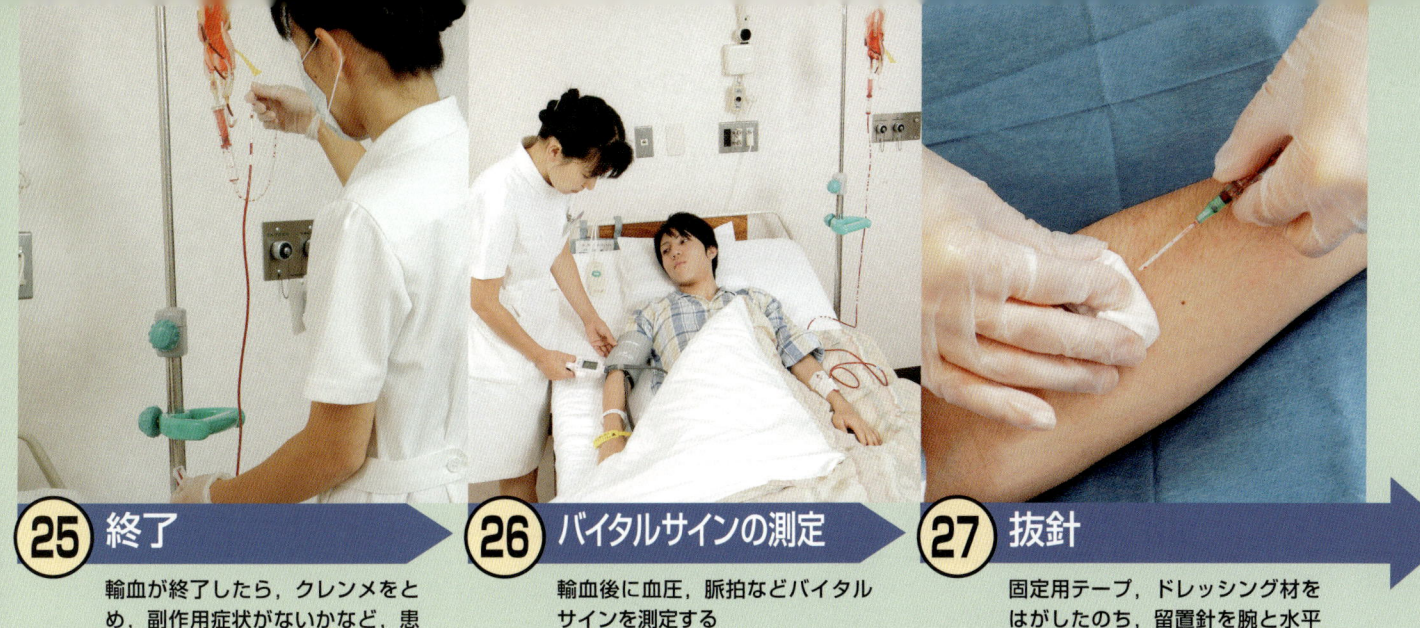

㉕ 終了
輸血が終了したら，クレンメをとめ，副作用症状がないかなど，患者の状態を確認する

㉖ バイタルサインの測定
輸血後に血圧，脈拍などバイタルサインを測定する

㉗ 抜針
固定用テープ，ドレッシング材をはがしたのち，留置針を腕と水平になるようにして抜き，すばやくアルコール綿で押さえる．3～5分圧迫止血をする

POINT　追加輸血する場合
血液バッグはワゴン上などで横に置いて交換する．点滴スタンドにかけたまま交換すると，ルートと血液バッグを接続する際に，突き破るおそれがある

POINT
血液はバッグのなかだけでなく，ルートの内のものも可能なかぎり患者に投与する

POINT　輸血の副作用について
溶血性と非溶血性の副作用にわかれる．それぞれ，急性のものと遅発性のものがあるので，注意する

1）溶血性輸血副作用
（1）**即時型副作用**：輸血開始後，数分から数時間以内に発症する．もっとも重篤な副作用はABO血液型不適合輸血*による血管内溶血．症状は，輸血の注入血管の熱感と痛み，胸痛，背部痛，悪寒，発熱，浮腫，ヘモグロビン尿など
（2）**遅発型副作用**：輸血後24時間以降，数日経過してからみられる血管外溶血による副作用（DHFR；delayed hemplytic transfusion reaction）

2）非溶血性輸血副作用
（1）**即時型副作用**：アナフィラキシーショック，細菌感染症（細菌汚染血液輸血による菌血症やエンドトキシンショック），輸血関連急性肺障害**（TRALI；transfusion-related acute lung injury）など
（2）**遅発型副作用**：輸血後，数日から数か月後に発症する副作用
　①**輸血後移植片対宿主病**：輸血後7～14日ごろに発熱，紅斑，下痢，肝機能障害，汎血球減少症を伴って発症する．放射線照射血液の使用により，2000年以降症例はない．
　②**輸血後ウイルス感染**：B型肝炎ウイルス，C型肝炎ウイルス，ヒト免疫不全ウイルス，ヒトTリンパ球向性ウイルス，など

*ABO型不適合輸血：メジャーミスマッチとマイナーミスマッチがある
　・メジャーミスマッチ：輸血した赤血球が患者の抗体で破壊されるときに起こる重篤な溶血による．たとえば，O型の患者にA型，B型，AB型の血液を輸血した場合など
　・マイナーミスマッチ：輸血した血液中の抗A抗体・抗B抗体が，患者の赤血球を破壊することで起こる．O型の血液をA型，B型，AB型に輸血した場合に起こる．体内に入る抗体は，患者の血液で希釈されるため，大量に輸血しないかぎり，重篤な溶血反応は起きない．

**輸血関連急性肺障害：輸血後6時間以内（多くは1～2時間以内）に起こる非心原性の肺水腫を伴う呼吸困難を呈する重篤な副作用．輸血の過剰負荷による心不全との鑑別が重要

輸血

㉘ 声かけ
患者にねぎらいの言葉をかけ，終了を告げたのちに輸血実施記録を書く

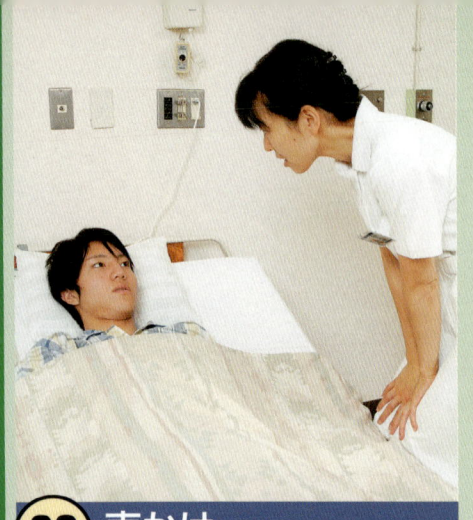

● ヘパリンロック
輸血終了後，血管確保のために抜針しない場合は，ラインをヘパリンロックする（詳細は81ページ参照）

POINT 輸血の副作用症状がみられたら
輸血の副作用と考えられる症状を認めた場合，ただちに輸血を中止し，医師へ報告．生理食塩液などの点滴に切り替え，適切な処置を行う
医師の指示に従い，輸血センターに報告する

POINT 輸血の返却について
未使用の場合，血液バッグをすみやかに輸血センターへ返却する．血液バッグに輸血セットなどが接続されている場合は，汚染されないようビニール袋などに入れ，搬送は専用クーラーボックスを用いて返却する（輸血センターにて破棄される）

引用・参考文献
1）日本赤十字社：輸血医療の実施に関する指針 改訂版，2008．
2）日本赤十字社：輸血製剤の使用指針 改訂版，2008．
3）日本赤十字社：輸血用血液製剤取り扱いマニュアル，2008．
4）北里大学病院：医療安全ハンドブック 2008．2008．
5）北里大学病院輸血療法委員会：輸血オーダーから輸血実施業務フロー．2006．
6）厚生労働省編：血液製剤の使用にあたって――輸血療法の実施に関する指針・血液製剤の使用指針．第3版，じほう，2005．
7）中西雅代：輸血の準備・実施．エキスパートナース，22（8）：33〜45，2006．
8）野邊順子ほか：輸血，再チェック！ 基本手技20．臨牀看護，32（7）：1035〜1041，2006．
9）奥野敬江ほか：輸血の知識と技術．新人ナースマニュアル．臨床看護，31（4）：440〜447，2005．
10）川村治子：医療安全ワークブック．p.107〜122，医学書院，2004．
11）藤田 浩編著：リスクマネジメントに役立つ最新輸液のケアQ&A．照林社，2006．
12）認定輸血検査技師制度協議会カリキュラム委員会編：スタンダード輸血検査テキスト．第2版，医歯薬出版，2007．
13）日本赤十字社：赤血球M・A・P「日赤」の使用方法．輸血情報9606-26．
14）日本赤十字社：輸血用血液製剤と薬剤の混注は避けてください．輸血情報9609-29．
15）日本赤十字社：輸血の実際――手順とポイント．輸血情報9610-30．
16）日本赤十字社：輸血過誤防止のための輸血実施手順書――日本輸血学会作成．輸血情報0105-64．
17）日本赤十字社：照射赤血球M・A・P「日赤」からの細菌検出例について．輸血情報0203-69．
18）日本赤十字社：輸血用血液製剤の診療報酬及び血液製剤の薬価・医薬品コード・レセプト電算コード等について――平成19年2月現在．診療報酬特別号，輸血情報0702．
19）日本赤十字社：輸血用血液製剤の取り扱いについて．輸血情報0701-104．
20）日本赤十字社：血液製剤一覧（2007年3月現在）．

呼吸ケア

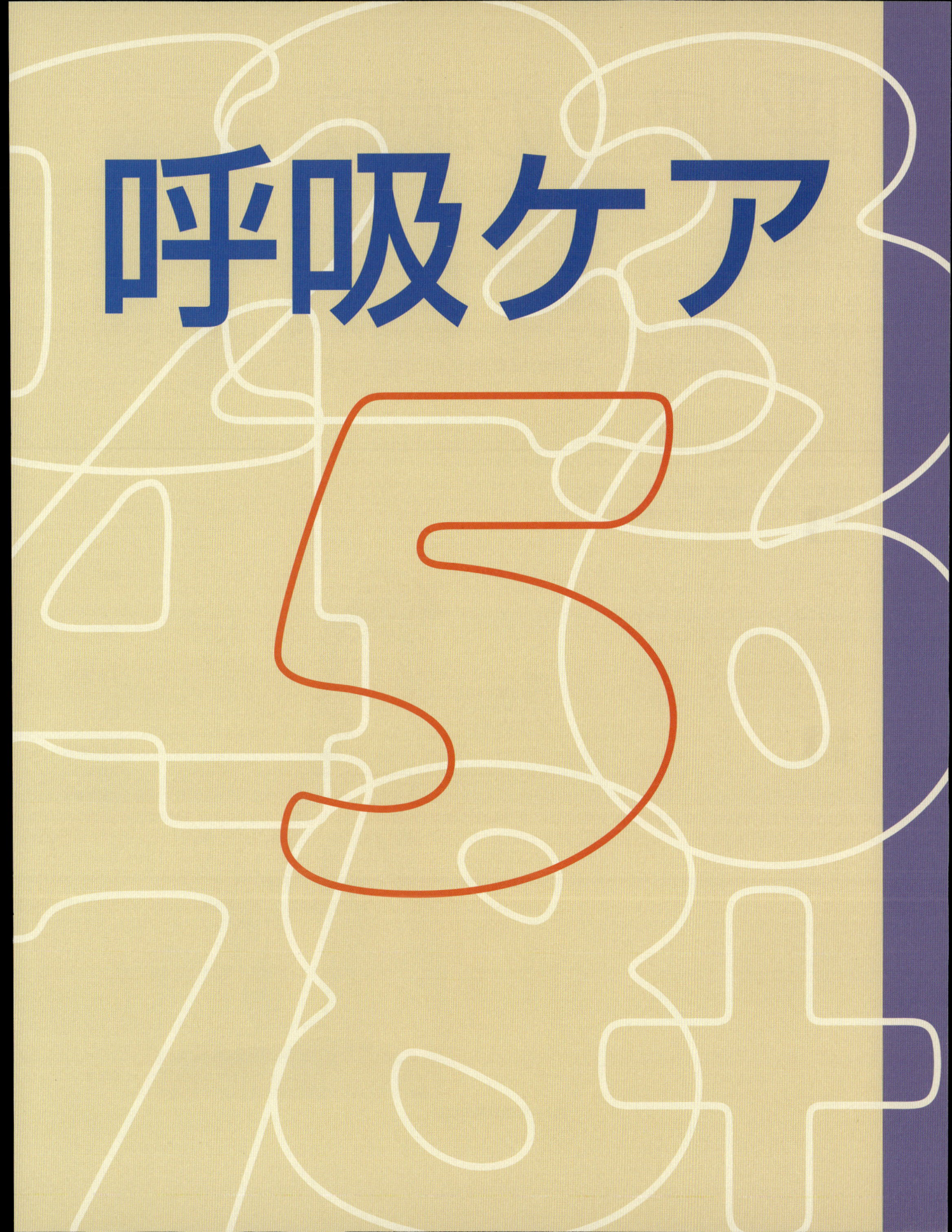

5

呼吸音の聴取

　呼吸とは，呼吸筋の運動による胸郭の収縮と拡大の運動によって行われる．呼吸疾患および，呼吸困難をもつ患者は，呼吸困難の症状が強くなることで，精神的・身体的にも苦痛となりやすい．とりわけ呼吸困難は，患者に死を連想させ，大きな不安をいだかせる．呼吸音を確実に聴取し，呼吸回数や，呼吸音の種類からアセスメントを行い患者とかかわることで，患者の苦痛の軽減や，異常の早期発見が可能となる．

■呼吸器系の構造

　呼吸器系は，鼻腔，咽頭，喉頭，気管，気管支からなる気道と，ガス交換を行っている肺で成り立っている．

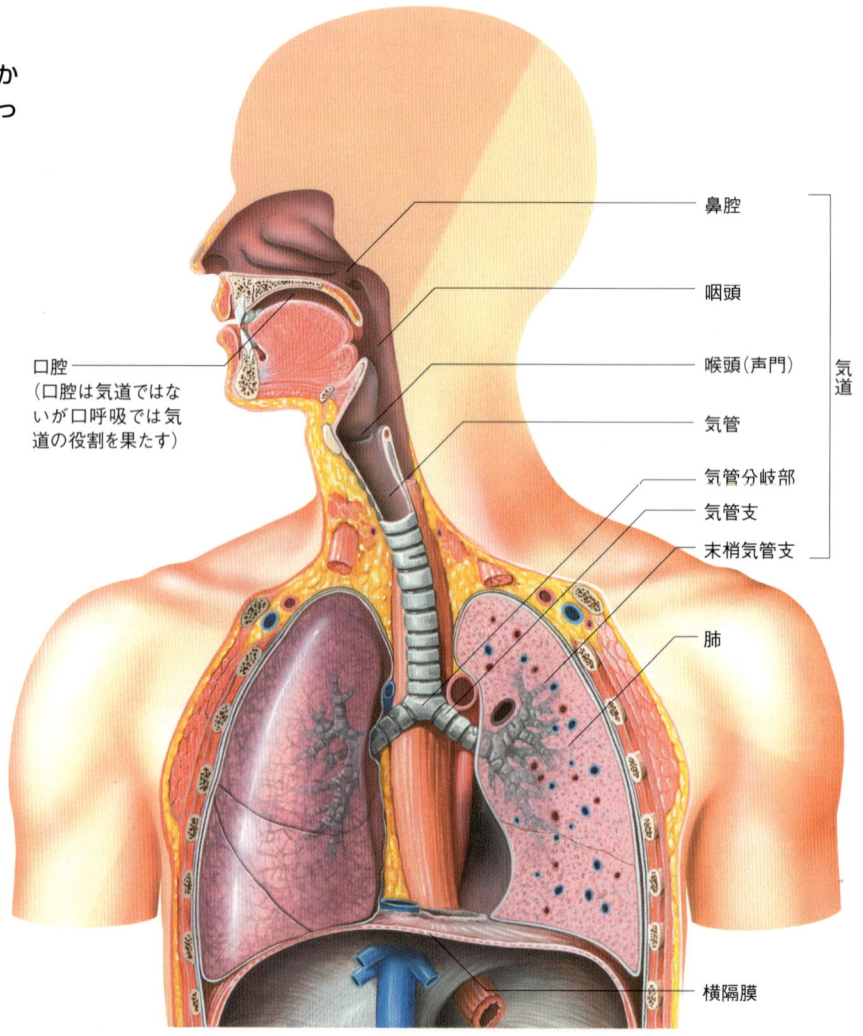

図1　呼吸器系の構造

■気管・気管支の構造

　気管は肺に達するまでに狭く，短くなり，その数も増えて分岐していく．気管は，気管分岐部から左右の主気管支に分かれるが，心臓が身体の中心から左に偏っているので，分岐角が右25°で，左が35〜40°になる．また長さも右2.5cmに対し，左は4cmと長い．

　次の葉気管支は，右が上・中・下葉枝と3つに分かれるが，左は上・下葉枝と2つに分かれる．その後右は10本，左は8本の区気管支に分岐する．

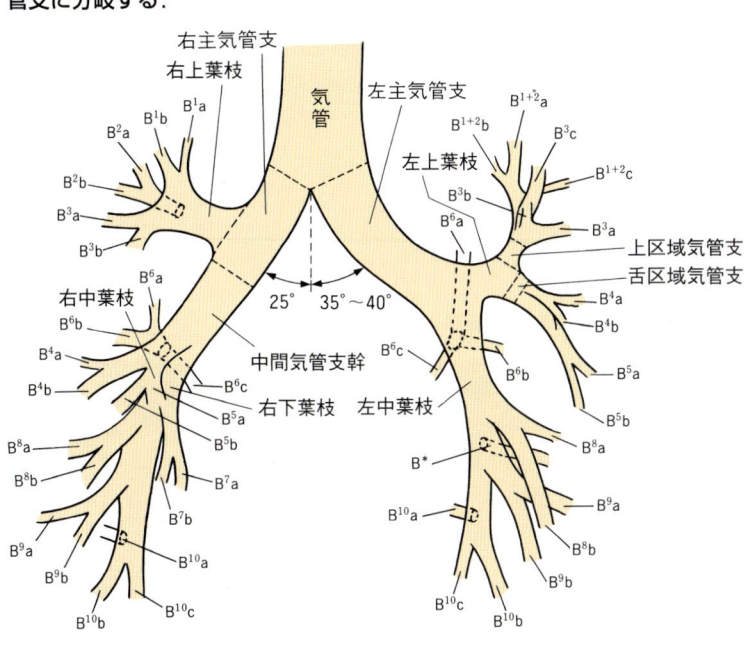

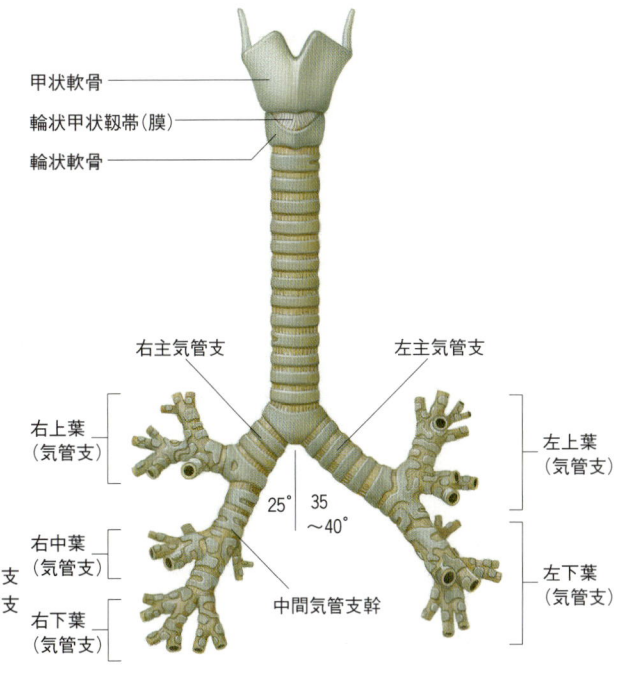

図3　気管支の分岐とその名称

図2　気道・気管支の構造

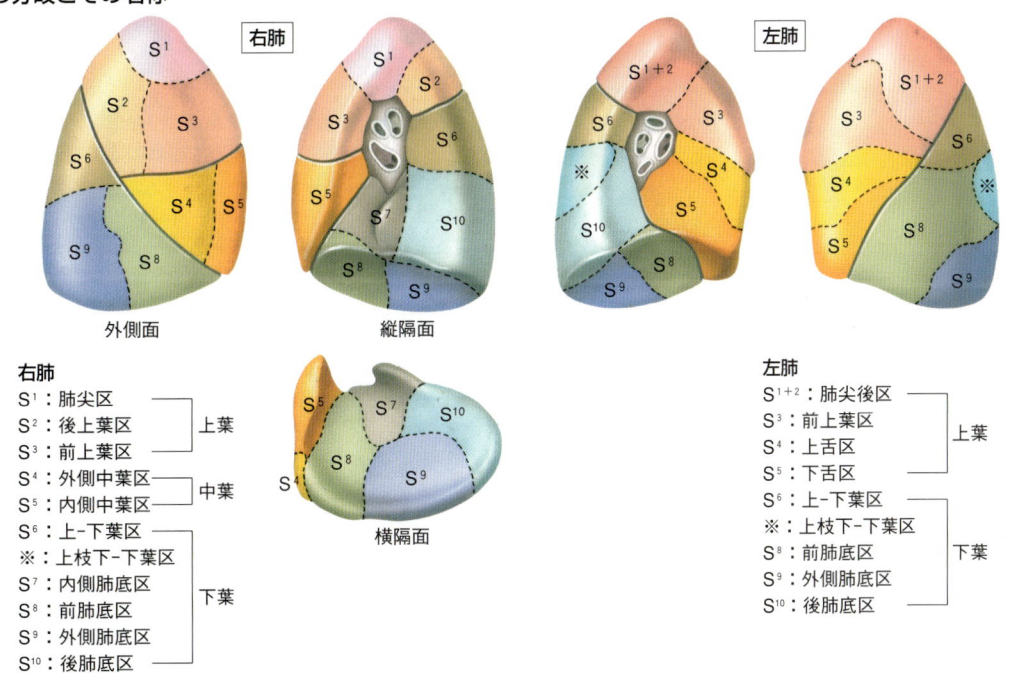

図4　肺区域

右肺
- S^1：肺尖区 ┐
- S^2：後上葉区 ├上葉
- S^3：前上葉区 ┘
- S^4：外側中葉区 ┐中葉
- S^5：内側中葉区 ┘
- S^6：上-下葉区 ┐
- ※：上枝下-下葉区 │
- S^7：内側肺底区 ├下葉
- S^8：前肺底区 │
- S^9：外側肺底区 │
- S^{10}：後肺底区 ┘

左肺
- S^{1+2}：肺尖後区 ┐
- S^3：前上葉区 ├上葉
- S^4：上舌区 │
- S^5：下舌区 ┘
- S^6：上-下葉区 ┐
- ※：上枝下-下葉区 │
- S^8：前肺底区 ├下葉
- S^9：外側肺底区 │
- S^{10}：後肺底区 ┘

呼吸音聴取の準備

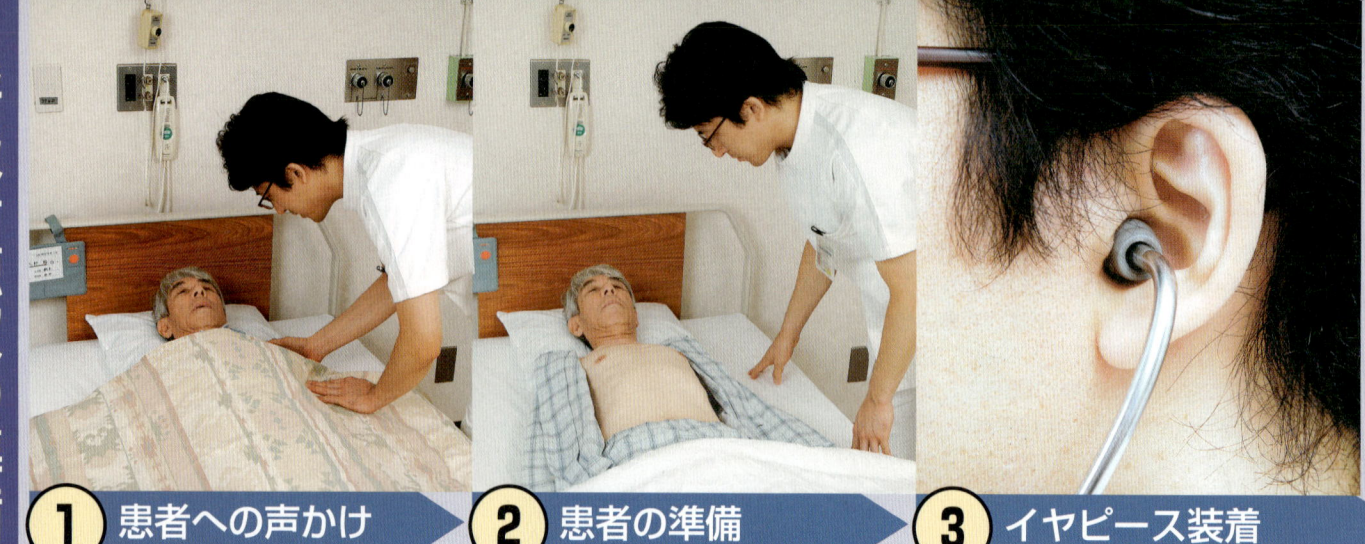

① 患者への声かけ
これから呼吸音の聴取を行うことを告げ，承諾を得る

② 患者の準備
患者のプライバシーを守るためカーテンを閉めたのち，胸郭が見えるように上衣を広げてもらう

③ イヤピース装着
イヤピースを正しく耳に装着する

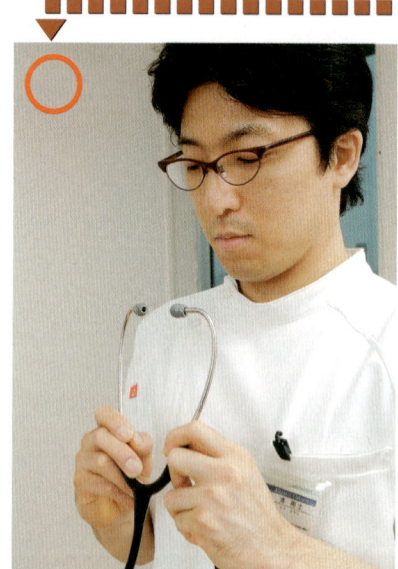

○ 耳管部よりイヤピースが前に出た正しい状態

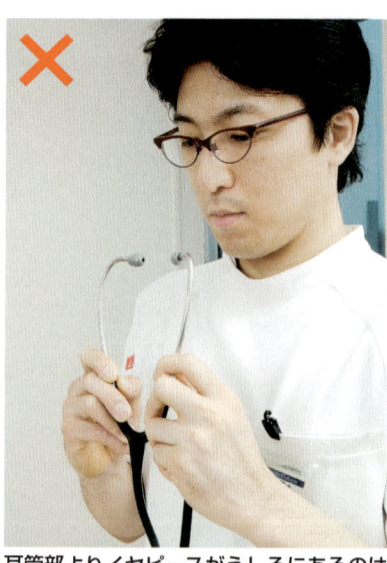

× 耳管部よりイヤピースがうしろにあるのは正しくない．うしろにあると，自分の耳でイヤピースの音道をふさいでしまい，感度が悪くなってしまう

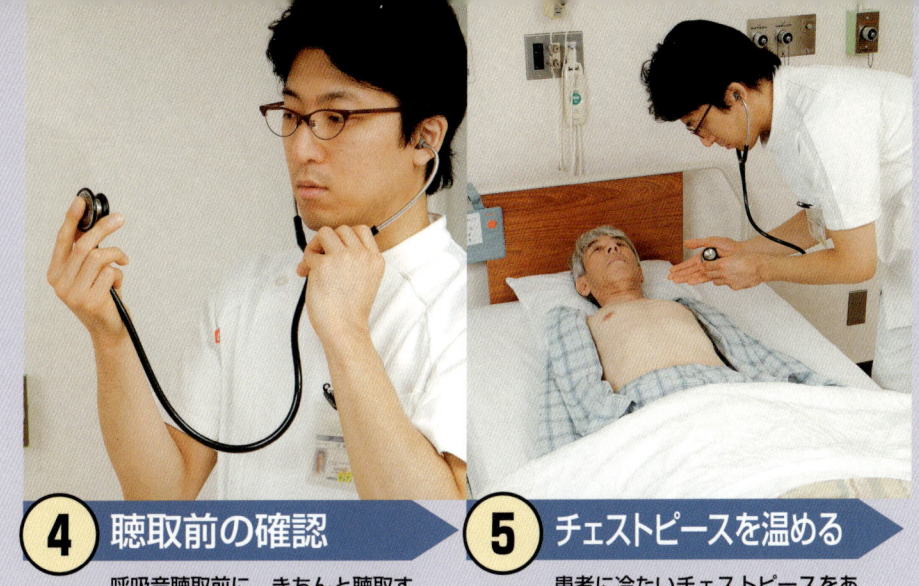

④ 聴取前の確認
呼吸音聴取前に，きちんと聴取する面から音が聞こえるか，膜面を指で叩いて確認をする

⑤ チェストピースを温める
患者に冷たいチェストピースをあてないように，あてる前に手のひらで温めておく

→ 168ページ 仰臥位での呼吸音の聴取

→ 170ページ 坐位での呼吸音の聴取

POINT

観察

呼吸音を聴取すると同時に，以下も合わせてアセスメントする
① バイタルサイン
- どのように呼吸しているか（リズム，深さ）
- 呼吸パターン（起きているとき，寝ているとき）
- 異常呼吸の有無（起坐呼吸，鼻翼呼吸，肩呼吸）

② 自覚症状
- どのようなときに苦しくなるか

③ その他
- 疼痛，発熱，咳嗽
- 呼吸困難感の訴えがなくても，発汗や脈拍の増加，過呼吸がみられるときには，身体の酸素不足のサインの可能性がある

④ 既往歴，現病歴
⑤ 表情，言動
⑥ 検査値
- 血液ガス，胸部X線，CT，血算，生化学データ

▼動脈血液ガスの基準値

項目	基準値
PaO_2：動脈血酸素分圧	80〜100mmHg
SaO_2：動脈血酸素飽和度	95〜98%
$PaCO_2$：動脈血二酸化炭素分圧	35〜45mmHg
pH：水素イオン濃度指数	7.35〜7.45
HCO_3^-：重炭酸イオン	22〜26mEq/L
BE：ベースアクセス（アルカリ予備能）	−3〜3mEq/L

▼呼吸の状態

項目		状態
正常		成人：12〜18回/分，1回換気量500mL程度，規則的 小児：20〜30回/分，新生児：30〜50回/分
呼吸数と深さの異常	頻呼吸	深さは変わらないが呼吸数が増加する（25回/分以上）
	徐呼吸	深さは変わらないが呼吸数が減少する（12回/分以下）
	多呼吸	呼吸数・深さともに増加する
	少呼吸	呼吸数・深さともに減少する
	過呼吸	呼吸数は変わらないが深さが増加する
	無呼吸	安静換気位で呼吸が一時的に停止した状態

仰臥位での呼吸音の聴取

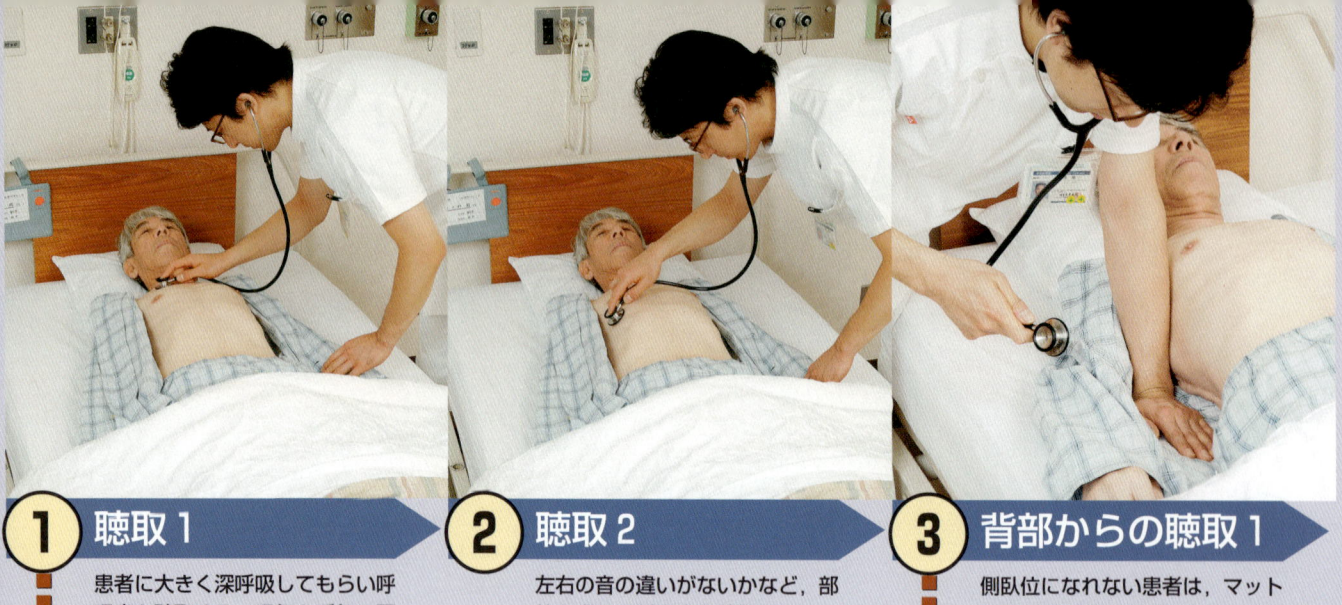

1 聴取1
患者に大きく深呼吸してもらい呼吸音を聴取する．吸気と呼気の両方をそれぞれ2呼吸ずつ聴く

2 聴取2
左右の音の違いがないかなど，部位を変えて呼吸音を聴取する

3 背部からの聴取1
側臥位になれない患者は，マットレスを手で押し下げたスペースに聴診器を入れ，呼吸音を聴取する

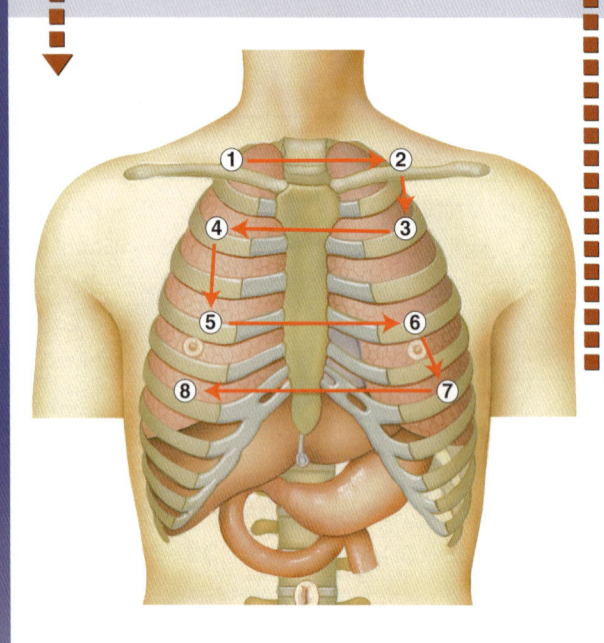

POINT
会話をしてしまうと正確な呼吸音の聴取ができないため，聴取中は，できるだけ発語を控えてもらう

POINT
自力で体位変換できない場合，とくに背部と側胸部を入念に聴取する

呼吸音聴取の順序（前面）

POINT
聴取法と注意点
- コの字型に聴取する
- 8か所それぞれ，吸気の始まりから一呼吸聞く
- 音の大きさ，質的な変化，左右差を聞く
- 副雑音はあるか．あれば，吸気時か，呼気時か．聞こえ方は断続的か，連続的か

POINT
呼吸困難があり，深呼吸で苦痛があれば，普通の呼吸をしてもらい呼吸音を聴取する

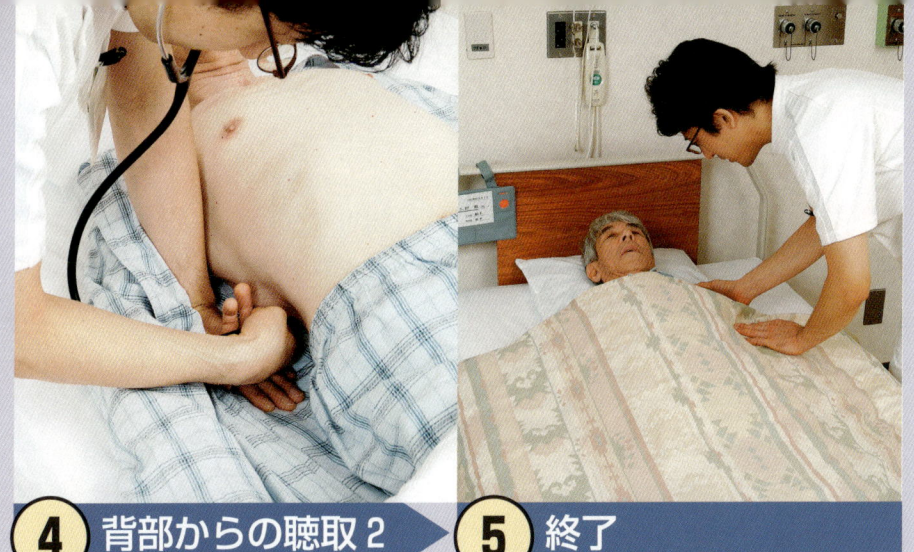

④ 背部からの聴取2
下葉の部分が聞き取れるように，やや奥へ入れる感じ

⑤ 終了
患者に呼吸音聴取の終了を告げ，寝衣を整えて終了

POINT
背部からの聴取が不可能な場合，患者が側臥位をとっているときに行う

坐位での呼吸音の聴取

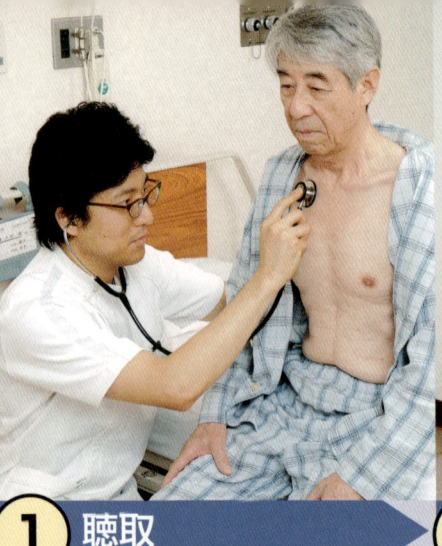

1 聴取
患者に坐位をとってもらい，大きく深呼吸してもらい呼吸音を聴取する

2 背部からの聴取
背部から呼吸音を聴取する

3 終了
患者に呼吸音の聴取の終了を告げ，寝衣を整えて終了

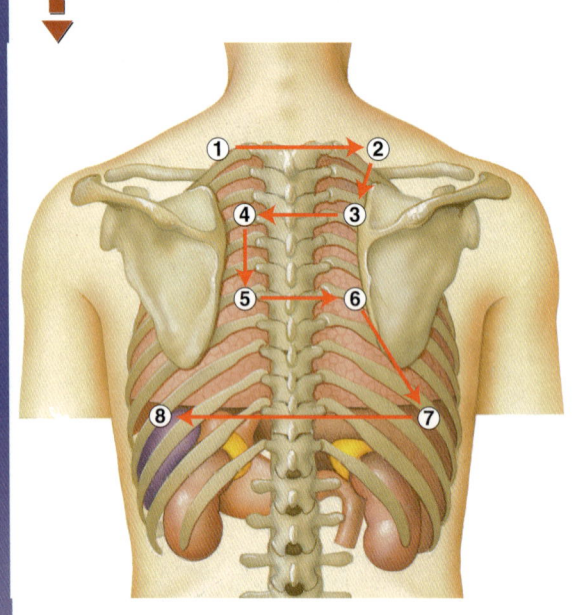

呼吸音聴取の順序（背面）

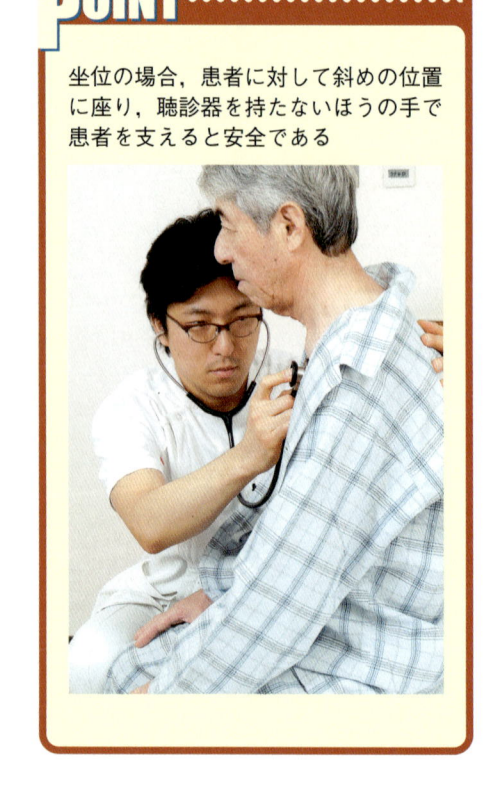

POINT

坐位の場合，患者に対して斜めの位置に座り，聴診器を持たないほうの手で患者を支えると安全である

引用・参考文献
1）大河原千鶴子，黒井春子，七海カツ子：呼吸ケアマニュアル．ナーシング・マニュアル第16巻，学習研究社，1988．
2）岡安大仁：呼吸器系の聴診技術AtoZ．月刊ナーシング，24(3)：53〜69，2004．
3）宮川哲夫：動画でわかるスクイージング――安全で効果的に行う排痰のテクニック．中山書店，2005．

▼肺音の種類

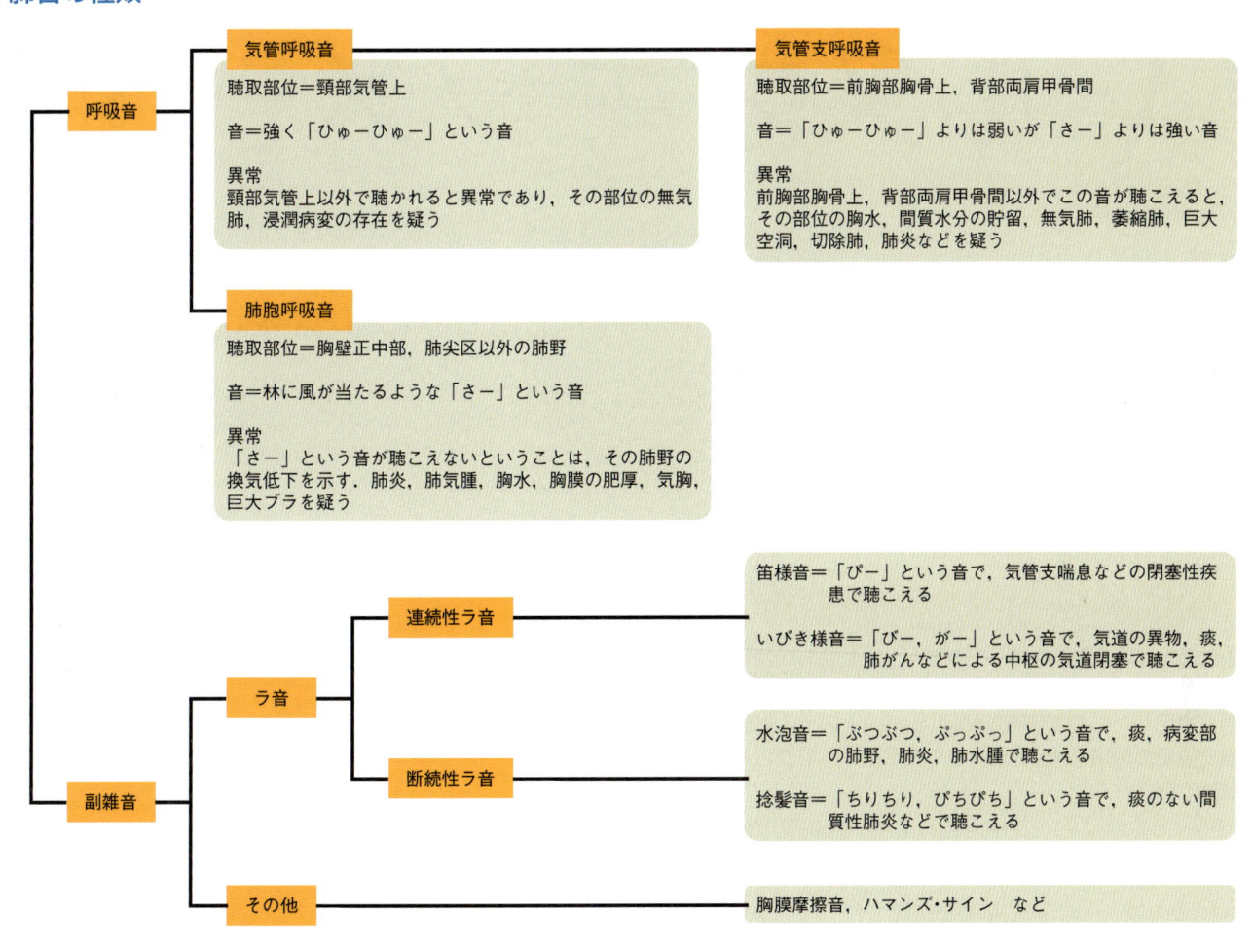

- **呼吸音**
  - **気管呼吸音**
    - 聴取部位＝頸部気管上
    - 音＝強く「ひゅーひゅー」という音
    - 異常
      頸部気管上以外で聴かれると異常であり、その部位の無気肺、浸潤病変の存在を疑う
  - **気管支呼吸音**
    - 聴取部位＝前胸部胸骨上，背部両肩甲骨間
    - 音＝「ひゅーひゅー」よりは弱いが「さー」よりは強い音
    - 異常
      前胸部胸骨上，背部両肩甲骨間以外でこの音が聴こえると，その部位の胸水，間質水分の貯留，無気肺，萎縮肺，巨大空洞，切除肺，肺炎などを疑う
  - **肺胞呼吸音**
    - 聴取部位＝胸壁正中部，肺尖区以外の肺野
    - 音＝林に風が当たるような「さー」という音
    - 異常
      「さー」という音が聴こえないということは，その肺野の換気低下を示す．肺炎，肺気腫，胸水，胸膜の肥厚，気胸，巨大ブラを疑う

- **副雑音**
  - **ラ音**
    - **連続性ラ音**
      - 笛様音＝「ぴー」という音で，気管支喘息などの閉塞性疾患で聴こえる
      - いびき様音＝「ぴー，がー」という音で，気道の異物，痰，肺がんなどによる中枢の気道閉塞で聴こえる
    - **断続性ラ音**
      - 水泡音＝「ぶつぶつ，ぶっぶっ」という音で，痰，病変部の肺野，肺炎，肺水腫で聴こえる
      - 捻髪音＝「ちりちり，ぴちぴち」という音で，痰のない間質性肺炎などで聴こえる
  - **その他**
    - 胸膜摩擦音，ハマンズ・サイン　など

▼肺音聴取部位

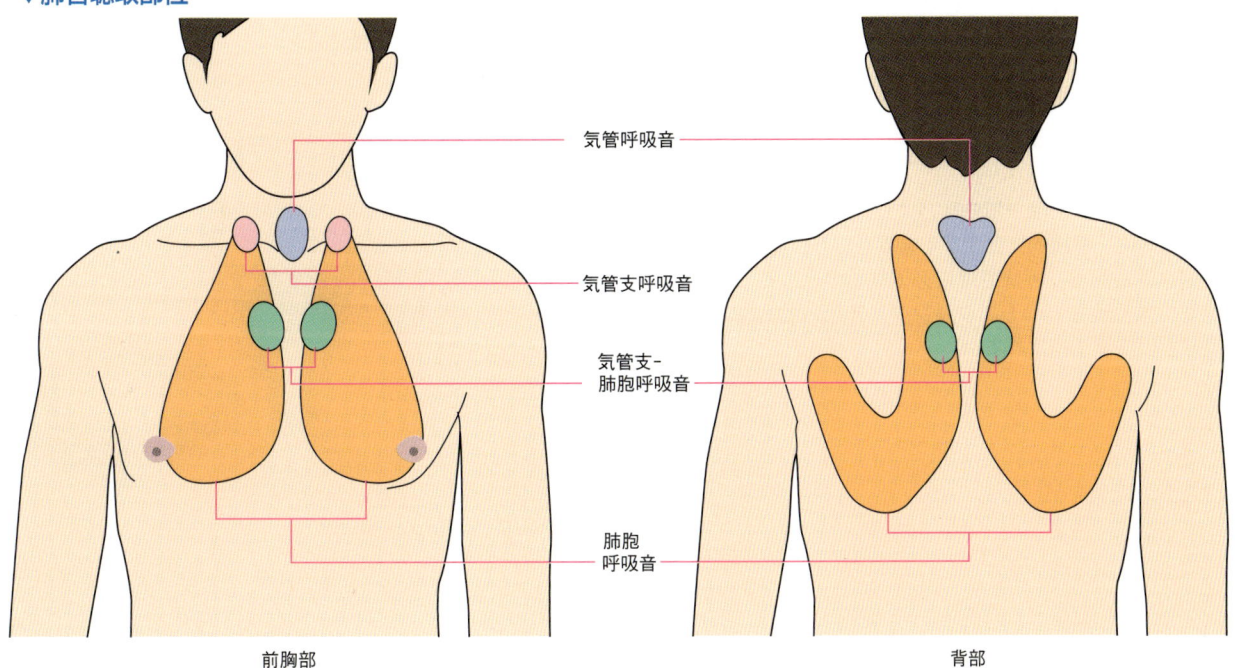

気管呼吸音
気管支呼吸音
気管支-肺胞呼吸音
肺胞呼吸音

前胸部　　　　　　　背部

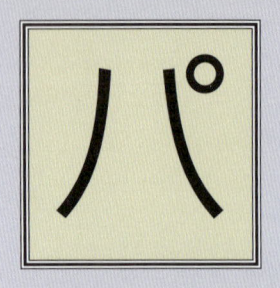

パルスオキシメータ

動脈血酸素飽和度を測定し，呼吸の状態を判断する．また脈拍を測定することで，循環の状態も判断できる．パルスオキシメータは簡易で，患者に侵襲が少ないというメリットがあるが，測定に影響を及ぼす因子が多い．

■ヘモグロビン酸素解離曲線

酸素のほとんどは，血液中のヘモグロビンと結合し全身に運ばれる．全体のヘモグロビンに対して酸素と結合しているヘモグロビンの割合を示したものを酸素飽和度(SaO_2)という．動脈血酸素飽和度と動脈血酸素分圧(PaO_2)との関係は，ヘモグロビン酸素解離曲線で表される．

SaO_2が92％において，PaO_2はおよそ60～65mmHgであり，呼吸不全の状態になるので注意が必要である．

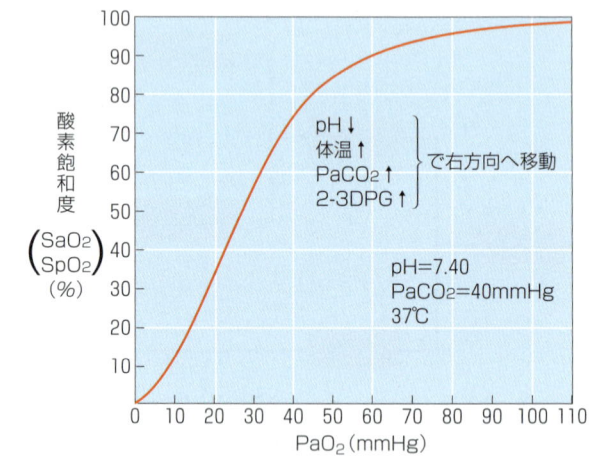

ヘモグロビン酸素解離曲線

■パルスオキシメータとは

パルスオキシメータとは，指先などにセンサを装着し，酸素飽和度を非侵襲的に，連続的に測定する装置をいう．採血が不要で操作が簡便なことから，呼吸管理に必須なものとして，手術室，集中治療室，救急現場でのモニタリング，また一般病棟，外来，在宅医療などに広く活用されている．

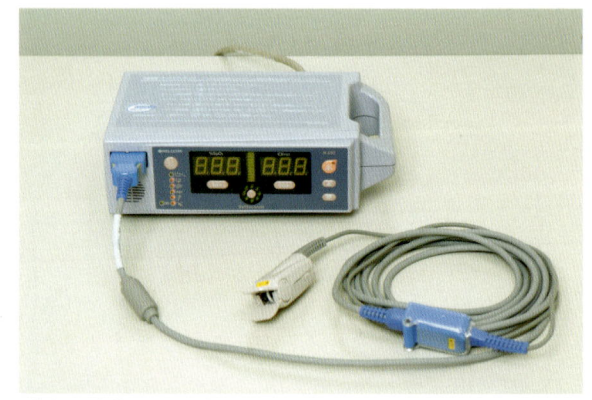

パルスオキシメータ

■原理

酸素は血液中のヘモグロビンに結合し全身へ運搬されるが，全ヘモグロビンに対して酸素がどれぐらいの割合で結合しているかを示したものが酸素飽和度である．パルスオキシメータでは動脈血の酸素飽和度を非観血的に測定可能で，パルスオキシメータで測定した動脈血酸素飽和度をSpO_2という．

センサの発光部より，目に見える赤い光（波長660nm付近の赤色光）と，目に見えない光（波長940nm付近の赤外光）の2種類を交互に発光し，それぞれの光が酸化ヘモグロビン（酸素と結合しているヘモグロビン）と還元ヘモグロビン（酸素と結合していないヘモグロビン）に対して吸光度が違うことを利用して酸素飽和度を測定する．

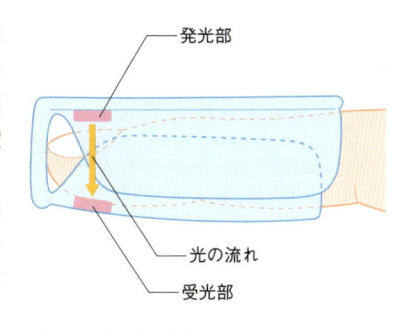

プローブのしくみ

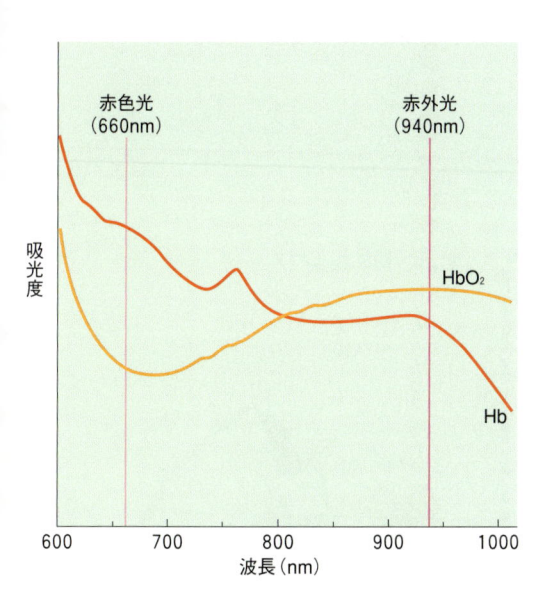

赤色光は還元ヘモグロビン（Hb）に対して吸光度が高いが，逆に，酸化ヘモグロビン（HbO_2）に対しては透過性がいいという性質がある．赤外光ではその逆になることを利用して測定している．

還元ヘモグロビン（Hb）と酸化ヘモグロビン（HbO_2）の吸光度の差

プローブからの光は，動脈血だけでなく静脈血や血液以外の組織にも吸収されるが，パルスオキシメータは，そのうち拍動のある成分だけを抽出して表示しているため，動脈血の酸素飽和度が測定できる．動脈血拍動成分による吸光の部分から，指尖容積波様の波形が得られる．

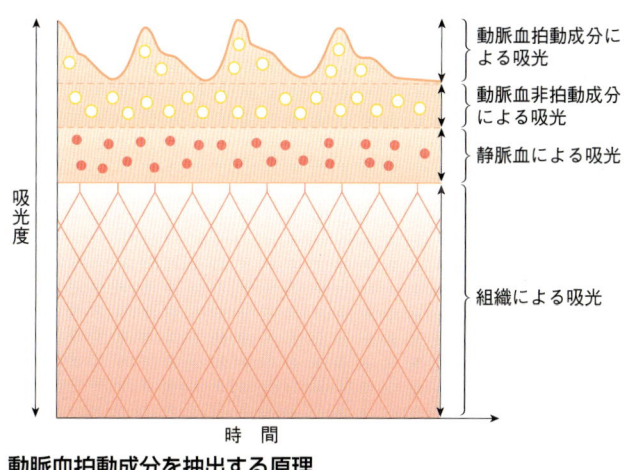

動脈血拍動成分を抽出する原理

酸素飽和度測定の実施

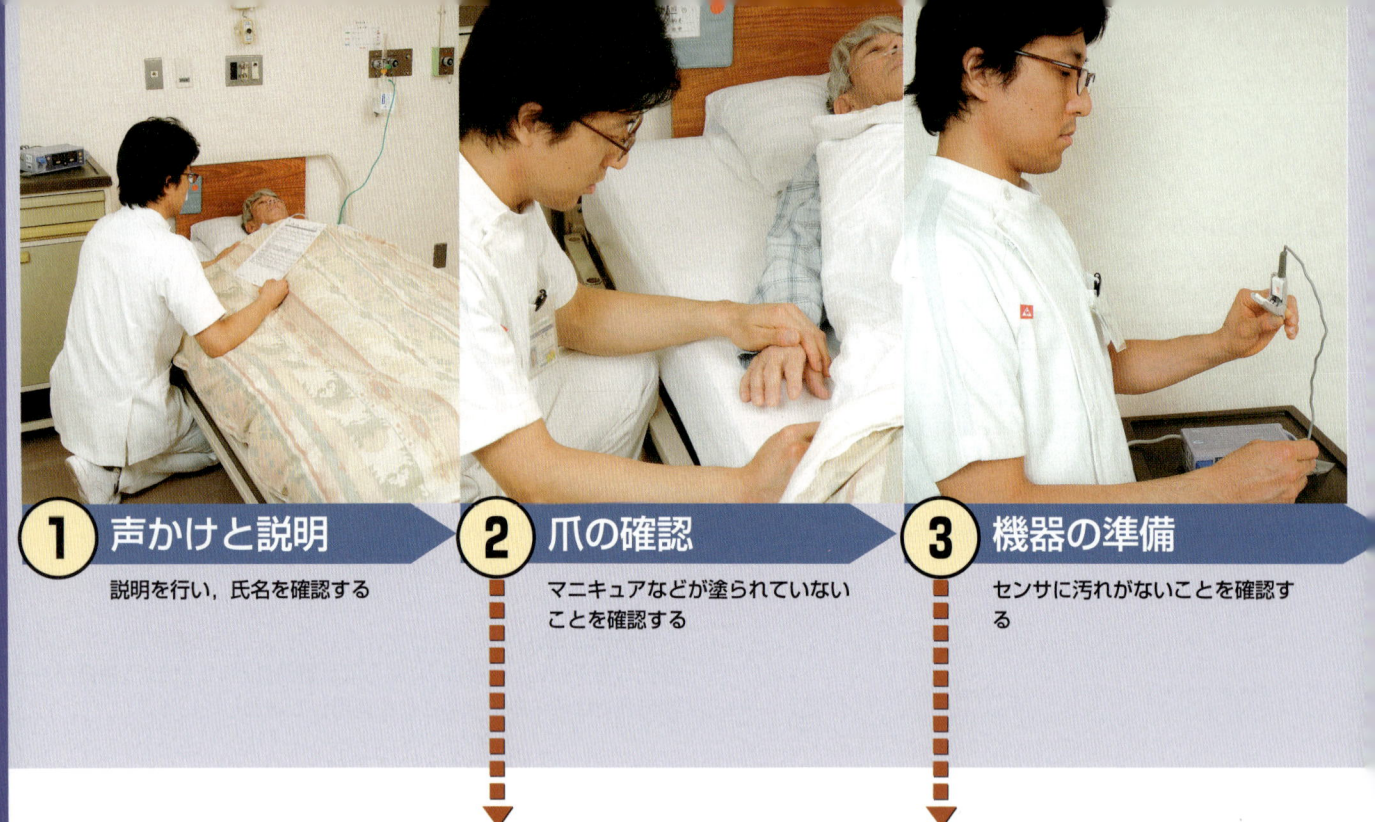

① 声かけと説明
説明を行い，氏名を確認する

② 爪の確認
マニキュアなどが塗られていないことを確認する

③ 機器の準備
センサに汚れがないことを確認する

❓ それはなぜ？

パルスオキシメータでのSpO₂の測定は，プローブの発光部から出る光が受光部に届くことで測定できる．マニキュアや汚れがあると，光がうまく受光部に届かなくなるため

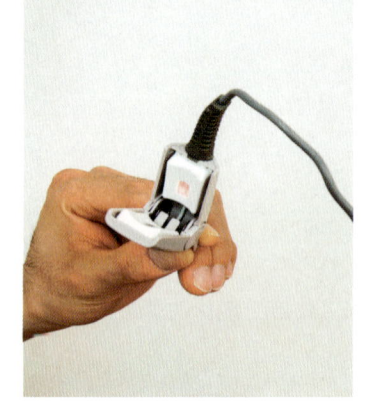

▼赤外線センサ

赤い部分がセンサの発光部

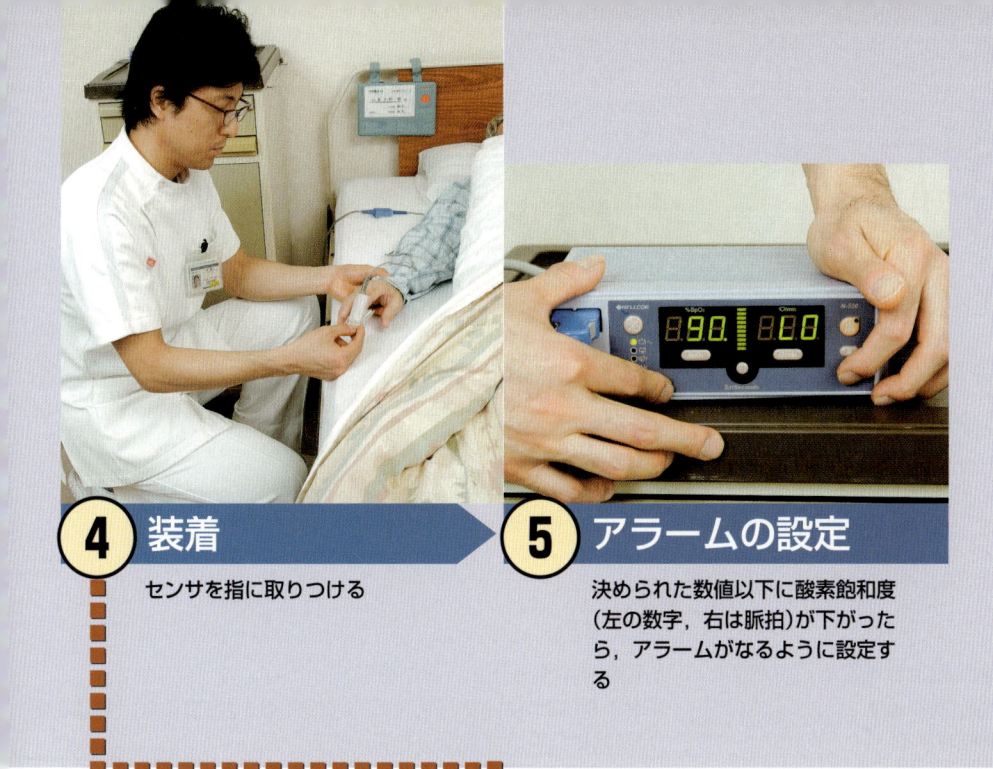

④ 装着
センサを指に取りつける

⑤ アラームの設定
決められた数値以下に酸素飽和度（左の数字，右は脈拍）が下がったら，アラームがなるように設定する

▼悪い装着

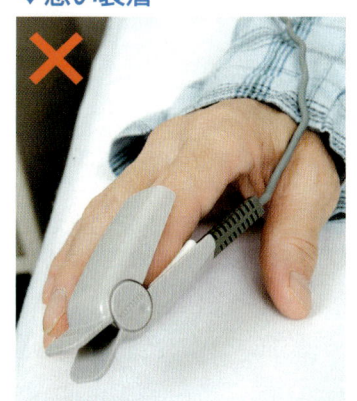

センサの取りつけ方が上下逆

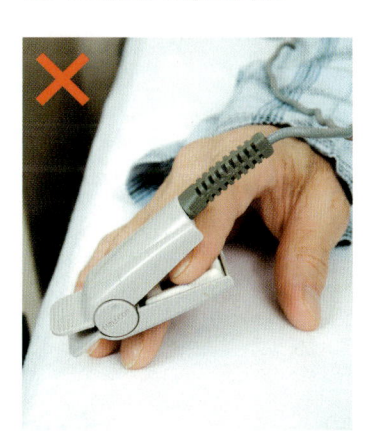

センサの取りつけが浅すぎたり，指からはずれてしまうと測定できない

▼よい装着

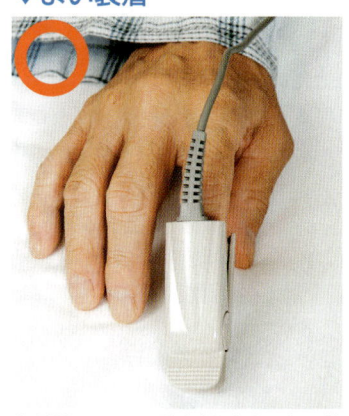

赤外線センサの発光部が爪の上に装着されている

POINT
- 測定部の血流によってSpO_2値が変動する．また，センサの光によって皮膚障害を起こす可能性もあるので，定期的にプローブの位置を変えるなどして血流障害を防ぐ
- 測定不能となったときには，血圧の低下など血流障害を起こした原因を調べる

引用・参考文献
1) 佐藤栄治：パルスオキシメータの原理は？．岡本浩嗣監：知らなきゃできない！ME機器Q&A．p.128〜129，学習研究社，2005．
2) オメダBiox3700マニュアル．1985．
3) 中村恵子監：救急看護QUESTION BOX3．観察とモニタリング．中山書店，2006．

酸素吸入

何らかの原因で組織の酸素が欠乏している患者に，体内に取り込む酸素量を増加させる目的で高濃度の酸素を吸入することを酸素吸入という．

■目的

① 組織への酸素供給量を増加させる（低酸素症を改善する）
② 動脈血酸素分圧を上げる（低酸素血症を改善する）
③ 心筋の負担を軽くし，心筋の仕事量を軽減する
④ 呼吸筋の負担を軽くし，呼吸筋の仕事量を軽減する

■肺胞におけるガス交換

体内に取り入れられた空気は，肺胞とそのまわりの毛細血管内の血液とでガス（酸素と二酸化炭素）交換が行われる．肺胞内と血液での酸素，二酸化炭素の分圧差によって，酸素は内側の血液中に拡散し，二酸化炭素は外側に拡散する．

■適応

1) 動脈血酸素分圧からみた適応
- PaO_2 が60mmHg以下（SpO_2 が90％以下）になるか，なることが予測されれば酸素療法を開始する．
- PaO_2 が50mmHg以下になれば，細胞組織の機能低下を引き起こすため，酸素療法を開始すべきだが，心拍出量やヘモグロビン値も低値であれば，これも補正する．
- PaO_2 が30mmHg以下まで低下すると，致命的障害が出現するため，迅速な対応が必要となる．

2) 低酸素症の病態からみた適応
- 組織で低酸素症を発症したとしても，病態によって血液ガスの値は異なる．
- 貧血や拍出量の低下があれば，PaO_2 が正常であったとしても，組織では酸素供給量が減少しているため，低酸素症になる．
- 低酸素症の病態によっては，PaO_2 の値だけでは判断できない．

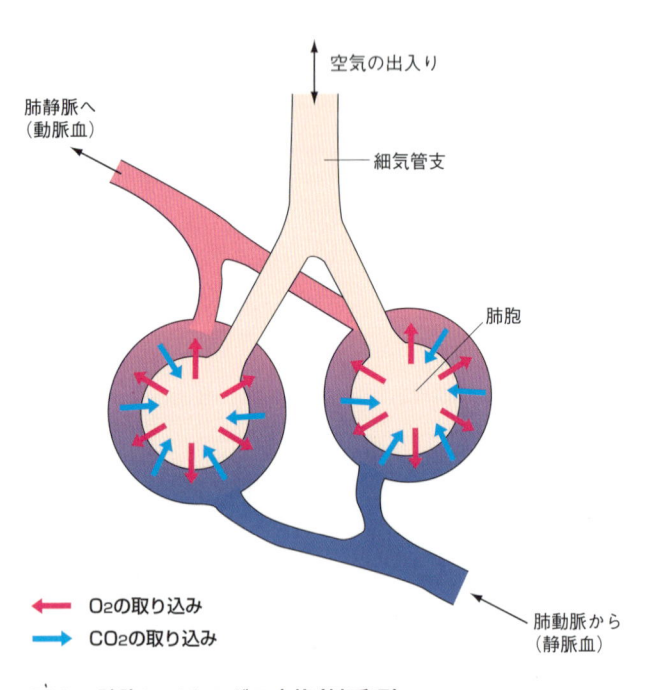

← O_2 の取り込み
→ CO_2 の取り込み

図1　肺胞レベルのガス交換（外呼吸）

▼酸素投与器具の種類と特徴

	酸素カニューレ	単純フェイスマスク	ベンチュリーマスク	インスピロン	リザーバつきマスク
		低・中濃度の酸素吸入			高濃度の酸素吸入
適応	3〜4 L/分までの酸素投与	5 L/分以上の酸素投与	正確な供給酸素濃度が必要な場合，あるいは慢性呼吸不全患者	上気道の乾燥，気管の炎症がある．気道内分泌物の粘稠化防止．全身麻酔手術後患者など	50％以上の高濃度の酸素投与
使用法	両側の鼻孔に1〜1.5cmのカニューレを挿入し，酸素を投与する方法	マスクを顔に密着させて鼻と口を覆い，酸素を投与する方法	高流量であるため，換気パターンに左右されにくい．吸入酸素濃度を一定に保って酸素を投与する方法	加湿・加温器のついた酸素流量計に，蛇管・フェイスマスクをつけて酸素を投与する方法	マスクの下に酸素がたまるリザーバ(袋)をつけて，高濃度の酸素を投与する方法
酸素流量(L/分)→濃度(％)	1 L/分→24％ 2 L/分→28％ 3 L/分→32％ 4 L/分→36％ 5 L/分→40％ 6 L/分→44％	5〜10 L/分→40〜60％ 変動が大きいので，正確に何％かはわからない	4 L/分→24〜28％ 6 L/分→31〜35％ 8 L/分→40％ 12 L/分→50％		5 L/分→40％ 6 L/分→60％ 7 L/分→70％ 8 L/分→80％ 9 L/分→90％ 10 L/分→99％
長所	・経口摂取や痰の喀出を妨げない ・会話の障害がない ・安全で取り扱いが簡単，安価 ・装着中の違和感が少ない ・長時間の使用に適している	・マスクに多数の穴があいており，呼気しやすい ・酸素カニューレに比べて鼻腔や口腔の粘膜に与える障害は少ない ・比較的高濃度の酸素が与えられる	・ダイリュータを交換することで，患者の呼吸パターンに左右されずに，一定の酸素濃度が得られる．空気流入部がふさがれると酸素濃度が変わるので，フードをつけて使用する ・粘膜乾燥は防げる	・加湿・加温された酸素を持続的に吸入でき，痰の喀出を促す ・酸素カニューレに比べて鼻腔や口腔の粘膜に与える障害は少ない ・比較的高濃度の酸素が与えられる	・酸素カニューレに比べて鼻腔や口腔の粘膜に与える障害は少ない ・比較的高濃度の酸素が与えられる
短所	・口呼吸の患者では，酸素濃度を一定に保つことができないので不適 ・40％以上の酸素濃度を期待する場合は適さない ・鼻粘膜を刺激してびらんを生じることがある ・鼻腔に閉塞がある場合は適さない ・はずれやすい ・鼻腔・口腔粘膜が乾燥しやすい	・痰を喀出しにくい ・顔面にマスクが密着することで不快感・閉塞感が生じる ・声がこもって会話がしにくい ・食事の際，マスクをはずさなければならず，そのあいだ吸入ができない ・マスク内に臭気がこもる ・マスクの素材によっては，かぶれることもある ・40％以下の酸素濃度を期待する場合には適さない ・吸気時に呼気孔から外気が流入し，吸気酸素濃度が一定しない ・酸素流量が少ないと，炭酸ガスが蓄積する危険性がある		・加湿用蒸留水の減少がはげしく，また蛇管内に水がたまりやすいので，蒸留水の追加や蛇管内にたまった水の除去など定期的な点検が必要	・酸素流量が少ないと炭酸ガスが蓄積する危険性がある
注意点	・カニューレの閉塞がないかチェックする ・カニューレ全体，とくに鼻孔挿入部の清潔を保つ ・固定を誤ると鼻腔粘膜が損傷するため，メガネをかけるように耳で支える	・痰の喀出がしにくいので，積極的に喀出できるようにはたらきかける ・会話がしにくい分，訴えが少なくなるので患者の観察を十分に行う ・顔面との密着部位は1〜2時間ごとに圧迫を解除し，マッサージなどで褥瘡予防に努める ・マスクのゴムがきつすぎないように注意し，場合によってはガーゼで保護する ・顔面に密着させないと効果がない	・ダイリュータに表示されている流量に設定しないと正確な濃度が得られない	・中〜高濃度の酸素供給に適している	・リザーバ内が1/2以上に膨らんでいることを確認する

中央配管からの酸素吸入
〈物品一覧〉

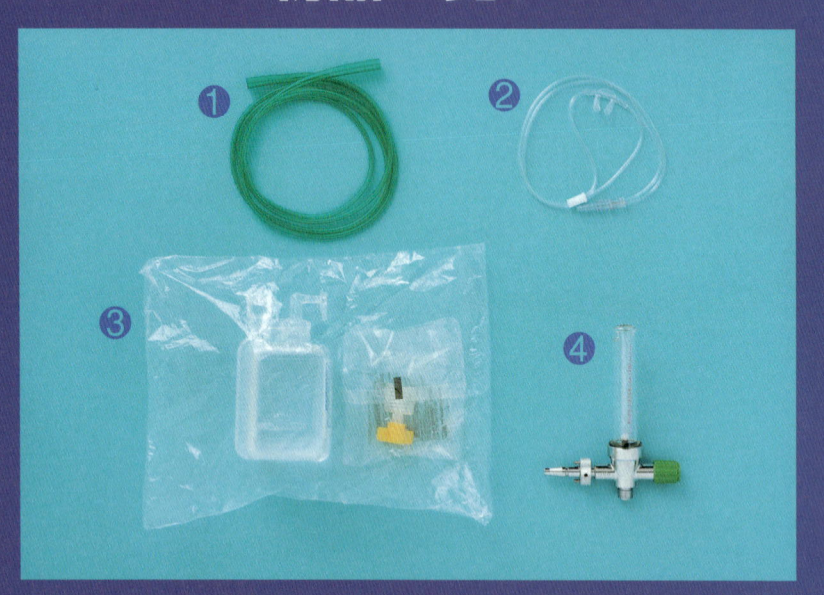

①酸素チューブ（グリーンチューブ）　②酸素カニューレ　③加湿器とコネクタ　④酸素流量計

加湿器を使用しない場合の接続

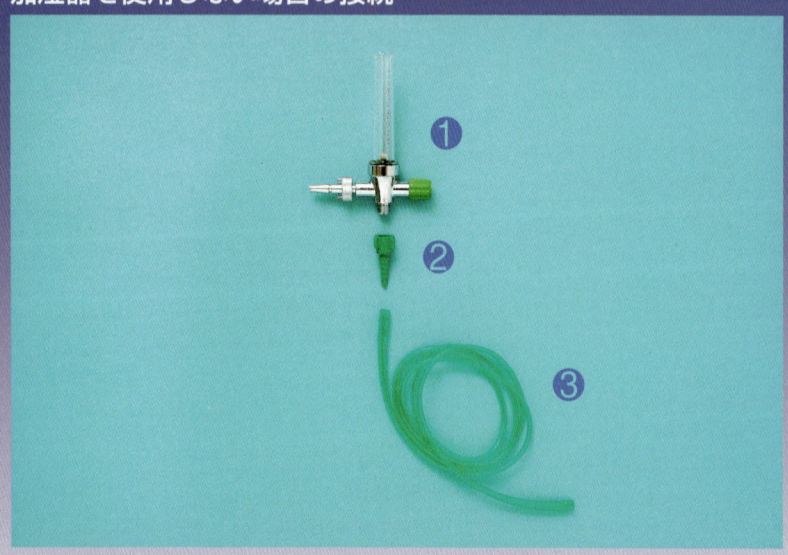

①酸素流量計　②ニップルナット　③酸素チューブ（グリーンチューブ）

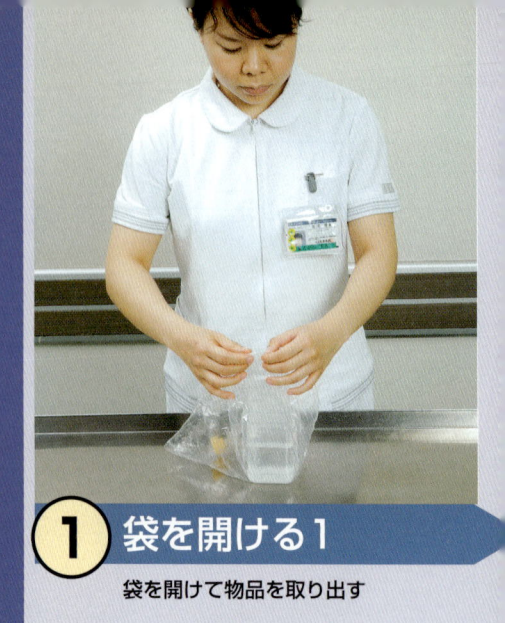

① 袋を開ける1
袋を開けて物品を取り出す

POINT
事前準備
1）石けんをよく泡立て，流水で手洗いする
2）指示書で，患者氏名（ID番号），酸素の吸入方法，酸素流量，異常時の指示を確認する

リスク防止
以下の点は，とくに注意する
・患者氏名（ID番号）
・酸素吸入の目的は何か？
・指示は明確か？（労作時，異常時の指示があるか）
・口頭指示は基本的に受けない
・緊急時の口頭指示は，必ず復唱して確認する

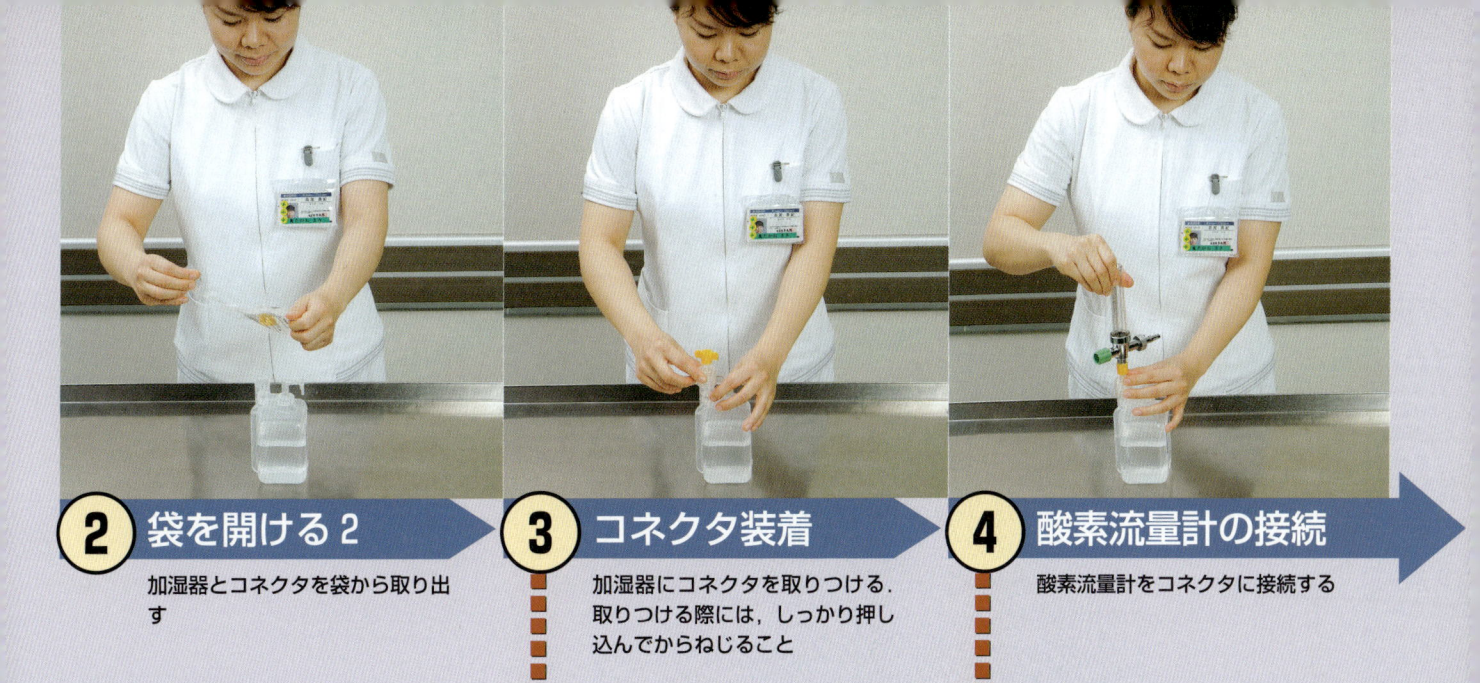

② **袋を開ける2**
加湿器とコネクタを袋から取り出す

③ **コネクタ装着**
加湿器にコネクタを取りつける．取りつける際には，しっかり押し込んでからねじること

④ **酸素流量計の接続**
酸素流量計をコネクタに接続する

POINT

加湿器を必要としない症例
・手術直後の一時的な酸素投与の場合
・流量3L/分以下で，カニューレ・マスクを使用しての投与の場合
（北里大学病院での規定）

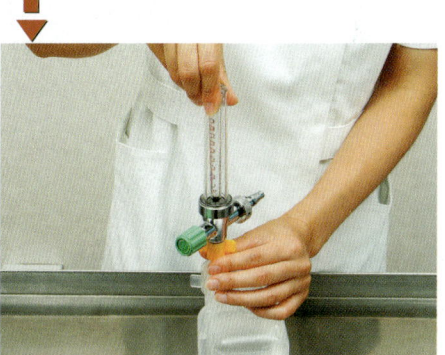

？ それはなぜ？

AARC（米国呼吸療法学会）の「酸素療法ガイドライン」で，カニューレをもちいた流量4～5L/分以下の場合，加湿を行う科学的根拠がないと記されている．また，同様な報告が，国内でもなされている

POINT

酸素加湿のデメリット

・騒音による睡眠障害
・加湿用蒸留水の無駄な使用
・加湿器内の汚染の危険性がある
・加湿器からの酸素漏れの危険性
・酸素チューブの結露の危険性
・室内の湿度調節の軽視につながる

（日本呼吸器学会肺生理専門委員会，日本呼吸管理学会酸素療法ガイドライン作成委員会編：酸素療法ガイドライン．メディカルレビュー社，2006．より）

中央配管からの酸素吸入（準備）

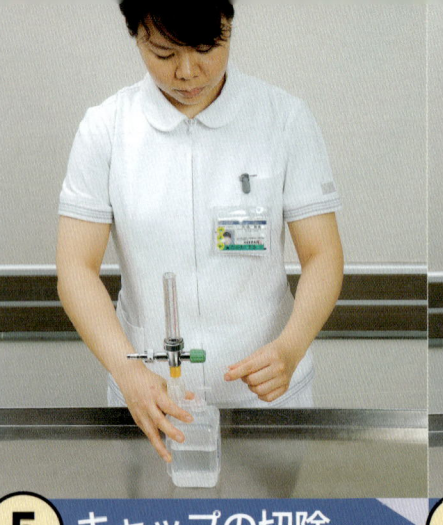

5 キャップの切除
酸素チューブを接続する加湿器のキャップ部分を折って取り除く

6 チューブの接続
酸素チューブを加湿器に接続する

7 完了
ベッドサイドに行き中央配管に取りつける

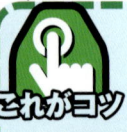

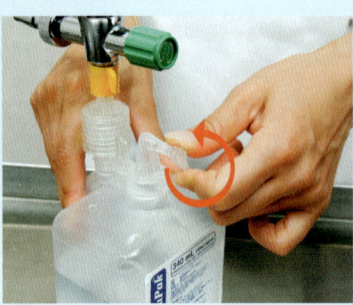

これがコツ
キャップは上に引き上げるように折って確実に取り除き、穴が開いたことを確認する

それはなぜ？
キャップはプラスチックのため、折って取り除いても穴が開かない場合があるため

POINT
患者の体動などでチューブがはずれやすいので、加湿器との接続は確実に行う。安静保持が難しい患者の場合、テープでの固定が望ましい

POINT — 酸素吸入中の合併症

● CO_2 ナルコーシス
〈病態生理〉
　CO_2 が上昇するⅡ型の慢性呼吸不全の患者は、CO_2 に対する感受性が低下してしまう。この状態で高濃度の O_2 を投与すると、呼吸中枢に対する刺激がなくなり、呼吸抑制や無呼吸が起こってしまう
〈症状〉
　頭痛、めまい、皮膚の紅潮、発汗、血圧上昇、見当識障害、など
〈予防策〉
　動脈血ガス分析結果や SpO_2 モニタから、CO_2 ナルコーシスが疑われる場合、低流量の O_2 投与で対応する

● 酸素中毒
〈病態生理〉
　高濃度 O_2 が48時間以上投与された場合、肺胞壁に障害が生じ、無気肺や肺水腫を生じる
〈症状〉
　手足のしびれ、悪心、めまい、痙攣、呼吸困難、など
〈予防策〉
　動脈血ガス分析を行いながら、必要最低限の酸素投与を行う

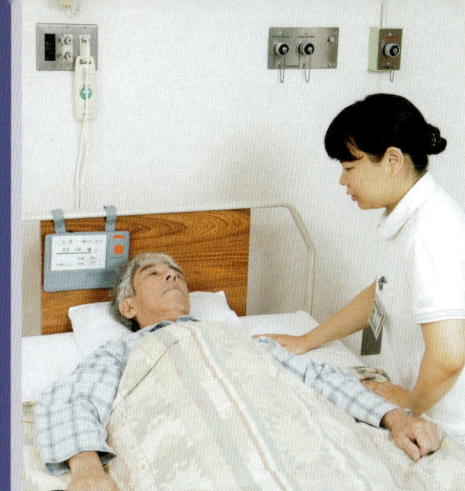

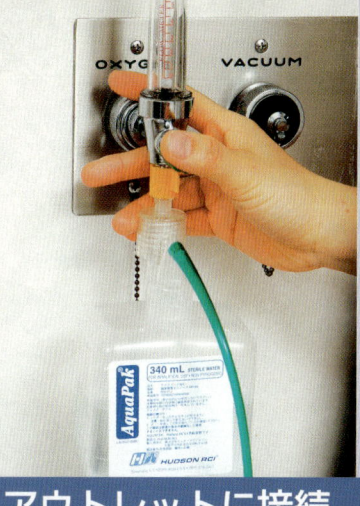

中央配管からの酸素吸入（実施）

① 患者確認と説明
患者に酸素吸入を行うことを告げ，医師の説明があったか確認．患者の氏名(ID番号)を患者に名乗ってもらいチェックする

② 栓をはずす
中央配管の酸素アウトレットの栓をはずす

③ アウトレットに接続
加湿器を取りつけた酸素流量計をアウトレットのつまみを回しながら押し込み接続する

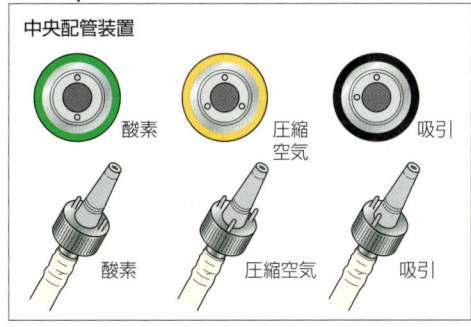

中央配管装置

酸素　圧縮空気　吸引

それぞれの穴の数，位置が決まっていて誤接続を防いでいる

POINT

- 加湿器をアウトレットに取りつけるとき，「カチッ」と音がするまで差し込み，ゆるみやぐらつきがないか確認する
- 酸素流量計と加湿器の接続部から酸素の漏れがないかも確認する

▼加湿器を使用しない場合

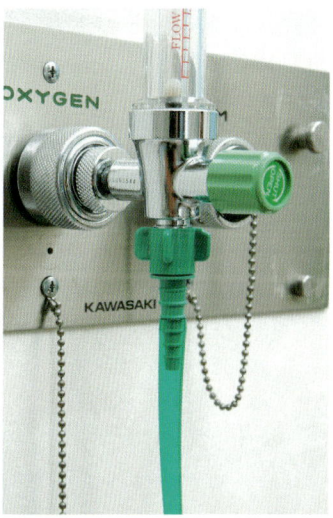

酸素流量計と酸素チューブをニップルナットでつなぎ，アウトレットに接続する

中央配管からの酸素吸入（実施）

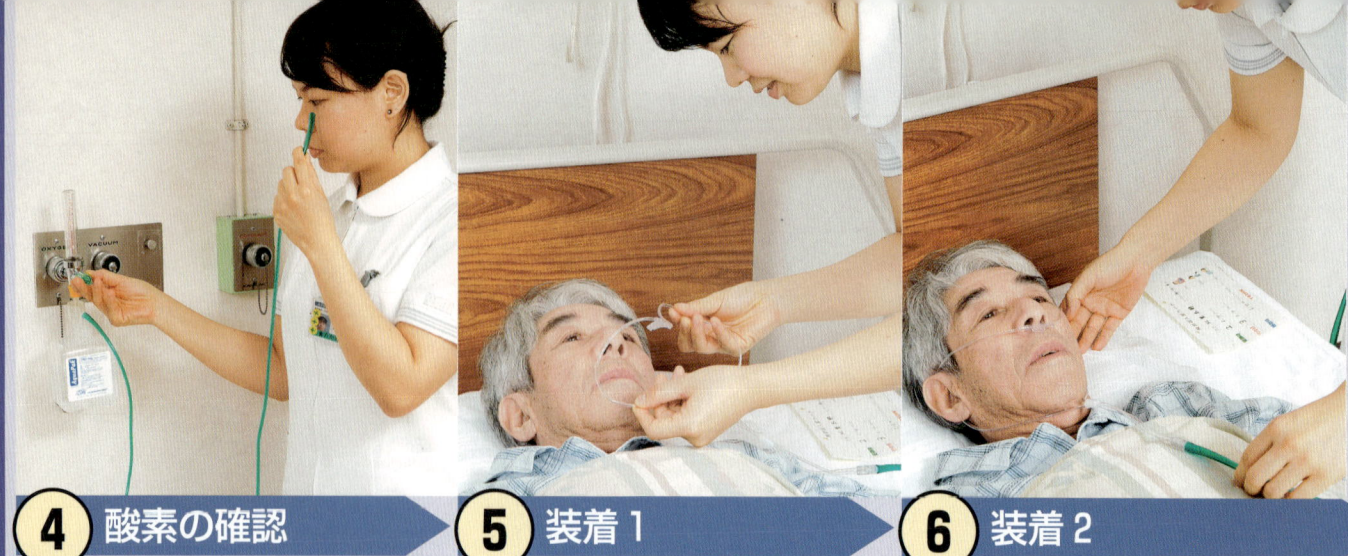

4 酸素の確認
酸素が確実に流れているかどうかを確認する

5 装着1
酸素カニューレを装着する

6 装着2
装着した状態

POINT
チューブを頬に向けて，酸素の流れを確認する．また，チューブを折り，離したときの「プシュッ」という音でも確認できる

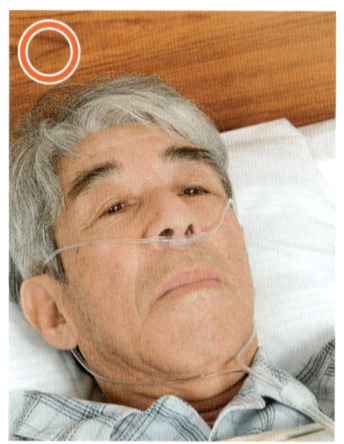

○ 正しい装着

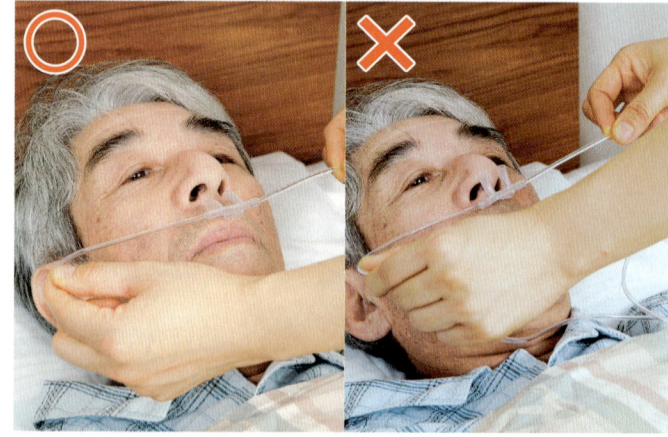

○ × カニューレの先端は下向きが正しい（左）．上を向くのは逆である（右）

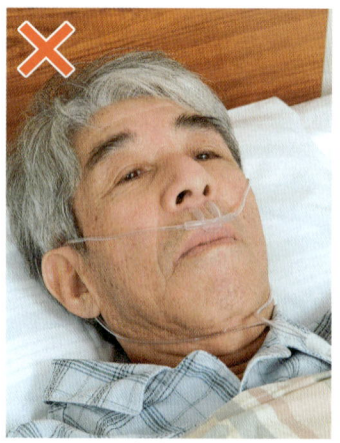

× カニューレの先端がきちんと鼻に装着されていない

× 片方だけが装着されている

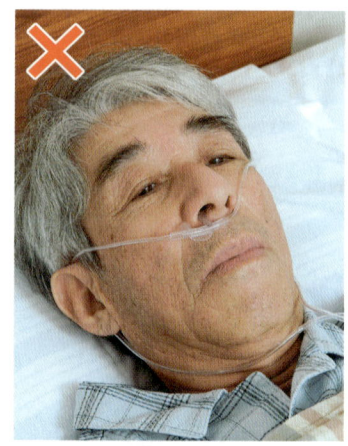

POINT
・正しく装着しないと，酸素の漏れやカニューレがはずれやすくなるので注意する
・長期使用すると耳や鼻腔に皮膚障害を起こすことがある．カニューレを耳にかけず，頬にテープなどで固定する方法もある

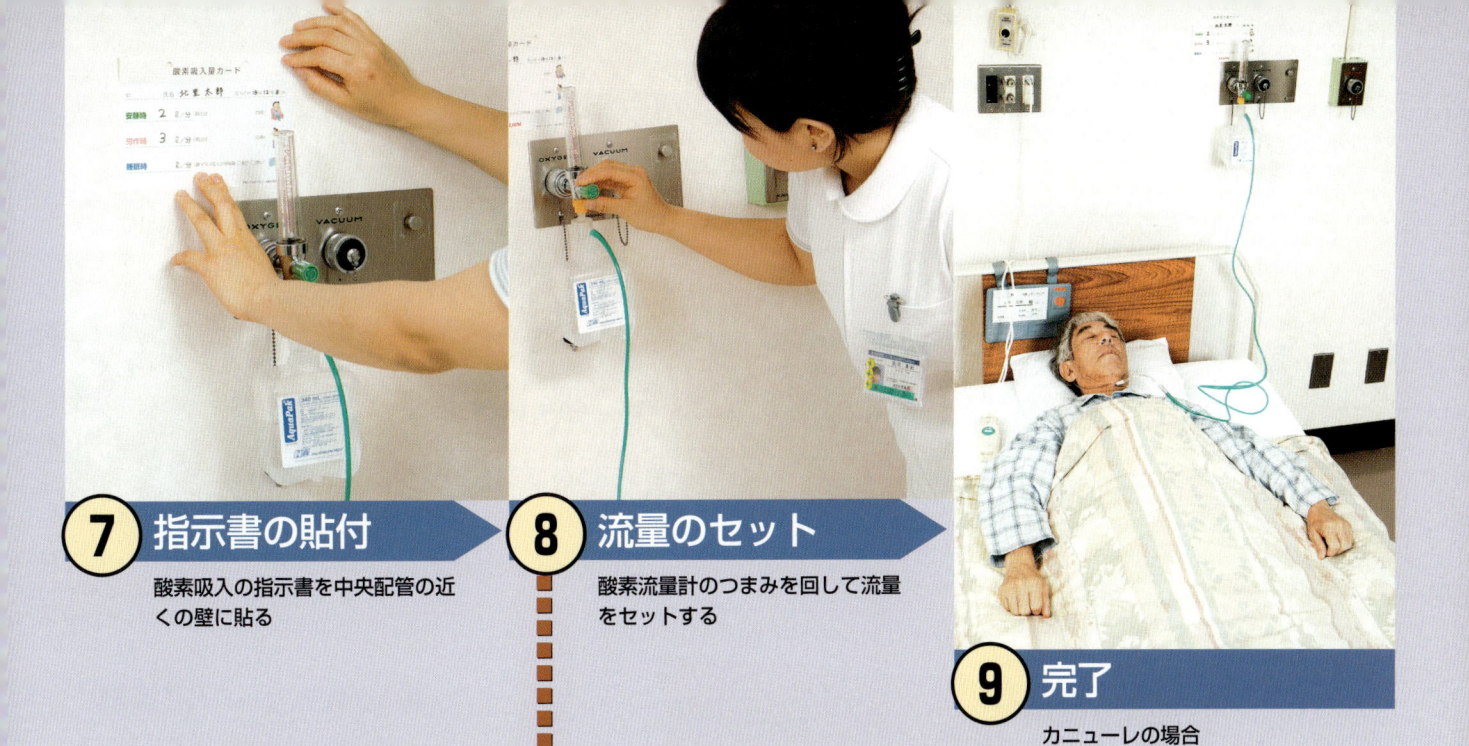

⑦ 指示書の貼付	⑧ 流量のセット	⑨ 完了
酸素吸入の指示書を中央配管の近くの壁に貼る	酸素流量計のつまみを回して流量をセットする	カニューレの場合

POINT
目線はボールの高さと合わせて確認する

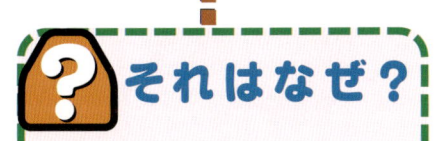

それはなぜ？
目盛りを斜めから見ると誤差が生じるため

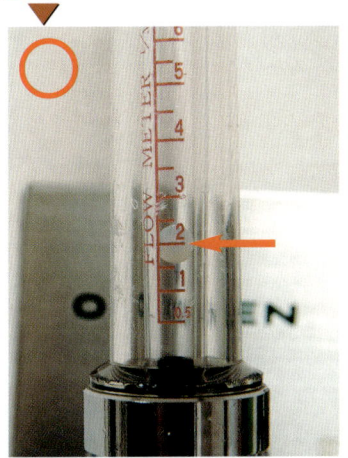

○ 流量はボールの中央であわせる（浮子の形状によっては浮子の端であわせるものもあるので注意）

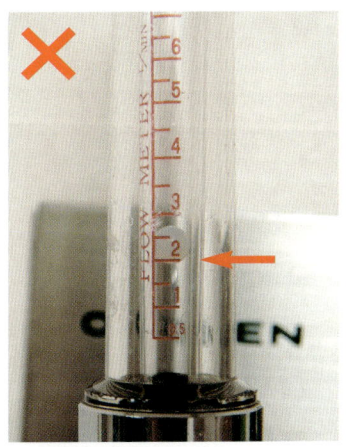

✕ この器械は端であわせない

▼マスクの場合

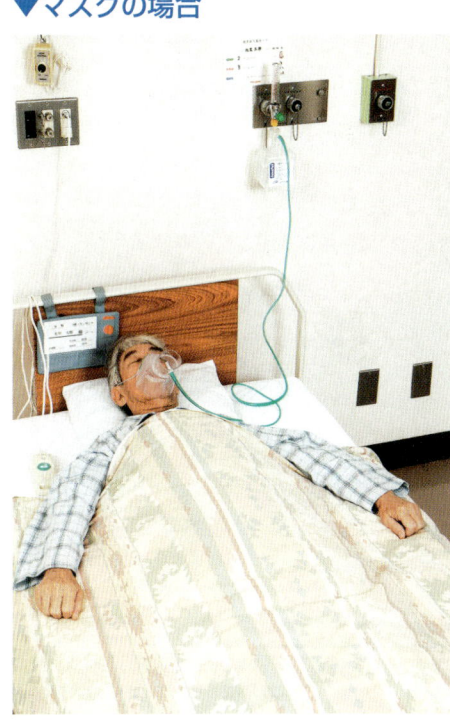

▶▶▶ 患者の観察

❹呼吸状態
- 呼吸数，呼吸の深さ，呼吸音，呼吸困難感の有無，痰の量，痰の性状，咳嗽の有無

❺全身状態
- 意識の状態，バイタルサインの変化，SpO_2（＞90％）値など

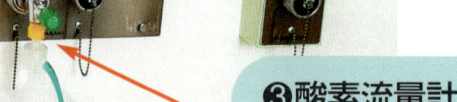

❸酸素流量計
- 設定流量（つまみ部分は動きやすいので注意）は正しいか
- 訪室ごと，労作時，ケア実施後に確認
- 蒸留水の有無（加温時）

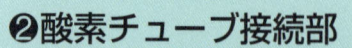

❷酸素チューブ接続部
- ゆるみ，はずれ，閉塞はないか
- 訪室ごと，ケア実施後にライン全体を確認

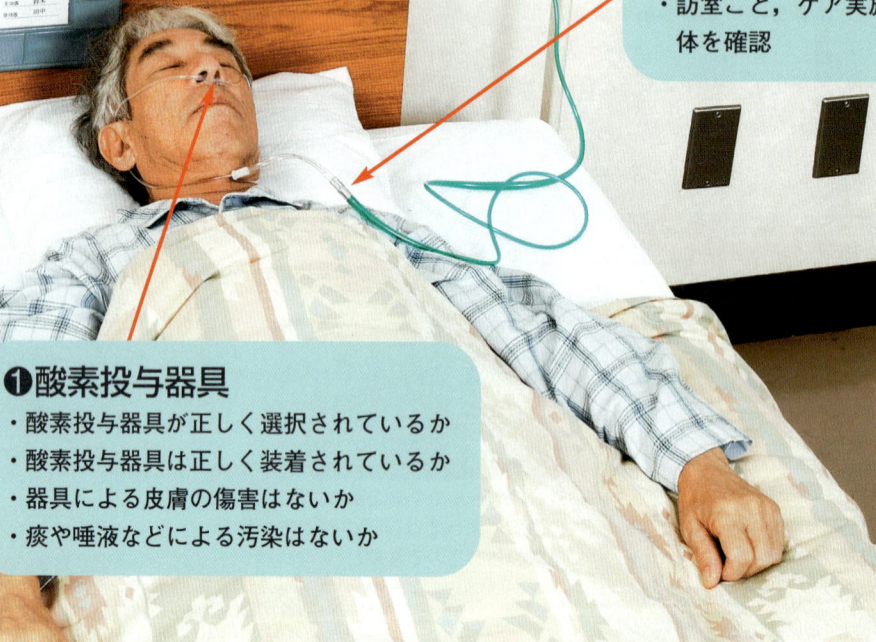

❶酸素投与器具
- 酸素投与器具が正しく選択されているか
- 酸素投与器具は正しく装着されているか
- 器具による皮膚の傷害はないか
- 痰や唾液などによる汚染はないか

▶▶▶ 酸素吸入の終了

①医師より，酸素吸入終了の説明がされているか確認する
②酸素カニューレをはずしたのち，流量計のつまみをOFFにする
③アウトレットから流量計をはずし栓をする
④患者の呼吸，全身状態を観察する．息苦しさや気分不快が生じたら，すぐに連絡するように伝える
⑤使用物品を片づける

酸素ボンベからの酸素吸入
〈物品一覧〉

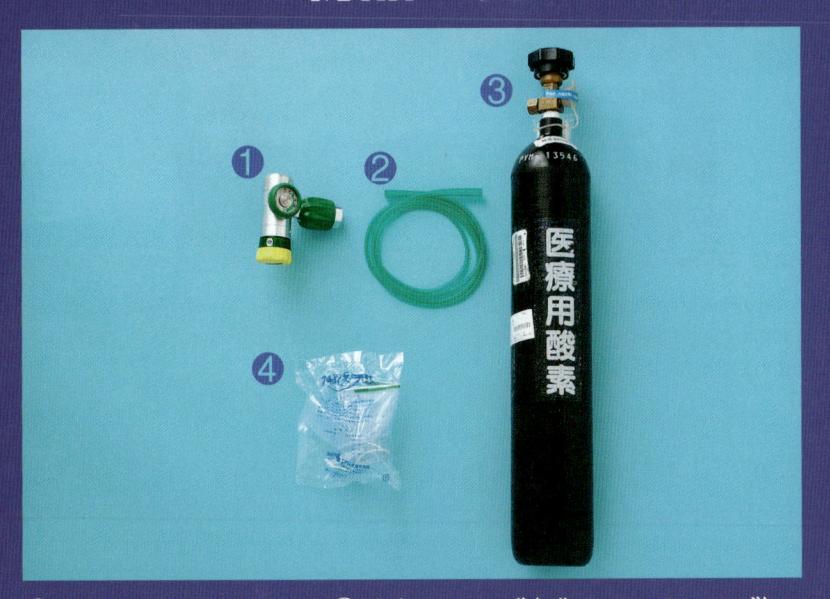

①ボンベ用酸素流量計　②酸素チューブ（グリーンチューブ）
③酸素ボンベ　④酸素マスク

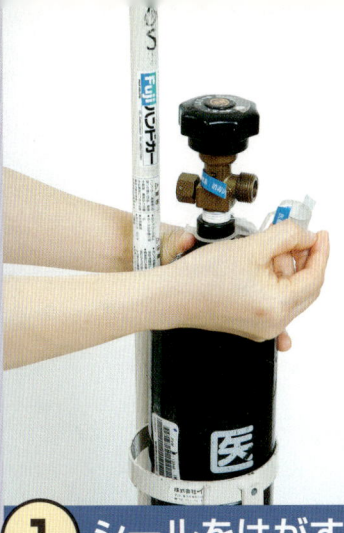

1 シールをはがす

ボンベのバルブのシールをはがし，キャップをはずす

POINT
酸素ボンベの耐圧試験

酸素ボンベは，5年ごとに耐圧試験を実施しなければならない．受けた検査日は，○○-○○という文字が刻印されている．1回目の刻印はボンベと同色であるが，2回以上実施している場合は，もっとも新しい検査日の刻印に，カラーペイントがされている

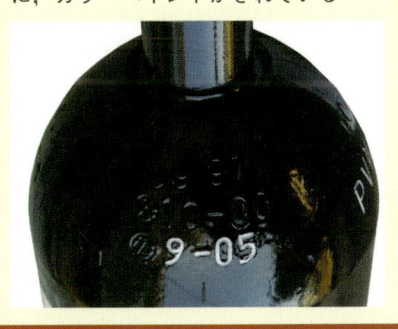

POINT
酸素ボンベの取り扱い

- 酸素ボンベは細長く倒れやすいので，架台に立て確実に固定する
- 酸素ボンベの表示色である黒色と表示ラベルで酸素であることを確認する
- 原則として未使用のものを使用する
- やむを得ず使用済みのものを使う場合，圧力計が5MPa（1MPa≒10kgf/cm^2）以下の場合には使用しない

POINT
酸素ボンベ残量の計算法

- 酸素ボンベは，酸素に約15MPaの圧力をかけて充填してある
- したがって，内容積3.4Lのボンベには，常圧で容量500Lの酸素が充填してある
- 一般に院内で使われている内容積のボンベは，3.4Lだが，ほかに10L（容量1,500L），40L（容量6,000L）などのボンベがある
- 残量（L）＝残圧（MPa）÷約15MPa×ボンベ容量（L）
- 残り使用時間（分）＝残量（L）÷使用流量（L/分）

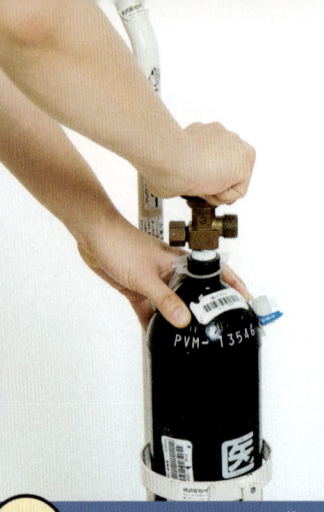

酸素ボンベからの酸素吸入（準備）

2 クラッキング
ボンベのバルブを一瞬開け，バルブ周辺に付着したゴミを飛ばす

3 酸素流量計取りつけ1
バルブに酸素流量計の緑の部分をまわして取りつける

4 酸素流量計取りつけ2
さらにスパナを使ってしっかりと取りつける

POINT
ボンベは固く締められているので，開けはじめに力がいる

POINT
酸素流量計のパッキン劣化，破損がないことを確認する

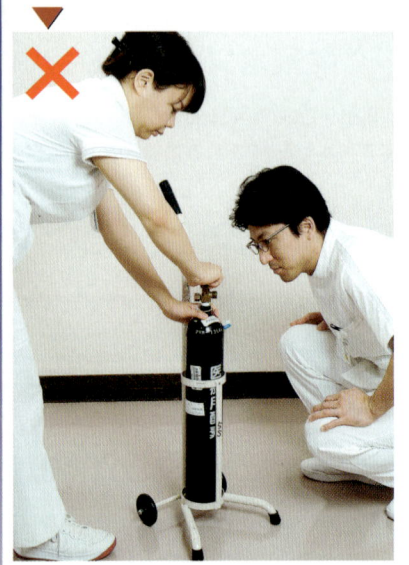

✕
高圧の酸素が流出するので，人がいるときにバルブを開けない

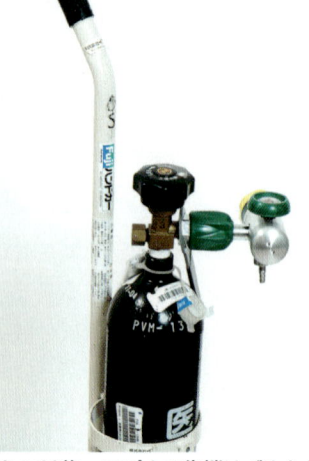

取りつけ後，スパナの先端はボルトからはずし，じゃまにならないように握る部分を下にたらしておく（スパナの種類による）

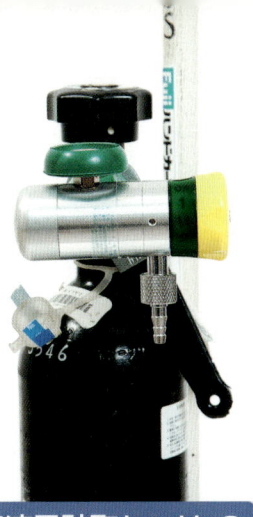

⑤ 酸素流量計取りつけ 3
酸素流量計が床に対して平行になっているかどうかを確認する

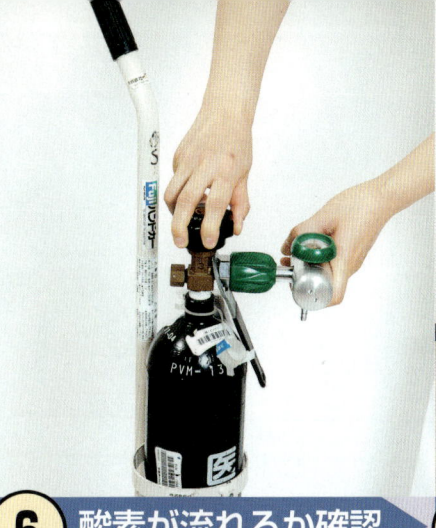

⑥ 酸素が流れるか確認
バルブを開けて酸素が出ているかどうか，十分な残量があるかどうかを確認する

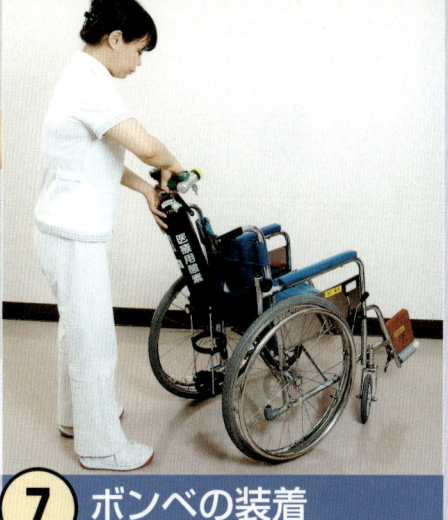

⑦ ボンベの装着
車いすに酸素ボンベを取りつける

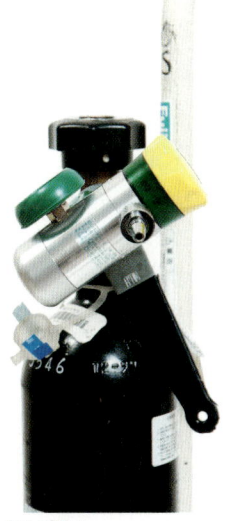

✕ 水平になっていない

流量計の針が動くことで確認できる

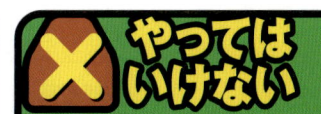

✕ やってはいけない
酸素流量計のつまみが開いていると，酸素が噴出する．思わぬ事故につながるので注意する

? それはなぜ？
酸素流量計が斜めになると，目盛の読み取りが不正確になるため．ストレッチャーを使用するときなど，ボンベを斜めに固定しなければならないときに，とくに注意する

POINT
酸素流量計のつまみが閉じている（目盛りが 0 をさす）ことを確認したうえで，酸素ボンベのバルブを開く．圧力計の目盛りを読み，酸素が充填されていることを確認する

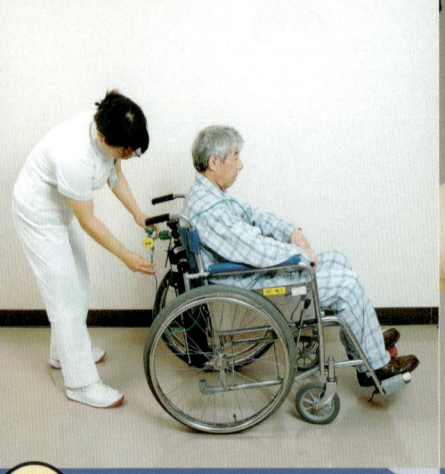

酸素ボンベからの酸素吸入（実施）

1 接続
カニューレをつけた患者が着座したらボンベとチューブを接続する

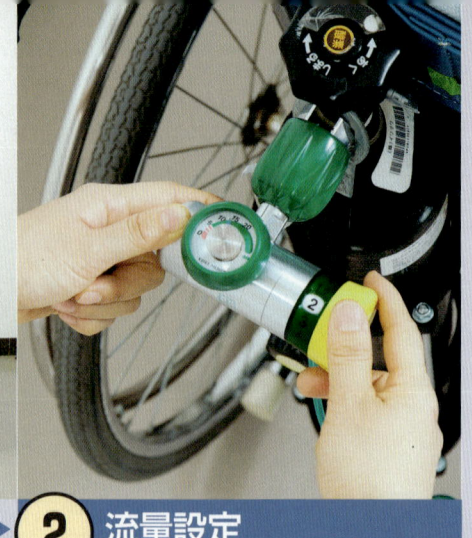

2 流量設定
流量の設定を行い患者に酸素を投与する

POINT 確認事項

- 圧力計の目盛りが10〜15MPa程度であり、移動中の酸素必要量が充填されていることを再度確認する．5MPa以下の場合は、ボンベを交換する
- 流量の指示の確認．とくに、移動前後で酸素流量の変更があるかどうか
- 移動時に、酸素チューブ（グリーンチューブ）が他のチューブと絡んだりしないようにチェックする

POINT 酸素ボンベ使用終了時

カニューレをはずしたのち、酸素ボンベのバルブを閉じてから、酸素流量計のつまみをOFFにする（バルブを先に閉じるのは、酸素流量計とボンベの接続部分に残る酸素を排出させるため）

引用・参考文献
1）日本呼吸器学会肺生理専門委員会，日本呼吸管理学会酸素療法ガイドライン作成委員会編：酸素療法ガイドライン．メディカルレビュー社，2006．
2）清水美奈子，横森久美子：酸素吸入．月刊ナーシング，23(1)：6〜15，2003．

ネブライザ

　液体または固体の小粒子が気体中で浮遊状態にあるものをエアロゾルといい，このエアロゾルをつくる装置がネブライザである．ネブライザには，大きく分けて①超音波ネブライザ，②ジェットネブライザ，③定量噴霧式吸入器（Metered Dose Inhaler：MDI）の3つがある．

■ネブライザの使用目的

給湿とエアロゾル吸入療法の2つの目的がある．
①給湿
　給湿することで，気道内分泌物をやわらかくし，気道線毛上皮機能を維持する．
②エアロゾル吸入療法
　各種薬液をエアロゾル化し，気管支の拡張，気道内分泌物の溶解・喀出を促す．また，気道の炎症を改善する．

■粒子の大きさによる主な沈着部位

　ネブライザは，その種類や性能によって，発生させるエアロゾル粒子の大きさが異なる．粒子の大きさによって沈着部位は異なり，上気道で40μm以上，気管支では12〜20μm，細気管支では5〜10μm，肺胞では1〜2μmの粒子が沈着する．

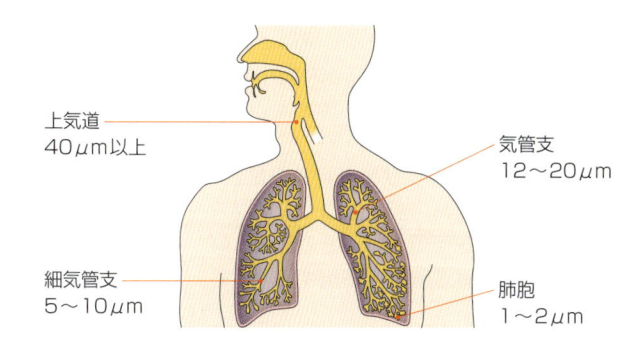

エアロゾル粒子の大きさによる気道内沈着部位

上気道　40μm以上
気管支　12〜20μm
細気管支　5〜10μm
肺胞　1〜2μm

■超音波ネブライザの原理

　超音波発振器でつくられた電気エネルギーが，振動子により超音波振動に変えられる．この振動が水槽内の水を介してダイヤフラムに伝えられ，チャンバー内にある滅菌蒸留水または薬液がはげしく揺さぶられエアロゾル化する．このエアロゾルを送風ファンにより患者側に送る．このように超音波振動により細かい粒子のエアロゾルを発生させるものを超音波ネブライザという．

　超音波ネブライザの特徴は，直径0.5〜5μmの微小で均一な安定したエアロゾルを大量に送風できることである．

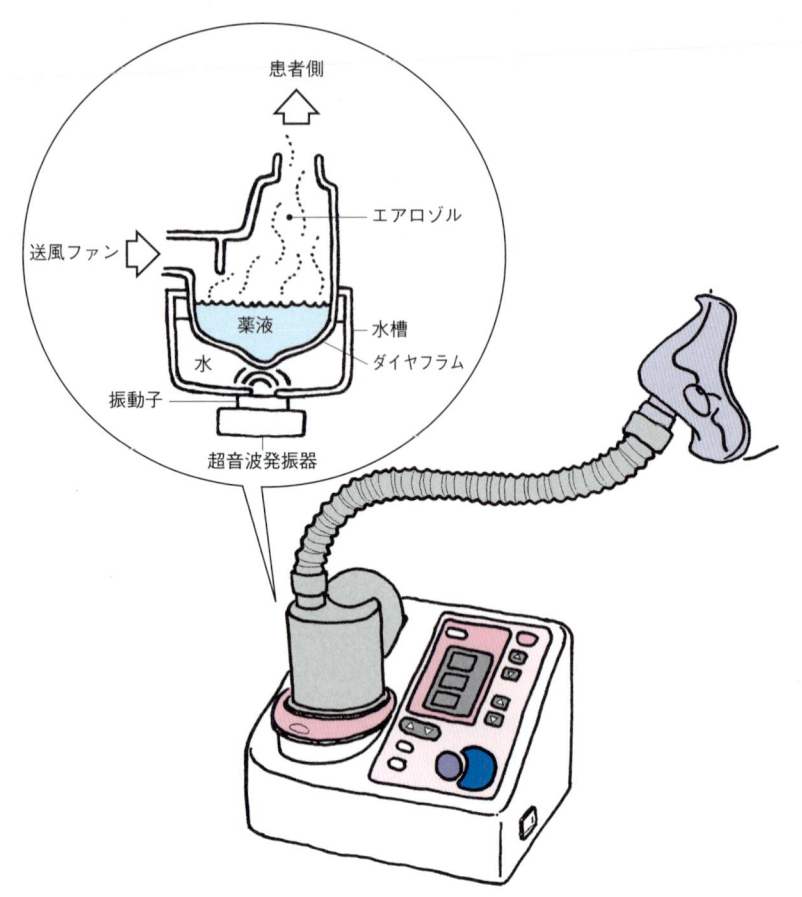

超音波ネブライザの原理

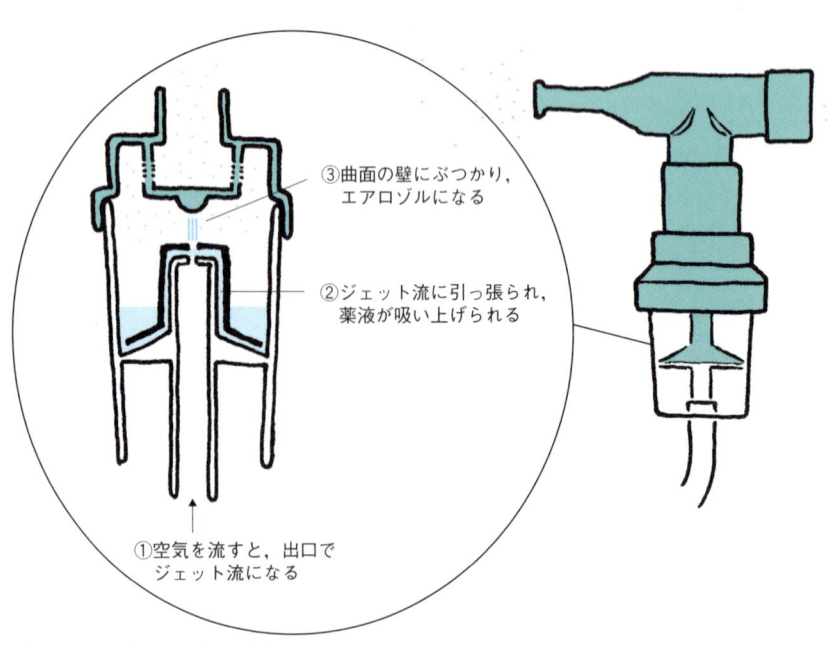

■ジェットネブライザの原理

　薬液カップ内にジェット流をあてると，そのジェット流に引っ張られるように液が吸い上げられる．吸い上げられた液は，ジェット流により吹き飛ばされて曲面の壁にぶつかることにより微小なエアロゾルになる．粒子の大きさは，製品により異なる．

　ジェットネブライザを使用する場合，駆動源として空気の流れをつくるネブライザモーターを使用する．そのほか，酸素流量計や空気流量計を使用することもできる．

ジェットネブライザの原理

ジェットネブライザ
〈物品一覧〉

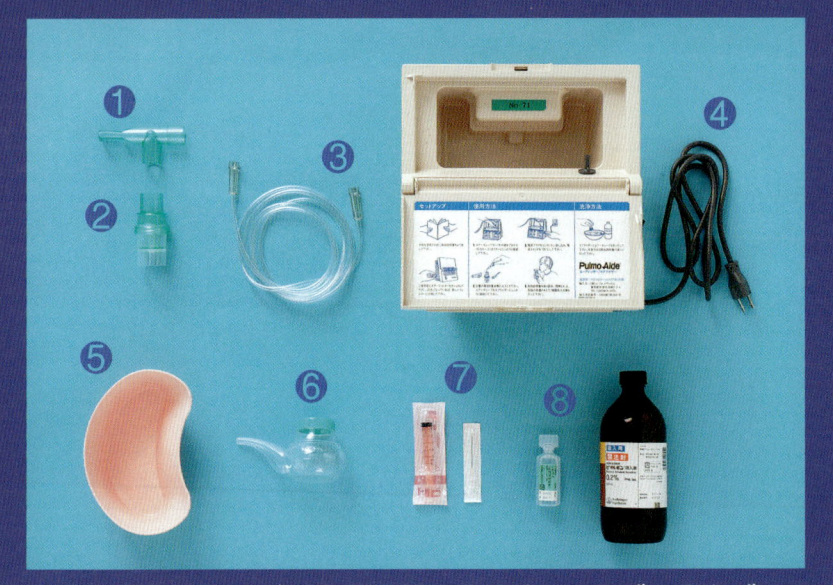

❶吸入嘴管(Tピース) ❷薬液槽 ❸接続チューブ ❹ネブライザモーター ❺ガーグルベースン ❻吸飲み ❼シリンジ・針 ❽薬液

※誤注射予防対策として,ネブライザ用に決められたカラーシリンジを使用する

定量噴霧式吸入器の使用法

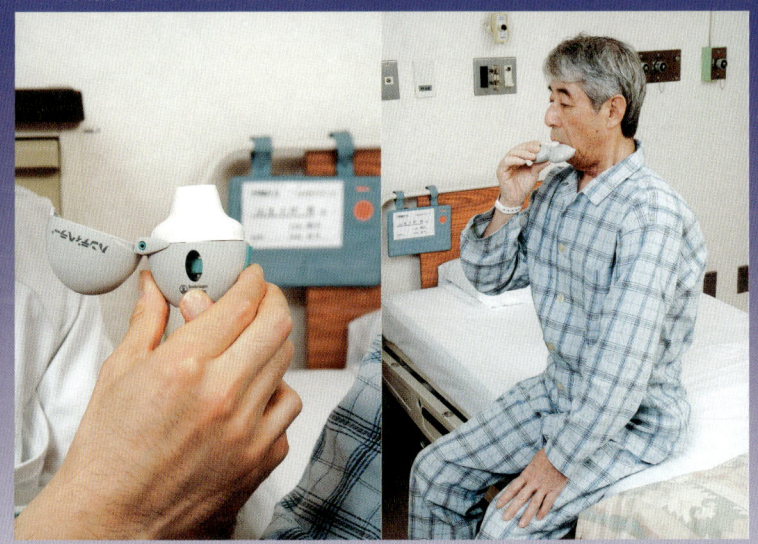

薬物によっては,上記のような定量噴霧式吸入器(MDI)を使用するものもある.メーカーからの詳細な使用方法のパンフレットがあるので,それに従って施行する

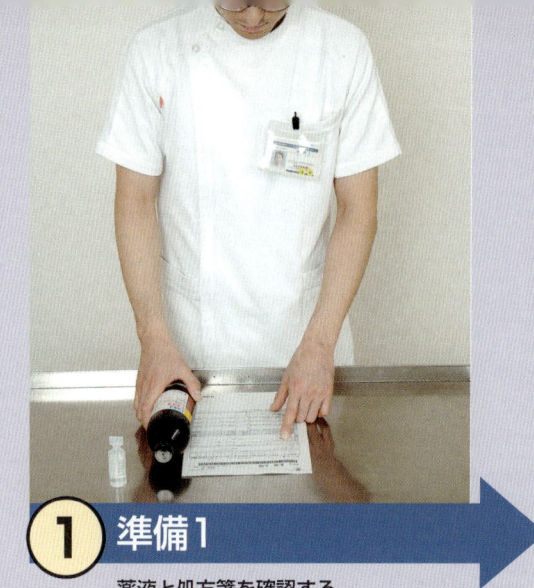

❶ 準備1
薬液と処方箋を確認する

POINT
3回の薬物確認
処方箋と薬物が合っているか3回確認を行う
1回目:各患者専用のトレイ内に薬物を取り出すとき
2回目:シリンジに薬液を吸うとき
3回目:空アンプル(バイアル)を捨てる.または薬液を棚に戻すとき

▼処方箋の例

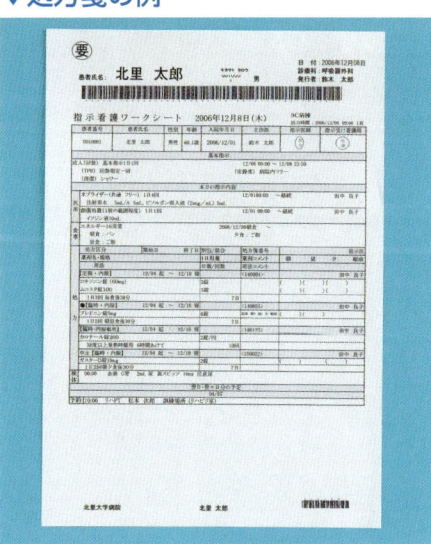

ジェットネブライザの準備

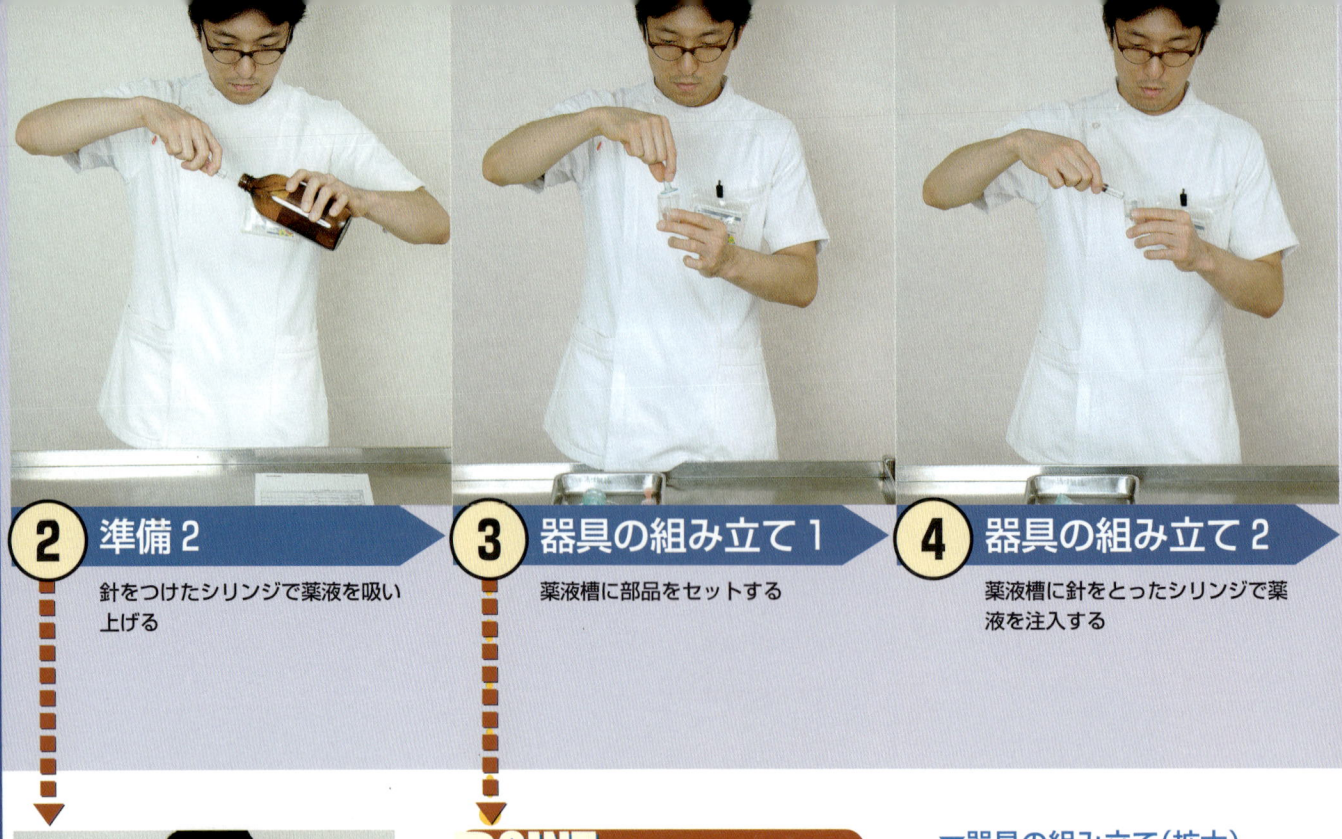

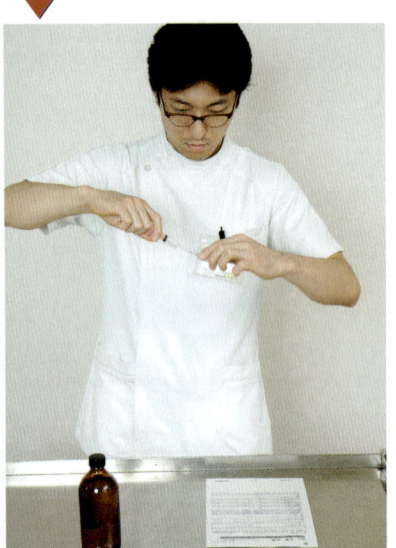

2 準備2
針をつけたシリンジで薬液を吸い上げる

3 器具の組み立て1
薬液槽に部品をセットする

4 器具の組み立て2
薬液槽に針をとったシリンジで薬液を注入する

つづいて，蒸留水も吸い上げる

POINT
部品をセットし忘れやすいので注意する

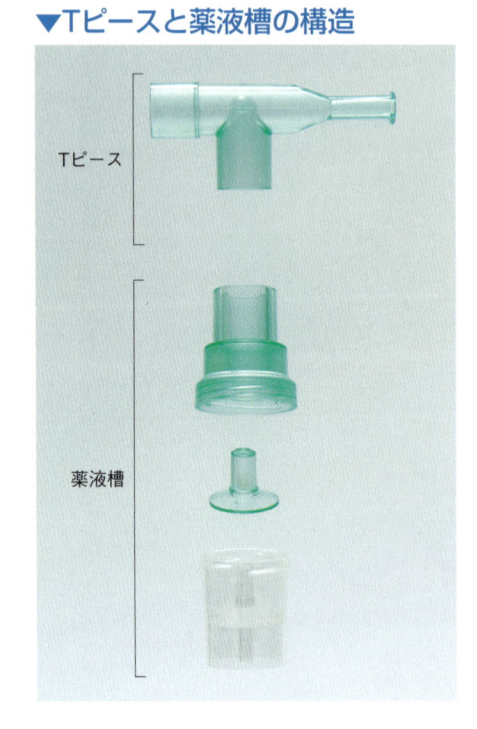

▼Tピースと薬液槽の構造

Tピース
薬液槽

▼器具の組み立て（拡大）

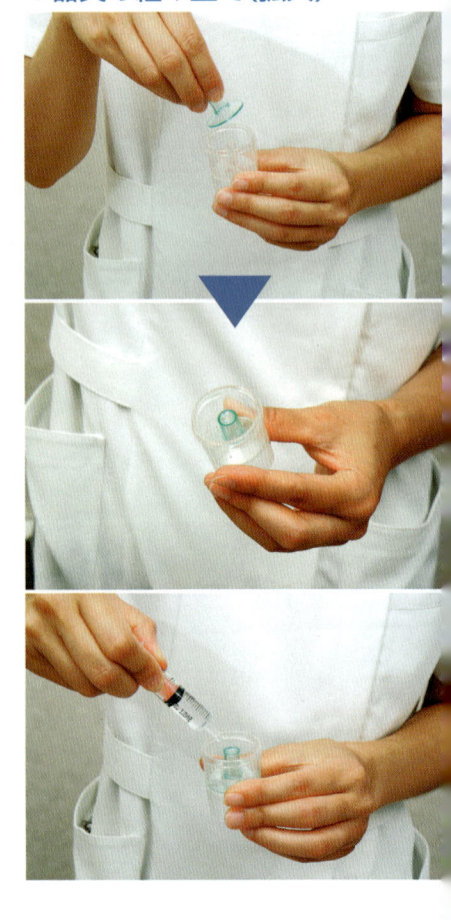

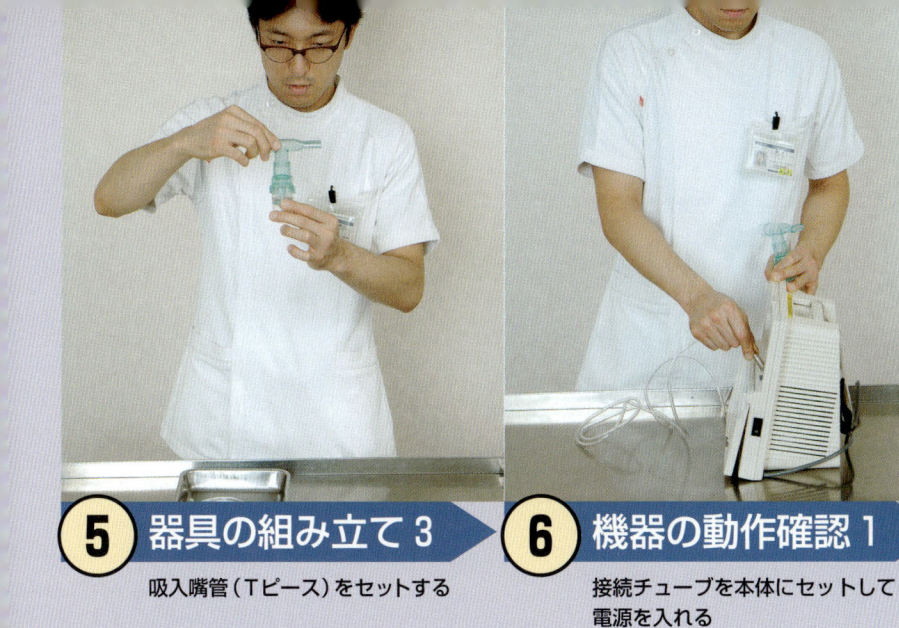

⑤ 器具の組み立て 3
吸入嘴管（Tピース）をセットする

⑥ 機器の動作確認 1
接続チューブを本体にセットして電源を入れる

⑦ 機器の動作確認 2
薬液が噴霧されているかどうかを確認する

POINT

ネブライザによる感染

ネブライザは吸入液をエアロゾル化させて吸入させるため、吸入液が汚染されていると簡単に感染を起こしてしまう．そのため機器（Tピースや薬液槽など）の確実な消毒を行い，薬液のつくり置き（薬液は24時間以内で使用する）はしない
主な起炎菌としては以下のものがある
肺炎桿菌，緑膿菌，レジオネラ菌，バークホルデリア・セパシア

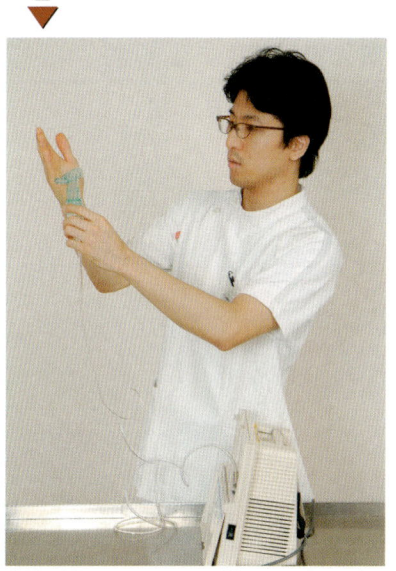

薬液が見えにくいことが多いので，Tピースのうしろに手のひらをかざすとよい

ジェットネブライザの準備

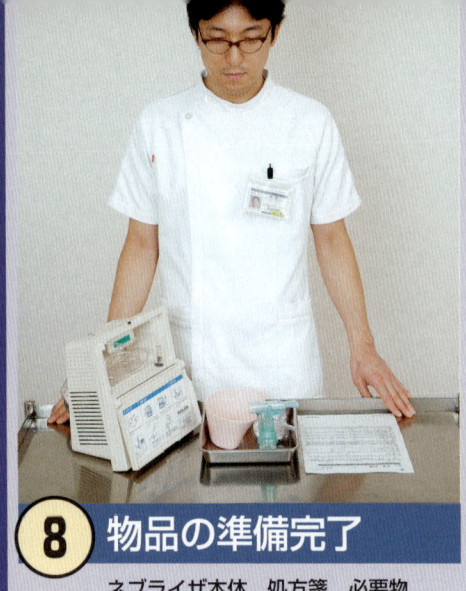

8 物品の準備完了
ネブライザ本体，処方箋，必要物品をトレイに入れ準備する

▼吸入で使用される薬物

種　類		商品名	作　用	副作用
気管支拡張薬	β刺激薬	サルタノール	気管支拡張作用	血清K低下，心悸亢進，頭痛，振戦，不眠，不安，めまい，高血糖，など
		セレベント		
		ベネトリン		
		メプチン		
	抗コリン薬	スピリーバ	気管支拡張作用	口渇，心悸亢進，排尿障害，など
		テルシガン		
気管支喘息治療薬	吸入ステロイド薬	キュバール	気道炎症に対する抗炎症作用	口腔・咽頭カンジダ，嗄声，咽頭刺激による咳嗽，など
		パルミコート		
		フルタイド		
去痰薬	気道分泌促進薬	ビソルボン	気道分泌液の分泌促進	咳嗽，胃腸障害，頭痛，過敏症，など
	気道粘液溶解薬	ムコフィリン	気道粘液の溶解	悪心・嘔吐，食欲不振，など
抗アレルギー薬	メディエータ遊離抑制薬	インタール	気管支喘息予防	咽頭痛，発疹，悪心，など

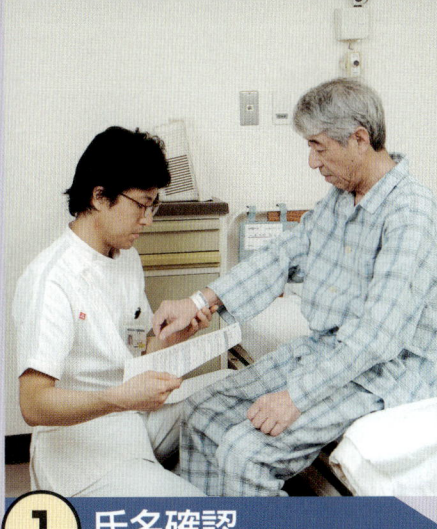

ジェットネブライザの実施

① **氏名確認**
ネームバンドの確認と患者に氏名を名乗ってもらうことで確認する

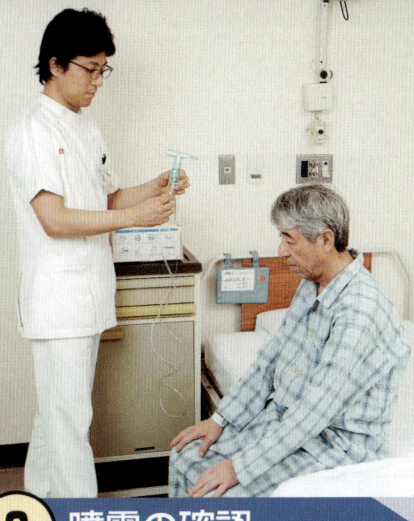

② **噴霧の確認**
器械のスイッチを入れ，きちんと噴霧されているか確認する

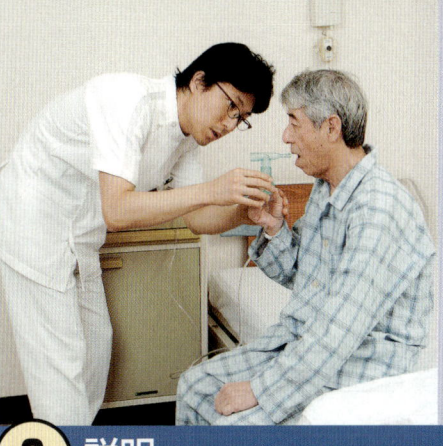

③ **説明**
正しいくわえ方，持ち方を説明し，患者に器具を手渡す

POINT 実施時間

指示された時間があれば，指示に従うが，口腔内に薬物が残り，味覚の変化，食欲不振，悪心・嘔吐を誘発する可能性があるので，食事の直前は避ける

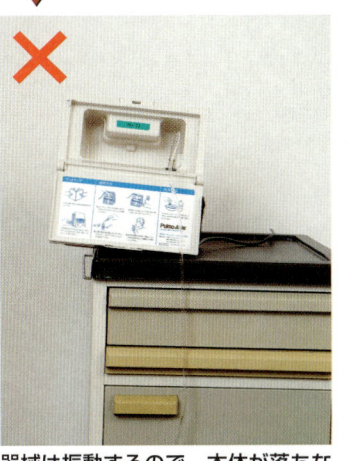

✗ 器械は振動するので，本体が落ちないように安定したところにセッティングする

POINT 患者への説明

患者に以下のことを説明し，了承を得てから実施する
- 吸入の目的と必要性
- 使用する薬物名と作用・副作用
- 吸入の方法と時間

POINT 吸入の流れ

〈吸入体位〉
横隔膜が下がり，肺が拡張しやすい起坐位か端坐位をとってもらう

〈吸入方法〉
マウスピースをくわえるときは，吸気時に周囲の空気を吸えるよう口の端をすこし空けておく．完全にくわえてしまうと，気道に流入する空気量が少ないため，エアロゾルが十分に吸入されない

〈腹式呼吸〉
ゆっくりで大きな腹式呼吸でエアロゾルを吸い込む．吸気時の終末は，すこし息をはくのをこらえるように伝え，エアロゾルが肺胞までしっかり到達できるようにする

ジェットネブライザの実施

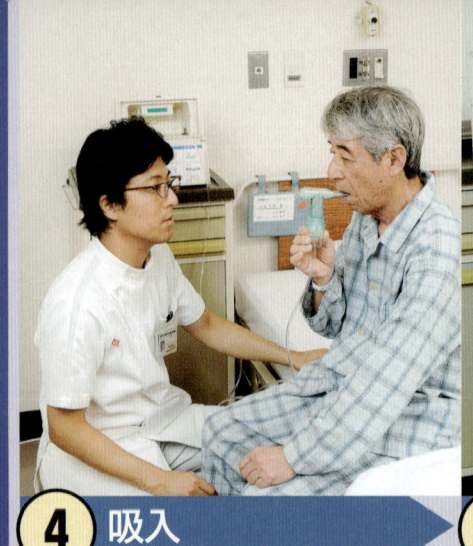

④ 吸入
Tピースをくわえてもらい，10〜15分吸入する

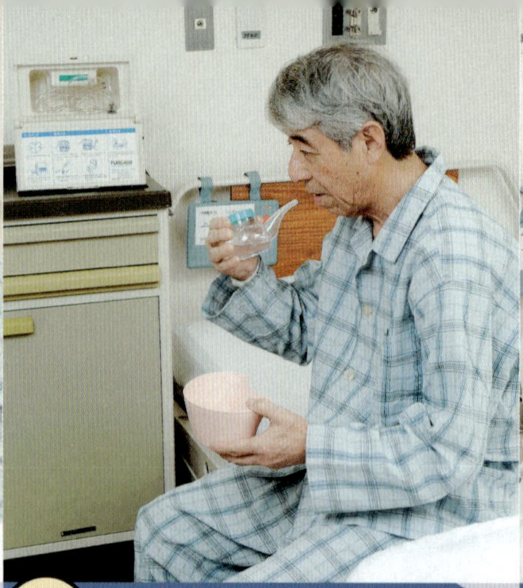

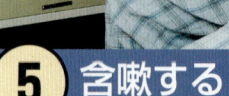

⑤ 含嗽する
含嗽をする．痰がある場合は喀出を促す

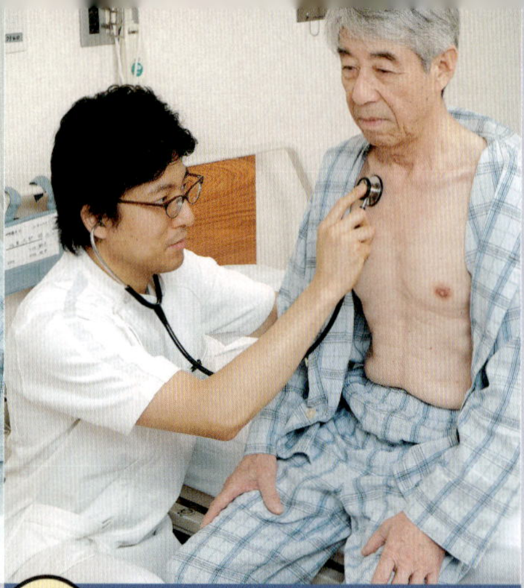

⑥ 呼吸音の聴取
最後に呼吸音の聴取をして，異常がないか確認する

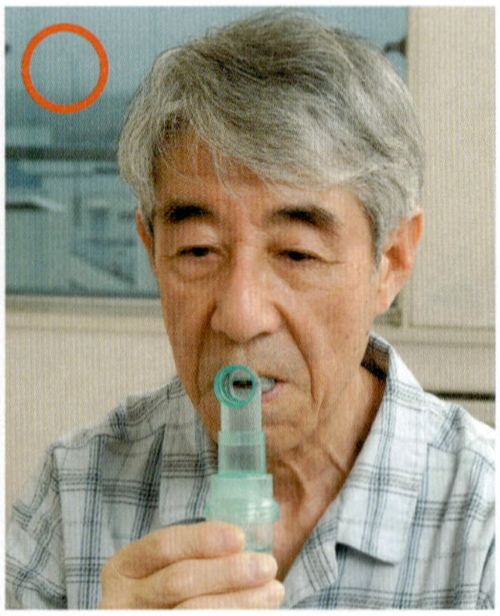

○ 薬液と一緒に空気も吸い込むため，口を半開きにしてTピースを軽くくわえる．また，Tピースは傾けないようにする

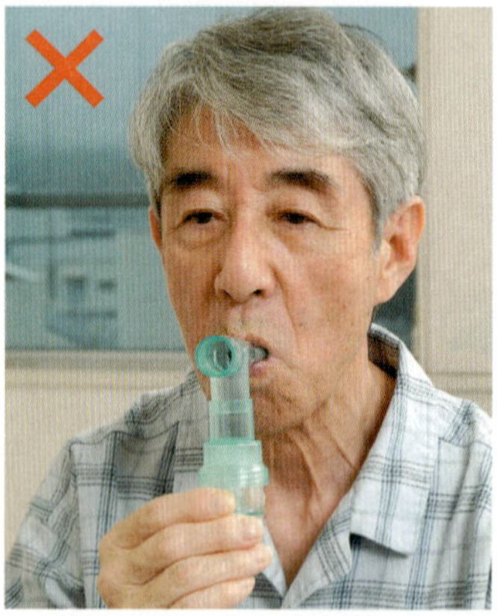

× 口全体でぎゅっとTピースをくわえてしまうと空気を一緒に吸い込めなくなってしまう

× くわえるほうの反対側をふさぐと空気を一緒に吸い込めなくなる

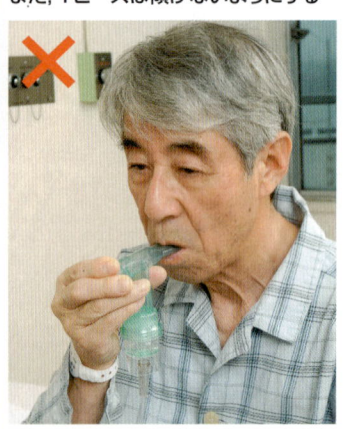

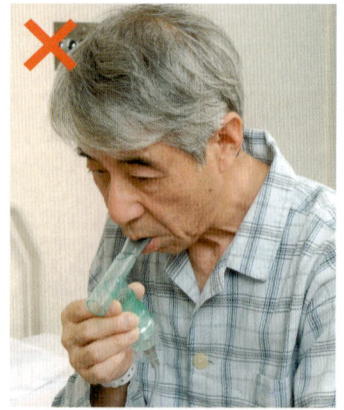

× Tピースを傾けてしまうとなかの薬液がこぼれてしまう

POINT
吸入後は，含嗽で口腔内に付着した薬液を洗い流す

❓ それはなぜ？
噴霧で使用する薬物であるので，洗い流さないと多量摂取になり，副作用につながる．また，薬液の苦み成分による不快感を除くことにもなる

引用・参考文献
1) 新保年弘：超音波ネブライザ，ジェットネブライザQ&A．岡本浩嗣監：知らなきゃできない！ME機器Q&A．p.172〜174, 学習研究社, 2005.
2) 飯島光雄：吸入療法用機器．小野哲章，渡辺敏編：ナースのための新ME機器マニュアル．p.58〜61, 医学書院, 1999.
3) 生山美奈子ほか：超音波ネブライザーの準備，および正しく使用するための説明と介助ができますか？．臨牀看護, 29(3)：410〜415, 2003.
4) 堂園道子ほか：ネブライザー．月刊ナーシング, 22(2)：6〜15, 2002.
5) 佐井敦子：ネブライザー．Nursing Today, 14(12)：100〜107, 1999.

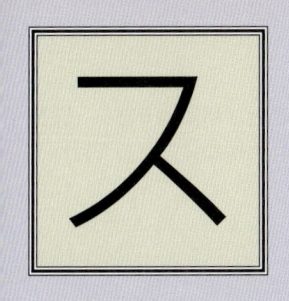

ス クイージング

　スクイージングは体位排痰法の1つであり，排痰体位をとり，胸郭を呼気時に圧迫する（squeeze）ことにより，空気の出ていくスピードを速めることで排痰効果を促す手技である．体位排痰法は，過剰な気道内分泌物をすみやかに除去し，気道の閉塞や抵抗を減少させ，換気の改善をはかることを目的とする．

■肺の解剖

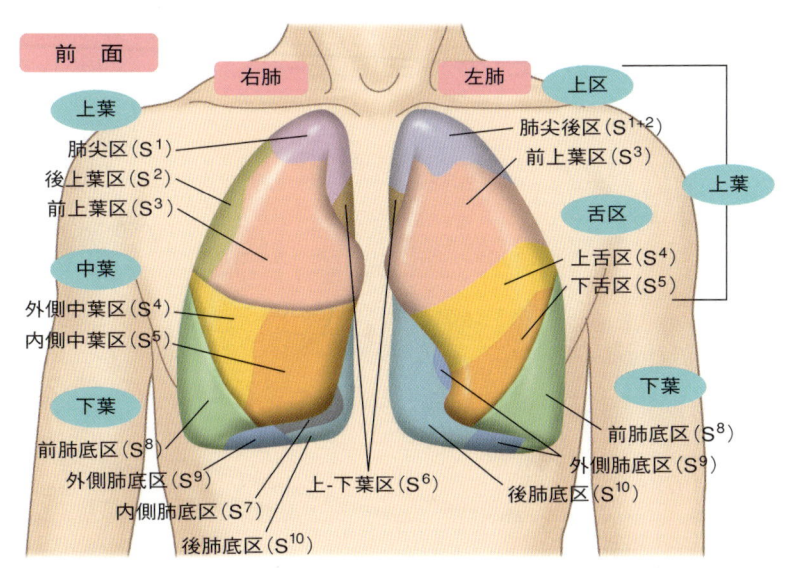

前面

右肺／左肺　上区

上葉
- 肺尖区（S^1）
- 後上葉区（S^2）
- 前上葉区（S^3）
- 肺尖後区（S^{1+2}）
- 前上葉区（S^3）

中葉／舌区
- 外側中葉区（S^4）
- 内側中葉区（S^5）
- 上舌区（S^4）
- 下舌区（S^5）

下葉
- 前肺底区（S^8）
- 外側肺底区（S^9）
- 内側肺底区（S^7）
- 後肺底区（S^{10}）
- 上-下葉区（S^6）
- 前肺底区（S^8）
- 外側肺底区（S^9）
- 後肺底区（S^{10}）

左右の各肺葉の位置（前面）

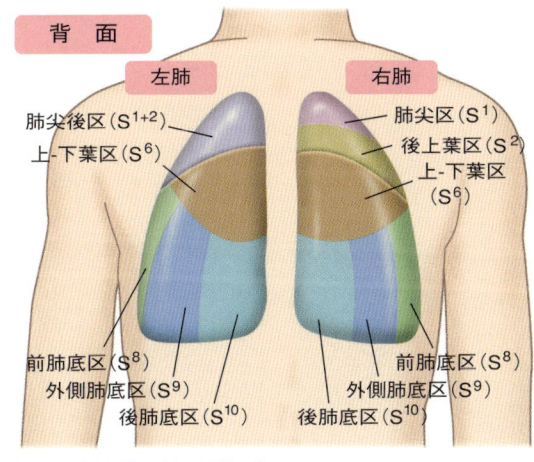

背面

左肺／右肺
- 肺尖後区（S^{1+2}）
- 上-下葉区（S^6）
- 肺尖区（S^1）
- 後上葉区（S^2）
- 上-下葉区（S^6）
- 前肺底区（S^8）
- 外側肺底区（S^9）
- 後肺底区（S^{10}）
- 前肺底区（S^8）
- 外側肺底区（S^9）
- 後肺底区（S^{10}）

左右の各肺葉の位置（背面）

■修正した排痰体位

　痰のある肺の部位を高い位置に置き，重力を利用して痰の移動をさせる排痰体位を，スクイージングの前に行うことが効果的である．臨床では，教科書的な排痰体位は取りにくいので，仰臥位（背臥位），側臥位，3/4仰臥位，3/4腹臥位，腹臥位を修正した排痰体位として行っている．

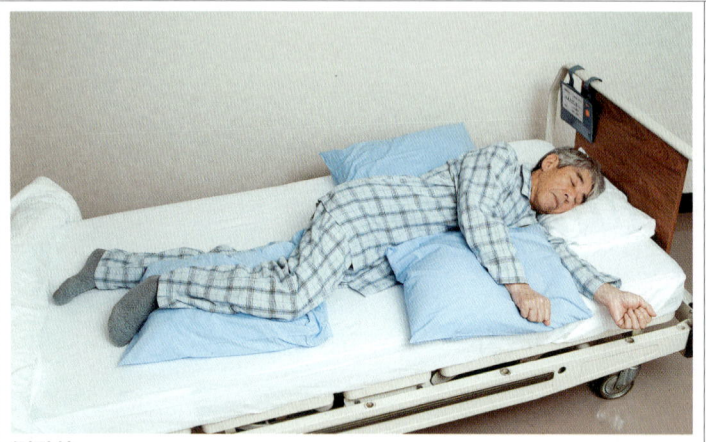

側臥位
上側肺からのドレナージ

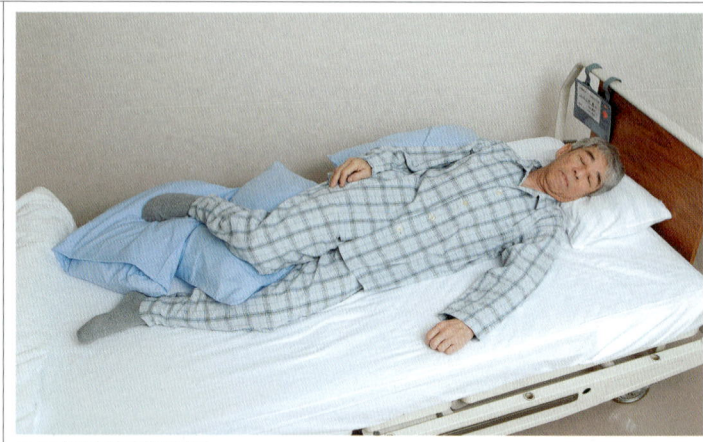

3/4仰臥位（背臥位）
中葉・舌区（肺区域S^4，S^5）からのドレナージ

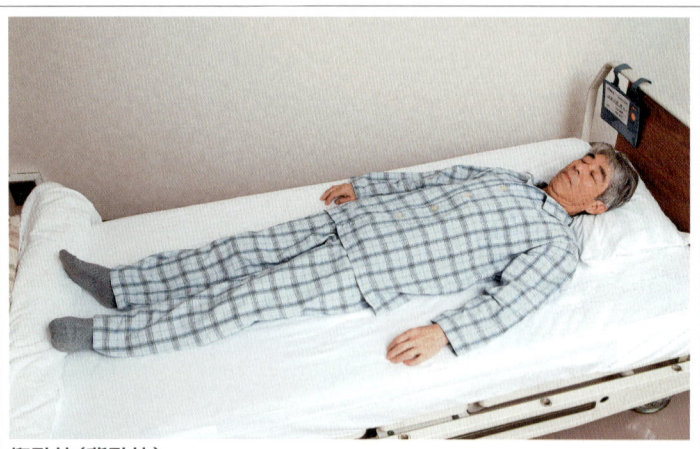

仰臥位（背臥位）
腹側（肺区域S^1，S^3，S^8）からのドレナージ

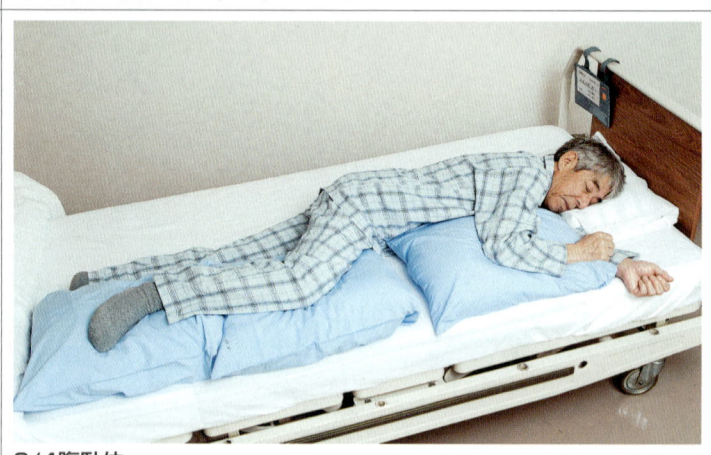

3/4腹臥位
背側（肺区域S^6，S^{10}）および肺区域S^2からのドレナージ

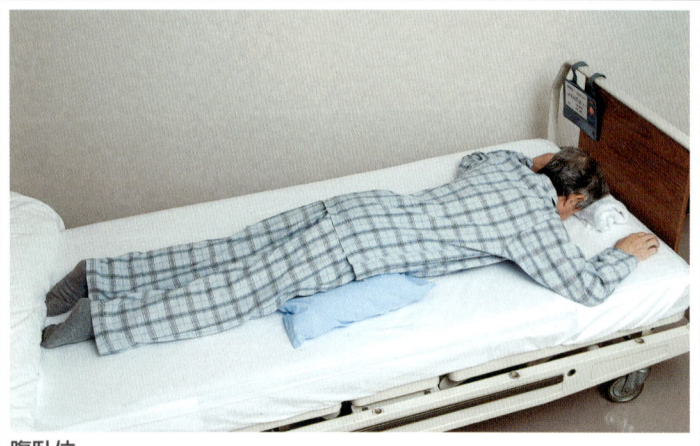

腹臥位
背側（肺区域S^6，S^{10}）からのドレナージ

POINT
枕などを使用して，できるだけ患者がつらくない体位をとる

POINT
顔と骨盤の2か所に枕を置くことで胸が浮き，呼吸がしやすくなる

上葉のスクイージング

●準備
・これから「痰の排出」を行うことを告げ，承諾を得る
・痰の貯留位置を確認するため呼吸音聴取の準備をする（呼吸音の聴取の詳細は164〜171ページ参照）

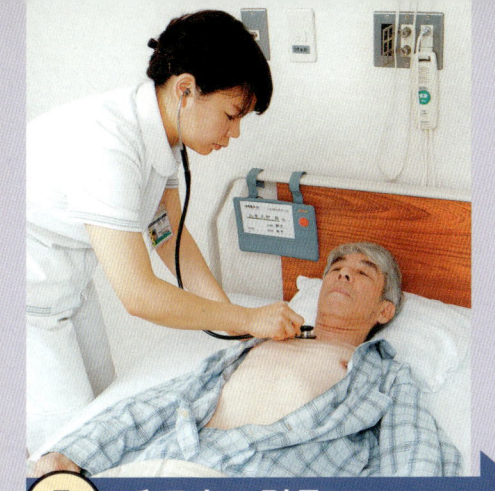

１ 呼吸音の聴取

患者に大きく深呼吸をしてもらい呼吸音の聴取をする

POINT

・痰の貯留している原因，病態，重症度，緊急度，リスクなどについて医師と話し合いを行い，体位排痰法を行う利点と注意点を確認する
・痰の貯留している原因や肺区域を評価し，排痰体位を決定する．その後，十分なアセスメントを行い，スクイージングの手技を決定する

前　面

右肺　　左肺

上葉
　肺尖区（S^1）
　後上葉区（S^2）
　前上葉区（S^3）

上区
　肺尖後区（S^{1+2}）
　前上葉区（S^3）　　上葉
舌区
　上舌区（S^4）
　下舌区（S^5）

肺区域（上葉）

POINT
体位排痰法の適応条件

① １日の痰の量が30mL以上（１回の吸引で５mL以上）
② 自力での痰の喀出が困難である
〈禁忌〉
① 未治療の緊急性気胸がある
② 喀血がある
③ 重篤な循環器系障害がある
④ 頭蓋内圧亢進がある
　など

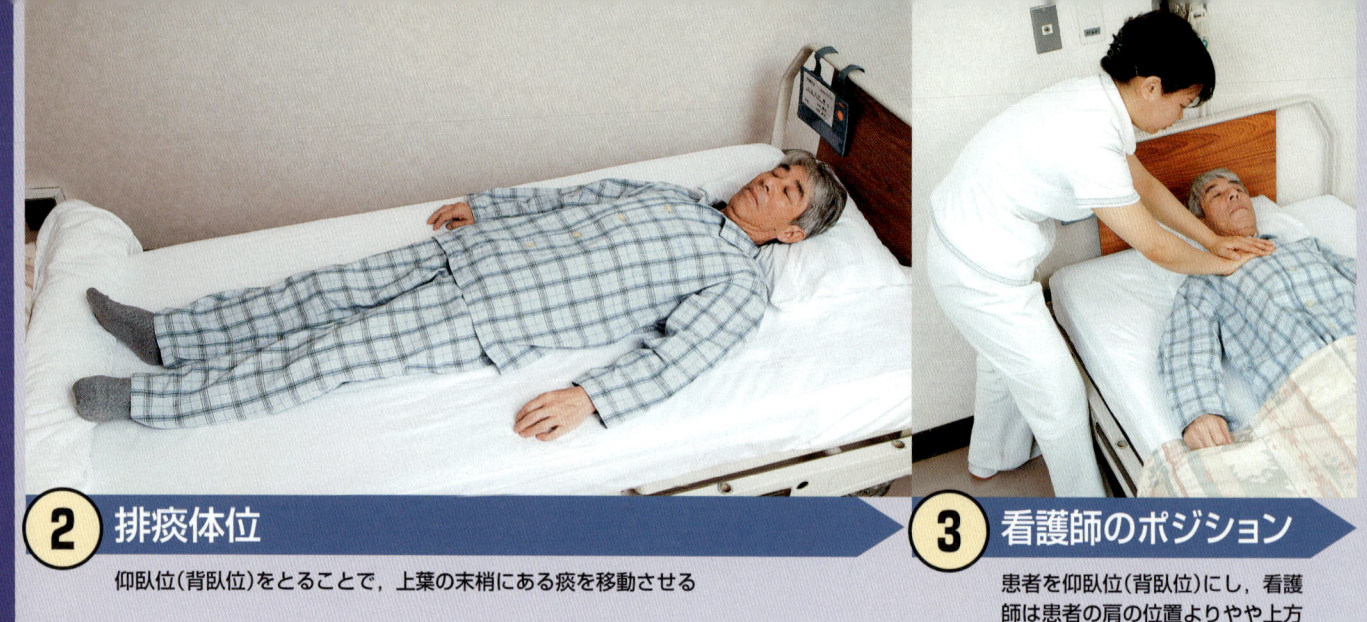

上葉のスクイージング

② 排痰体位
仰臥位（背臥位）をとることで，上葉の末梢にある痰を移動させる

③ 看護師のポジション
患者を仰臥位（背臥位）にし，看護師は患者の肩の位置よりやや上方に立つ

POINT
- 呼吸のアセスメントを十分にする
- 体位変換後には，上側肺と下側肺の呼吸音の変化と左右差を確認する
- ライン，チューブ，ドレーンに十分に注意する（挿管している場合は，吸引を行って，カフ圧を調整してから，体位変換を行う：VAP予防）
- 体位変換は，モニタを確認しながらゆっくり行う．一気に行うと血行動態が乱れる
- 10～20分間排痰体位をとると末梢から痰が移動する（痰の性状や病態によっても異なるので，呼吸音などを確認しながらその時間を決定する）
- 頭低位は，頭蓋内圧を上昇させたり，不整脈を誘発したりするため，用いないことが多い（頭低位をとらなくても痰は移動する）

POINT
排痰手技を施行しているときは，モニタリングをしながら，安全に行う

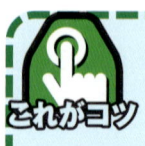

これがコツ
- 無理なく圧迫できるように，ベッドの高さを調整する（看護師の腰痛予防）
- 看護師の身長が低い場合，ベッドに片足をかけて行うと施行しやすい
- できるだけ患者の近くによる

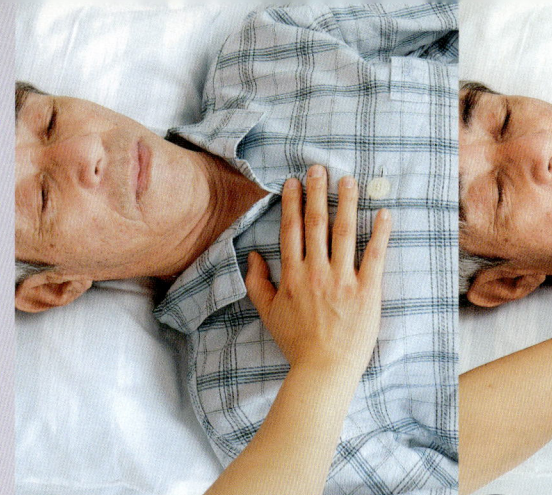

④ 手のポジション1
利き手を第4肋間より上方に指を広げ，力を抜いて軽く置く

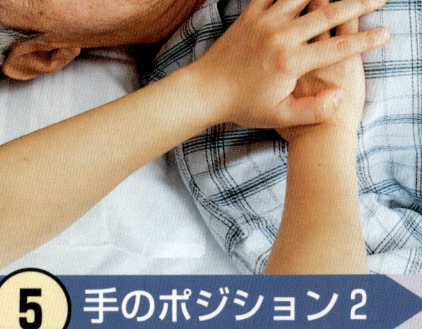

⑤ 手のポジション2
胸郭を覆うように，もう一方の手を利き手の上に重ねる

⑥ 圧迫1
はじめにゆっくり深呼吸してもらったのち，患者が呼気をはじめたら徐々に圧迫を加える

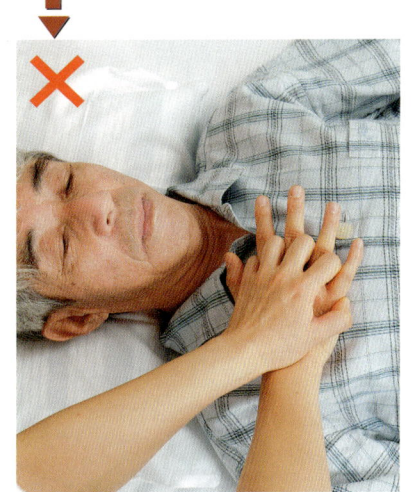

✗ 胸骨圧迫ではないので，手を組まない

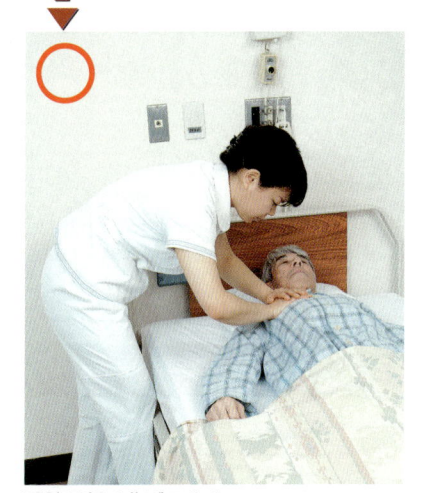

○ 両腕は軽く曲げておく

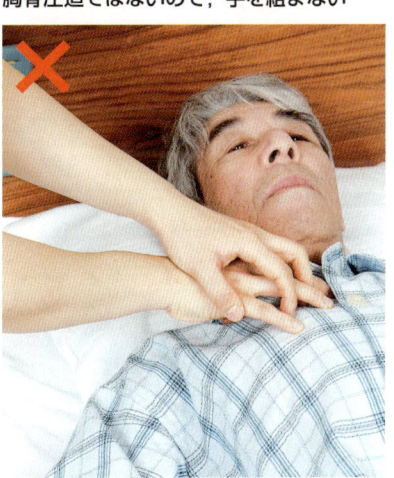

✗ 指先だけで押すのではない

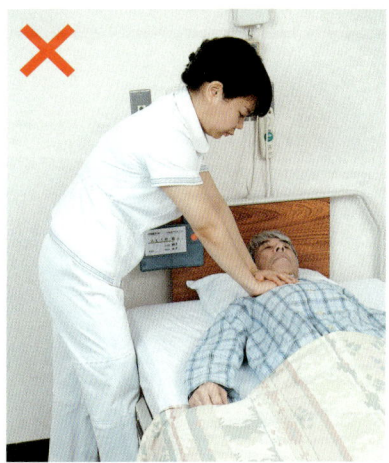

✗ 腕が突っ張ってしまうと，力をうまく加えられない

上葉のスクイージング

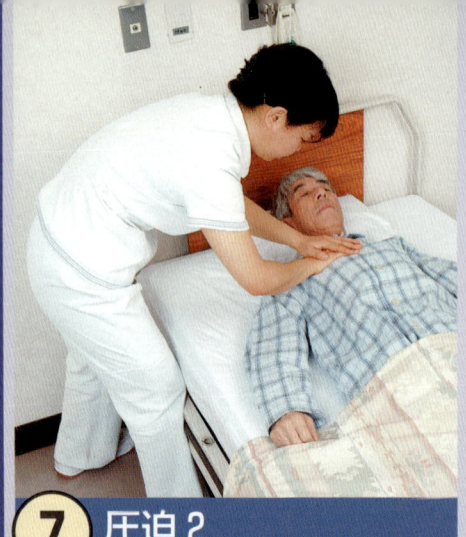

⑦ 圧迫2

患者の呼気にあわせて圧迫する．呼気終末で完全にはききるようにしぼるように圧迫する．圧迫は徐々に強くなり，呼気終末時に最大の圧迫が加わるようにする

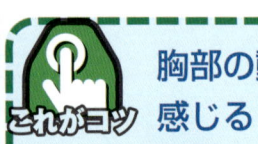

これがコツ　胸部の動きを感じる

「吸って，はいて」と声をかけ，胸部の上下を手のひらで感じ取る

POINT

呼吸音の聴取をしながら痰の移動を確認し，痰が中枢気道に移動してきたら，咳をさせて痰を除去する

POINT　スクイージング以外の排痰法

＜ハッフィング＞
- 呼吸流量を高め，気管支近くの痰を咽頭近くまで移動させる手技
- 最大吸気をしてもらったあと，口を開け，一気に息をはき出してもらう
- 看護師は，手を胸郭に置き，息をはき出してもらうとともに，圧迫する

＜スプリンキング＞
- スクイージングのみでは痰が上昇しない場合に行う
- 看護師が，排痰したい部位に手を置き，圧迫する
- 患者は，圧迫に合わせ息をはき，そのまま呼気終末位を維持してもらう
- 胸郭を最大に圧迫したときに，患者に息をすってもらい，それと同時に手を離す

中葉・舌区のスクイージング

● 準備
・これから「痰の排出」を行うことを告げ，承諾を得る
・痰の貯留位置を確認するため呼吸音の聴取の準備をする（呼吸音の聴取の詳細は164～171ページ参照）

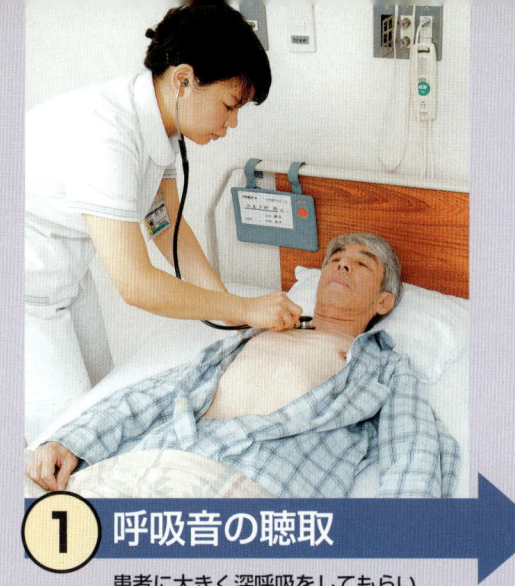

1 呼吸音の聴取

患者に大きく深呼吸をしてもらい呼吸音の聴取をする

POINT

・痰の貯溜している原因，病態，重症度，緊急度，リスクなどについて医師と話し合いを行い，体位排痰法を行う利点と注意点を確認する
・痰の貯留している原因や肺区域を評価し，排痰体位を決定する．その後，十分なアセスメントを行い，スクイージングの手技を決定する

POINT

体位排痰法の適応条件

① 1日の痰の量が30mL以上（1回の吸引で5mL以上）
② 自力での痰の喀出が困難である
〈禁忌〉
① 未治療の緊急性気胸がある
② 喀血がある
③ 重篤な循環器系障害がある
④ 頭蓋内圧亢進がある
など

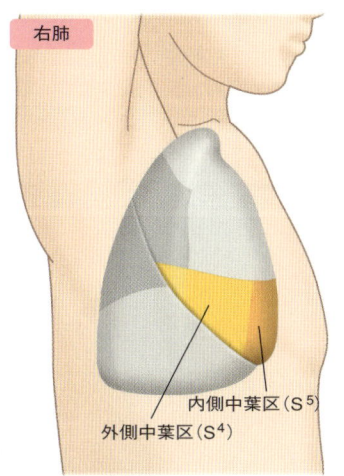

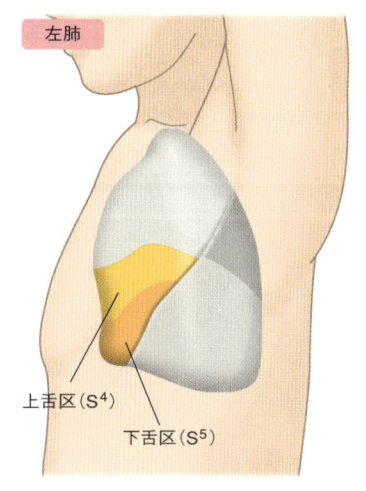

前　面　　右肺　　左肺

中葉
外側中葉区（S^4）
内側中葉区（S^5）

舌区
上舌区（S^4）
下舌区（S^5）

右肺　　左肺

内側中葉区（S^5）
外側中葉区（S^4）

上舌区（S^4）
下舌区（S^5）

肺区域（中葉・舌区）

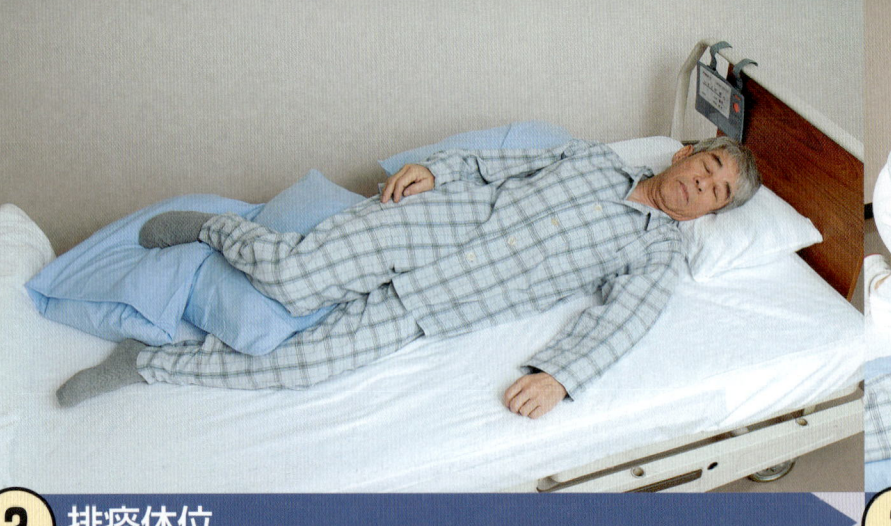

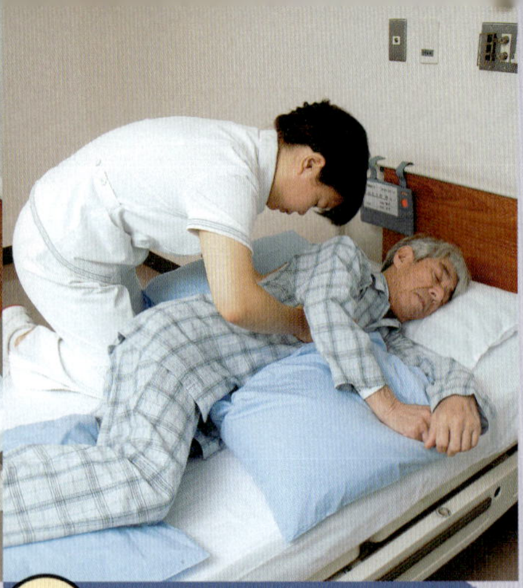

中葉・舌区のスクイージング

② 排痰体位

仰臥位（背臥位）と側臥位の中間の体位をとることで，中葉・舌区の末梢にある痰を移動させる

③ 看護師のポジション

患者の側方に立ち，右手は前胸部の第4肋間と第6肋間のあいだ，左手は背部の肩甲骨の下角に，両手とも広げて置く

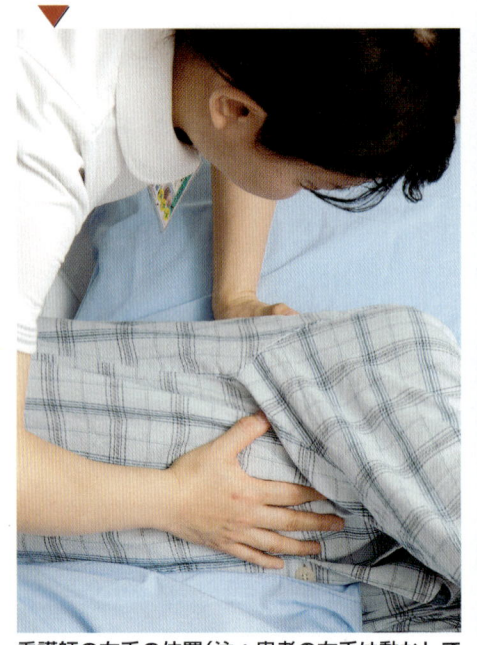

看護師の右手の位置（注：患者の右手は動かしてもらっている）

POINT

- 呼吸のアセスメントを十分にする
- 体位変換後には，上側肺と下側肺の呼吸音の変化と左右差を確認する
- ライン，チューブ，ドレーンに十分に注意する（挿管している場合は，吸引を行って，カフ圧を調整してから，体位変換を行う：VAP予防）
- 体位変換は，モニタを確認しながらゆっくり行う．一気に行うと血行動態が乱れる
- 10〜20分間排痰体位をとると末梢から痰が移動する（痰の性状や病態によっても異なるので，呼吸音などを確認しながらその時間を決定する）
- 頭低位は，頭蓋内圧を上昇させたり，不整脈を誘発したりするため，用いないことが多い（頭低位をとらなくても痰は移動する）

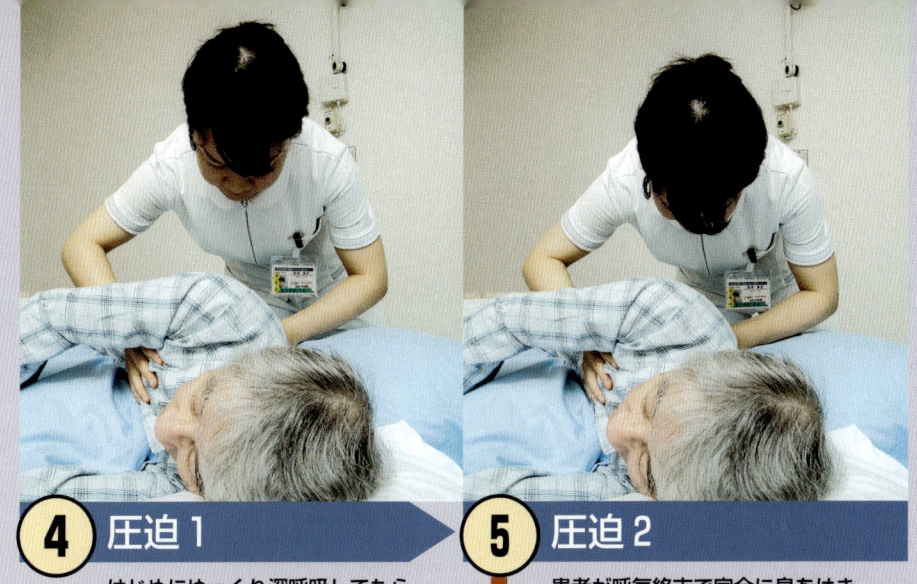

4 圧迫1
はじめにゆっくり深呼吸してもらったのち,看護師は両肘を曲げ,大胸筋を使って患者に身体を近づけるように圧迫を加える

5 圧迫2
患者が呼気終末で完全に息をはききれるように,呼気終末時に圧迫が最も強くなるようにする

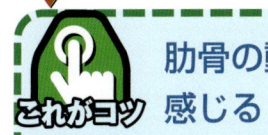

これがコツ　肋骨の動きを感じる
肋骨の動きを手のひらで感じとってから,その動きにあわせるように圧迫を加える

POINT
・排痰手技を施行しているときは,モニタリングをしながら,安全に行う
・呼吸音の聴取をしながら痰の移動を確認し,痰が中枢気道に移動してきたら,咳をさせて痰を除去する

下葉のスクイージング

●準備
・これから「痰の排出」を行うことを告げ，承諾を得る
・痰の貯留位置を確認するため呼吸音の聴取の準備をする（呼吸音の聴取の詳細は164〜171ページ参照）

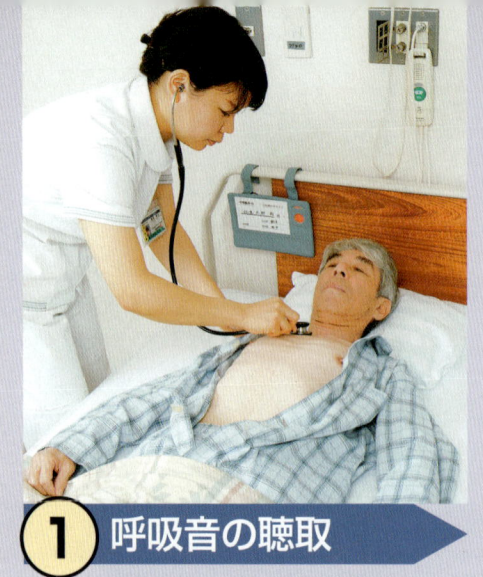

1 呼吸音の聴取
患者に大きく深呼吸をしてもらい呼吸音の聴取をする

POINT
・痰の貯留している原因，病態，重症度，緊急度，リスクなどについて医師と話し合いを行い，体位排痰法を行う利点と注意点を確認する
・痰の貯留している原因や肺区域を評価し，排痰体位を決定する．その後，十分なアセスメントを行い，スクイージングの手技を決定する

POINT 体位排痰法の適応条件
① 1日の痰の量が30mL以上（1回の吸引で5mL以上）
② 自力での痰の喀出が困難である
〈禁忌〉
① 未治療の緊急性気胸がある
② 喀血がある
③ 重篤な循環器系障害がある
④ 頭蓋内圧亢進がある
　など

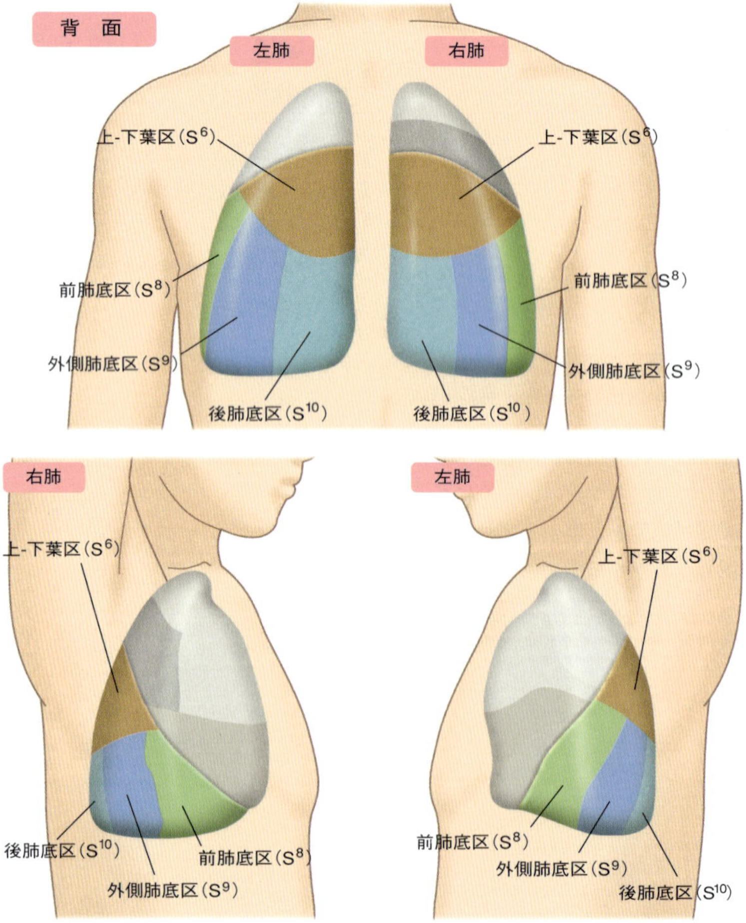

背面　左肺　右肺
上-下葉区（S^6）
前肺底区（S^8）
外側肺底区（S^9）
後肺底区（S^{10}）

右肺　左肺
上-下葉区（S^6）
前肺底区（S^8）
外側肺底区（S^9）
後肺底区（S^{10}）

肺区域（下葉）

❷ 排痰体位

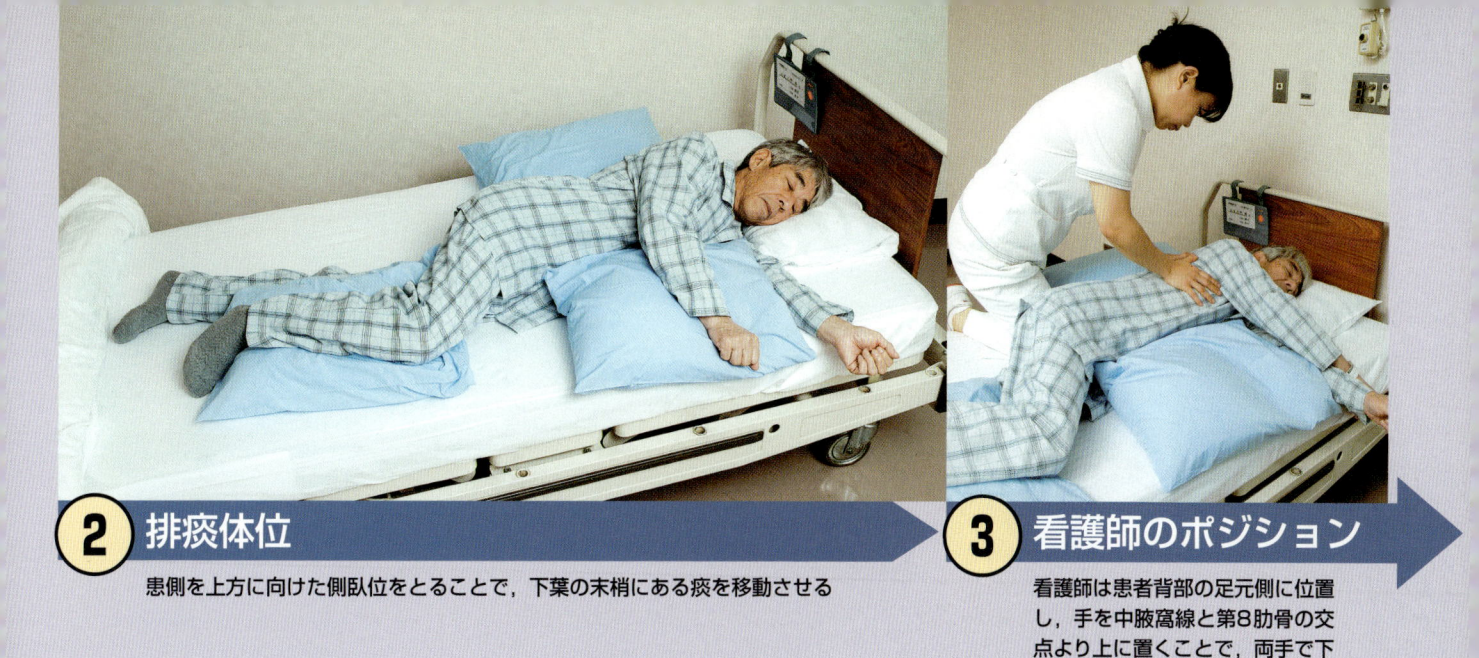

患側を上方に向けた側臥位をとることで，下葉の末梢にある痰を移動させる

❸ 看護師のポジション

看護師は患者背部の足元側に位置し，手を中腋窩線と第8肋骨の交点より上に置くことで，両手で下部胸郭を覆うようにする

POINT

- 呼吸のアセスメントを十分にする
- 体位変換後には，上側肺と下側肺の呼吸音の変化と左右差を確認する
- ライン，チューブ，ドレーンに十分に注意する（挿管している場合は，吸引を行って，カフ圧を調整してから，体位変換を行う：VAP予防）
- 体位変換は，モニタを確認しながらゆっくり行う．一気に行うと血行動態が乱れる
- 10〜20分間排痰体位をとると末梢から痰が移動する（痰の性状や病態によっても異なるので，呼吸音などを確認しながらその時間を決定する）
- 頭低位は，頭蓋内圧を上昇させたり，不整脈を誘発したりするため，用いないことが多い（頭低位をとらなくても痰は移動する）

POINT

排痰手技を施行しているときは，モニタリングをしながら，安全に行う

下葉のスクイージング

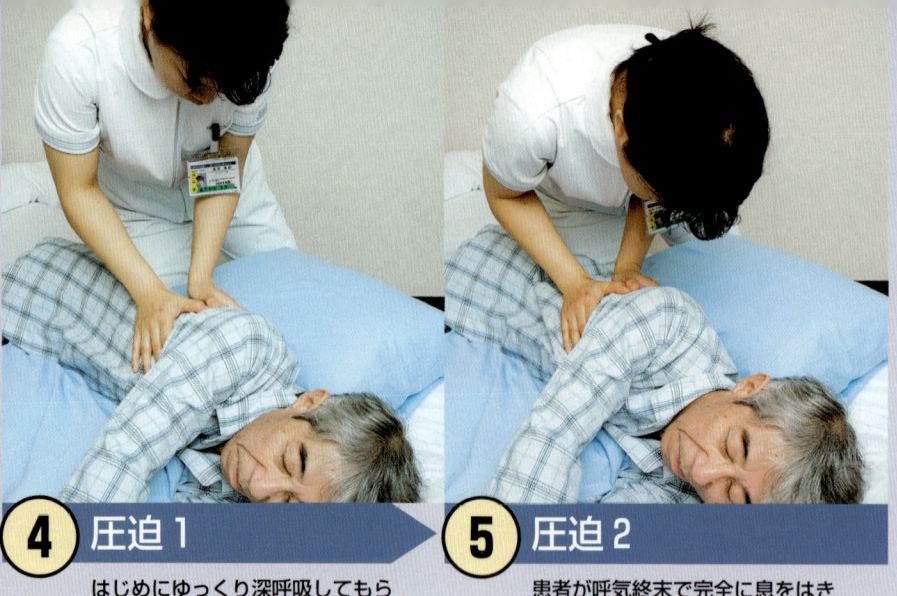

4 圧迫1
はじめにゆっくり深呼吸してもらったのち，看護師は両肘を曲げ，側胸部を下に圧迫するのではなく，自分のほうに引き下げるように圧迫する

5 圧迫2
患者が呼気終末で完全に息をはききれるように，呼気終末時に圧迫が最も強くなるようにする

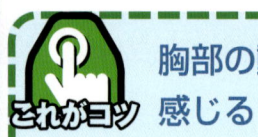

これがコツ：胸部の動きを感じる

「吸って，はいて」と声をかけ，胸部の上下を手のひらで感じ取る

POINT

呼吸音の聴取をしながら痰の移動を確認し，痰が中枢気道に移動してきたら，咳をさせて痰を除去する

● 準備
- これから「痰の排出」を行うことを告げ，承諾を得る
- 痰の貯留位置を確認するため呼吸音の聴取の準備をする（呼吸音の聴取の詳細は164～171ページ参照）

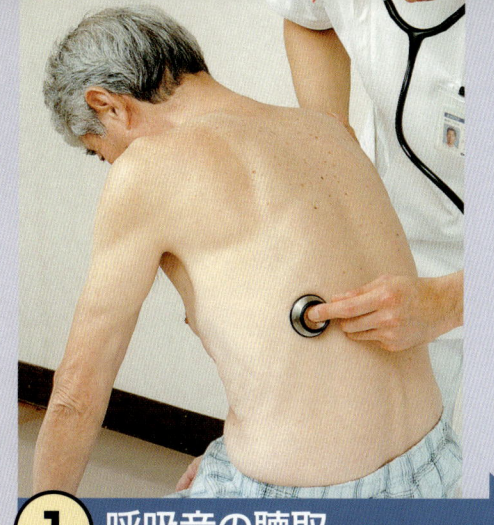

1 呼吸音の聴取

患者に大きく深呼吸をしてもらい呼吸音の聴取をする

POINT

- 痰の貯留している原因，病態，重症度，緊急度，リスクなどについて医師と話し合いを行い，体位排痰法を行う利点と注意点を確認する
- 痰の貯留している原因や肺区域を評価し，排痰体位を決定する．その後，十分なアセスメントを行い，スクイージングの手技を決定する

POINT

体位排痰法の適応条件

① 1日の痰の量が30mL以上（1回の吸引で5mL以上）
② 自力での痰の喀出が困難である

〈禁忌〉
① 未治療の緊急性気胸がある
② 喀血がある
③ 重篤な循環器系障害がある
④ 頭蓋内圧亢進がある
　など

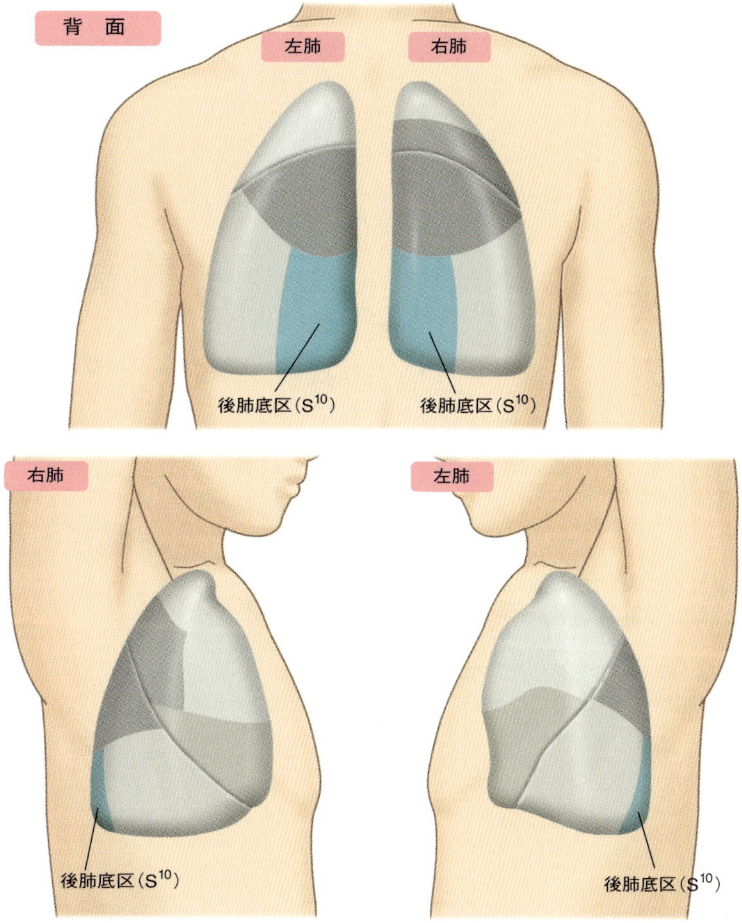

背面　左肺　右肺
後肺底区（S^{10}）　後肺底区（S^{10}）

右肺　左肺
後肺底区（S^{10}）　後肺底区（S^{10}）

肺区域（後肺底区）

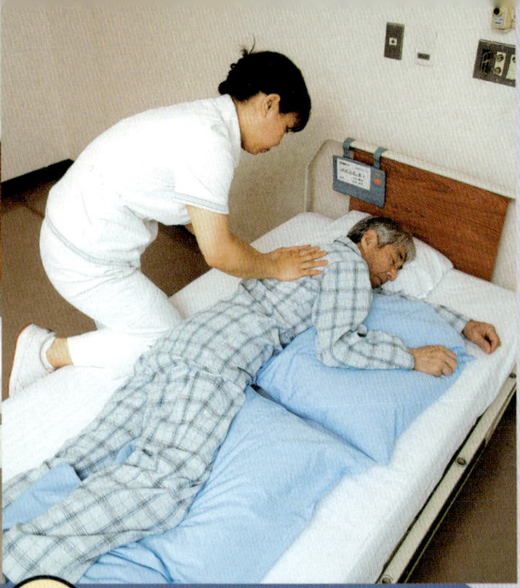

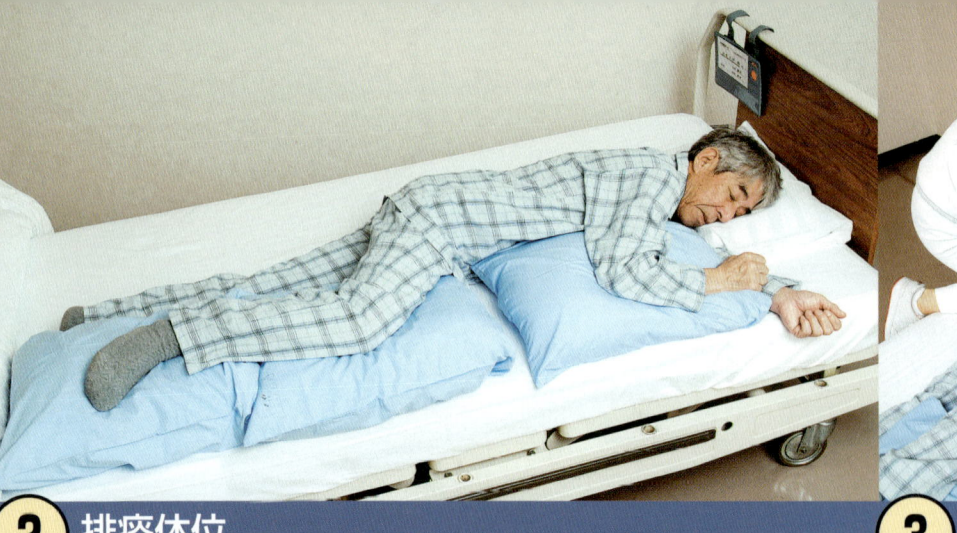

後肺底区のスクイージング

② 排痰体位

3/4腹臥位をとることで，背部に貯留した気道内分泌物を末梢に移動させる

③ 看護師のポジション

看護師は患者背部やや後方に位置し，右手を中腋窩線と第8肋間の交点より上部，左手は背中の第10肋間より上に置く

▼完全腹臥位

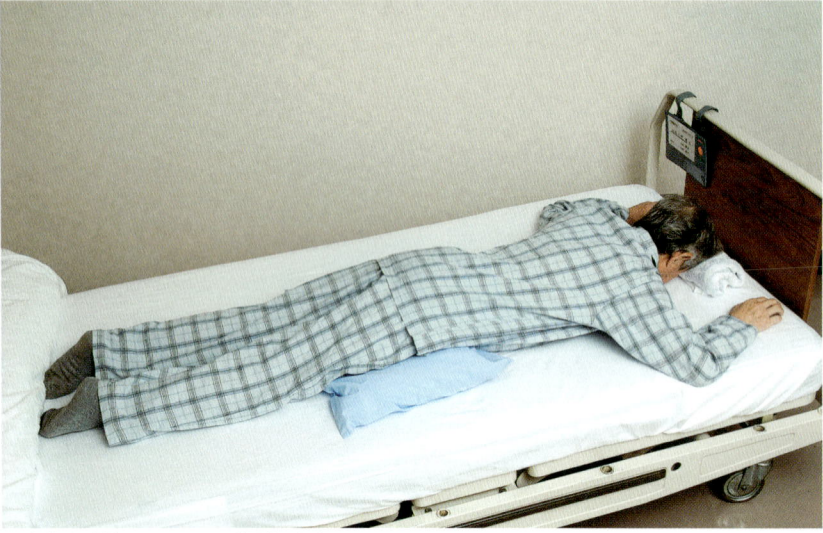

完全腹臥位をとることが理想だが，
・患者の苦痛が強い（恐怖感を伴う）
・介助者が多く必要となる
・疾患によっては，腹臥位が許可されないことがある
といった理由から不可能なことが多く，3/4腹臥位をとることが多い

▼別アングル

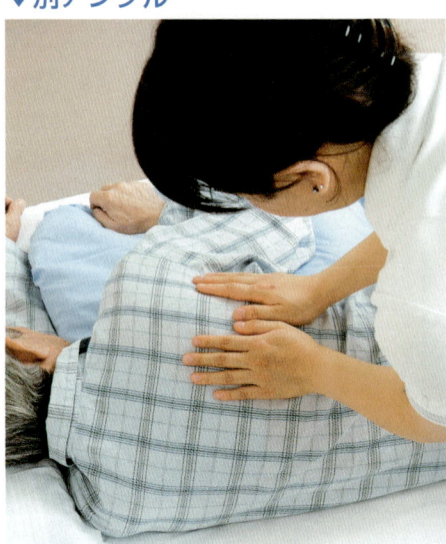

両手の位置

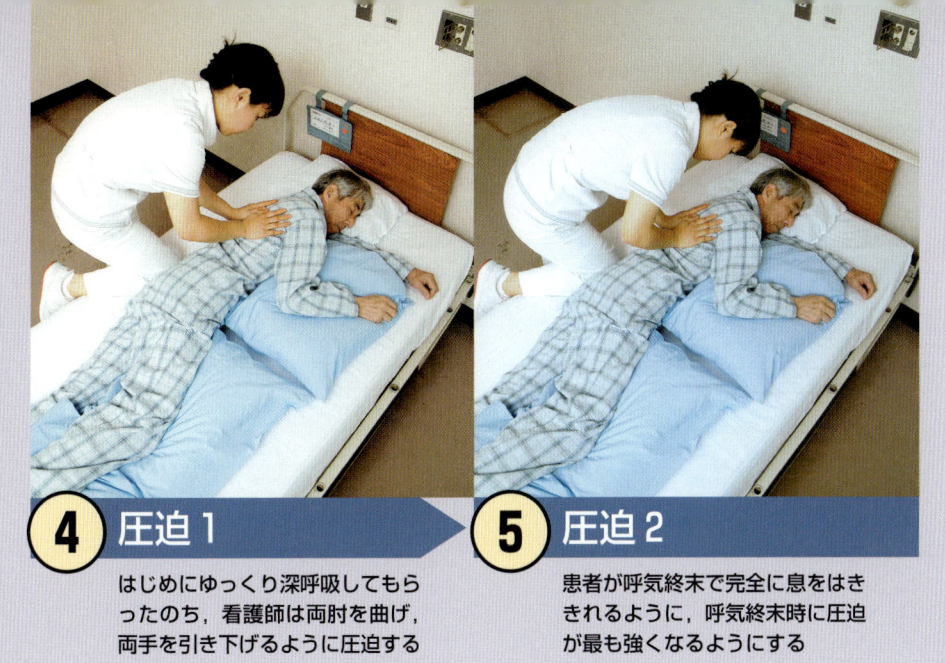

④ 圧迫1
はじめにゆっくり深呼吸してもらったのち，看護師は両肘を曲げ，両手を引き下げるように圧迫する

⑤ 圧迫2
患者が呼気終末で完全に息をはききれるように，呼気終末時に圧迫が最も強くなるようにする

POINT

- 排痰手技を施行しているときは，モニタリングをしながら，安全に行う
- 呼吸音の聴取をしながら痰の移動を確認し，痰が中枢気道に移動してきたら，咳をさせて痰を除去する

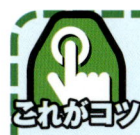

これがコツ 胸部の動きを感じる

「吸って，はいて」と声をかけ，胸部の上下を手のひらで感じ取る

引用・参考文献
1) 宮川哲夫：動画でわかるスクイージング．p.96〜112，中山書店，2005．
2) 田中一正，宮川哲夫：効果的な排痰法を身につける！．月刊ナーシング，25(11)：50〜51，2006．

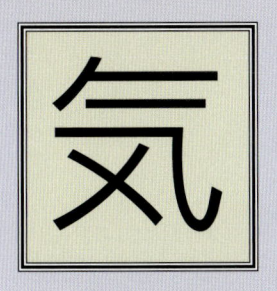

気管内挿管の介助

　気管内挿管は，呼吸停止などによって気道が閉塞している患者の気管に，直接チューブを挿入することによって確実に気道を確保するために行う．看護師は物品の準備，医師が実施する挿管の介助，処置中の観察を確実に行うことが大切である．気管内挿管のスムーズな実施と挿管チューブの確実な固定が，患者の生命を守ることになる．

■気管内挿管の準備

- 患者の年齢，性別，体格などから，適切な挿管チューブを用意する．
- 挿管後に気管内吸引をするため，また挿管時に予期せぬ嘔吐が起こる場合があるので，吸引カテーテル，吸引器など，吸引に必要な物品を準備する．

■ケアのポイント

- 挿管チューブの留置で起こる浮腫や気管粘膜損傷の予防のためにカフ圧をコントロールする．
- 安全にチューブを留置するために，確実に固定する．
- 円滑な分泌物の排泄を促すために，加温加湿を行い，チューブ閉塞を予防する．
- 分泌物の適切な排除には，安全な吸引操作が必要である．

■気管内挿管の種類

経口挿管……おもに緊急時の気道確保．比較的短期間の人工呼吸管理
経鼻挿管……おもに口腔疾患や外傷がある場合

▼挿管チューブのサイズ

年齢	内径(mm)
8～9歳	6.0
10～11歳	6.5
12～13歳	6.5
14～15歳	7.0
16～17歳	7.5
成人（女性）	7.5～8.5
成人（男性）	8.0～9.0

注）上記はあくまで目安であるため，目安の前後のサイズも用意しておく

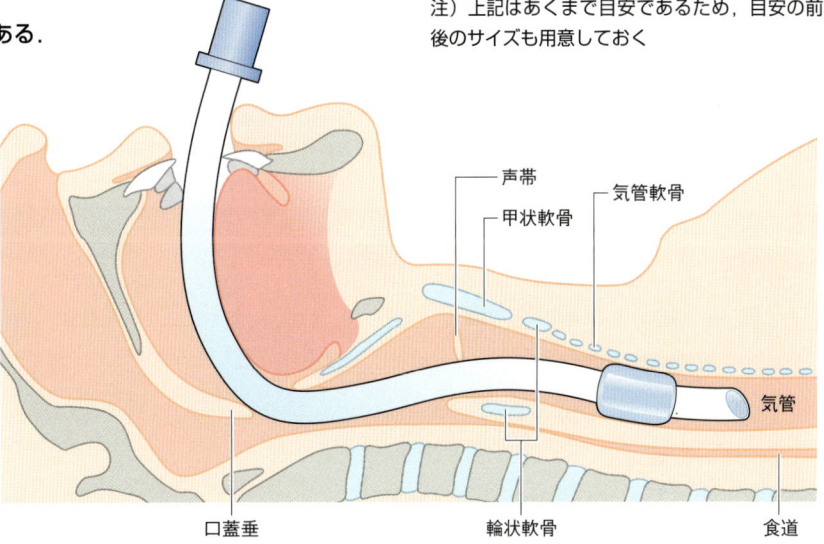

気管内挿管時の状態

気管内挿管の介助
〈物品一覧〉

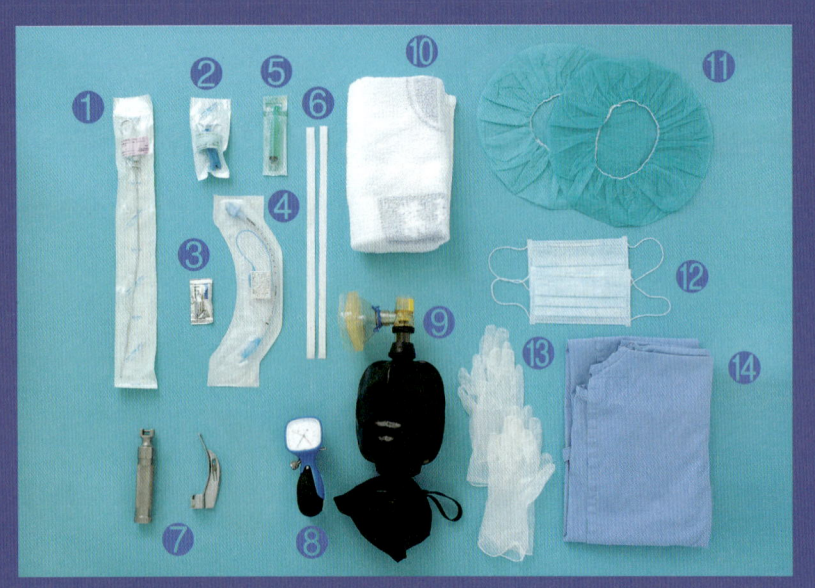

❶スタイレット　❷バイトブロック　❸潤滑ゼリー　❹挿管チューブ　❺カフ用シリンジ　❻固定用絆創膏　❼喉頭鏡　❽カフ圧計　❾バッグ・バルブ・マスク（アンビューバッグ）　❿片枕用バスタオル　⓫キャップ　⓬マスク　⓭手袋　⓮ガウン

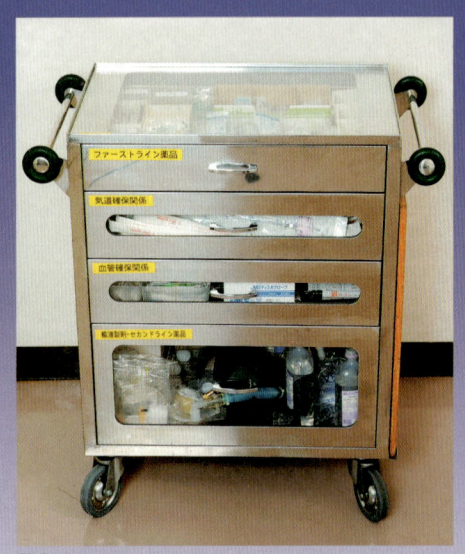

救急カート
挿管中の急変時に対応できるように，救急カートを準備しておく
毎日物品の点検をして，薬物や物品の使用期限，喉頭鏡のライトが点くことを確認しておく

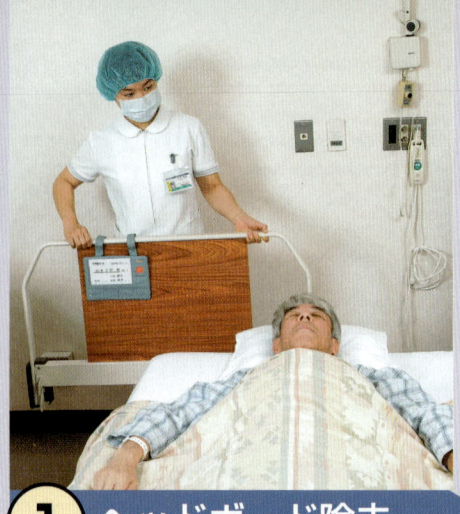

1 ヘッドボード除去
キャップ，マスクを装着したのち，ベッドのヘッドボードをはずす

POINT
患者に意識がある場合，患者の協力を得るために挿管の目的を説明し，不安を緩和する必要がある

2 手袋を着用
手袋を装着する

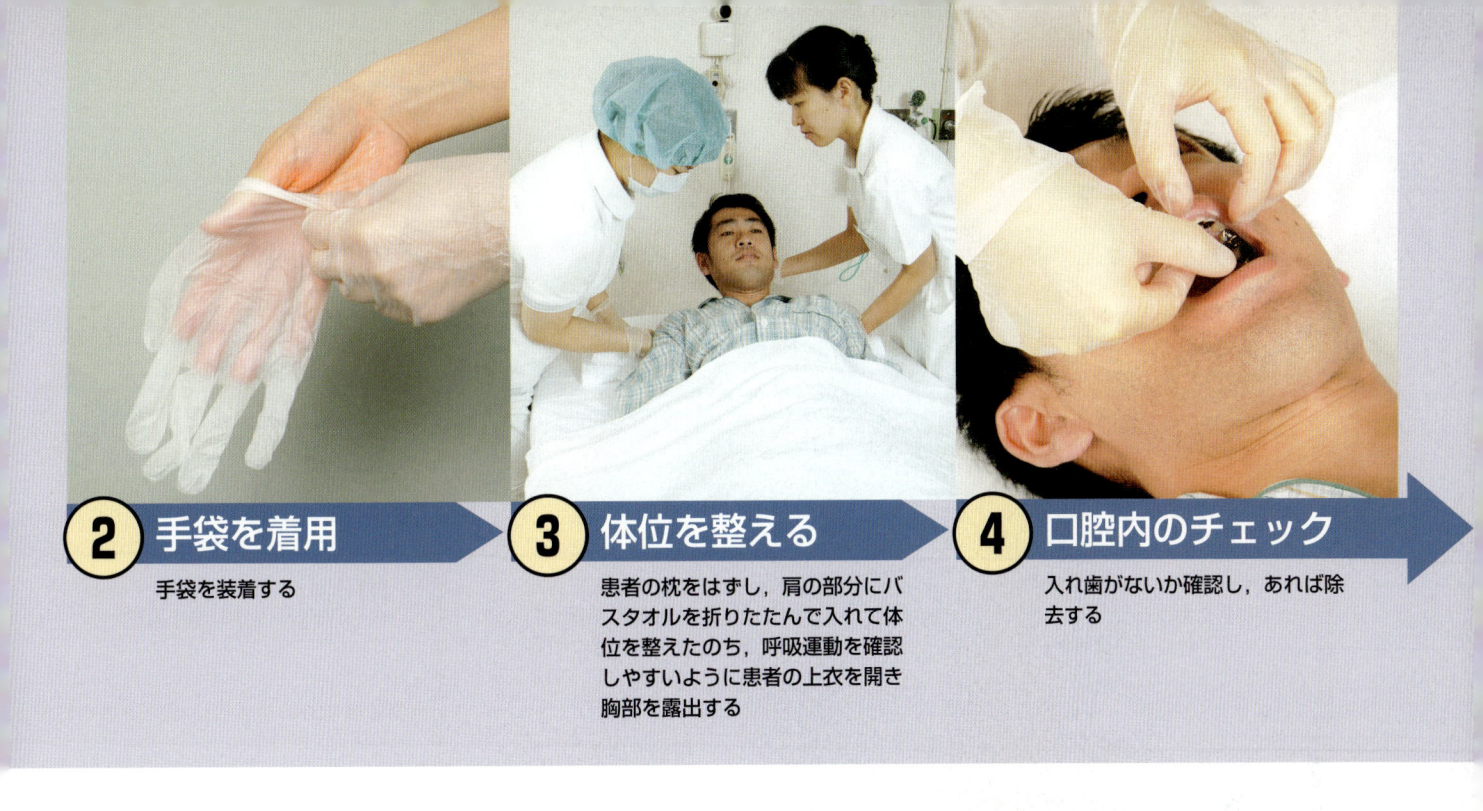

3 体位を整える
患者の枕をはずし，肩の部分にバスタオルを折りたたんで入れて体位を整えたのち，呼吸運動を確認しやすいように患者の上衣を開き胸部を露出する

4 口腔内のチェック
入れ歯がないか確認し，あれば除去する

POINT

挿管処置中の患者観察

- 処置前・中・後のバイタルサイン，酸素飽和度の変化などを適宜術者に報告する．とくに低酸素血症には注意する
- 患者の苦痛の状況を注意深く観察し，麻酔薬の追加や鎮痛薬投与について医師と相談する
- 挿管後，人工呼吸器が装着された場合は，気管内圧の変化，換気量の低下に注意する
- 気管内からの出血や皮下気腫の有無を観察する
- 人工呼吸器管理中は，事故抜管・低酸素血症・声帯損傷・神経損傷などに注意して観察する

▼喉頭鏡の組み立て

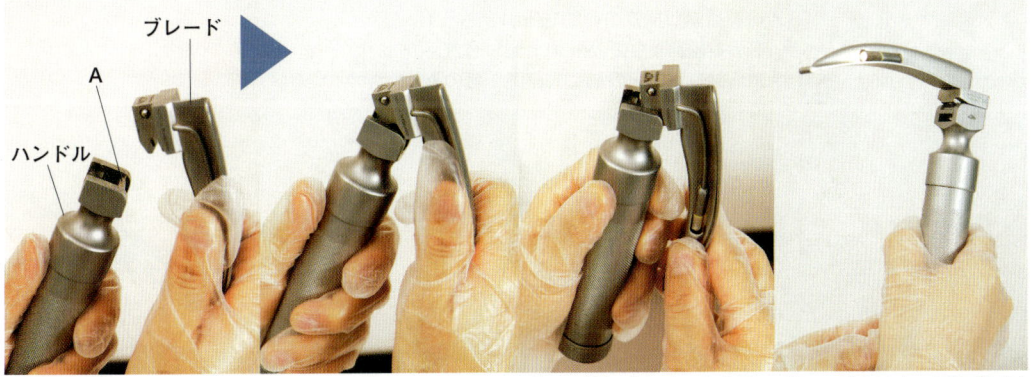

ハンドル　A　ブレード

ハンドルのAの部分に，ブレードの溝を差し込む

差し込んだ状態

ブレードを「カチッ」と音がするまで差し込む

ブレードのスムーズな動きとブレードを開いたときにライトが点くことを確認する

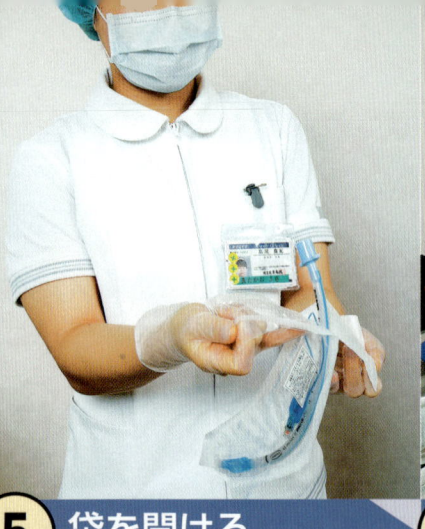

気管内挿管の介助

5 袋を開ける
挿管チューブが不潔にならないように袋を開ける

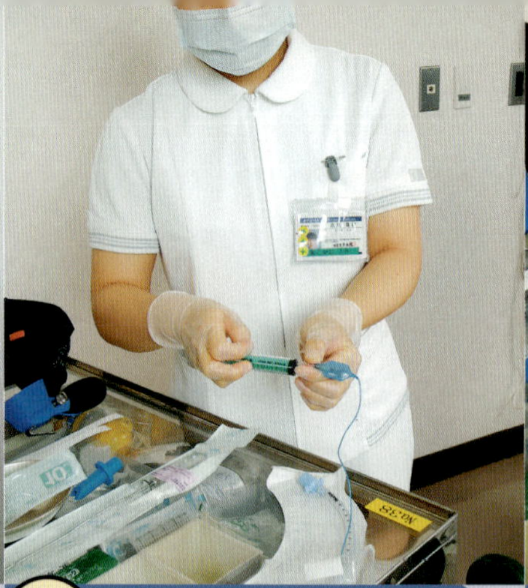

6 カフ圧確認
挿管チューブのカフに空気を注入し，漏れがないかどうかを確認する．確認後，必ず空気を抜く

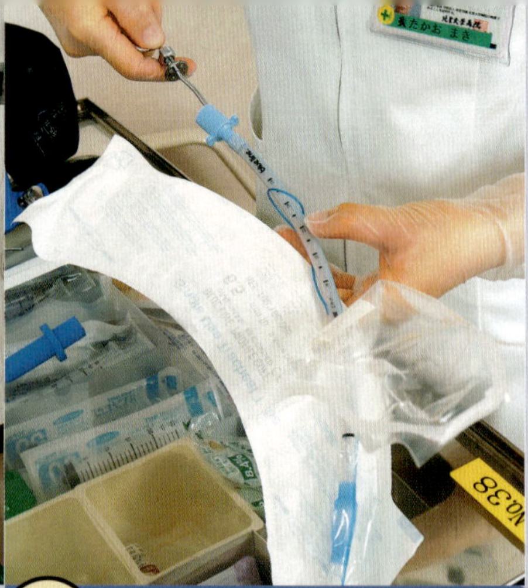

7 チューブの調整
挿管チューブにスタイレットをとおし，チューブの弯曲を調整する

▼気管内挿管時のポジション

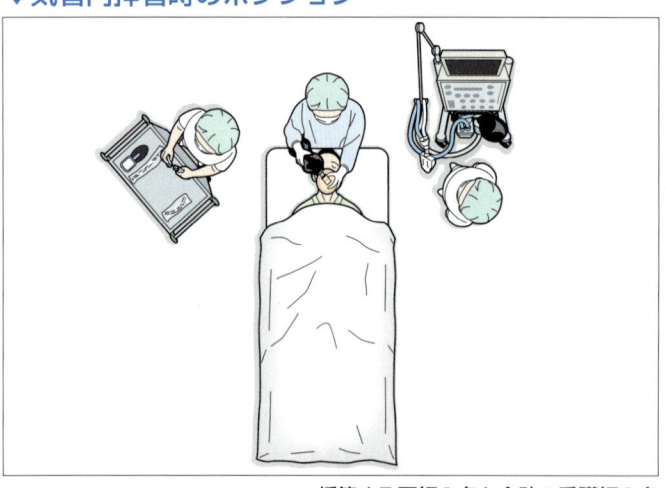

挿管する医師1名と介助の看護師2名の計3名で行うことが望ましい．1名の看護師が挿管の介助を行い，もう1名の看護師が主に吸引を行う．ただし，急変時などは，介助の看護師1名のみで行うこともある

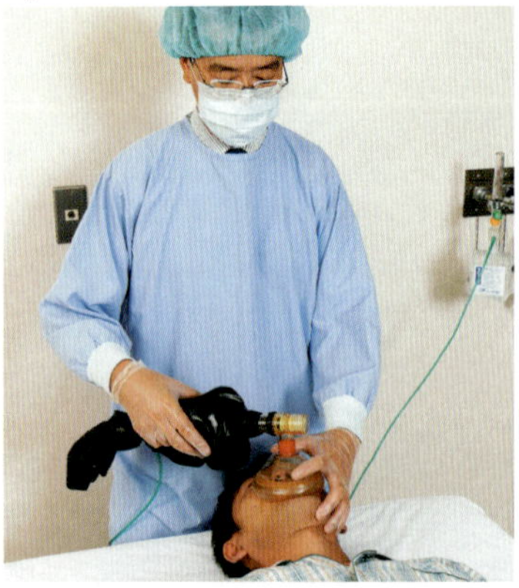

呼吸の補助
看護師が挿管チューブの準備をしているあいだ，医師または看護師がバッグ・バルブ・マスクで用手的換気を行う

医師による用手的換気

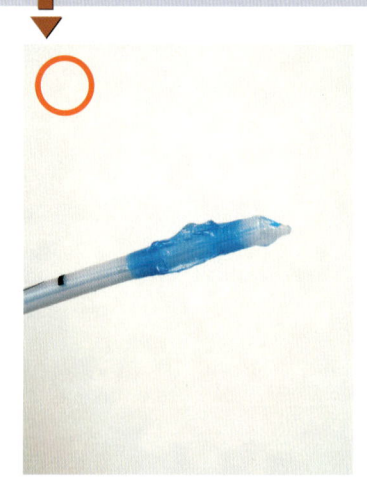

○ スタイレットの先は，挿管チューブの先端から2センチほど手前で止める（スタイレットのストッパーをかけておく）

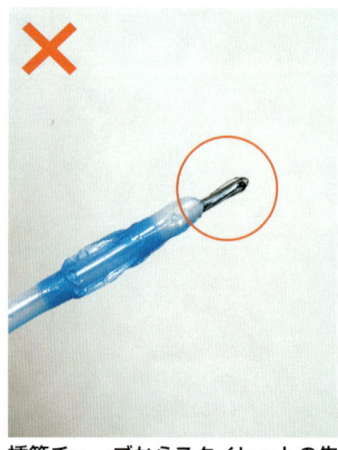

✕ 挿管チューブからスタイレットの先端が出てしまったら危険である

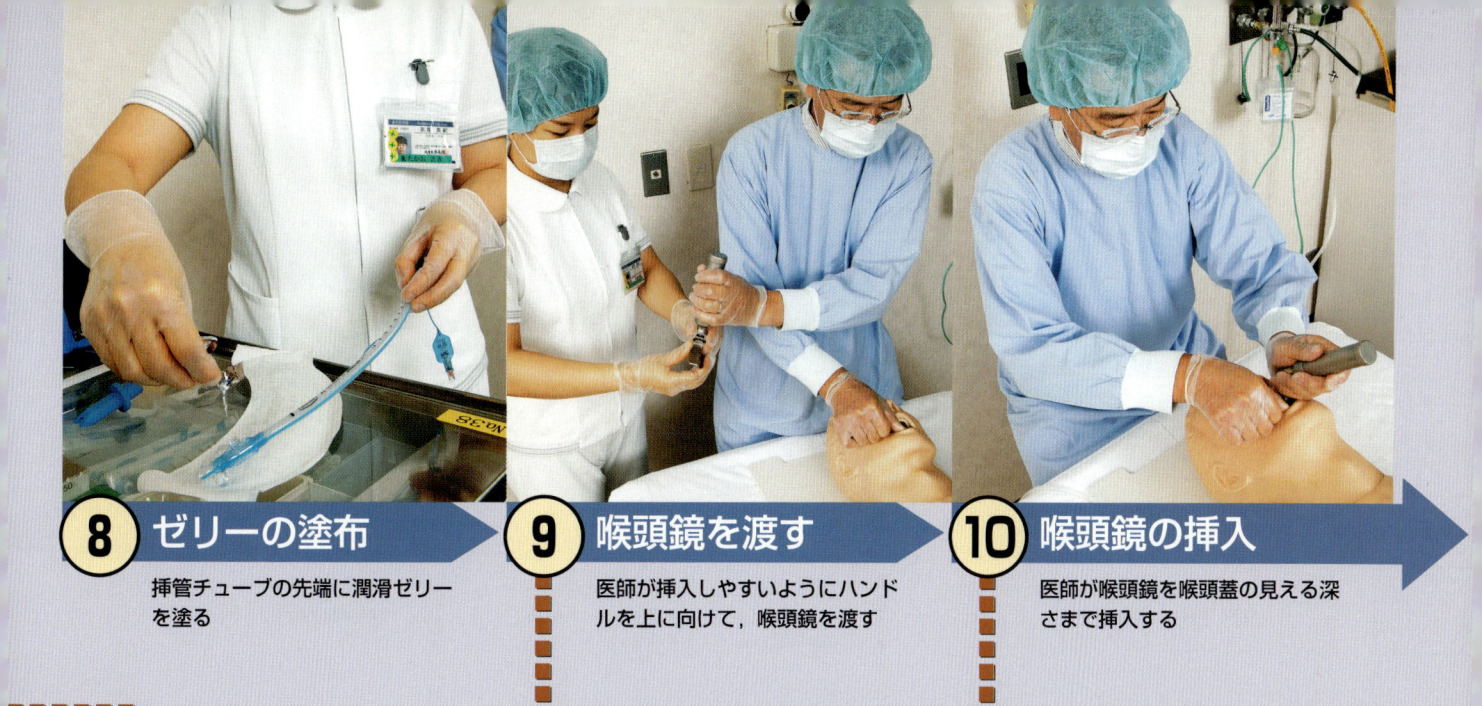

⑧ ゼリーの塗布
挿管チューブの先端に潤滑ゼリーを塗る

⑨ 喉頭鏡を渡す
医師が挿入しやすいようにハンドルを上に向けて，喉頭鏡を渡す

⑩ 喉頭鏡の挿入
医師が喉頭鏡を喉頭蓋の見える深さまで挿入する

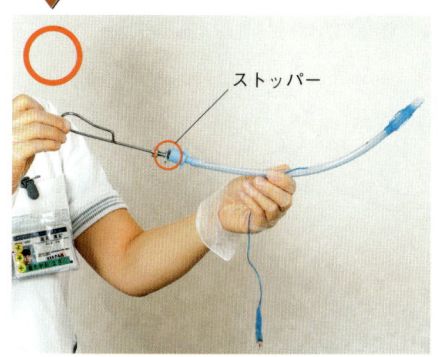

○ 挿管チューブは先端を曲げて挿入しやすくしておく

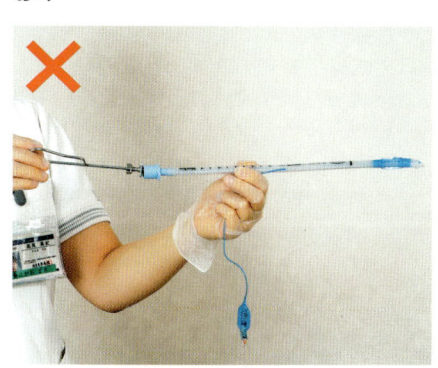

ストッパー

✕ まっすぐのままでは挿入しにくい．また，無理に入れようとすると気道を傷つけてしまう

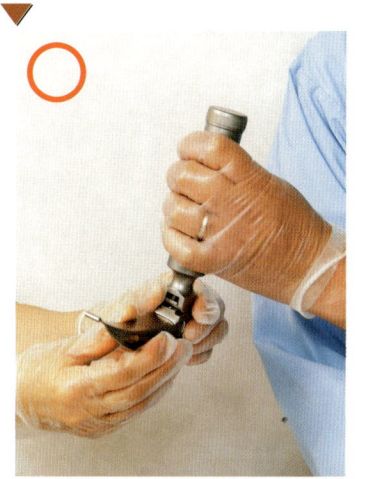

○ 手元のアップ

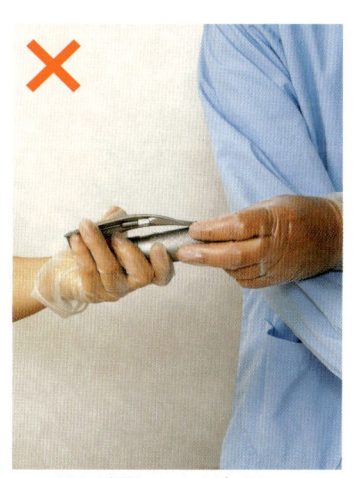

✕ ハンドルが閉じたまま渡さない

▼挿入時の状態

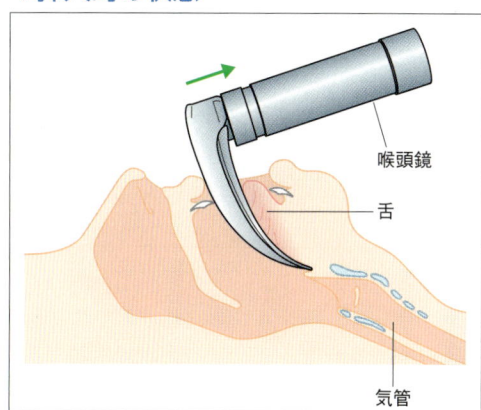

喉頭鏡
舌
気管

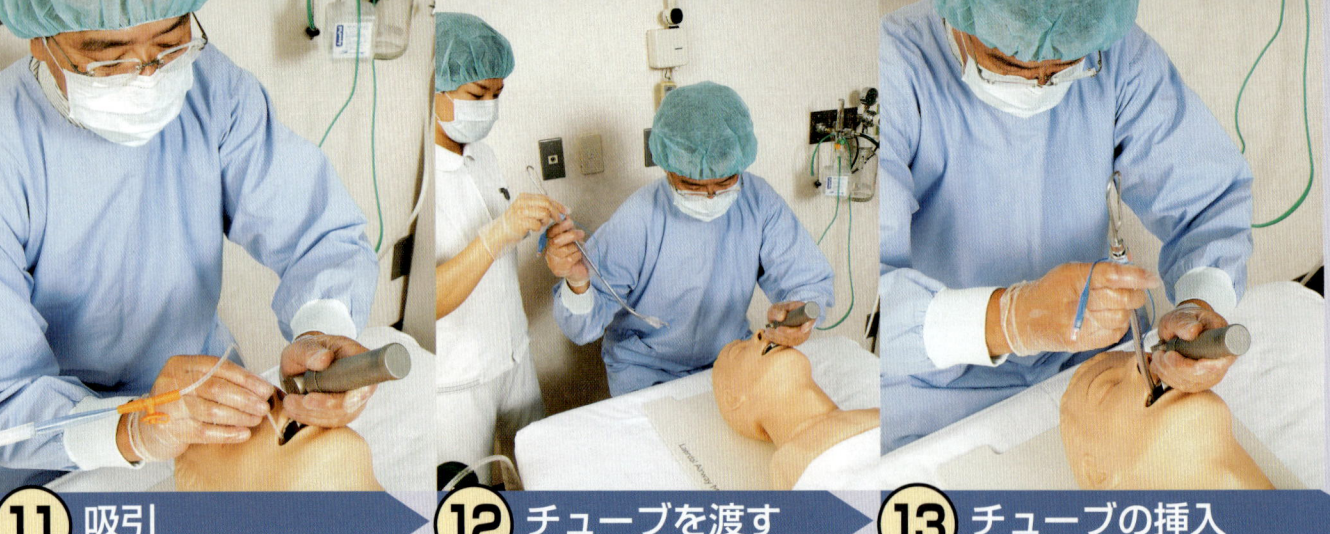

気管内挿管の介助

⑪ 吸引
痰などの口腔内分泌物が多い場合には，口腔内吸引を行う

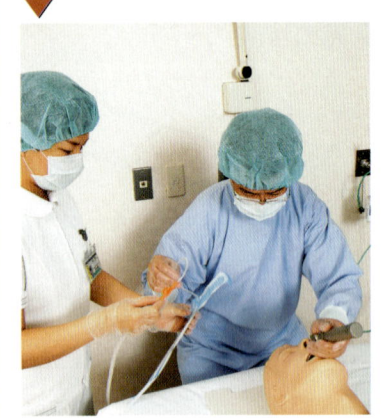

医師がチューブを取りやすいように渡す

⑫ チューブを渡す
医師が喉頭鏡で気道を確認したら，看護師は医師に挿管チューブを手渡す

これがコツ
挿管チューブを渡すとき，医師の目線が気道からはずれないように，カフが医師の視野に入り，挿入方向を向くように挿管チューブを渡す

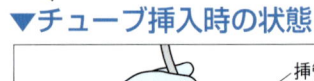

⑬ チューブの挿入
医師は挿管チューブを適切な位置まで挿入する

▼チューブ挿入時の状態

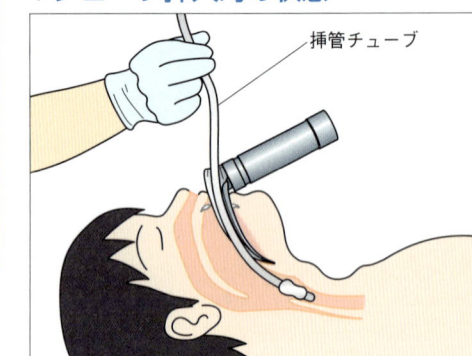

挿管チューブ

⑭ スタイレットの抜去	⑮ カフをふくらませる	⑯ 換気の開始
看護師は挿管チューブを手でおさえながらスタイレットを抜く	看護師は，カフに空気を注入してふくらませる．注入量は6〜8mL程度を目安とするが，事前に規定量を確認しておく	医師はバッグ・バルブ・マスクを挿管チューブに接続し，用手的換気を開始する

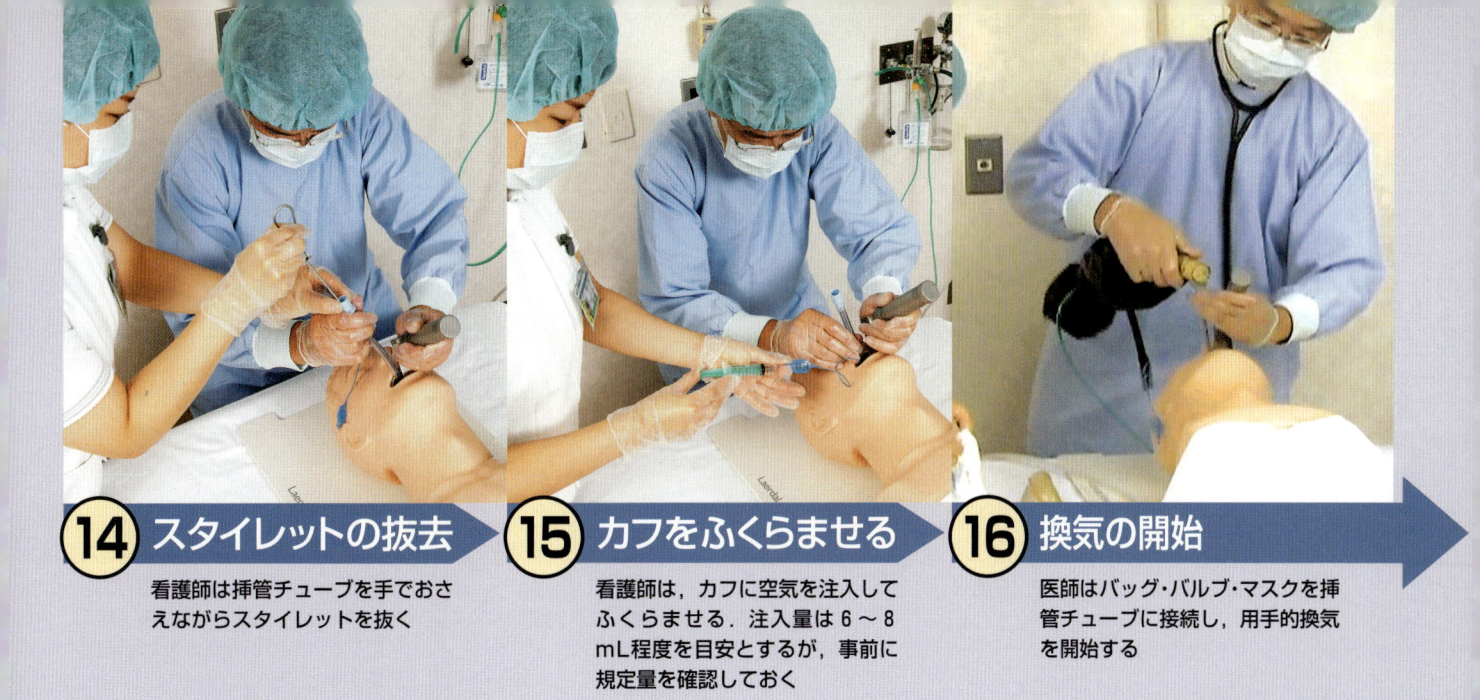

POINT

輪状軟骨圧迫法

輪状軟骨圧迫法は，患者に重度の意識障害があるときに用いられる換気法である．輪状軟骨を圧迫することで，気管が後方に押され，食道を閉鎖する．胃内容物の逆流を防ぐとともに，バッグ換気が食道へ向かうことがなくなり，胃の膨満を防げる

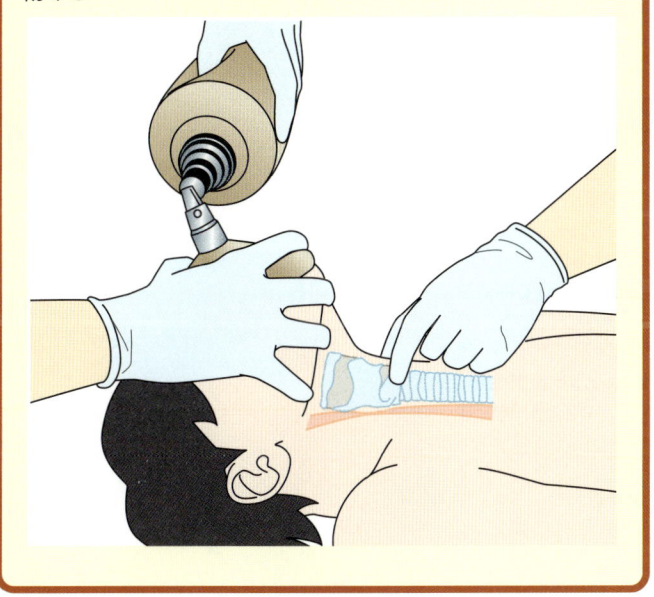

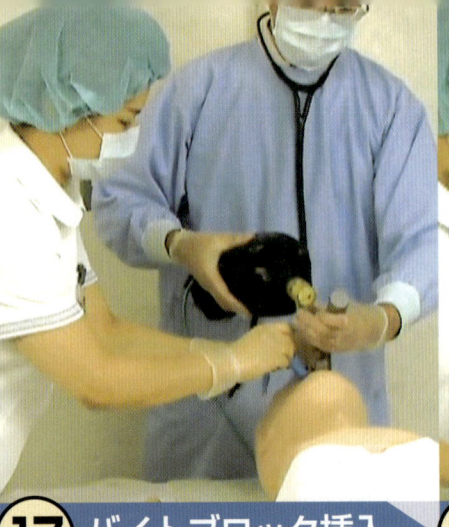

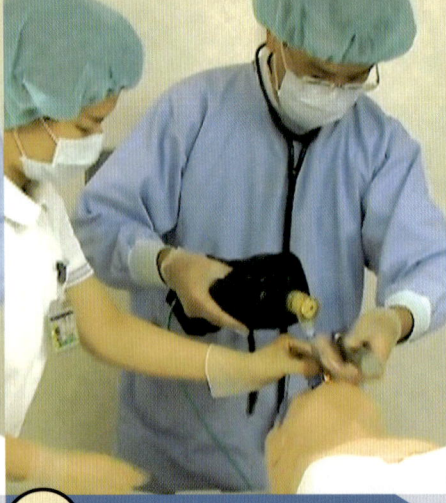

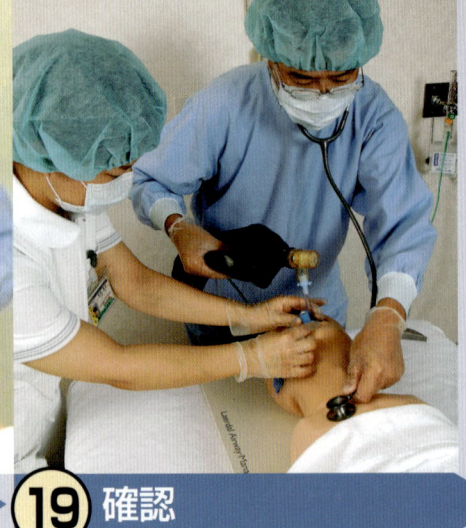

気管内挿管の介助

17 バイトブロック挿入
看護師がバイトブロックを口腔内に挿入する

18 喉頭鏡を抜く
看護師は挿管チューブとバイトブロックを持つ．医師は，用手的換気を続けながら喉頭鏡を抜く

19 確認
医師は用手的換気を行いながら，胸郭の動き，左右の呼吸音，胃に空気が入っていないことなどを確認する

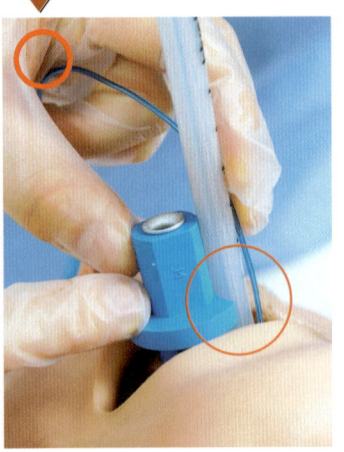

バイトブロックのくぼみを挿管チューブに合わせる

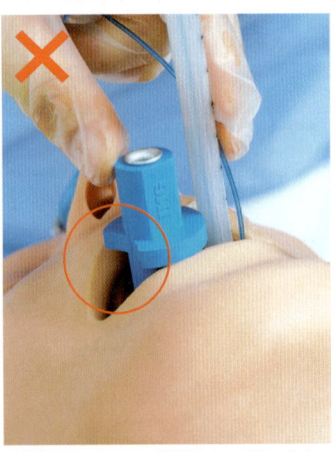

✗ くぼみにチューブがはまっていない

POINT

気管に挿入できているかの確認法

1．聴診
- 用手的換気を行いながら，心窩部（①）を聴取する．ごぼごぼと音がしたり，胸郭の動きがない場合，食道挿管になっているので，挿管チューブを抜去する
- ①②③④⑤⑥の順番で聴診する
- 前胸部や中腋窩部から聴診し，その後，心窩部で聴取して食道挿管とわかった場合，行った換気により，胃膨満が起こり，嘔吐・誤嚥の危険性があるので注意する

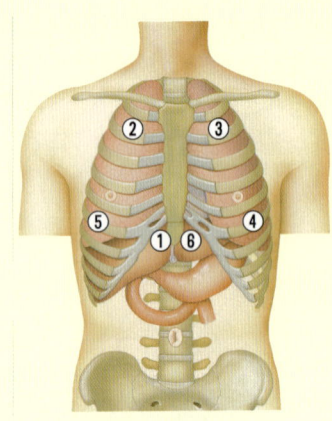

2．食道挿管検知器
　（EDD：esophageal detector device）
- バルブを圧縮した状態（写真）で挿管チューブにつなぎ，すみやかに拡張（10秒以内）すれば気管内挿管であるが，ゆっくり拡張（10秒以上）する場合は，食道挿管と判断する．2回行い確認する

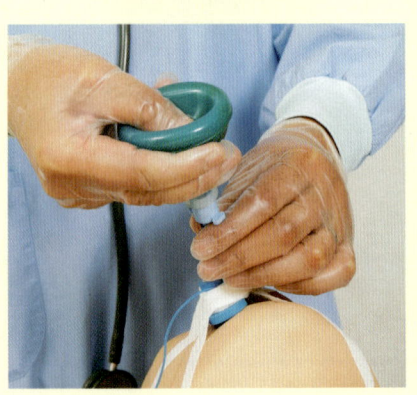

3．胸部X線

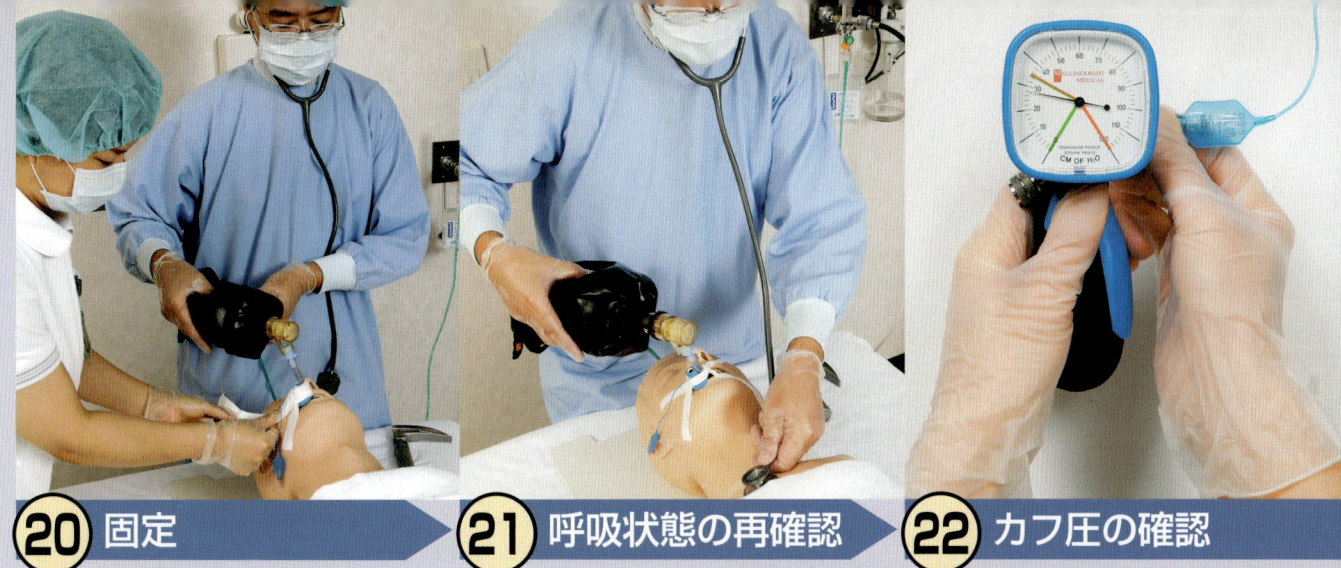

⑳ 固定

看護師はテープで挿管チューブとバイトブロックを固定する．そのとき医師は，バッグ・バブル・マスクで用手的換気を続ける

㉑ 呼吸状態の再確認

固定が終わったら，再び胸郭の動き・左右の呼吸音・胃に空気が入っていないことなどを確認する

㉒ カフ圧の確認

固定が終了したら，カフ圧計で適正な圧に調整する

POINT　チューブ固定での注意

- 挿管の深さが変わらないように，口角から何cmになっているかチューブの目盛りで確認し，マーキングして固定する
- 口角○cmと記録し，担当看護師は，勤務ごとに確認する
- 深さは，成人男性23cm，成人女性21cm（深さはあくまで目安であり，医師の指示とX線で深さを確認する）
- X線で，チューブの先端が気管分岐部から2〜3cmのところにあるか確認する

POINT　皮膚トラブル防止

- 口唇，口角の皮膚トラブルの有無を確認する
- 固定場所を1日1回交換する

POINT

- カフ圧は，25〜30cmH$_2$O（=18〜22mmHg）にする．（1cmH$_2$O=0.736mmHg）
- カフ圧は，患者の状態の変化に応じて1日数回測定し，適切な圧に調整する

❓ それはなぜ？

一般的に最低限必要とされるカフ圧は25cmH$_2$Oで，それ以下だと分泌物のたれこみのおそれがある．また，気道粘膜下の動脈血流圧を妨げない圧は，30cmH$_2$Oである

圧が低すぎると

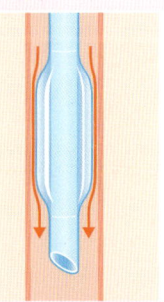

分泌物が気道内にたれこみ，誤嚥性肺炎の原因になる

圧が高すぎると

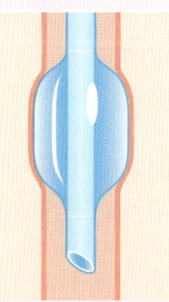

気道粘膜潰瘍，穿孔などの合併症のおそれがある

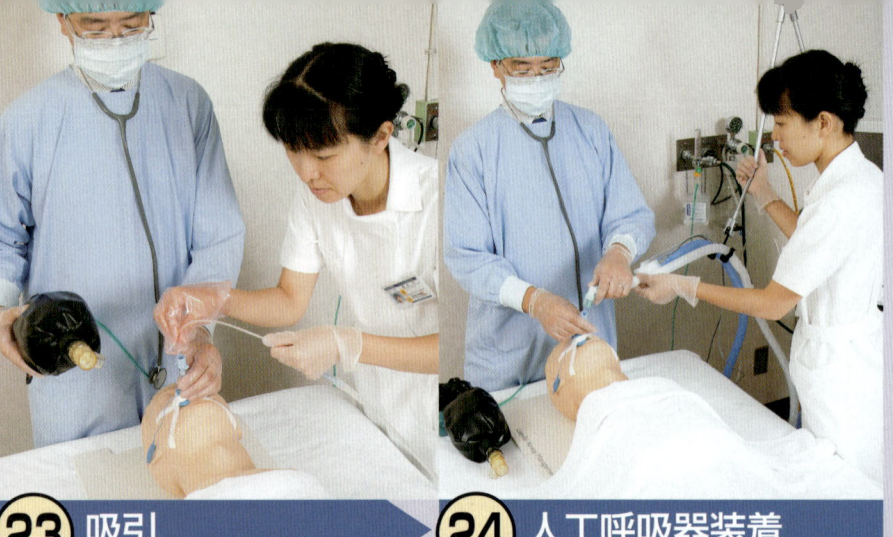

気管内挿管の介助

㉓ 吸引
看護師は気管内を吸引する

㉔ 人工呼吸器装着
人工呼吸器を装着する

POINT
・挿管前に人工呼吸器が正常に動くか確認し，設定の準備をしておく
・処置が終了したら，X線で正しく挿管されているか確認する

引用・参考文献
1）竹尾惠子監：Latest看護技術プラクティス．学習研究社，2003．
2）芦川和高：New図解救急ケア．学習研究社，2006．

吸引

　意識障害や痰の喀出困難な患者は，気管内挿管などにより，繊毛機能の低下，粘液の粘稠性の増加，痰や微生物などの排出機能の低下をきたしているため，気道の浄化作用が著しく低下している．そこで，吸引カテーテルを用いて，口腔内，気管内を吸引し，貯留した分泌物を除去することで気道閉塞を予防し，有効な換気を維持することで，呼吸器感染や無気肺などの肺合併症の予防をする．唾液など分泌物を吸引することで，口内の清潔を保持し，誤嚥性肺炎を予防することにもなる．

■目的

・口腔内，鼻腔内，気道内の貯留物や分泌物の除去
・気道閉塞，低酸素血症の予防
・無気肺，肺炎などの予防

■対象となる患者

・意識障害や麻酔未覚醒の患者
・自己喀痰が困難な患者
・分泌物が多く，痰の粘稠度が高い患者
・気管切開，気管内挿管中で，気道の浄化作用が低下している患者

挿管チューブ
甲状軟骨
輪状軟骨
吸引カテーテル

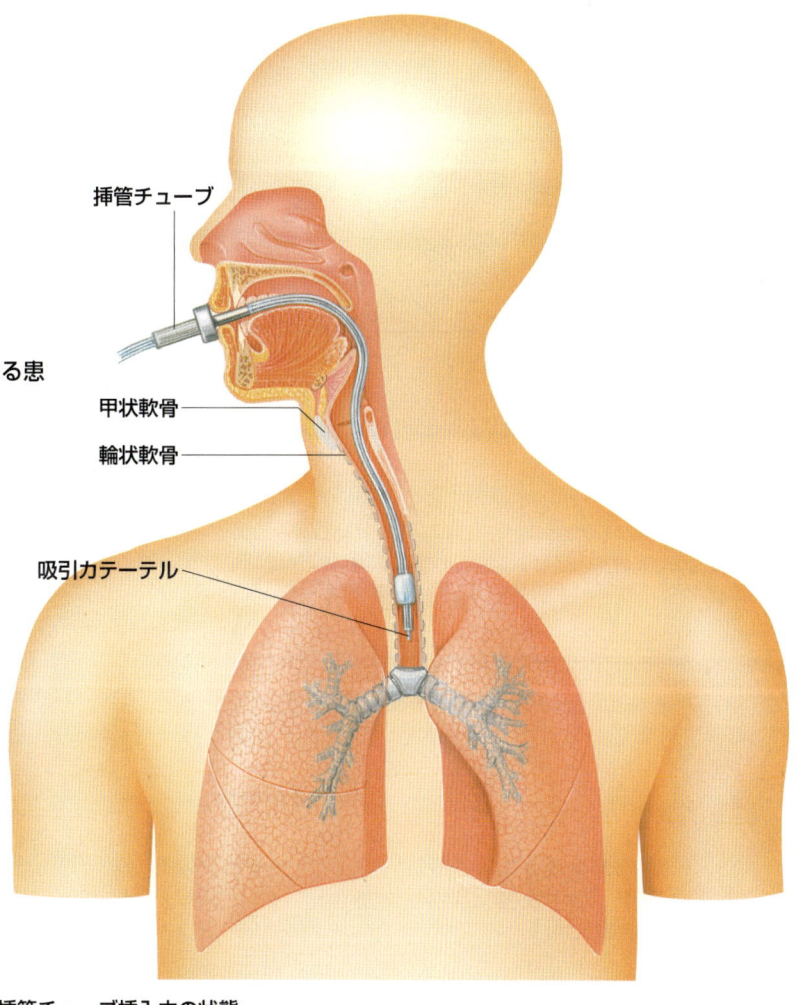

挿管チューブ挿入中の状態

口腔内吸引

〈物品一覧〉

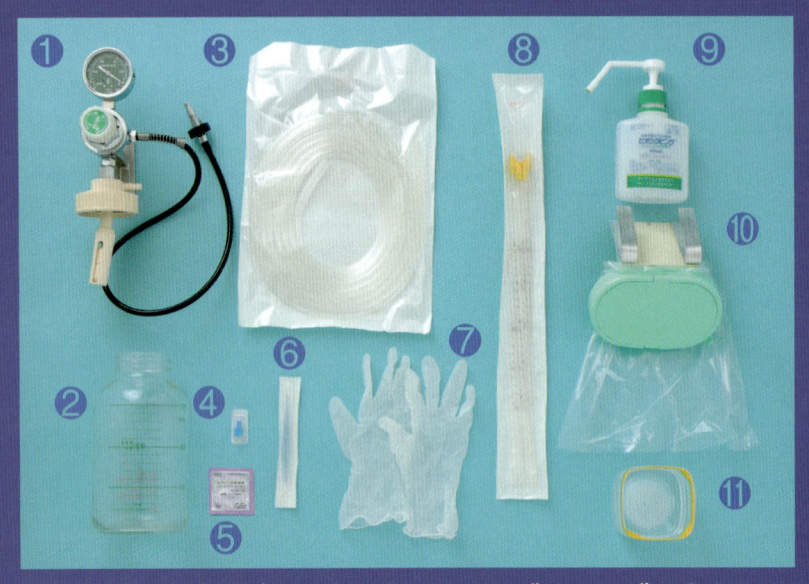

❶吸引器　❷吸引ビン　❸コネクティングチューブ　❹キャップ　❺アルコール綿　❻コネクタ　❼手袋　❽吸引カテーテル　❾手指消毒剤　❿カテーテル廃棄用の袋　⓫水道水

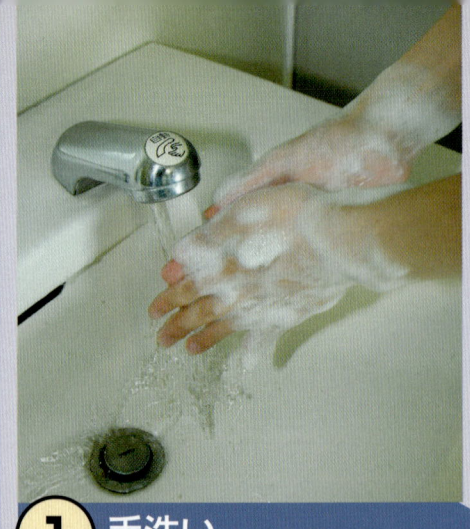

① 手洗い
石けんをよく泡立て，流水で手洗いを行う

セットした吸引器

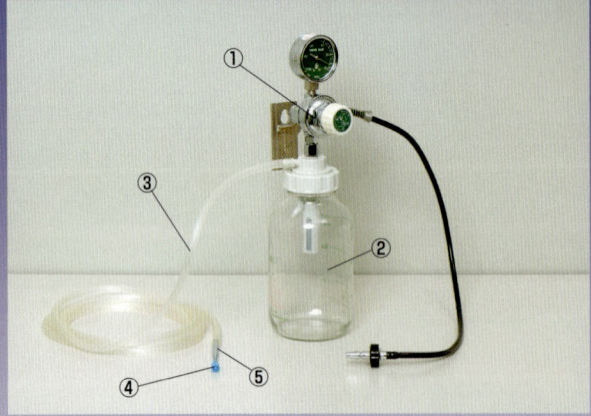

吸引器(❶)を吸引ビン(❷)につなぎ，コネクティングチューブ(❸)，コネクタ(❺)，キャップ(❹)をセットした状態で，中央配管装置につなぐ

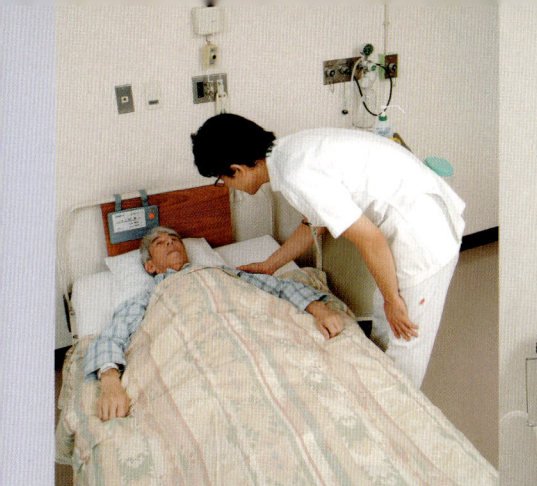

② 患者への声かけ

これから吸引を行うことを告げ，呼吸状態を確認する．可能であれば咳嗽を促し，排痰しながら吸引を行うとよい

③ 手指消毒

速乾性擦り込み式手指消毒剤を手のひらに取り，乾燥するまで皮膚に擦り込んで消毒する

④ 手袋着用

手袋を両手に装着する

これがコツ
吸引前に吸入や口腔内を湿らせる．また必要に応じてスクイージングなどの前準備を行うと，短時間で効果的な吸引が行える

POINT 吸引の必要性の判断
①患者の訴え（「痰をとってほしい」と意思表示があったとき）
②肺音（主気管支以上で聴かれるラ音または喘鳴）が聴取できる
③SpO_2，PaO_2が低下している

POINT
口腔内吸引の場合は，無菌操作でなくてよい

口腔内吸引

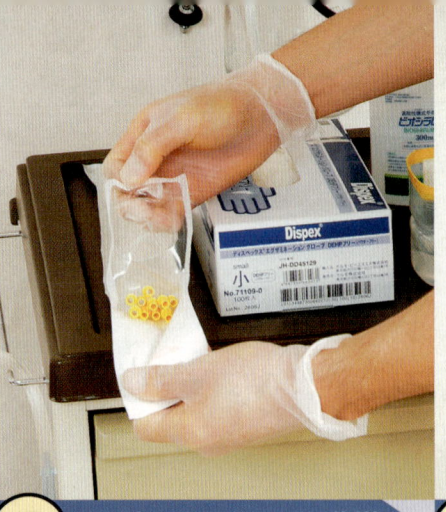

⑤ 吸引カテーテルの準備
不潔にならないように吸引カテーテルの袋を開け，カテーテルを取り出す

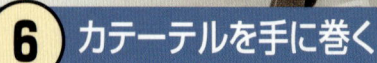

⑥ カテーテルを手に巻く
吸引カテーテルを袋から取りだしたあと，周囲に触れて不潔にならないように，カテーテルを利き手に巻く

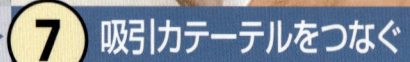

⑦ 吸引カテーテルをつなぐ
吸引カテーテルと吸引器の先端のコネクタをつなぐ

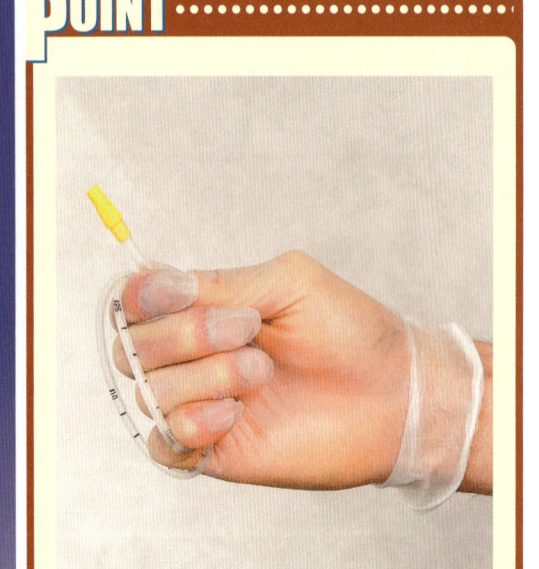

POINT

手に巻いた状態
吸引カテーテルを取り出してすぐに利き手に巻きつけるとまわりに触れず，清潔を保つことができる

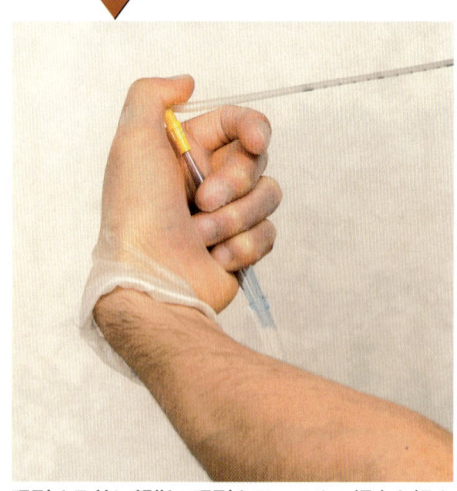

吸引する前に親指で吸引カテーテルの根本を押さえ，まだ圧がかからない状態にする

POINT
・吸引中，患者は呼吸ができないので，意識のあるなしにかかわらず，かならず声かけをしてから行う
・苦痛が激しいときに伝える合図を決めておく
・嘔吐反射が強い場合は，誤嚥防止のため，セミファーラー位で行う
・意識がある場合は，舌を前に出すように伝えると，吸引カテーテルが挿入しやすい

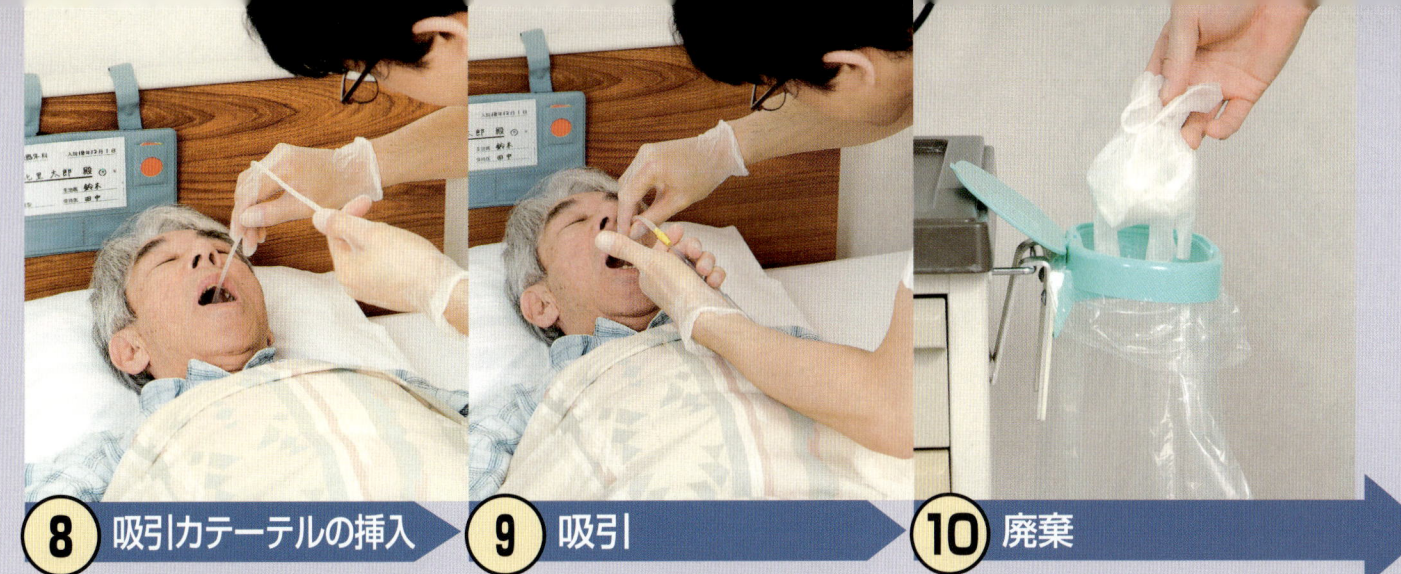

⑧ 吸引カテーテルの挿入

分泌物の貯留箇所に届くか、咳嗽が誘発されるまで、口角に沿って7～10cm程度、口腔内に吸引カテーテルを挿入する

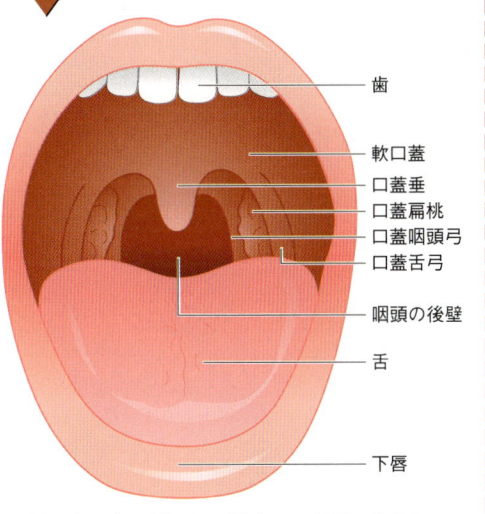

⑨ 吸引

おさえていた親指を離し圧をかけ、口腔内を吸引する。繰り返し行うと患者は呼吸ができない。10秒を1回の目安として、呼吸を整えながら行う

⑩ 廃棄

使用した吸引カテーテルと手袋を廃棄する

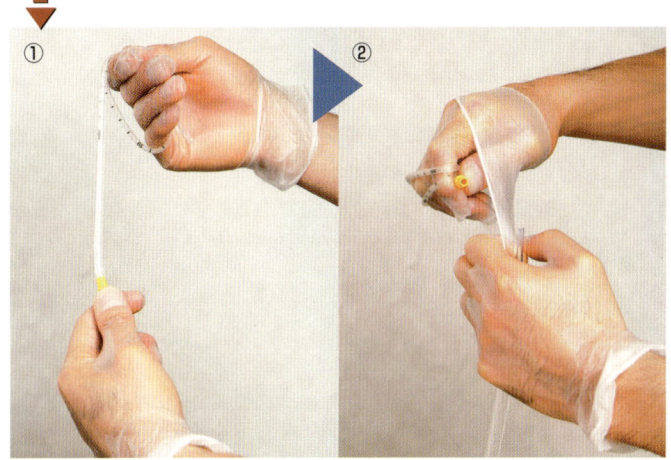

- 歯
- 軟口蓋
- 口蓋垂
- 口蓋扁桃
- 口蓋咽頭弓
- 口蓋舌弓
- 咽頭の後壁
- 舌
- 下唇

咽頭、喉の痰を引きたい場合は、咽頭の後壁に向かってチューブを挿入する

POINT

1回の吸引の目安

- 吸引圧は、気道粘膜の損傷を防ぐため、成人150～200mmHg、小児100～150mmHgの範囲で行う
- 吸引時間は一般的に10～15秒とされるが、SpO_2の低下を防ぐ、また患者の苦痛を短くするためには、可能なかぎり短いほうがいい
- 痰が多く1回で吸引できないときには、加圧換気や呼吸器を一度装着し、患者の呼吸を整えてから再度行う

① ②

吸引カテーテルを右手に巻きつけ、そのカテーテルを手袋で包み込むようにする

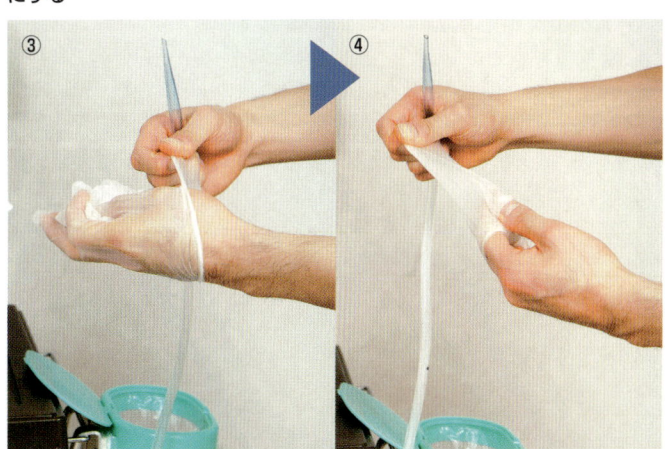

③ ④

手袋の手首の部分を持って、指先に持ち上げ包み込むことで手は汚染されない

口腔内吸引

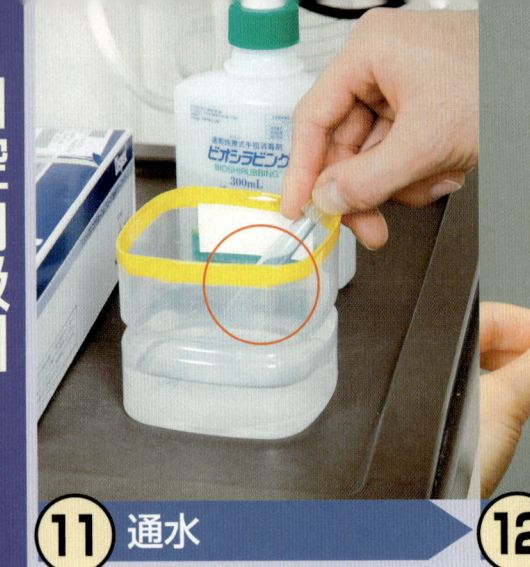

⑪ 通水
コネクタから水を吸い上げ，コネクタとコネクティングチューブの内部を洗浄する

⑫ 消毒
キャップをする前にアルコール綿で先端の清潔を保つ

⑬ キャップをはめる
キャップでフタをする

POINT
このとき，痰の粘稠度が強いと○印の部分に痰が残りやすい．十分な圧力をかけて洗浄する

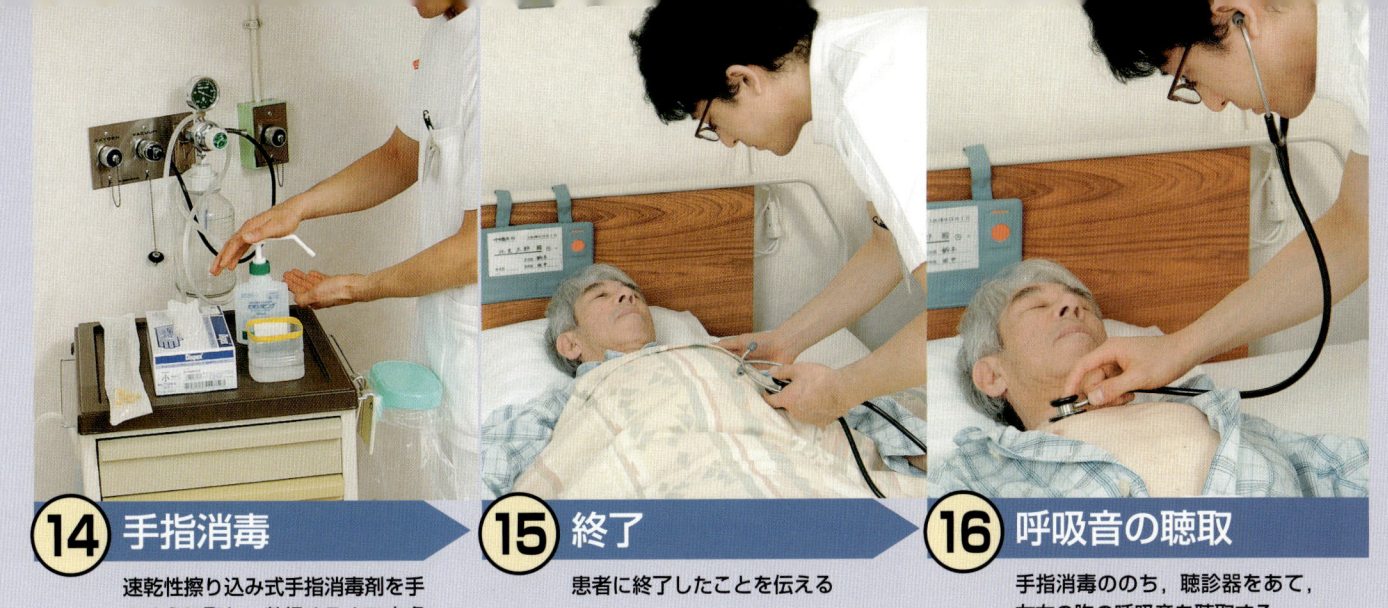

⑭ 手指消毒
速乾性擦り込み式手指消毒剤を手のひらに取り，乾燥するまで皮膚に擦り込んで消毒する

⑮ 終了
患者に終了したことを伝える

⑯ 呼吸音の聴取
手指消毒ののち，聴診器をあて，左右の胸の呼吸音を聴取する

> **POINT**
> ### 痰が粘稠で吸引できない場合吸引圧を上げてはいけない？
>
> 吸引圧を高くすると気道を傷つけて，損傷された粘膜や組織が吸引されてくることがわかっており大変危険．痰が粘稠でうまく吸引できないときには，ネブライザなどで加湿するとよい．制限がなければ水分摂取を促すなど，痰の性状を変化させるようなケアを考えることが重要

挿管チューブ挿入患者の吸引

〈物品一覧〉

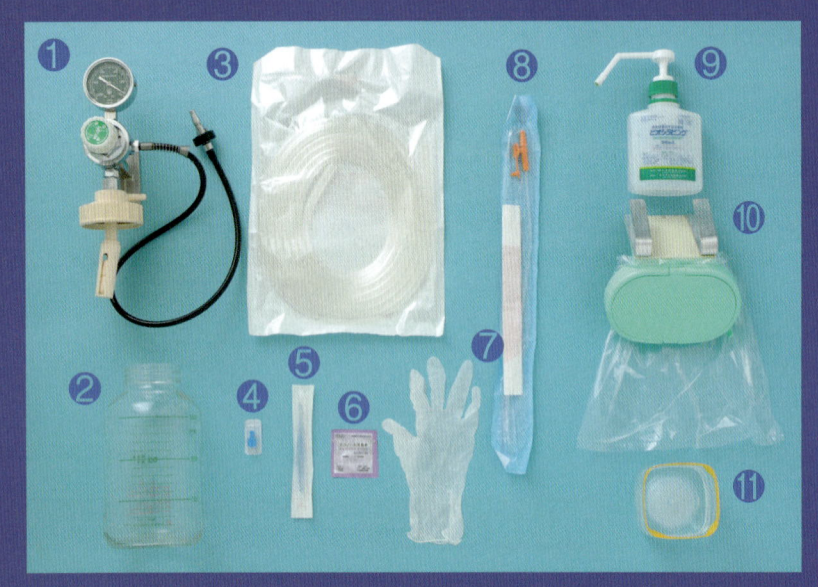

❶吸引器　❷吸引ビン　❸コネクティングチューブ　❹キャップ　❺コネクタ　❻アルコール綿　❼手袋　❽滅菌手袋入り吸引カテーテル　❾手指消毒剤　❿カテーテル廃棄用の袋　⓫水道水　⓬バッグ・バルブ・マスク（アンビューバッグ）

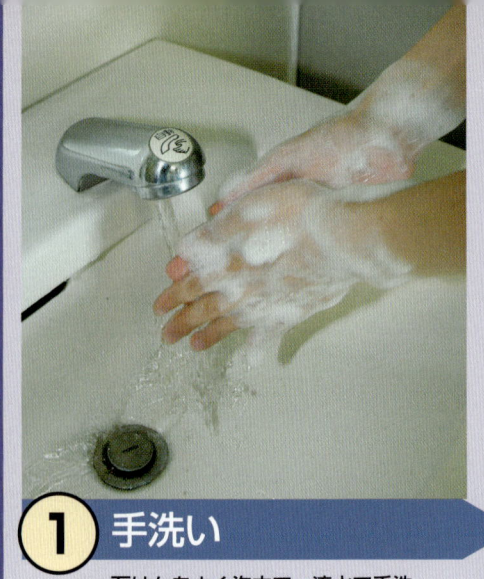

① 手洗い
石けんをよく泡立て，流水で手洗いを行う

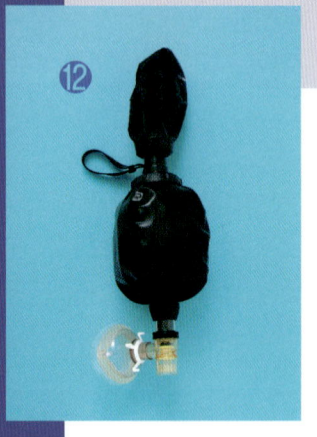

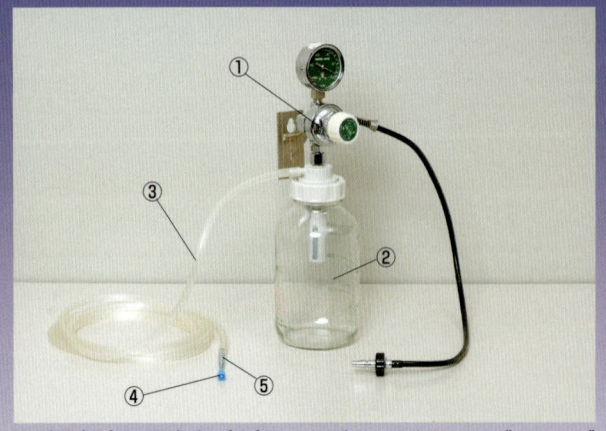

セットした吸引器
吸引器（❶）を吸引ビン（❷）につなぎ，コネクティングチューブ（❸），コネクタ（❺），キャップ（❹）をセットした状態で，中央配管装置につなぐ

商品提供
ソフトシールカフ付気管内チューブ：
スミスメディカル・ジャパン（株）

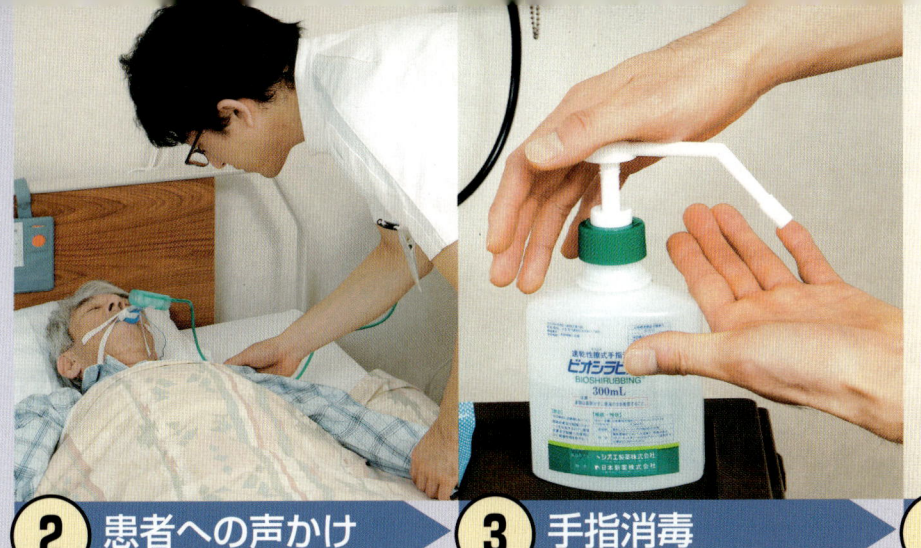

2 患者への声かけ
これから吸引を行うことを告げ，呼吸状態を確認する

3 手指消毒
速乾性擦り込み式手指消毒剤を手のひらに取り，乾燥するまで皮膚に擦り込んで消毒する

4 手袋着用
手袋を装着する（写真では左手）

POINT
気管内吸引が必要かどうか
- 病態や呼吸状態から痰があるかどうか，痰を取る必要があるか判断する
- 聴診などで，主気管部に痰があるか確認する
- 主気管部になければ，ネブライザによる加湿（189ページ）や体位ドレナージ（198ページ）などで，排痰援助を行う

POINT
- SpO_2が維持できない状況で行う場合，吸引前に純酸素で過換気（バッグによる加圧）を行うこともある
- SpO_2は，通常90％以上で行うことが望ましい

❓ それはなぜ？
気管内吸引で吸引できる痰は，主気管支までである．ただし，一般的な吸引は気管分岐部までであり，それをこえる場合，X線でのチューブ位置の確認や，体位を工夫するなど，慎重な手技が必要となる

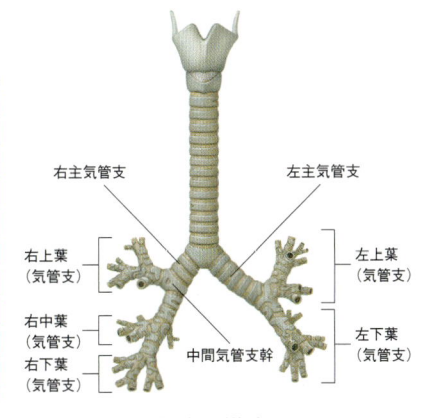

右主気管支　左主気管支
右上葉（気管支）　左上葉（気管支）
右中葉（気管支）
右下葉（気管支）　中間気管支幹　左下葉（気管支）

気道・気管支の構造

挿管チューブ挿入患者の吸引

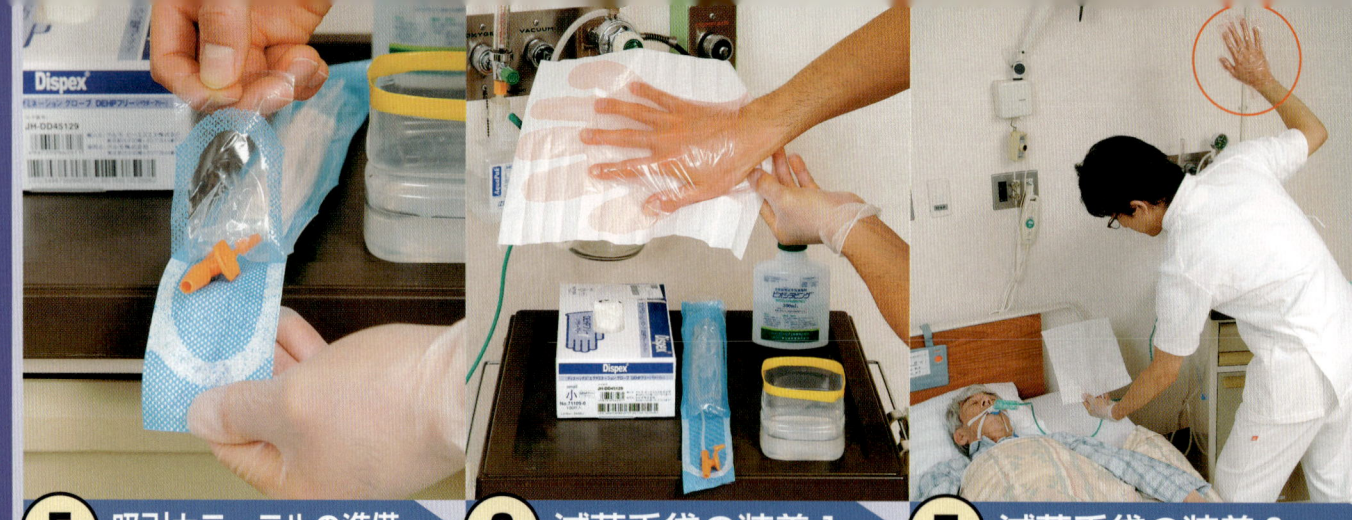

⑤ 吸引カテーテルの準備
吸引カテーテルが不潔にならないように袋を開ける

⑥ 滅菌手袋の装着1
吸引カテーテルと同封されている滅菌手袋を利き手に装着する

⑦ 滅菌手袋の装着2
滅菌手袋の台紙を患者の枕元に敷き，あとではずす呼吸器回路などを置いて清潔を保持するために使う

POINT
滅菌手袋を装着した利き手（○印）は，どこにも触れないように注意する

▼吸引カテーテルと気管内チューブの管径比（％）

管径比（％）＝（吸引カテーテルのサイズ÷3）÷気管内チューブのサイズ×100

		吸引カテーテル(3Fr＝1mm)				
		9Fr	10Fr	12Fr	14Fr	16Fr
気管内チューブ	6.0mm	50	56	67	78	89
	6.5mm	46	51	62	72	82
	7.0mm	43	48	57	67	76
	7.5mm	40	44	53	62	71
	8.0mm	38	42	50	58	67
	8.5mm	35	39	47	55	63
	9.0mm	33	37	44	52	59

＝安全なサイズ

（重松豊美：Q3カテーテルの種類はどれを使うと適切？．川西千恵美監：ここまでわかった！気管内吸引のエビデンス．エキスパートナース，18(15)：45，2002）

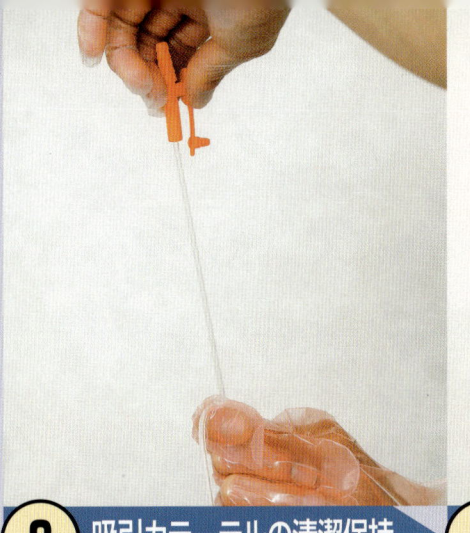

⑧ 吸引カテーテルの清潔保持
吸引カテーテルを袋から取り出したあと、周囲に触れて不潔にならないよう、手に巻きつけて清潔を保つ

⑨ 吸引器との接続
吸引カテーテルと吸引器先端のコネクタをしっかりと接続する

⑩ 回路をはずす
挿管チューブの口角位置がずれないように、挿管チューブの接続部分をおさえながら回路をはずす

POINT

1回の吸引の目安

- 吸引圧は、気道粘膜の損傷を防ぐため、成人150～200mmHg、小児100～150mmHgの範囲で行う
- 吸引時間は一般的に10～15秒とされるが、SpO_2の低下を防ぐ、また患者の苦痛を短くするためには、可能なかぎり短いほうがいい
- 吸引カテーテルの挿入長に関しては、一定の見解がない。しかし、気管チューブでは、末端から末梢気管支に向かって3～5cm、気管切開時には気管分岐部手前にあたる10～12cmとするのが一般的
- 痰が多く1回で吸引できないときには、加圧換気や呼吸器を一度装着し、患者の呼吸を整えてから再度行う
- 1回で吸引ができないときは、吸引カテーテルの清潔保持のため、吸引カテーテルを交換する

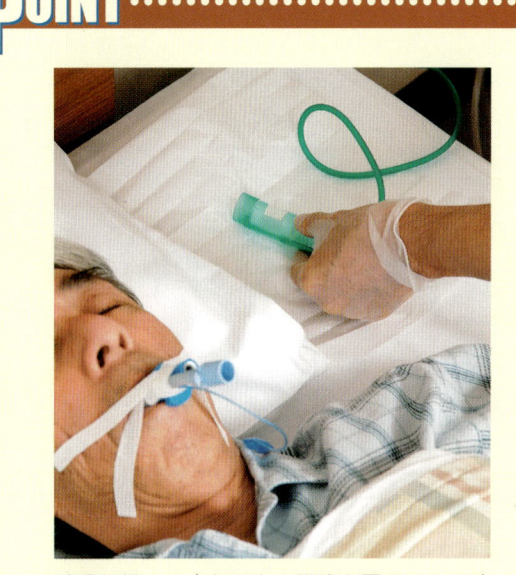

POINT

枕元に置いた台紙の上に回路を置くことで清潔を保つ

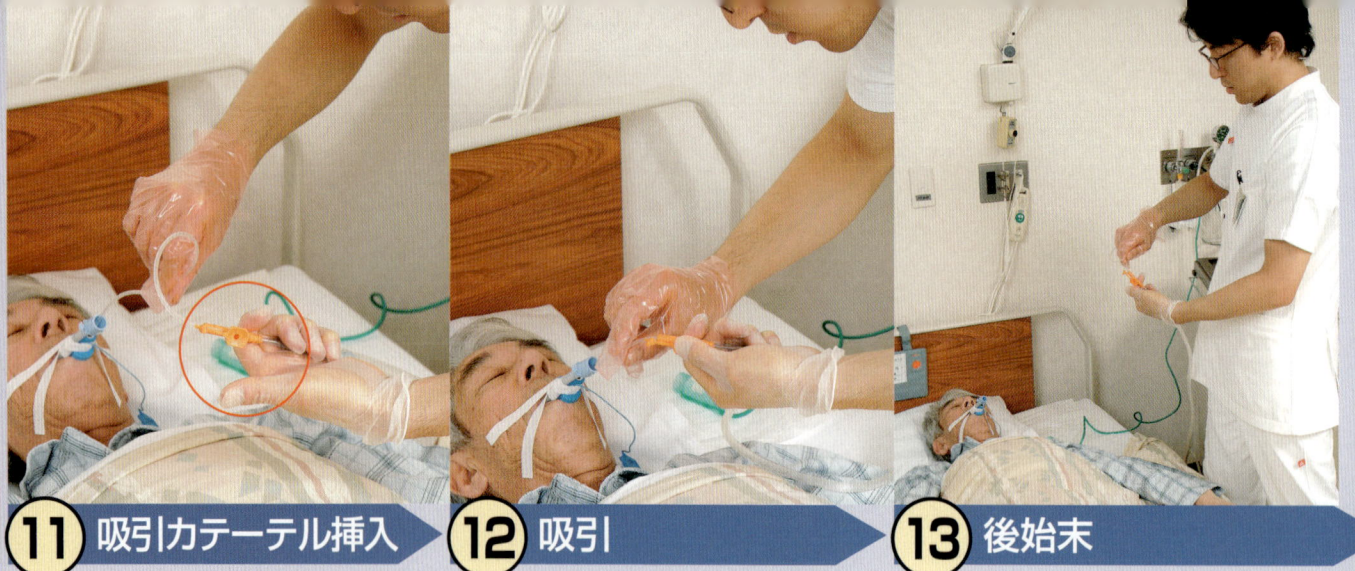

挿管チューブ挿入患者の吸引

⑪ 吸引カテーテル挿入
吸引カテーテルの吸引口を塞がないようにしてカテーテルを挿入する

⑫ 吸引
吸引カテーテルが20cm前後挿入されたところで，吸引口を塞いで圧をかけ吸引を行う．繰り返し行うと患者は呼吸ができないので注意

⑬ 後始末
吸引した痰が飛ばないように吸引カテーテルを手に巻きつける

POINT
吸引カテーテルの先端が目的部位に達するまで，吸引口は塞がない

❓ それはなぜ？
圧をかけずに挿入することで，気道粘膜を吸い込んで傷つけることがない

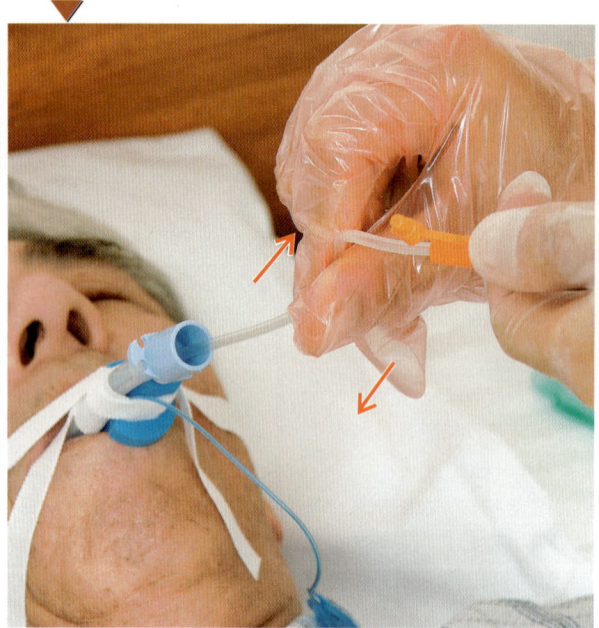

指先で吸引カテーテルをこすり合わせるようにして回しながら引くことで圧の集中を防ぎ，粘膜損傷を予防する

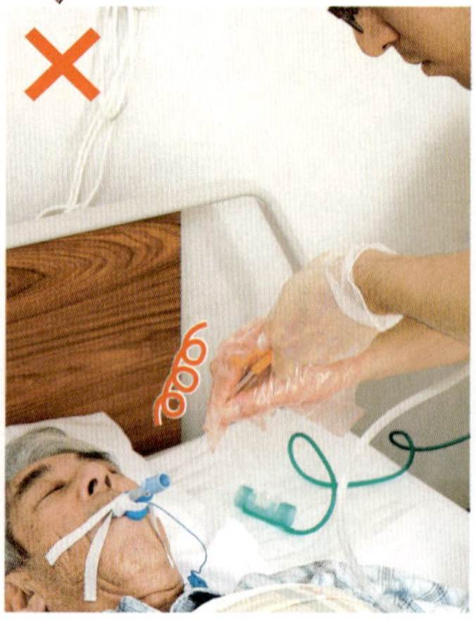

✕ 手で吸引カテーテルを回しても，その先端は口腔内で回っていない

POINT
・吸引中，患者は呼吸ができないので，意識のあるなしにかかわらず，かならず声かけをしてから行う
・苦痛が激しいときに伝える合図を決めておく
・嘔吐反射が強い場合は，誤嚥防止のため，セミファーラー位で行う
・意識がある場合は，舌を前に出すように伝えると，吸引カテーテルが挿入しやすい

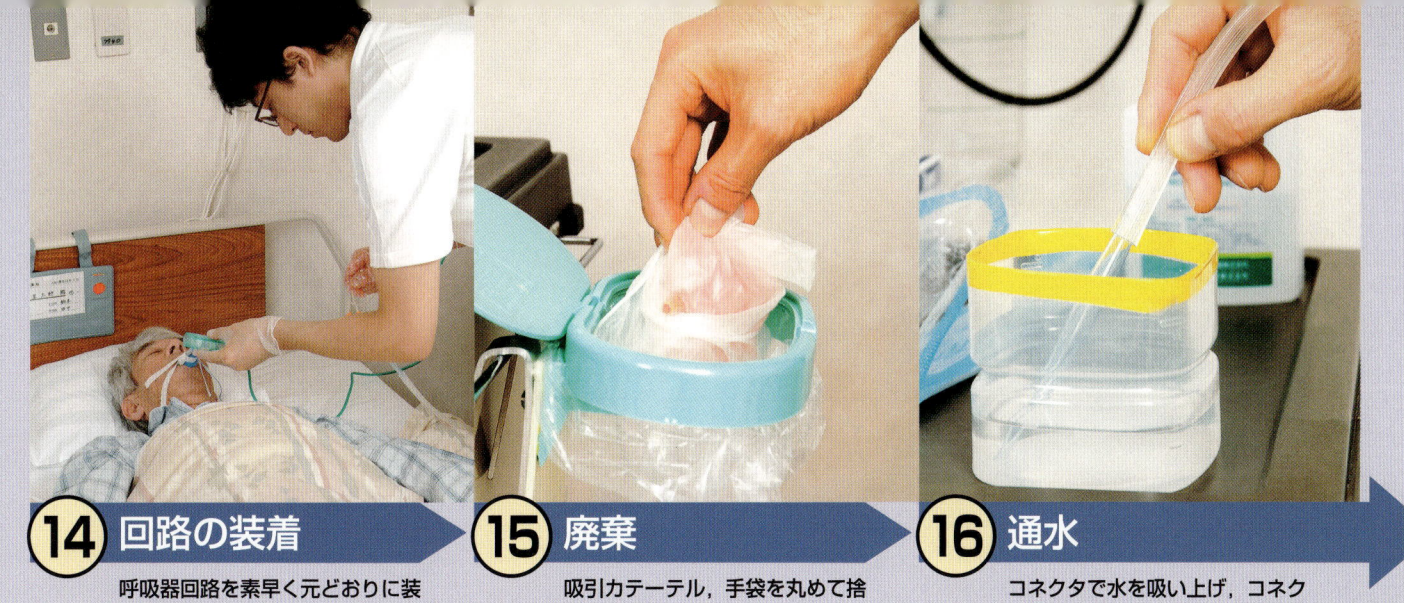

⑭ 回路の装着
呼吸器回路を素早く元どおりに装着する

⑮ 廃棄
吸引カテーテル，手袋を丸めて捨てる

⑯ 通水
コネクタで水を吸い上げ，コネクタとコネクティングチューブの内部を洗浄する

これがコツ

- 多孔式吸引カテーテルでは，吸引中粘稠な分泌物が吸い込まれる場合，カテーテルを持つ手に引っかかっているような重さを感じる．その位置で引き抜く速度をやや弱め，ゆっくりと回転させると貯留した分泌物がとれやすい
- 吸引するときに，自分も息を止めてみる．もし，「苦しい」と感じたら，吸引時間が長すぎる

挿管チューブ挿入患者の吸引

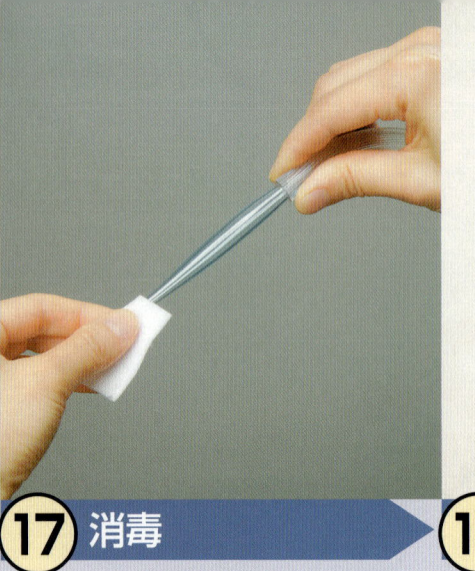

⑰ 消毒
キャップをする前にアルコール綿で先端の清潔を保つ

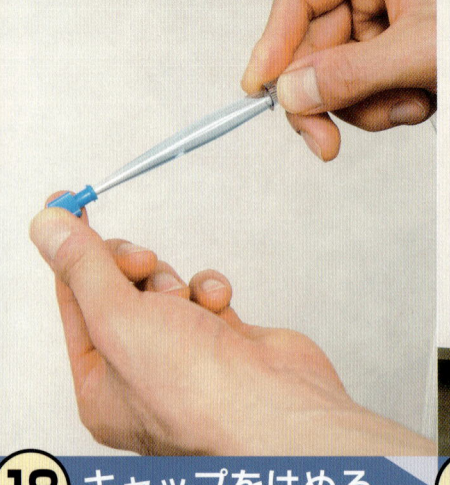

⑱ キャップをはめる
キャップでフタをする

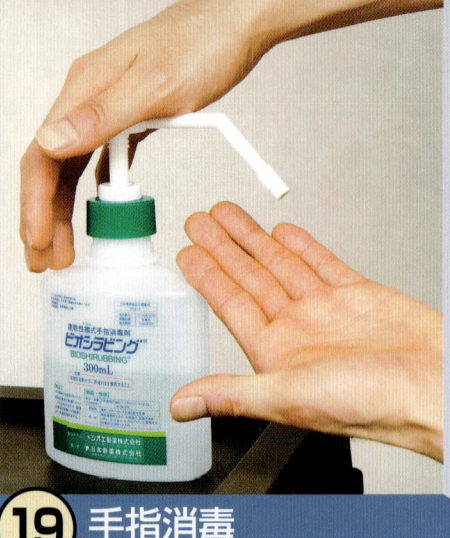

⑲ 手指消毒
速乾性擦り込み式手指消毒剤を手のひらに取り，乾燥するまで皮膚に擦り込んで消毒する

POINT

痰が粘稠で吸引できない場合吸引圧を上げてはいけない？

吸引圧を高くすると気道を傷つけて，損傷された粘膜や組織が吸引されてくることがわかっており大変危険．痰が粘稠でうまく吸引できないときには，ネブライザなどで加湿するとよい．制限がなければ水分摂取を促すなど，痰の性状を変化させるようなケアを考えることが重要

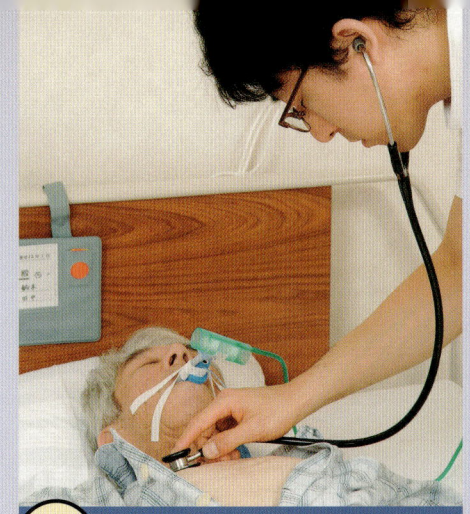

⑳ 呼吸音の聴取

声をかけてから聴診器をあて，左右の胸の呼吸音を聴取する．呼吸音の聴取の方法については164ページを参照

POINT 挿管の長さ

挿管チューブの挿管位置を看護記録に明記しておく．吸引後，挿管の長さが変わっていないか確認する

閉鎖式サクションセットでの吸引

##〈物品一覧〉

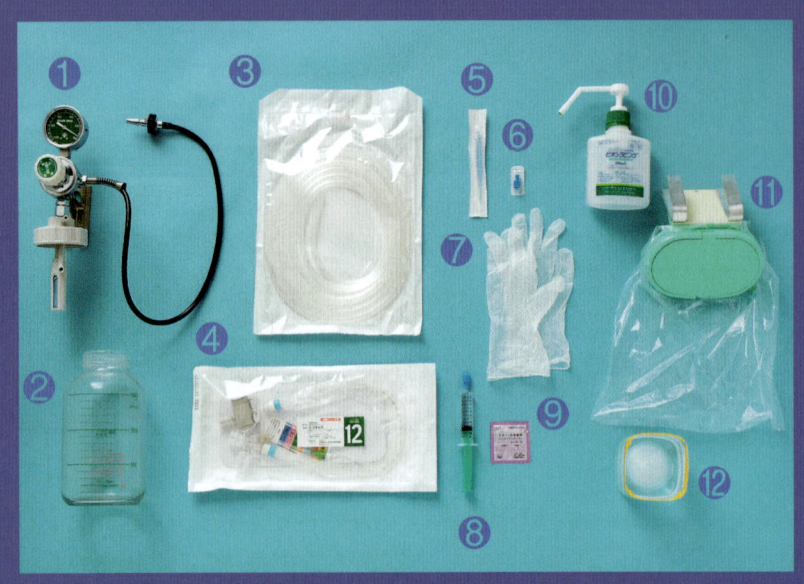

❶吸引器　❷吸引ビン　❸コネクティングチューブ　❹閉鎖式サクションセット（気管内挿管チューブ用）　❺コネクタ　❻キャップ　❼手袋　❽生理食塩液5mLを吸引した洗浄用シリンジ　❾アルコール綿　❿手指消毒剤　⓫カテーテル廃棄用の袋　⓬水道水　⓭バッグ・バルブ・マスク（アンビューバッグ）

閉鎖式サクションセット各部の名称

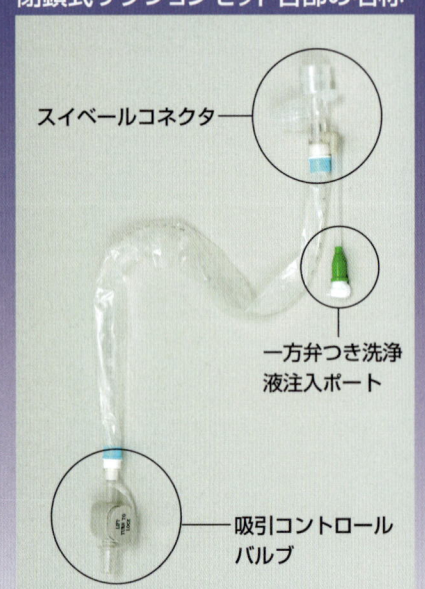

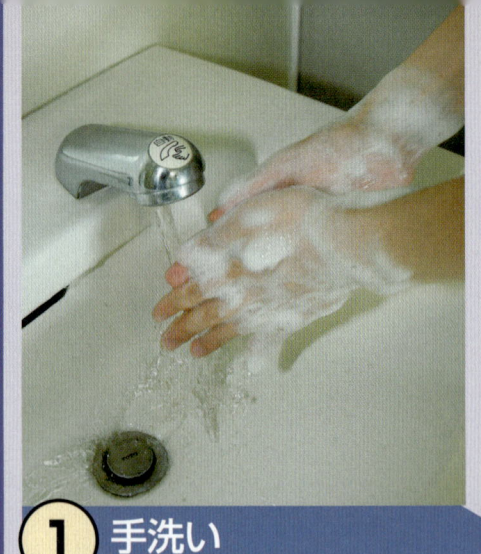

- スイベールコネクタ
- 一方弁つき洗浄液注入ポート
- 吸引コントロールバルブ

❶ 手洗い

石けんをよく泡立て，流水で手洗いを行う

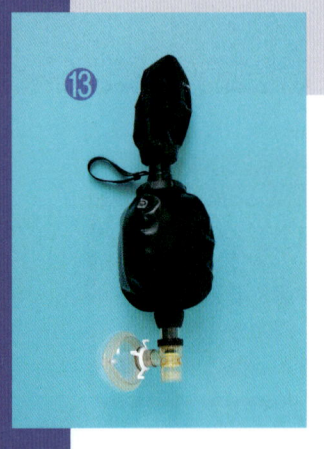

商品提供
エコキャス：日本シャーウッド（株）

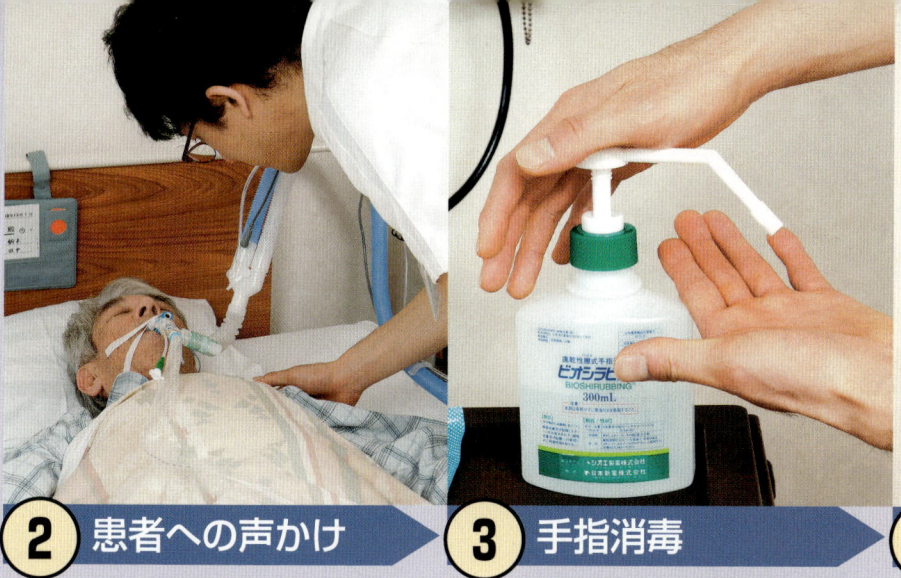

2 患者への声かけ
これから気管内吸引を行うことを告げる

3 手指消毒
速乾性擦り込み式手指消毒剤を手のひらに取り，乾燥するまで皮膚に擦り込んで消毒する

4 手袋着用
手袋を両手に装着する

POINT

- 吸引中，患者は呼吸ができないので，意識のあるなしにかかわらず，かならず声かけをしてから行う
- 苦痛が激しいときに伝える合図を決めておく

POINT
開放式と閉鎖式，どちらがいいか？

閉鎖式吸引を推奨する患者
① 開放式吸引でSpO_2低下が顕著（開放すると低酸素血症になる）
② PEEP10以上（開放することでPEEPの効果が下がり，肺胞虚脱のおそれがある）
③ 呼吸器感染症がある（分泌物を飛散させると感染が広がる）

POINT
吸引の必要性の判断

① 患者の訴え（「痰をとってほしい」と意思表示があったとき）
② 肺音（主気管支以上で聴かれるラ音または喘鳴）が聴取できる
③ SpO_2，PaO_2が低下している
④ 気道内圧上昇（量換気の場合）
⑤ 1回換気量低下（圧換気の場合）
⑥ バッキングの出現
⑦ 口腔ケア，体位変換の前後

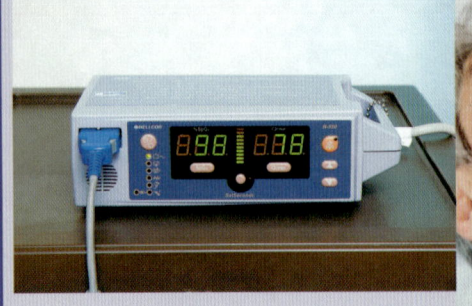

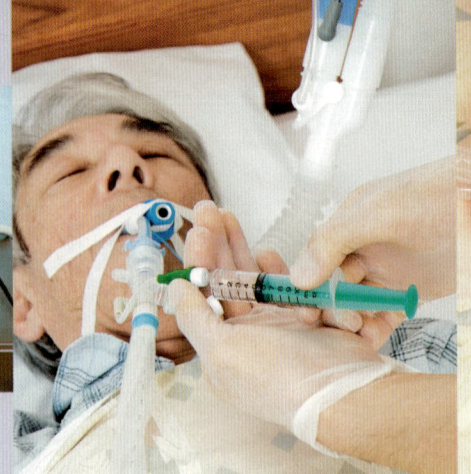

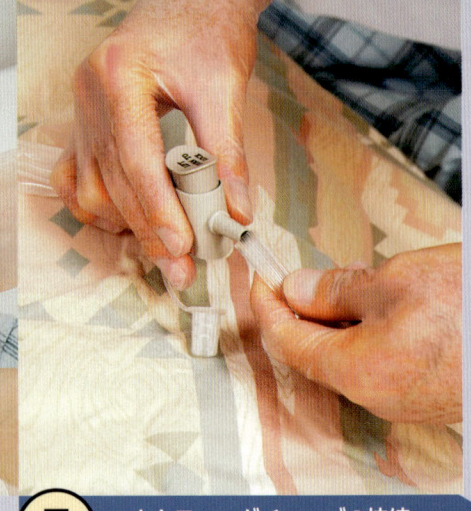

閉鎖式サクションセットでの吸引

5 SpO₂の状態確認

パルスオキシメータでSpO₂の状態を確認する

POINT

SPO₂低下時は，吸引前に医師の指示のもと，100％酸素を流す

6 洗浄用シリンジの装着

吸引カテーテル内を洗浄するための洗浄用シリンジを，専用口に差し込む

POINT

- 清潔操作で行う
- 注射用と間違えないためにカラーシリンジを使用し，作成日時を記入する
- 閉鎖式サクションセットと洗浄用シリンジを接続する前，保護栓をつける前に，アルコール綿で筒先を拭く

7 コネクティングチューブの接続

キャップをはずしたのち，コネクティングチューブを閉鎖式サクションセットに接続する

リスク防止

しっかり接続しないと，はずれる危険性があるので注意

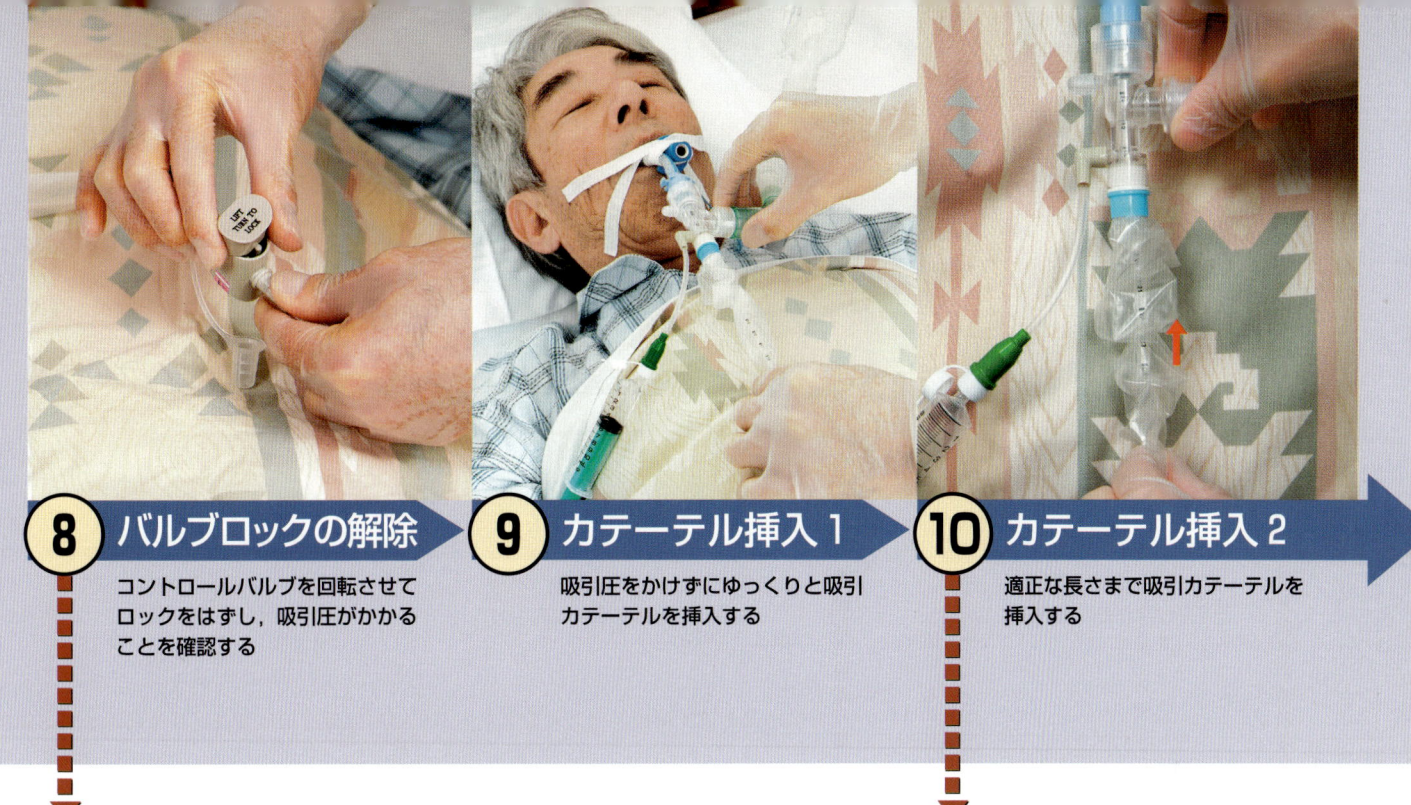

⑧ バルブロックの解除	⑨ カテーテル挿入1	⑩ カテーテル挿入2
コントロールバルブを回転させてロックをはずし，吸引圧がかかることを確認する	吸引圧をかけずにゆっくりと吸引カテーテルを挿入する	適正な長さまで吸引カテーテルを挿入する

▼ロックした状態

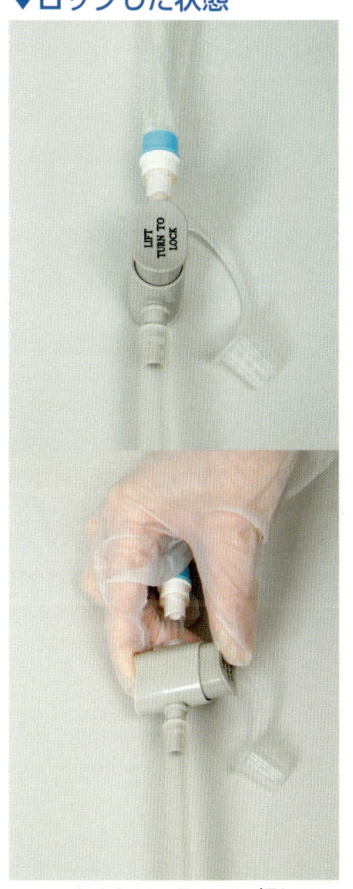

▼ロック解除の状態

ロックされているので，押しても吸引圧はかからない

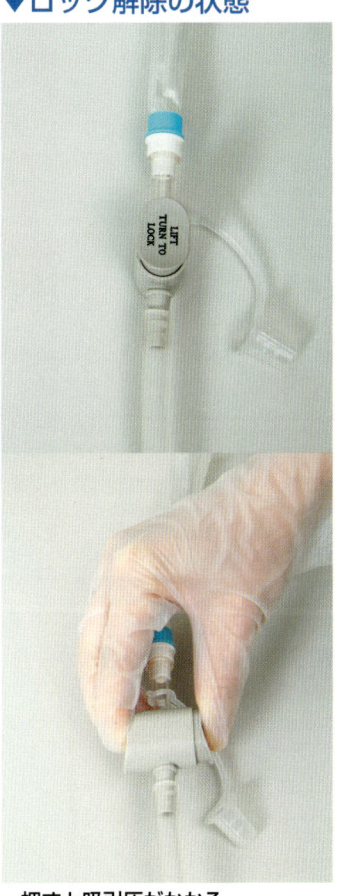

押すと吸引圧がかかる

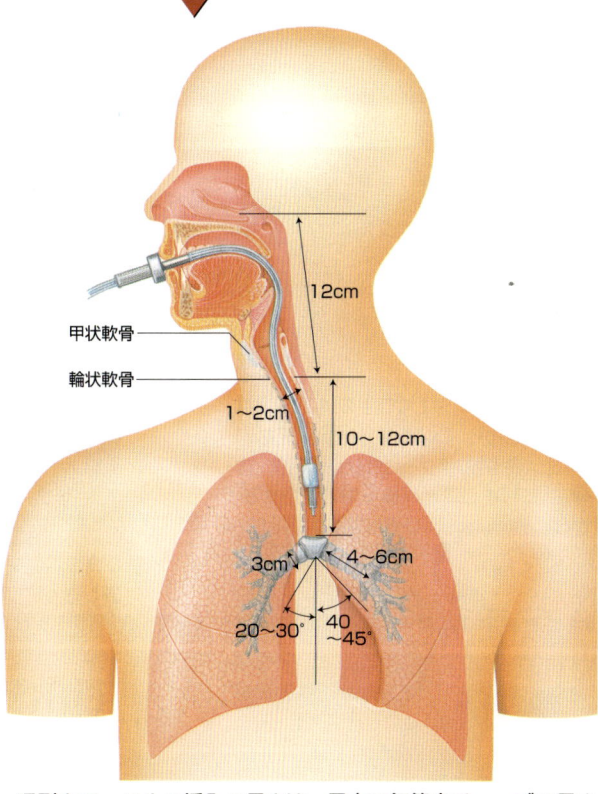

甲状軟骨
輪状軟骨

12cm
1～2cm
10～12cm
3cm　4～6cm
20～30°　40～45°

吸引カテーテルの挿入の長さは，最大で気管内チューブの長さの＋1～2cm

閉鎖式サクションセットでの吸引

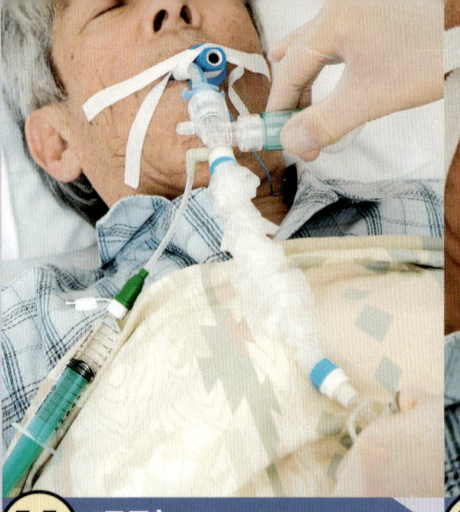

⑪ 吸引
コントロールバルブを押して吸引圧をかけながら、左右にねじるようにして引く

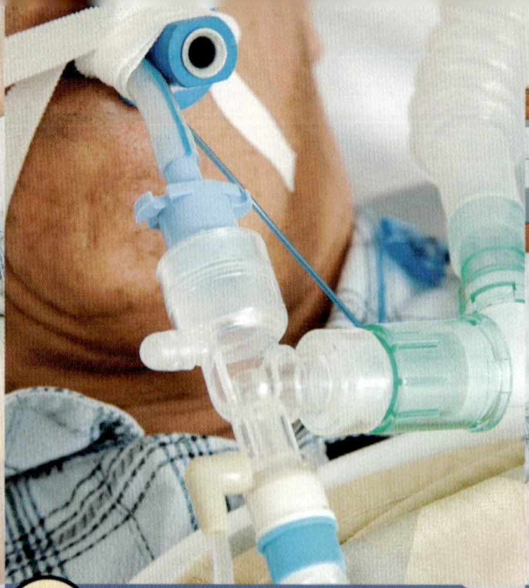

⑫ カテーテルを戻す
カテーテルについている黒いマークが指定の位置に戻るまで吸引カテーテルを引く

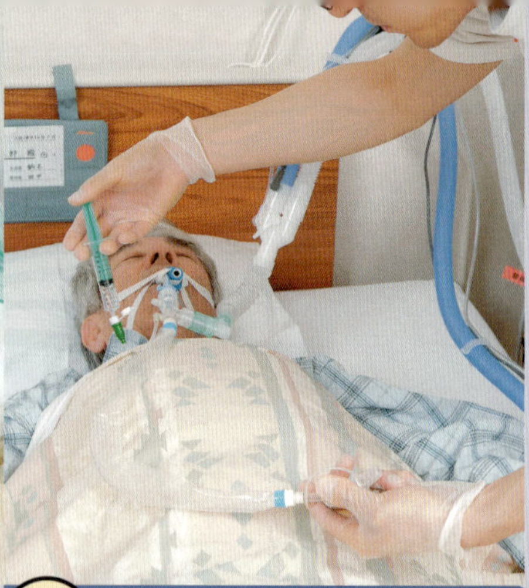

⑬ カテーテル内の洗浄
コントロールバルブを押して、圧をかけながら接続したシリンジ内の水を流して吸引カテーテル内を洗浄する

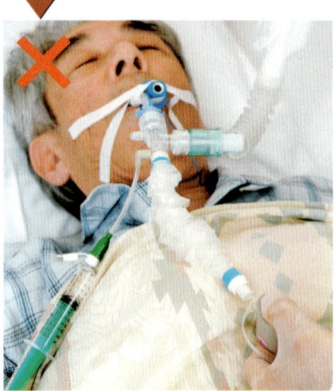

引くときに、反対の手で人工呼吸器につながっている部分を押さえないと、閉鎖式サクションセットが、抜けてしまうことがあるので注意する

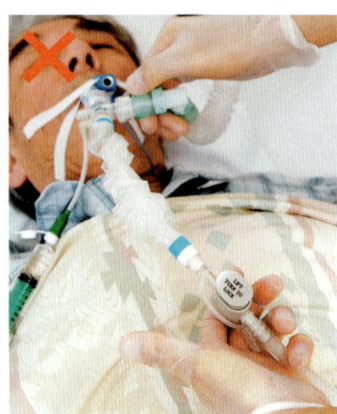

引くときにコントロールバルブを押しながら引かないと、吸引圧がかからない

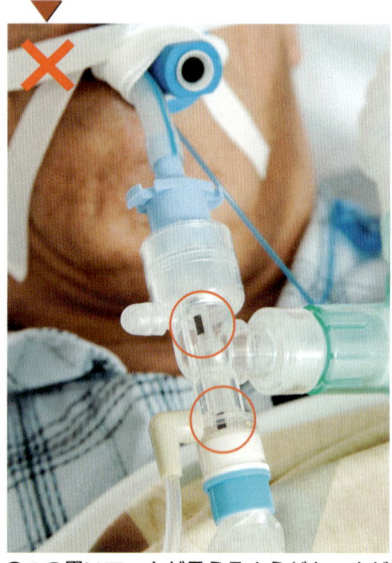

2つの黒いマークが見えるようだと、まだ戻りきっていない

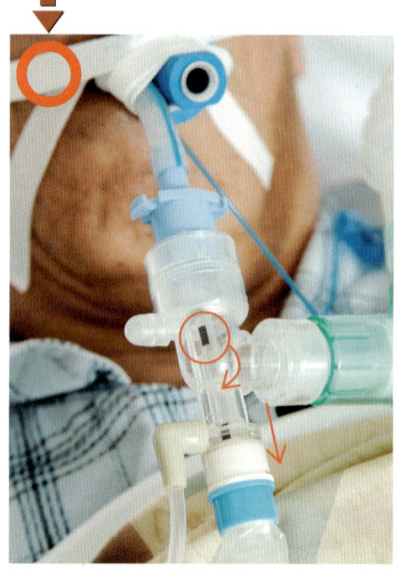

黒いマークが1つだけ見えるように、吸引カテーテルを戻す

POINT
・吸引中、患者は呼吸ができないので、意識のあるなしにかかわらず、かならず声かけをしてから行う
・吸引時間は、10〜15秒以内

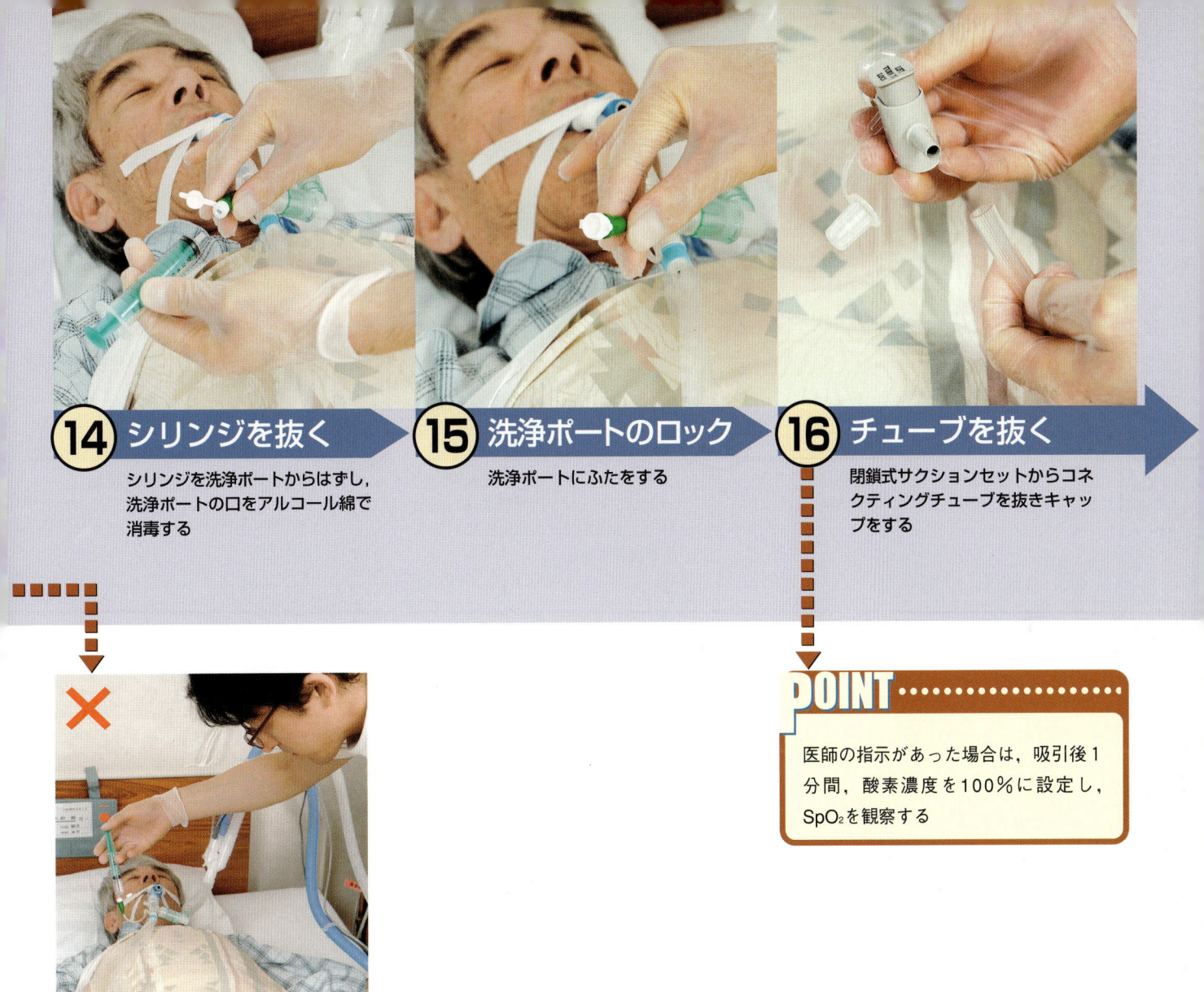

⑭ シリンジを抜く
シリンジを洗浄ポートからはずし，洗浄ポートの口をアルコール綿で消毒する

⑮ 洗浄ポートのロック
洗浄ポートにふたをする

⑯ チューブを抜く
閉鎖式サクションセットからコネクティングチューブを抜きキャップをする

✖ 圧をかけないと吸引カテーテルが洗浄されない．また，気道に流れる可能性があり危険である

> **POINT**
> 医師の指示があった場合は，吸引後1分間，酸素濃度を100％に設定し，SpO_2を観察する

> **POINT**
> 洗浄水は，1回5〜10mLをゆっくり注入する（1秒で1mL注入）

閉鎖式サクションセットでの吸引

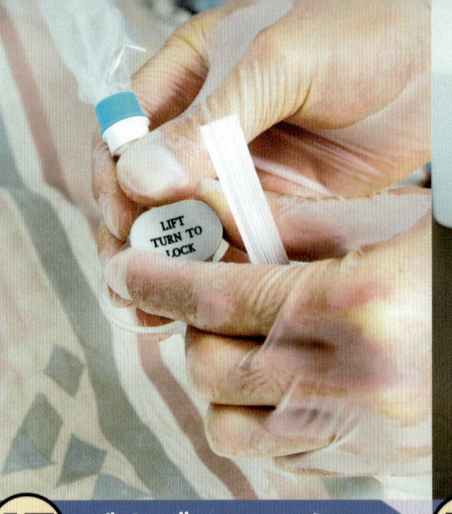

⑰ バルブのロック
コントロールバルブを回転させてロックをかける

⑱ 通水
コネクティングチューブで水を吸い上げてチューブ内部を洗浄したあと，手袋をゴミ入れに捨て，両手を消毒する

⑲ 呼吸音の聴取
左右の胸の呼吸音を聴取して終了

ロックした状態

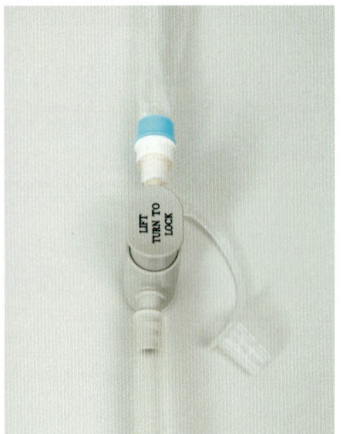

POINT
患者の状態を観察する
- 呼吸音が改善したか
- 最大吸引圧が低下し，気道抵抗が減少したか
- 1回換気量は増加したか
- 血液ガスやSpO_2は改善したか
- 肺の分泌物は除去できたか

POINT
閉鎖式カテーテルセットは，1日1回交換する

引用・参考文献
1) 竹尾惠子監：Latest看護技術プラクティス．学習研究社，2003．
2) 大岡良枝，大谷眞千子：NEWなぜ？がわかる看護技術LESSON．学習研究社，2006．
3) 掛橋千賀子，真嶋由貴恵，奥山真由美：DVDで学ぶ身体侵襲を伴う看護技術．医学書院，2006．
4) 川西千恵美監：ここまでわかった！気管内吸引のエビデンス．エキスパートナース，18(15)：45，2002．

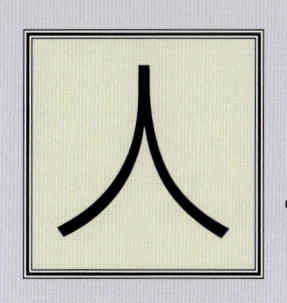

人工呼吸器装着中患者のケア

　人工呼吸器とは，何らかの原因で自らの呼吸機能では十分なガス交換ができなくなった場合に，人工的な器械を装着し，呼吸機能をサポートするものであるが，生命維持装置とも称されるとおり，それなしでは生命を維持できない場合もある．看護師は，疾患の理解とともに，器械の仕組みを理解し，また，装着されている人工呼吸器を肺の一部としてとらえ，ケアの方法を習得する必要がある．

■生理的呼吸と人工呼吸の違い

　生理的呼吸では，胸郭や横隔膜を動かすことなどで，胸腔内を陰圧にし，大気圧と胸腔内圧に圧較差をつくることで，外気を肺内に引き込むことで換気する．

　一方，人工呼吸では，外から強制的に気道内に圧力をかけ，外気を肺内に送り込むことで換気する．

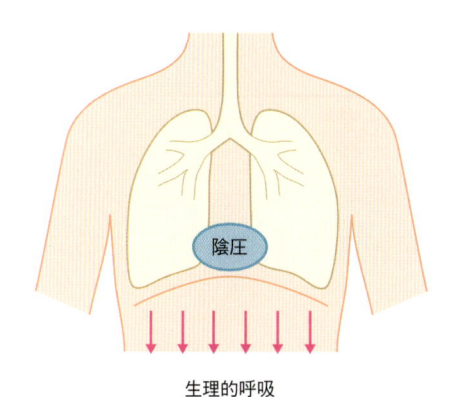

生理的呼吸
主に横隔膜が下がることで
胸隔内が陰圧になる

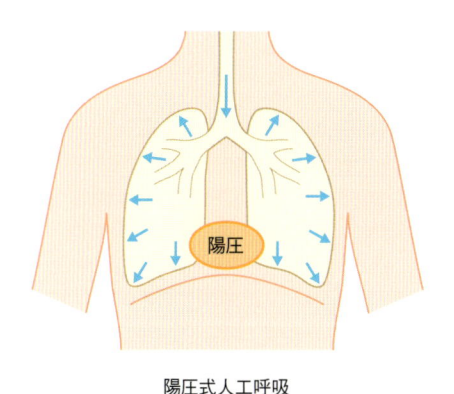

■人工呼吸器の開始基準

呼吸数	>35/分，<5/分
肺活量	<10〜15mL/kg体重
吸息力	<−20cmH₂O
PaO_2	<70mmHg（O_2吸入下で）
A-aDO_2 注1）（100%）	>450mmHg
$PaCO_2$	>55mmHg
VD/VT 注2）	>0.6
Qs/Qt 注3）	>0.2

注1）肺胞気-動脈血酸素分圧較差
　2）死腔換気率
　3）シャント率

陽圧式人工呼吸
気道を通して圧をかけて
外気を取り込む

生理的呼吸と人工呼吸の原理

■気管内挿管と気管切開

　気管内挿管とは，自発呼吸がなく，人工呼吸などの緊急処置の必要な患者や，手術などのために全身麻酔を必要とする患者に対し，呼吸を補助するために行う．口あるいは鼻から細い管（気管内挿管チューブ）を気管に挿入し，気道を確保する手技である．しかし，長くチューブを入れておくと鼻や粘膜は炎症を起こしてしまう．また意識がある場合は，口や鼻から喉へチューブが通っていることは，患者に大きな苦痛を与えることになる．そこで，長期にわたり人工呼吸管理が必要な場合，気管を切開し気管チューブを気管内に直接挿入する手技を選択する．それが気管切開である．

▼気管内挿管

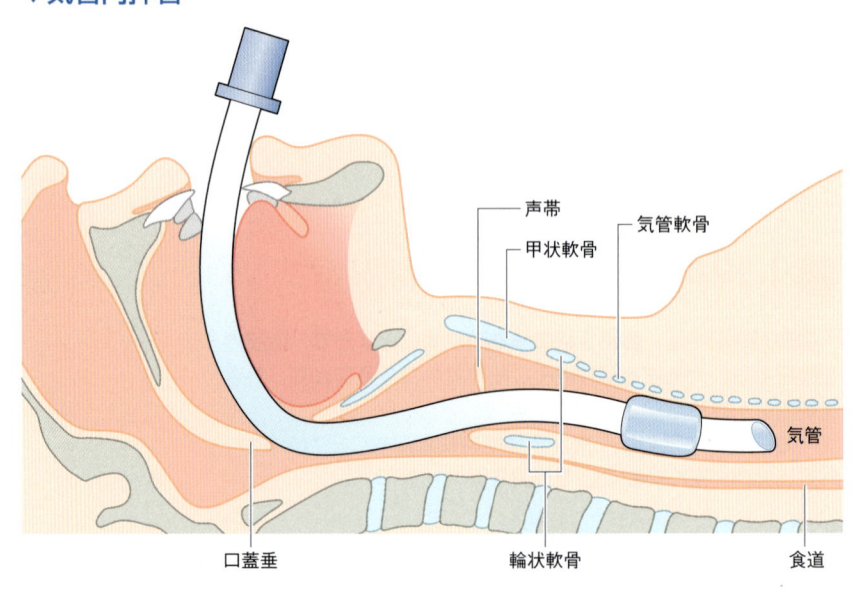

声帯／甲状軟骨／気管軟骨／気管／口蓋垂／輪状軟骨／食道

▼気管切開

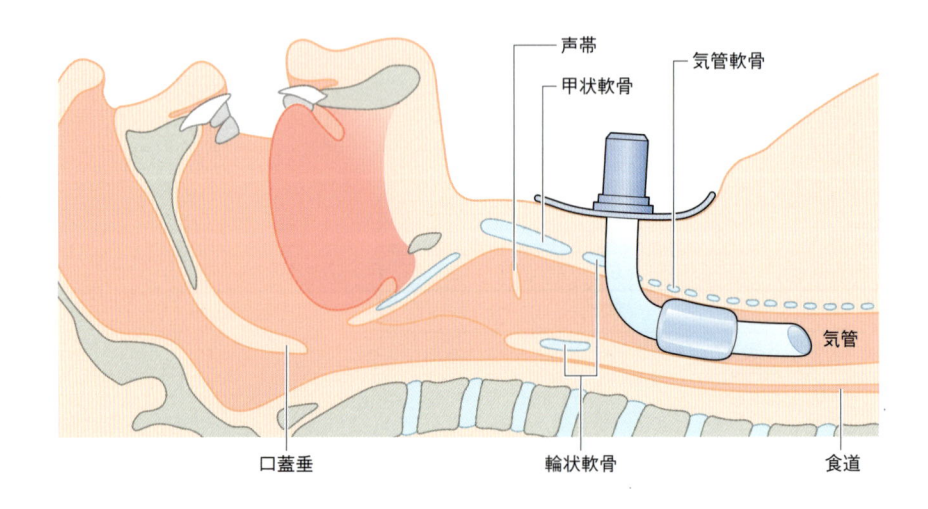

声帯／甲状軟骨／気管軟骨／気管／口蓋垂／輪状軟骨／食道

■人工呼吸器の基本的構造

　人工呼吸器は，駆動源（電源）につながれた人工呼吸器本体と患者回路から成り立っている．

<吸気>
・ガス取り入れ口から取り入れられた酸素は，酸素ブレンダで空気と混合され，設定された酸素濃度になる．
・吸気弁が開くと，設定された圧，流量で呼気ガスが肺に送り込まれる．
・上記の設定は，コンピュータ制御されている．

・加温加湿器は，本来，鼻腔などで加温・加湿される呼気ガスを加温，加湿している．

<呼気>
・陽圧によって送りこまれたガスによって肺が膨らみ，酸素化が行われる．
・コンピュータ制御された呼気弁が開くと，圧の高い肺から低い大気に向かってガスが放出される．

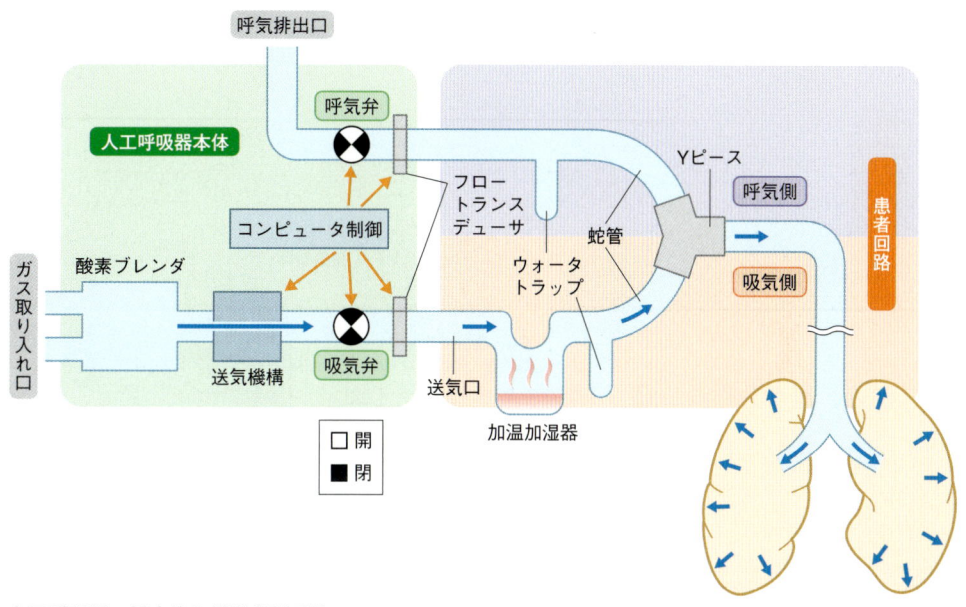

人工呼吸器の基本的な構造（吸気時）

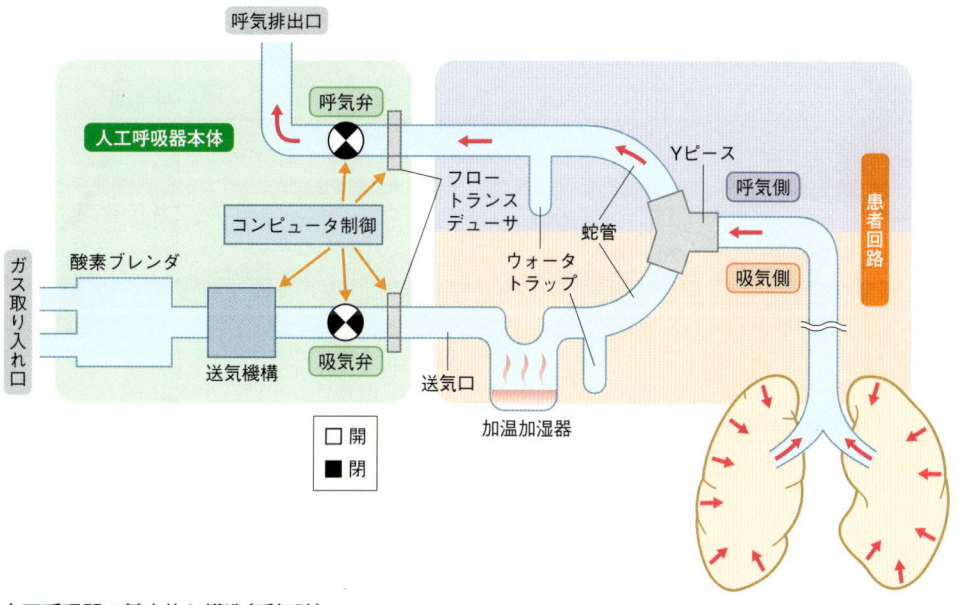

人工呼吸器の基本的な構造（呼気時）

■人工呼吸器回路の点検

　人工呼吸器をトラブルや故障なく適切に使用するためには，使用前点検，使用中点検，使用後点検が重要である．ここでは，患者に人工呼吸器が装着された使用中点検について述べる．

＜本体＞
・人工呼吸器本体に破損はないか．また，異音，異臭，発熱などがないか
・換気条件・アラームの設定は正しいか
・各種モニタの作業状態はどうか

＜ケーブル＞
・電源ケーブルはしっかり接続されているか

・酸素・空気のコネクタは，アウトレットにきちんと接続されているか

＜加温加湿器＞
・水位レベル・温度に異常はないか

＜チューブ＞
・チューブ(蛇管)・コネクタの接続部にゆるみ，亀裂はないか
・吸気チューブにリーク・水の貯留はないか

＜患者の状態＞
・胸部の動き・患者の状態は正常か
・挿管チューブに分泌物などの貯留はないか

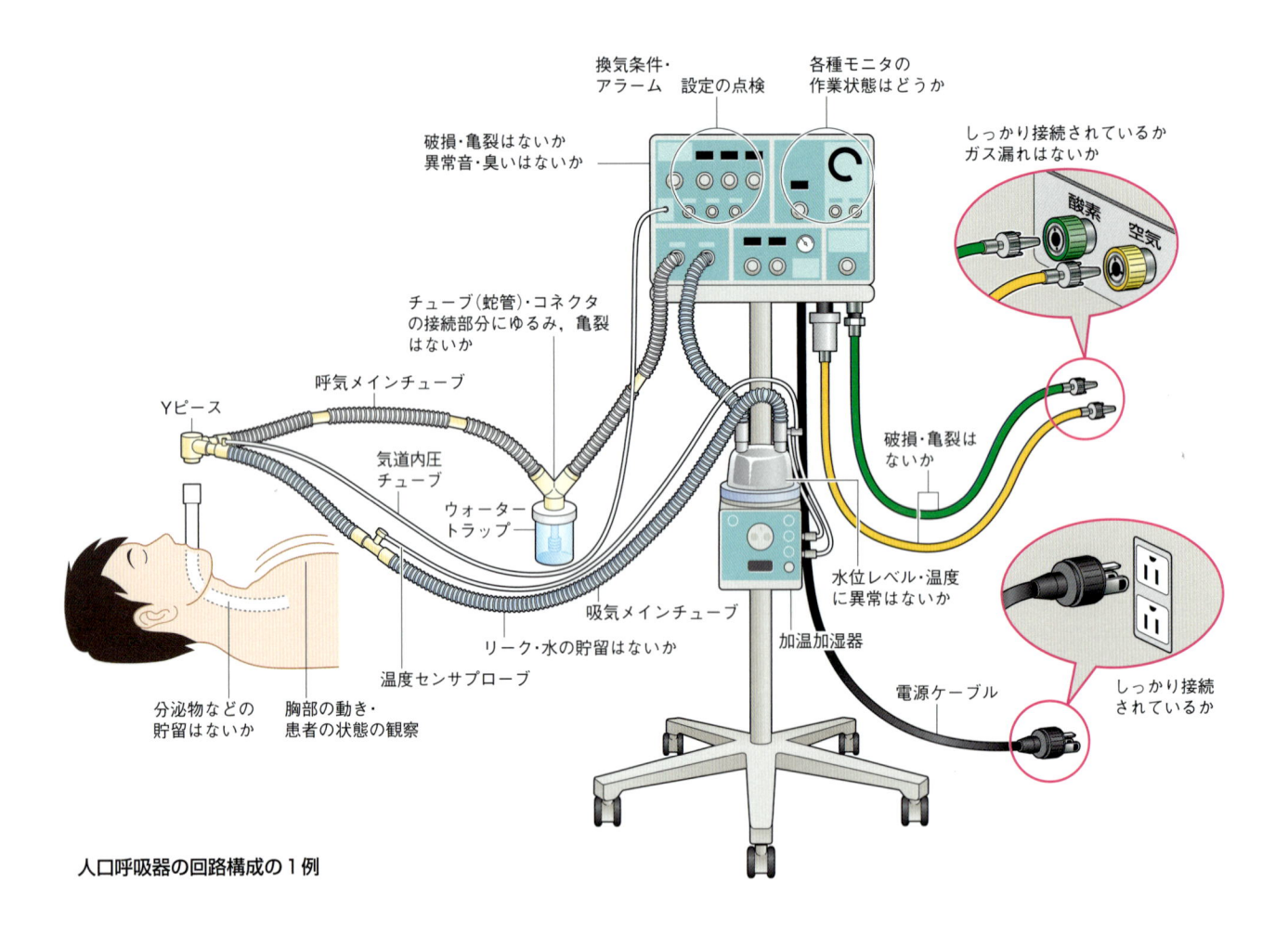

人口呼吸器の回路構成の1例

■アラームが鳴ったらどうするか

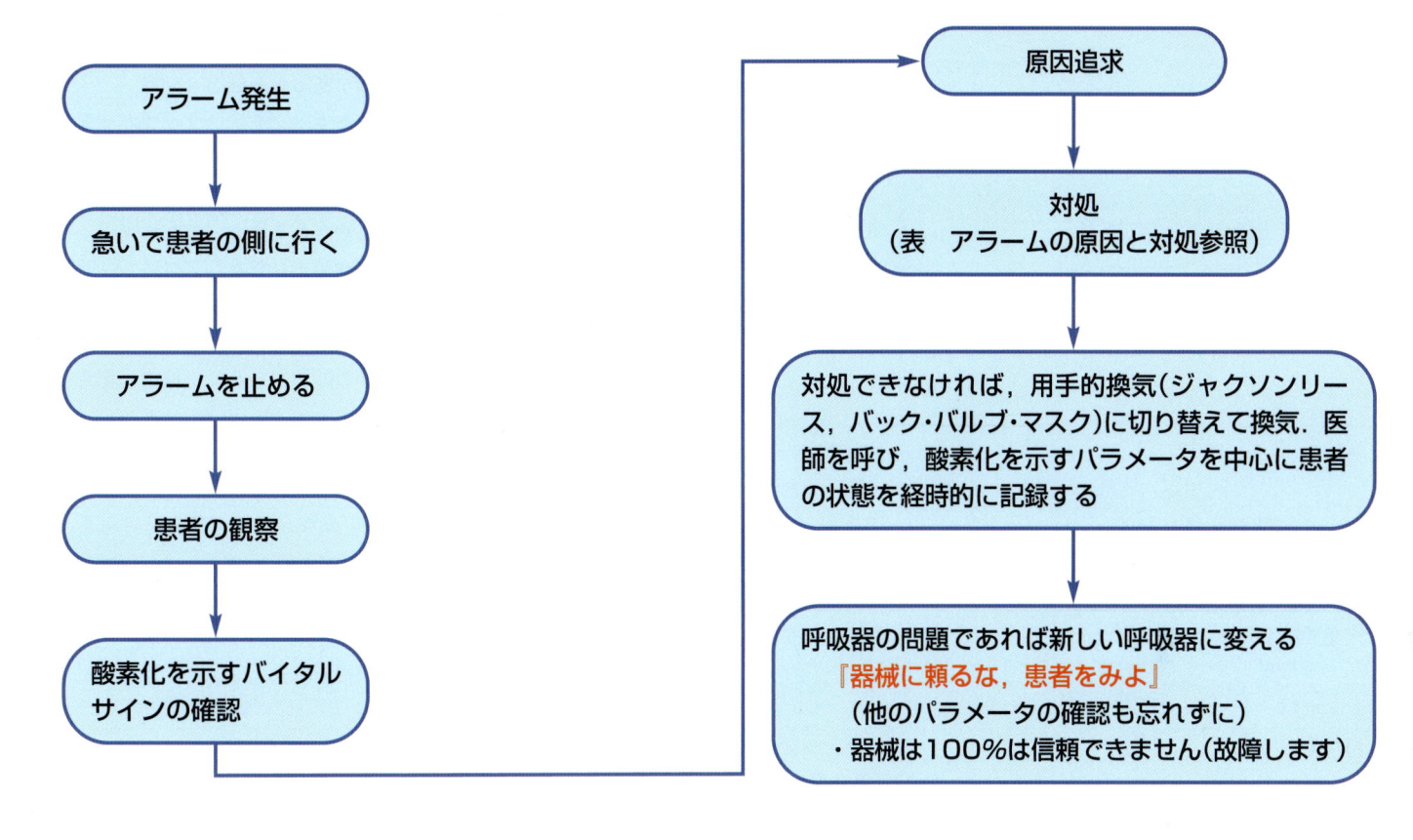

```
アラーム発生
    ↓
急いで患者の側に行く
    ↓
アラームを止める
    ↓
患者の観察
    ↓
酸素化を示すバイタル
サインの確認
    ↓
原因追求
    ↓
対処
（表　アラームの原因と対処参照）
    ↓
対処できなければ，用手的換気（ジャクソンリース，バッグ・バルブ・マスク）に切り替えて換気．医師を呼び，酸素化を示すパラメータを中心に患者の状態を経時的に記録する
    ↓
呼吸器の問題であれば新しい呼吸器に変える
『器械に頼るな，患者をみよ』
（他のパラメータの確認も忘れずに）
・器械は100％は信頼できません（故障します）
```

■人工呼吸器のアラーム対処

1　アラームに対する考え方
- アラームとは患者の「声」（＝ナースコール）である
- アラームは鳴らないことがいちばんいいことであり，鳴らないようにケアをする
- アラームが鳴ったら，止めるだけでなく対応（患者の「声」に応える）する
- 器械のアラームだけに頼らず，必ず患者を観察しアセスメントする

2　アラームの設定
- アラーム設定例（表）を基準に，患者の状態とリスクを想定して設定を微調整していく
- 「アラームが鳴りつづけるから，アラーム設定を変える」という考えは，大きな間違いである

表　アラーム設定例

アラーム名（別名）	設定の目安	意味
分時換気量低下 （低分時換気量・分時換気量下限）	実測値の70〜80％	換気量が低下していることを知らせ，低換気から患者を守る
気道内圧低下 （低圧・低吸気圧・最低気道内圧・気道内圧下限）	気道内圧が安定している圧の70％値	気道内圧が適切に上昇していないことを知らせ，低換気から患者を守る
気道内圧上昇 （高圧・最高気道内圧・気道内圧上限）	安定した気道内圧の＋10cmH$_2$O （40cmH$_2$O以上にはしない）	気道内圧が過度に上昇していることを知らせ，圧外傷から患者を守る

表 アラームの原因と対処

アラームの原因	意味	対処
気道内圧下限	呼気回路・気管チューブからガスがリークし、設定した気道内圧下限に達していない状態	・回路の各種接続のはずれや緩みを直す ・回路の破損があったら回路を交換 ・ウォータートラップやネブライザカップのパッキングの有無を確認 ・気管チューブのカフ圧漏れを確認する
気道内圧上限	気道内圧が設定した気道内圧上限値を超えている状態．一時的なものであれば、原因を除去すればよいが、持続して高圧が肺にかかると、圧外傷をきたす	・気道内分泌物があるようであれば吸引 ・回路の閉塞や詰まりであれば対処し、原因追求ができなければ、用手的換気へ切り替える ・患者の肺側の問題であれば、設定を変える
PEEP／CPAP圧下限	回路（チューブも含めて）リークの問題で陽圧を維持できない	・「気道内圧下限」の項と同じ
分時換気量下限	アラームを設定した値より換気量が低下したとき（患者側の問題：①弱い自発呼吸②痰詰まりなど）（回路側の問題：リーク）	・鎮静の評価（深度が深すぎて自発呼吸を消失させている） ・意識レベルの評価（呼吸中枢の問題）→設定の変更 ・気道内分泌物の除去 ・回路の点検
一回換気量下限		
呼吸回数上限	アラーム設定値より呼吸回数が上回る（患者側の問題：興奮状態・発熱・低酸素血症・アシドーシス）（設定の問題：トリガーの過感度）	・呼吸回数が上がる原因に対する対処 ・呼吸負荷制限の必要があれば、鎮静薬の増量を検討する ・呼吸器設定の変更など
無呼吸	強制換気回数が少ないときに、患者の自発呼吸の回数が減少したら作動する（1回のインターバルに対して感知する）	・原因の追求と早期対処 ・患者の呼吸回数の減少なので、呼吸抑制している原因を除去（鎮静薬等の薬物の減量）または、人工呼吸器のサポートを増やす（必要な血中酸素濃度が維持できるようにする）

人工呼吸器装着中患者の口腔ケア

〈物品一覧〉

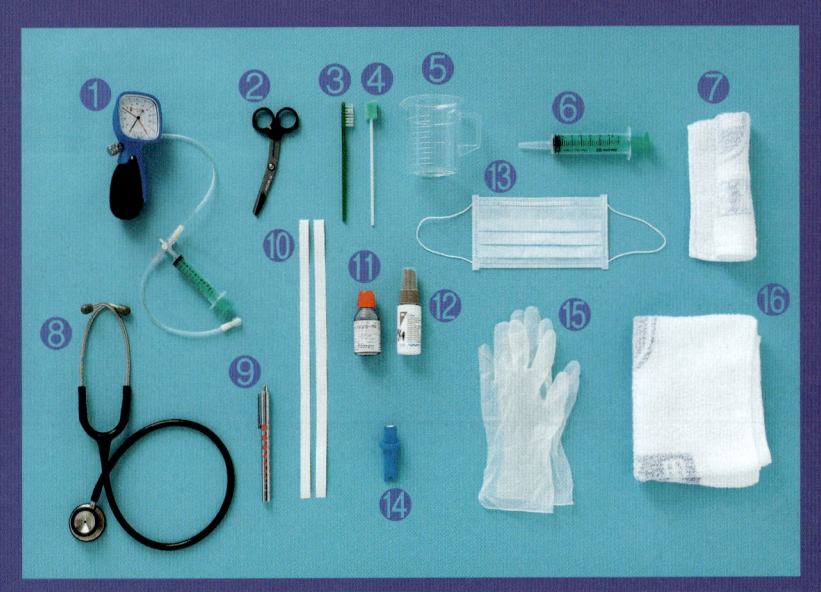

❶カフ圧計　❷剪刀　❸歯ブラシ　❹スポンジブラシ　❺コップ　❻カテーテルチップ型シリンジ　❼蒸しタオル　❽聴診器　❾ペンライト　❿固定用テープ　⓫ポビドンヨード　⓬皮膚保護剤　⓭マスク　⓮バイトブロック　⓯手袋　⓰タオル

カフ圧計各部の名称

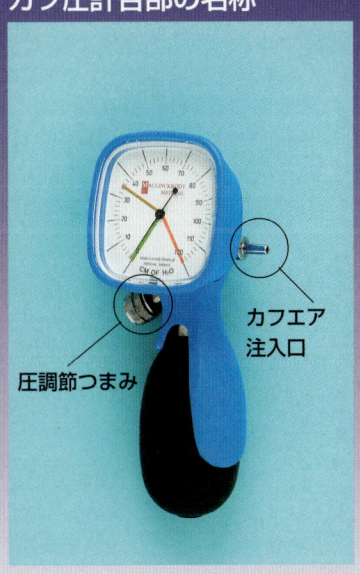

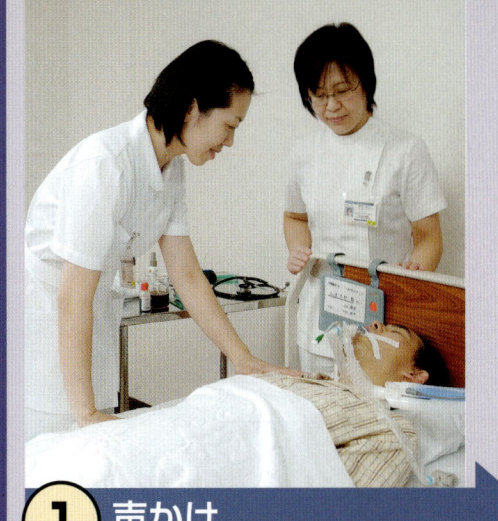

圧調節つまみ　カフエア注入口

① 声かけ

患者に「これから口腔ケアをはじめます」という声をかけ，承認を得る

人工呼吸器装着中患者の口腔ケア

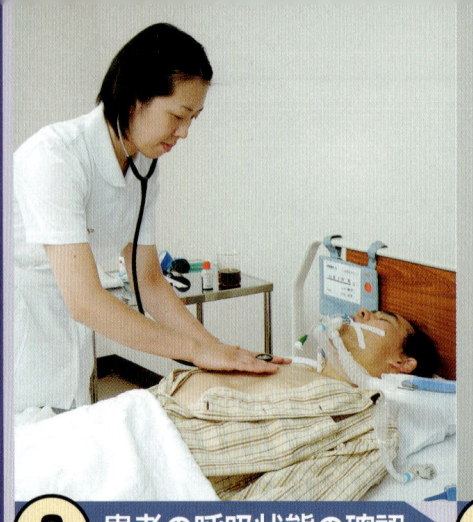

2 患者の呼吸状態の確認
患者の呼吸状態を確認する

3 手袋の着用
手袋を着用する

4 吸引
口腔内吸引，気管内吸引を行い，汚染した手袋をはずす

POINT

確認する項目

①人工呼吸器の動作に同調して，胸郭が上下動しているか（図参照）
②肺のairは左右差がないか
③痰の貯留はないか（肺雑音の確認）
④パルスオキシメータの数値に異常はないか（普段の値と比較して変動がないか）
⑤人工呼吸器のデータに異常はないか（一回換気量，最大気道内圧，呼吸回数）
⑥チアノーゼや呼吸困難感などはないか
⑦意識状態に異常はないか（鎮静している場合は，鎮静スコアで確認）

―― 吸気
---- 呼気

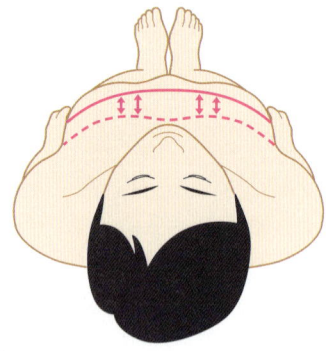

胸郭の動きの観察

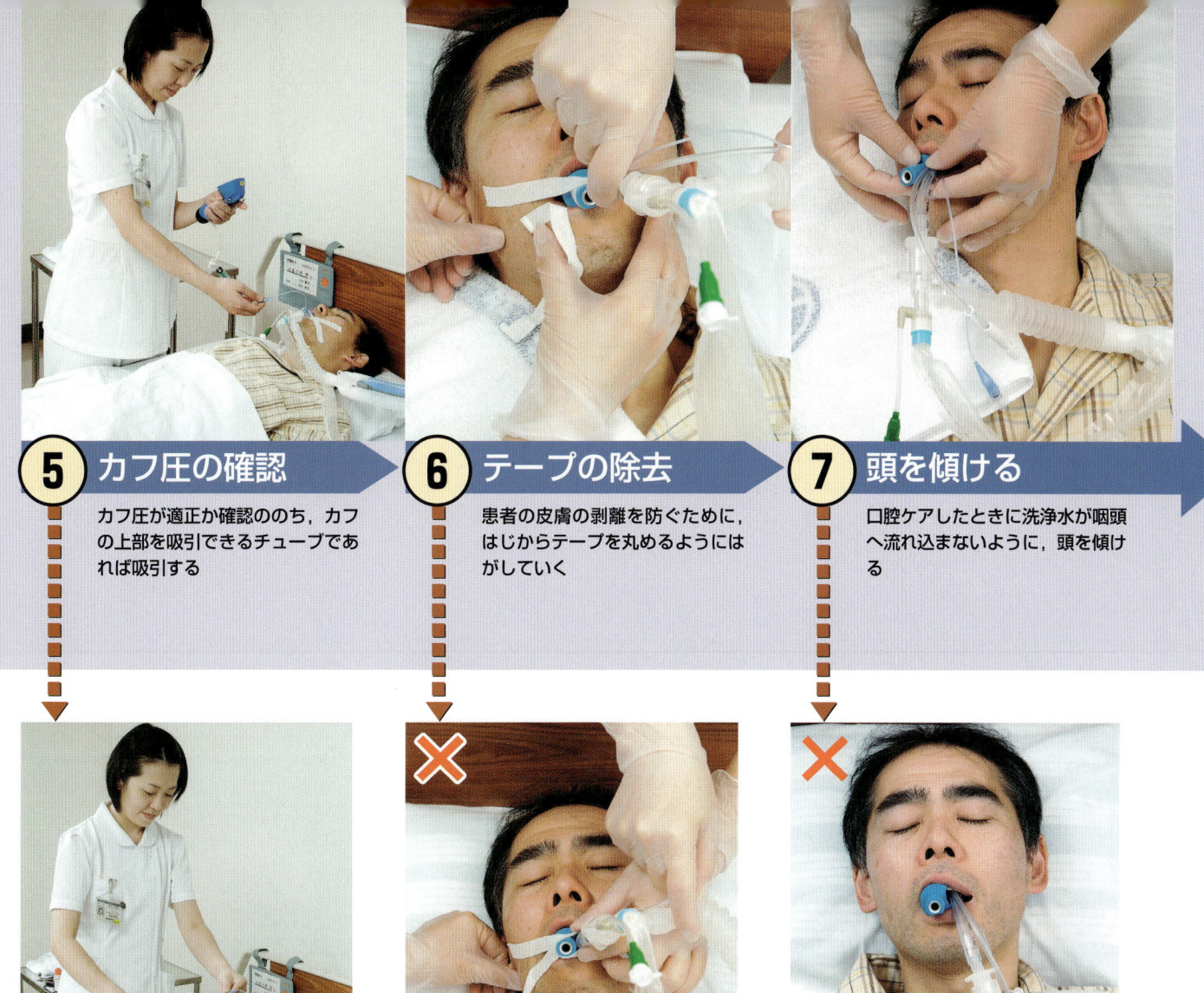

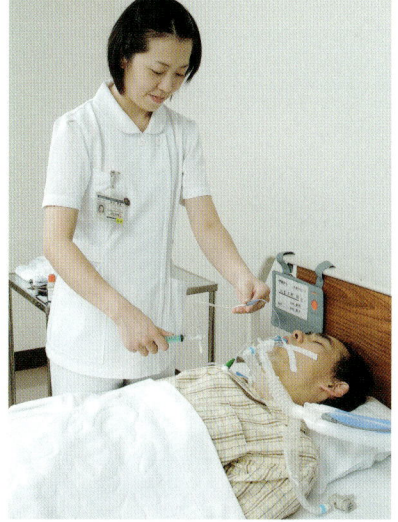

5 カフ圧の確認
カフ圧が適正か確認ののち，カフの上部を吸引できるチューブであれば吸引する

6 テープの除去
患者の皮膚の剥離を防ぐために，はじからテープを丸めるようにはがしていく

7 頭を傾ける
口腔ケアしたときに洗浄水が咽頭へ流れ込まないように，頭を傾ける

気管内への洗浄液の流入を防ぐため，ケア中はすこしカフ圧を高め（25〜30mmHg）にしておく（通常は18〜22mmHg＝25〜30cmH₂O 1cmH₂O＝0.736mmHg）

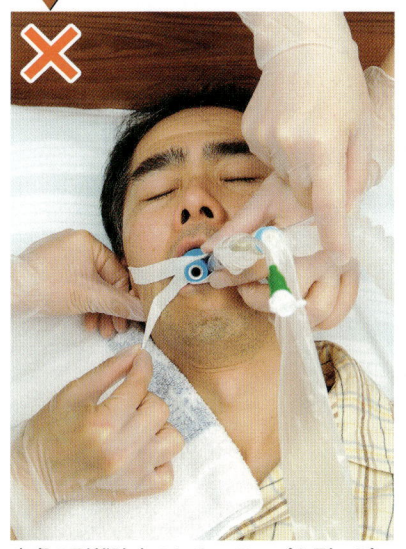

✗ 皮膚の剥離防止のため，テープを引っぱってはがさない

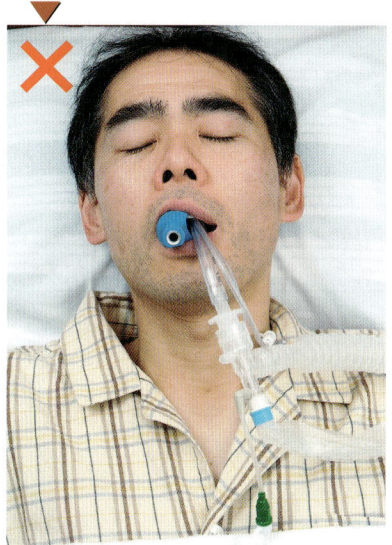

✗ サポートする看護師は，抜去の危険性があるので，挿管チューブとバイトブロックを離してはならない

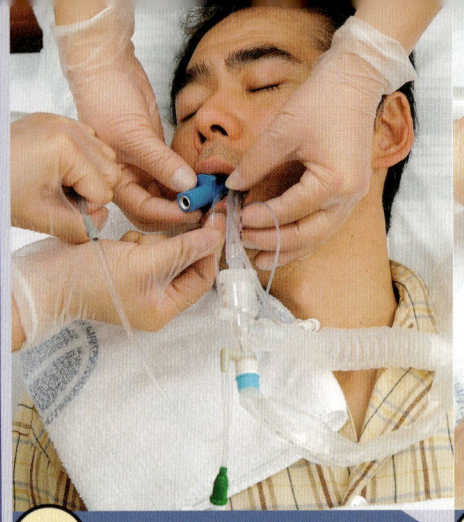

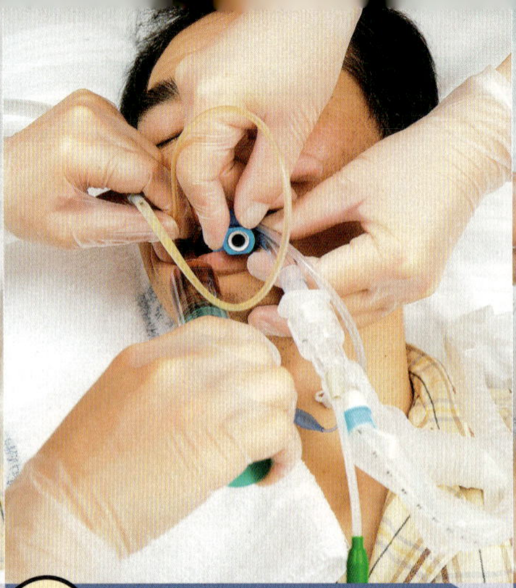

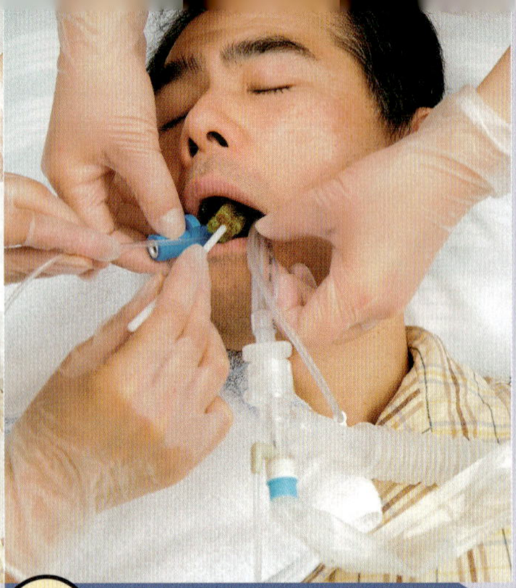

人工呼吸器装着中患者の口腔ケア

⑧ 吸引カテーテル挿入
吸引カテーテルを挿入する

⑨ ポビドンヨード注入
ポビドンヨードを注入する一方，吸引カテーテルで吸引する

⑩ 洗浄1
口腔ケア用スポンジで口腔内を清掃する．舌苔などをこすり落とす

カフ圧の管理

挿管チューブには，
①チューブを気管の中央に固定することで，先端を気管壁にあたらないようにする
②エアリークを防ぎ，陽圧呼吸を保つ
③口腔内の分泌物などの誤嚥を防ぐ
などの目的でカフがついている．カフ圧を管理することは，人工呼吸器管理での大切なケアのうちの一つである

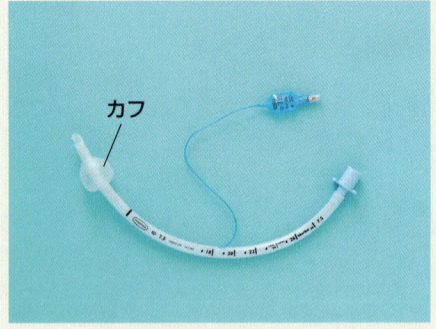

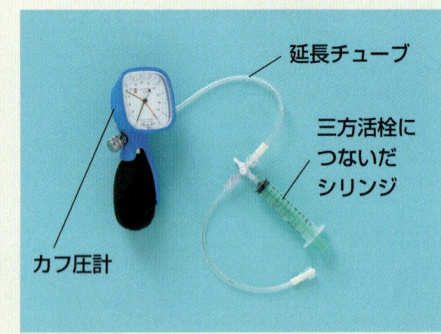

カフ
延長チューブ
三方活栓につないだシリンジ
カフ圧計

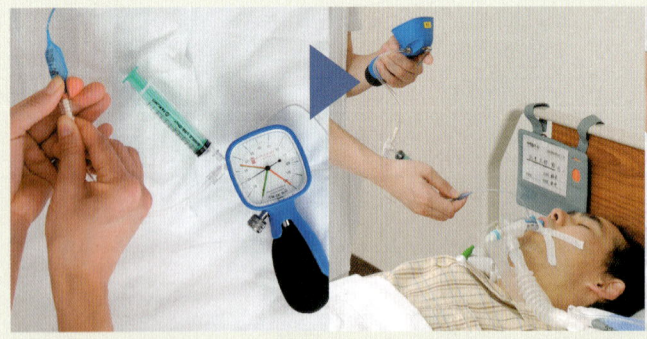

延長チューブを挿管チューブのパイロットバルンにつなぐ

カフ圧計の目盛りで圧を確認する

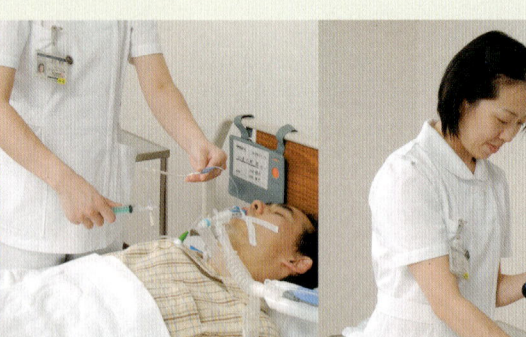

カフ圧が低下していれば，三方活栓につないだシリンジで空気をカフに入れる

カフ圧計をみながら圧を調節する

⑪ 洗浄2

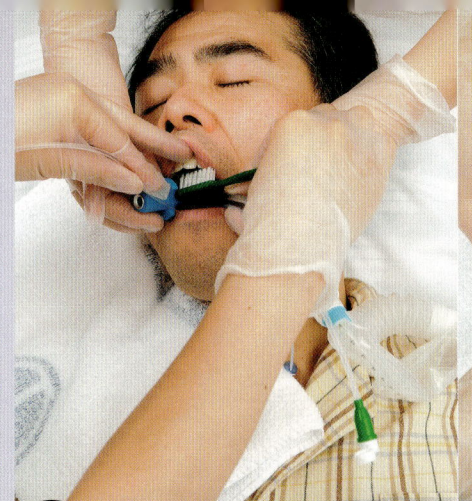

歯ブラシで歯をブラッシングする

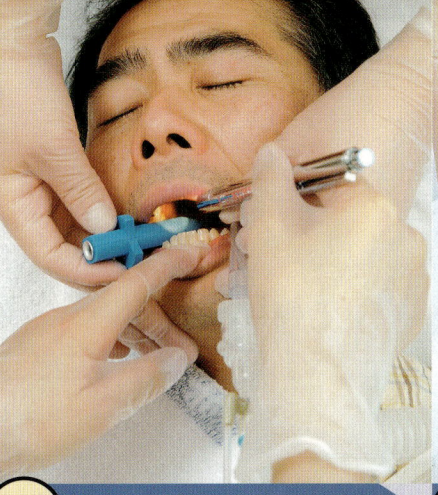

⑫ 口腔内の観察

ペンライトで出血や潰瘍など，口腔内に異常がないかを確認する

⑬ バイトブロックの交換

バイトブロックの入れる位置を逆にして新しいバイトブロックと交換する

POINT
出血傾向のある患者の場合，歯ブラシは使用しない

❓ それはなぜ？
常に同一の口角で固定していると，潰瘍を形成するおそれがあるため

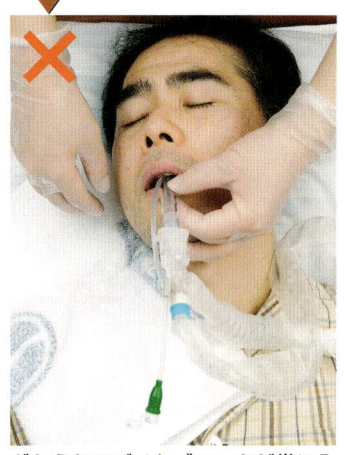

✕ どちらかのバイトブロックが常に入っている状態でないと，患者がチューブを噛むおそれがある

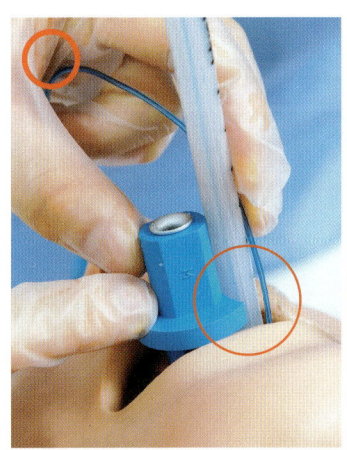

バイトブロックのくぼみを挿管チューブに合わせる

✕ バイトブロックのへこみに挿管チューブを合わせていない

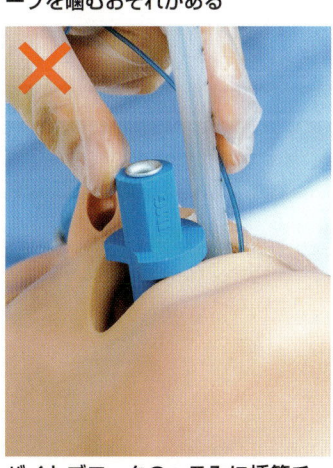

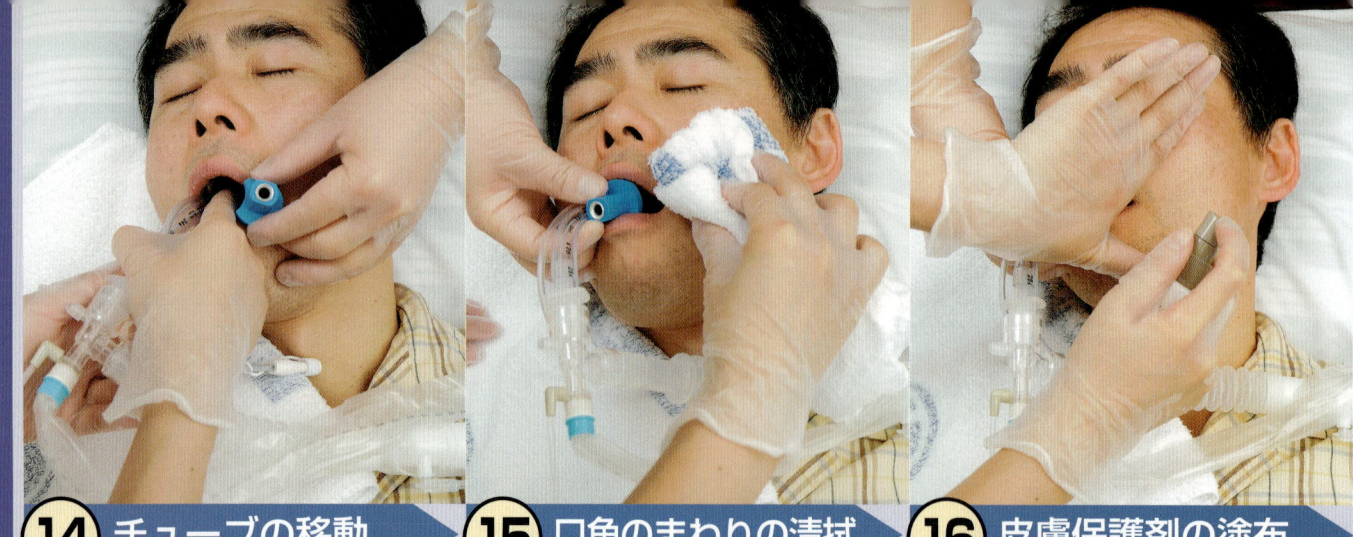

人工呼吸器装着中患者の口腔ケア

⑭ チューブの移動
バイトブロックだけでなく咽頭内のチューブも指を入れて移動する

⑮ 口角のまわりの清拭
テープ汚れなど口角のまわりを清拭する

⑯ 皮膚保護剤の塗布
患者の目に皮膚保護剤がかからないように片方の手で目を覆いながら、皮膚保護剤を口角のまわりに塗布する

POINT

- 常に一方に固定してしまうと、潰瘍を形成してしまう
- 口角だけでなく、咽頭内のチューブも移動しないと、チューブの深さが変わってしまう

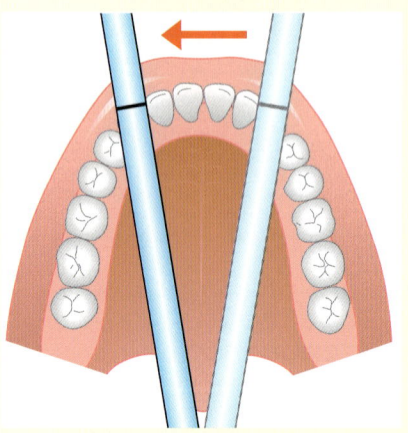

チューブに線を引き、移動したときも挿入の長さが変わらないようにする

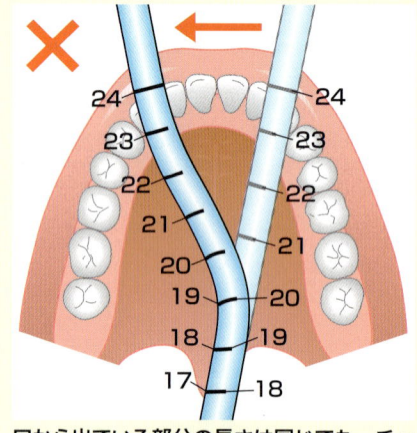

口から出ている部分の長さは同じでも、チューブが曲がることで引っ張られ、挿管の位置が浅くなってしまう

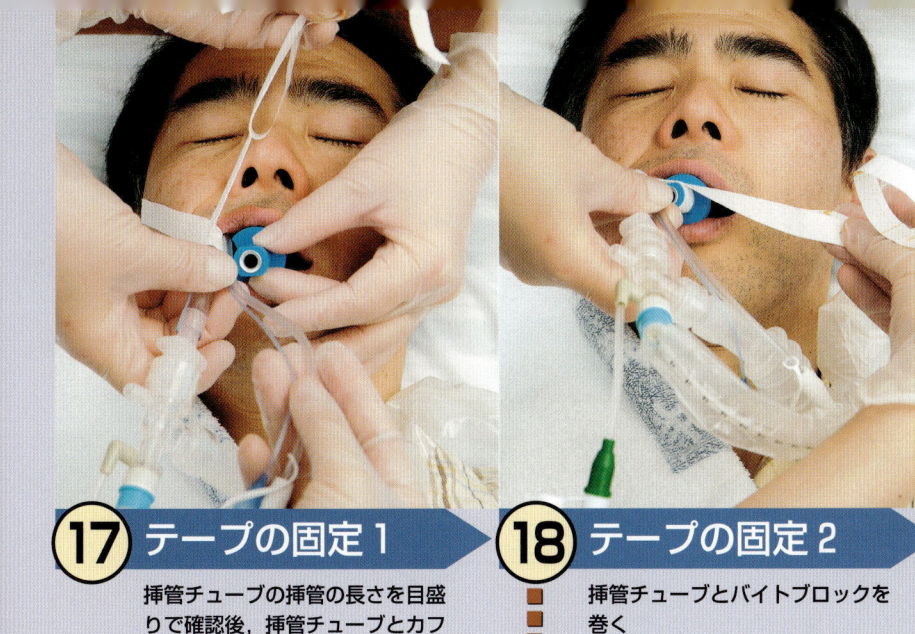

⑰ テープの固定1

挿管チューブの挿管の長さを目盛りで確認後，挿管チューブとカフのチューブを巻く

⑱ テープの固定2

挿管チューブとバイトブロックを巻く

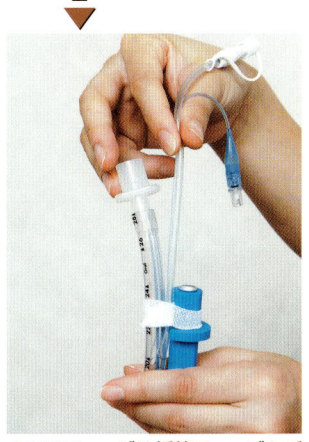

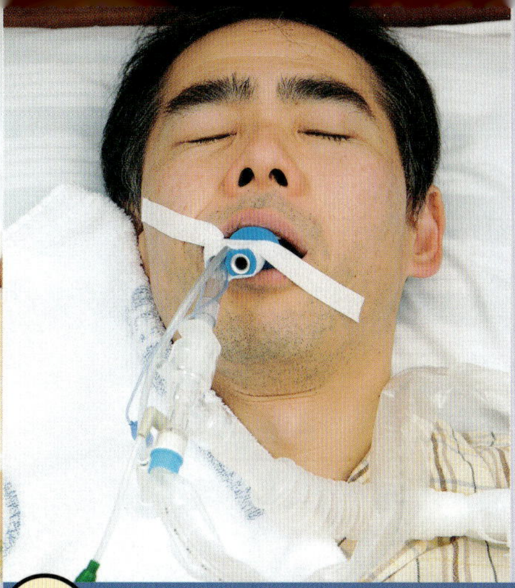

⑲ テープの固定3

口角にテープをはって固定する

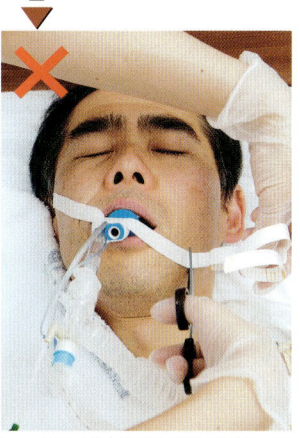

カフのチューブは挿管チューブとバイトブロックのあいだに固定することで，患者が噛んでしまうことを防げる

テープの長さはあらかじめ測っておく．はさみの使用は危険なので避ける

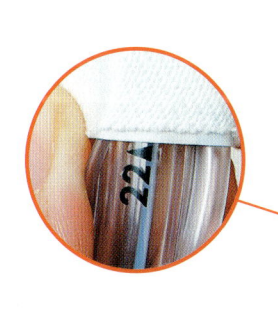

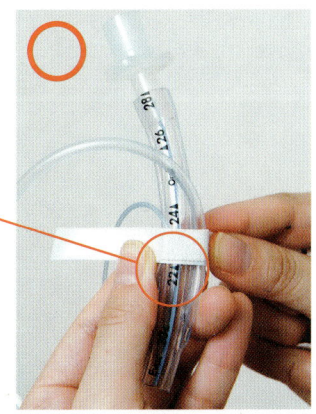

固定のとき，チューブの目盛りにテープの端がくるようにする（22cm固定の場合）

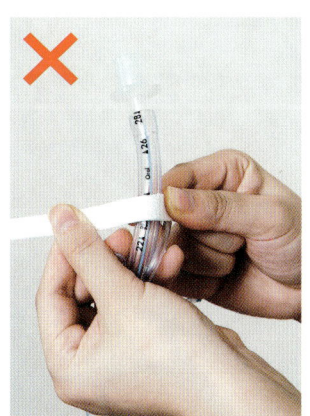

テープの端が固定位置なので，これでは固定が深すぎる（22cm固定の場合）

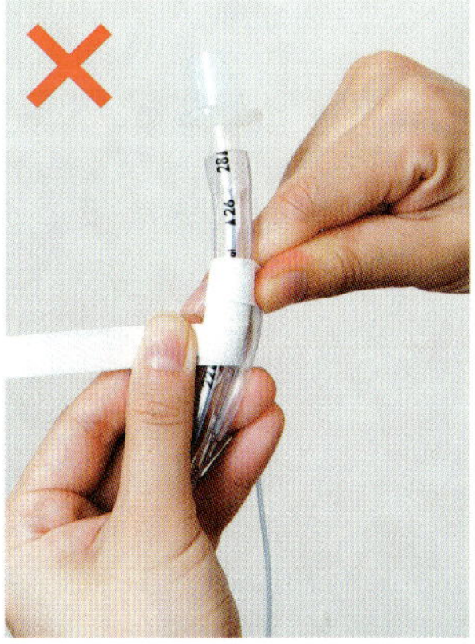

テープをらせん状に巻くと挿入が深くなってしまう

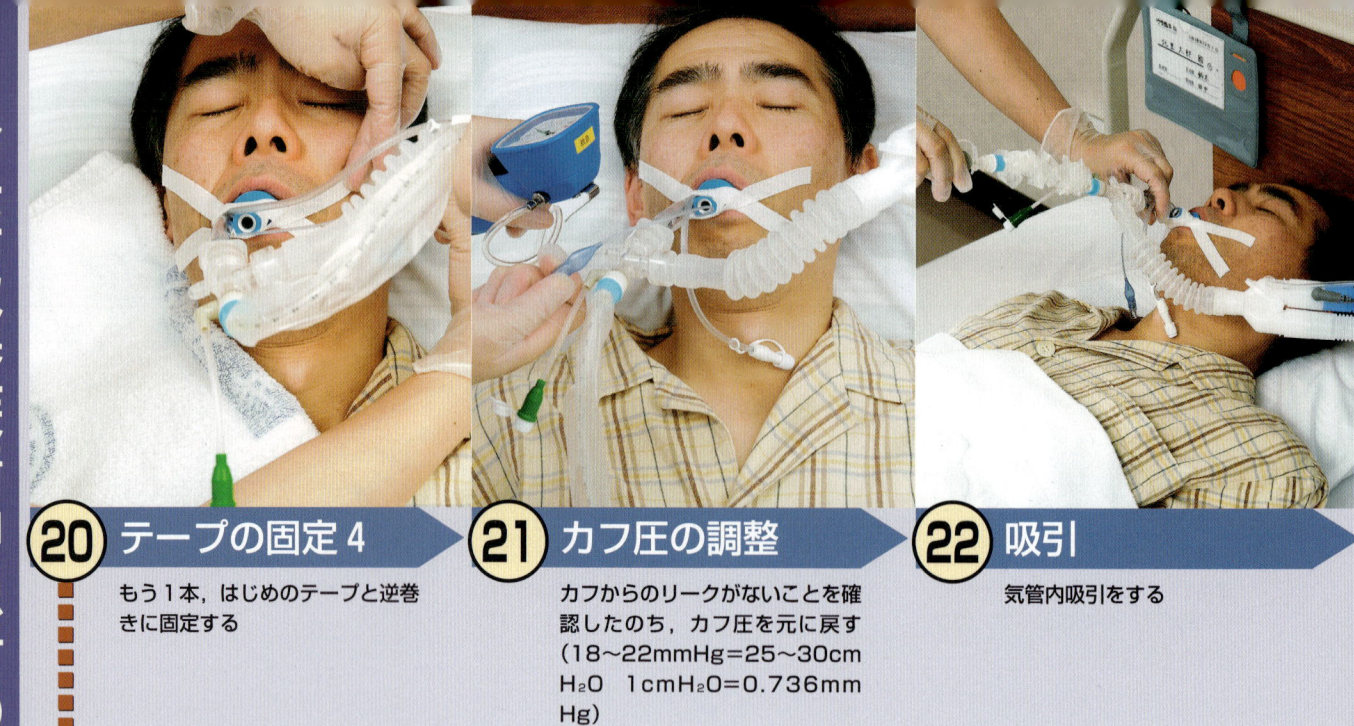

人工呼吸器装着中患者の口腔ケア

⑳ テープの固定4
もう1本、はじめのテープと逆巻きに固定する

㉑ カフ圧の調整
カフからのリークがないことを確認したのち、カフ圧を元に戻す（18〜22mmHg＝25〜30cmH₂O　1cmH₂O＝0.736mmHg）

㉒ 吸引
気管内吸引をする

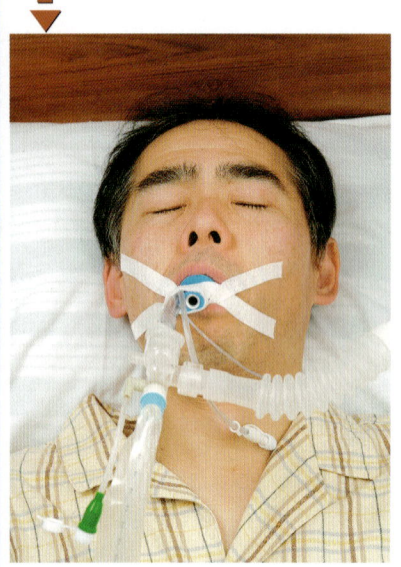

固定した状態

▼テープの巻き方

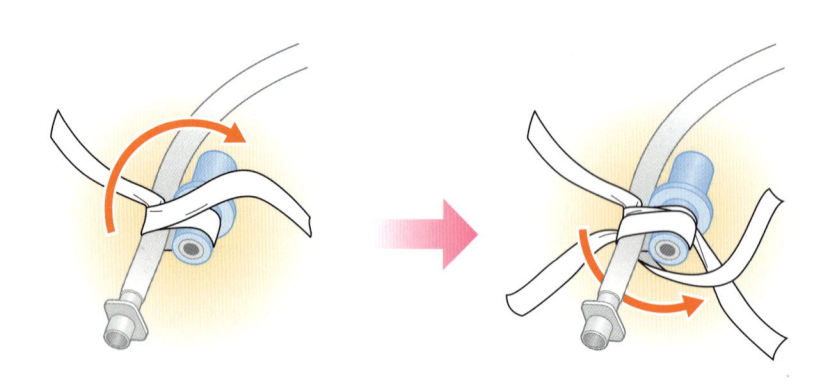

バイトブロックとチューブにテープを巻き付けて固定したのち、もう1本のテープをさっきとは逆方向に巻き付けて固定する

23 呼吸音の聴取

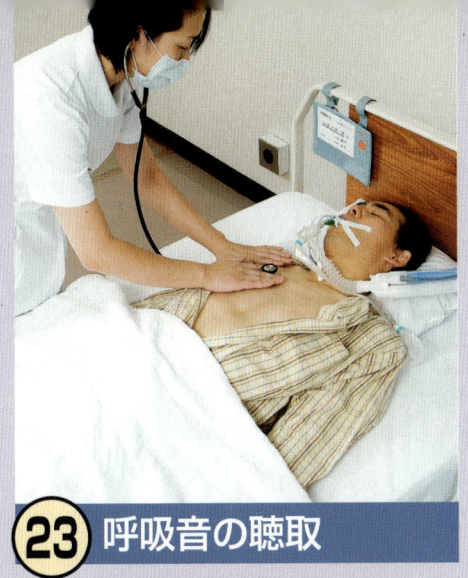

患者の呼吸音の聴取をする．また，人工呼吸器，パルスオキシメータも確認する

人工呼吸器チェック表（患者観察時）
下記のようなチェック表を作成すると観察ポイントが一覧できる

		点検日												
		点検時												
Ⅰ	呼吸回路の確認													
1	呼吸回路のチューブやコネクタ類の接続を確認する													
2	チューブ類の割れ・破損がないことを確認する													
3	呼吸回路内に水の貯留が見られるとき，排出する													
Ⅱ	加温加湿器の動作													
4	設定温度で安定していることを確認する													
Ⅲ	加温加湿器の水位確認													
5	加温加湿器にひび割れなどの破損がないこと，手で触れて温かいことを確認する													
6	滅菌蒸留水が使用されていることを確認する													
Ⅳ	人工鼻（使用時）													
7	目視で汚染状況を確認し，必要ならば交換する													
Ⅴ	換気条件確認													
8	モード													
9	酸素濃度													
10	換気回数													
11	一回換気量													
12	圧設定（ピーク圧）													
13	PEEP													
14	以上が，医師オーダーとあっているか確認													
Ⅵ	アラーム確認													
15	高圧アラーム													
16	低圧アラーム													
17	換気量低下アラーム													
Ⅶ	患者の状態													
18	カフ圧													
19	SpO_2													
20	胸が上がっているか確認													
21	苦痛の訴えがないか確認													
	確認者　サイン													

1.2.4.5　異常時はMEセンターへ連絡

▶▶▶ 患者の観察

❶人工呼吸器1
・コンセントは，無停電コンセントに差し込まれているか

❷人工呼吸器2
・設定は正しいか
・一回換気量，最大気道内圧，呼吸回数に異常はないか
・アラームは鳴っていないか

❸人工呼吸器3
・加温はされているか

❹パルスオキシメータ
・SpO_2に異常はないか
・プローブは指からはずれていないか

❺回路
・回路内に水はたまっていないか
・回路に余計なテンションがかかり，引っ張られていないか

❻全身状態
・苦しそうな表情をしていないか
・意識状態（鎮静レベル）の確認
・胸郭はきちんと上がっているか
・エアの入りに左右差はないか
・痰貯留はないか（肺雑音の確認）
・体動や上肢運動で自己（事故）抜管の危険はないか

❼挿管チューブ
・決められた深さで口角に固定されているか

❽その他
・アンビューバッグがすぐそばに準備されているか
・吸引セットがすぐそばに準備されているか

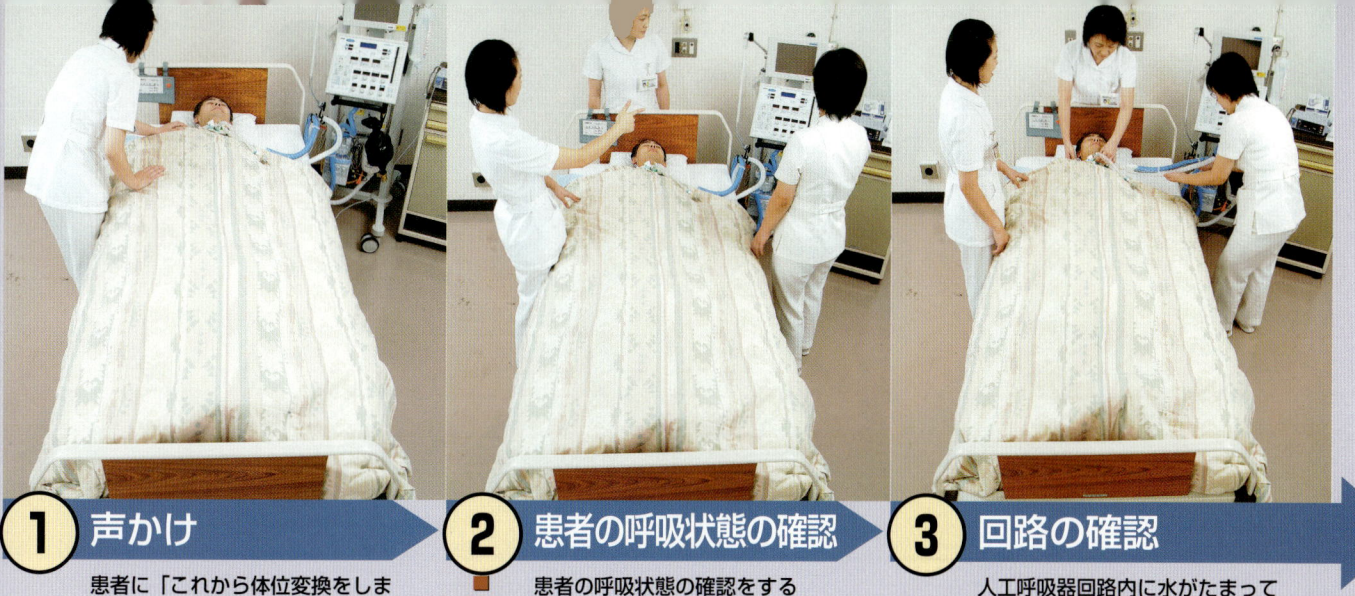

人工呼吸器装着中患者の体位変換

| ① 声かけ | ② 患者の呼吸状態の確認 | ③ 回路の確認 |

① 患者に「これから体位変換をします」という声をかける．可能であれば3人で行う

② 患者の呼吸状態の確認をする

③ 人工呼吸器回路内に水がたまっていないか確認する．たまっている場合はウォータートラップより水抜きをする

POINT

確認する項目

①口腔内の分泌物，痰の貯留はないか（肺雑音の確認）
②パルスオキシメータの数値に異常はないか
③人工呼吸器のデータに異常はないか（一回換気量，最大気道内圧，呼吸回数）
④チアノーゼや呼吸困難感などはないか
⑤意識状態に異常はないか（鎮静している場合は，鎮静スコアで確認）
⑥挿管チューブはしっかり口角に固定されているか

商品提供
アーガイル気開切開チューブ アスパーエース：
タイコヘルスケアジャパン（株）

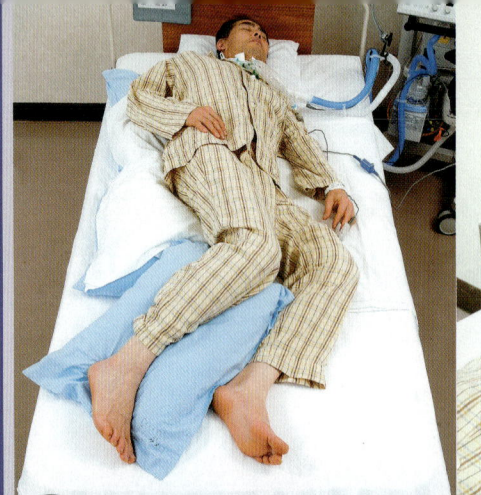

人工呼吸器装着中患者の体位変換

④ 左側臥位
左側臥位から右側臥位にする

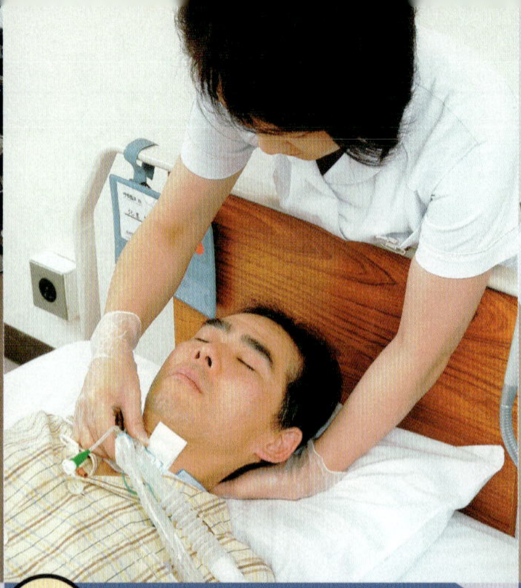

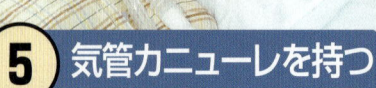

⑤ 気管カニューレを持つ
体位変換中気管カニューレ（挿管中の場合は挿管チューブ）が引っぱられて抜けないようにする．一方の手で気管カニューレを持ち，もう一方の手で患者の頭を支える

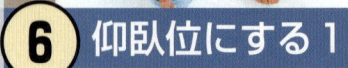

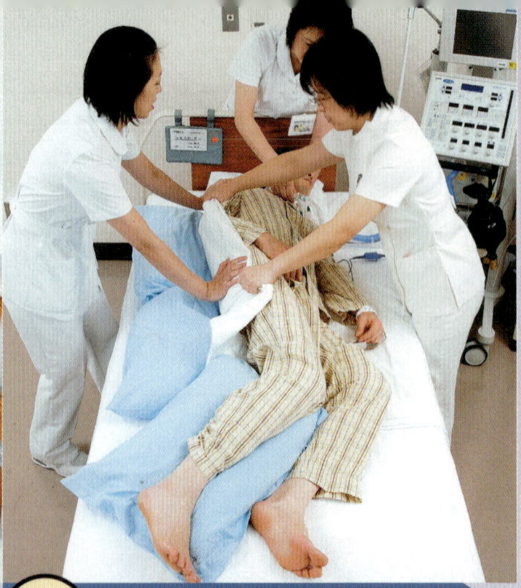

⑥ 仰臥位にする1
一方の看護師がシーツを持つ

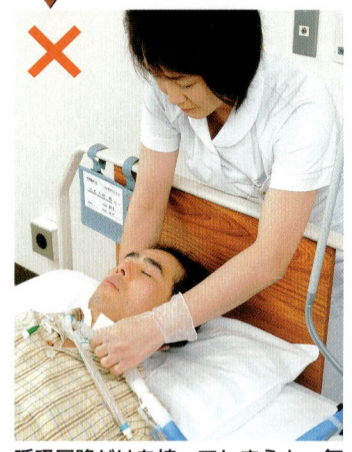

✕ 呼吸回路だけを持ってしまうと，気管カニューレが抜けてしまうことがある

POINT
患者の動きに合わせ，カニューレと頭部を把持する

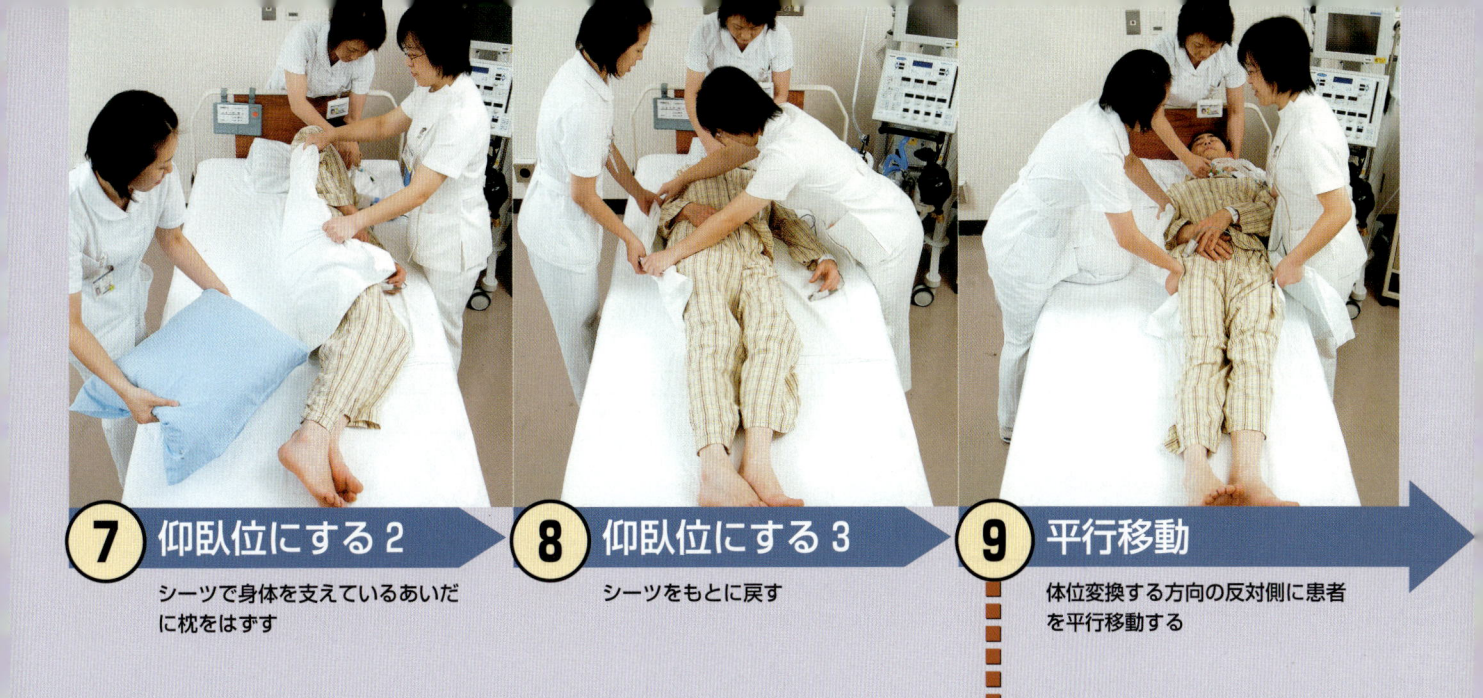

⑦ 仰臥位にする 2
シーツで身体を支えているあいだに枕をはずす

⑧ 仰臥位にする 3
シーツをもとに戻す

⑨ 平行移動
体位変換する方向の反対側に患者を平行移動する

POINT
- 身体は持ち上げる
- 引きずるとずれ力により，褥瘡発生の危険がある
- 頭とカニューレを持っている人が，「いち，にっ，さん」「ワン，ツー，スリー」などとかけ声をかける

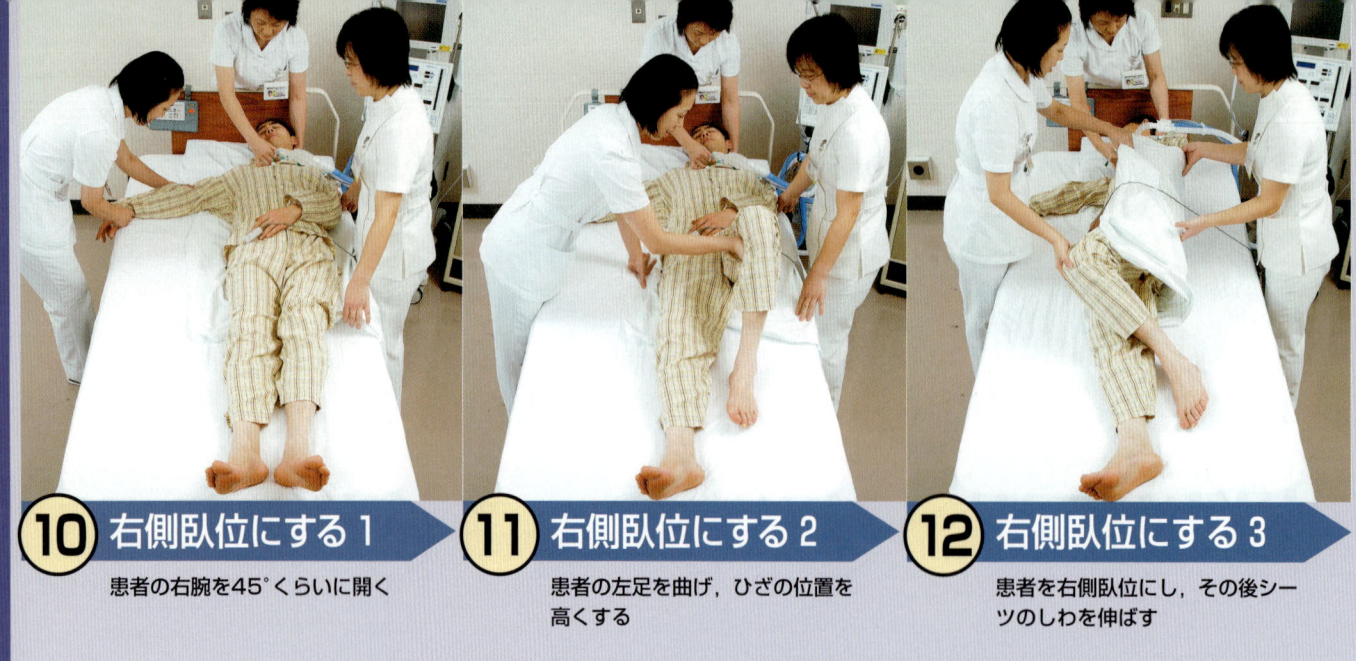

人工呼吸器装着中患者の体位変換

⑩ 右側臥位にする1
患者の右腕を45°くらいに開く

⑪ 右側臥位にする2
患者の左足を曲げ，ひざの位置を高くする

⑫ 右側臥位にする3
患者を右側臥位にし，その後シーツのしわを伸ばす

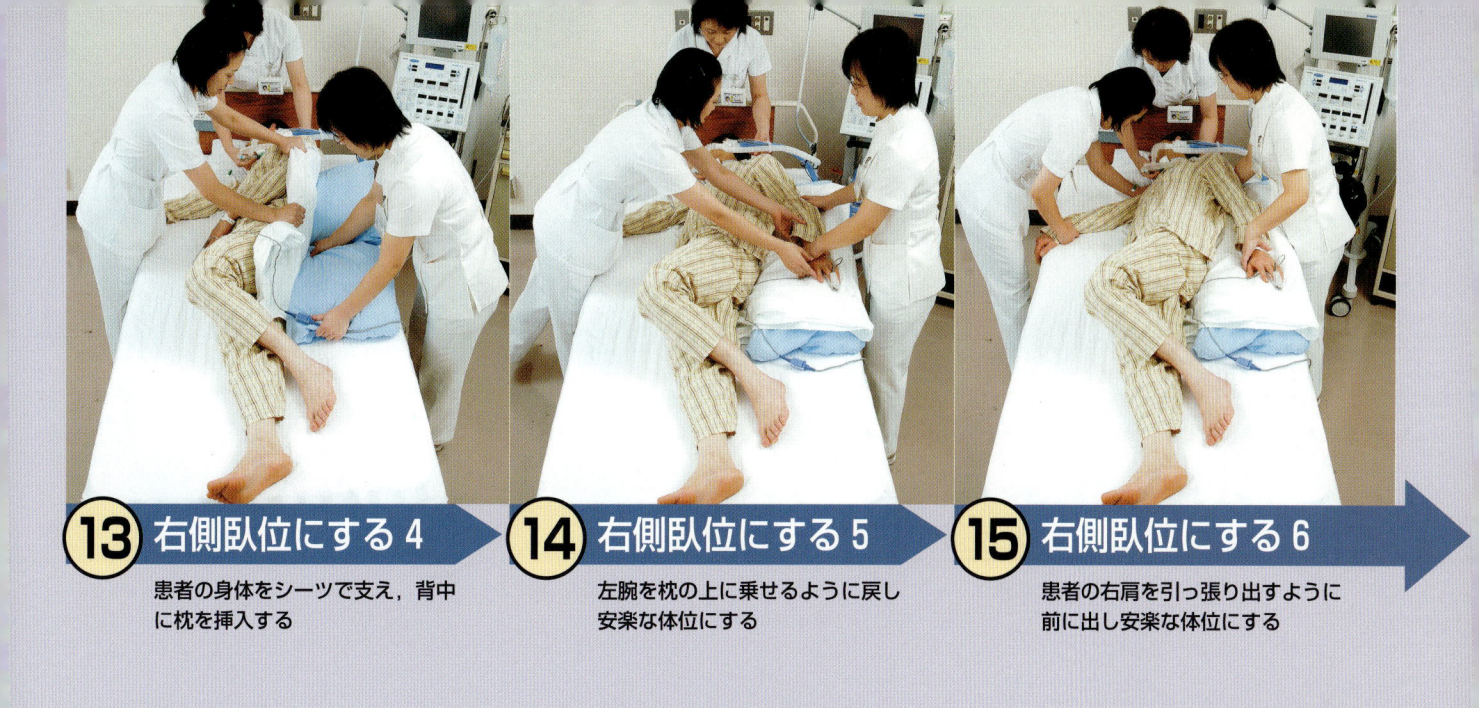

13 右側臥位にする 4
患者の身体をシーツで支え，背中に枕を挿入する

14 右側臥位にする 5
左腕を枕の上に乗せるように戻し安楽な体位にする

15 右側臥位にする 6
患者の右肩を引っ張り出すように前に出し安楽な体位にする

人工呼吸器装着中患者の体位変換

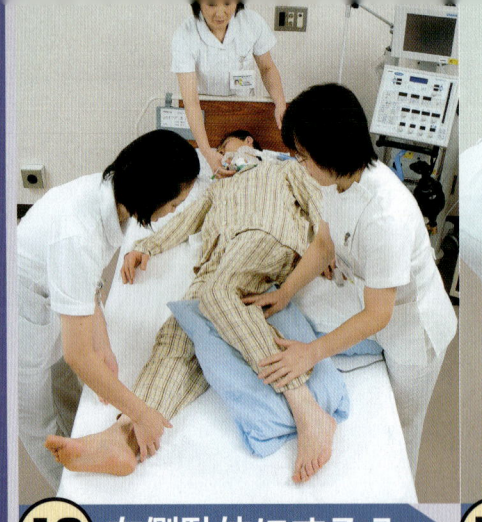

⑯ 右側臥位にする7
右足を開き，左足を枕の上に乗せ良肢位をとる

⑰ 気管カニューレの確認
気管カニューレと呼吸器回路に異常がないか確認する

⑱ 右側臥位
右側臥位

> **POINT　安楽な体位**
> 患者に意識がある場合，安楽な体位における手足，頭の位置はそれぞれ違うため，患者に確認する

> **POINT**
> 点滴やドレーンチューブが身体の下敷きになっていないか確認する

19 呼吸状態の確認

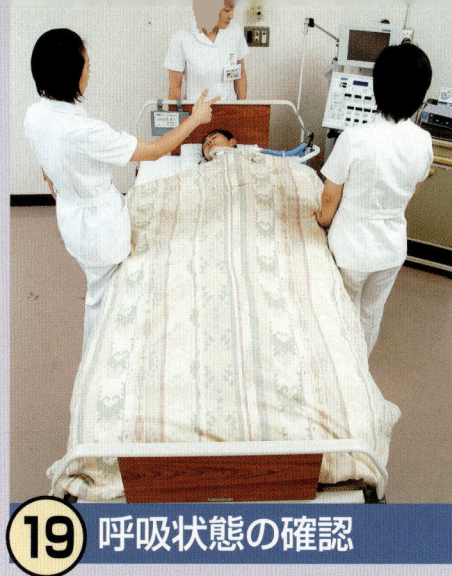

患者の呼吸状態，その他の異常がないか確認をする

POINT

体位変換後の確認項目

① 口腔内の分泌物，痰の貯留はないか（肺雑音の確認）
② パルスオキシメータの数値に異常はないか
③ 人工呼吸器のデータに異常はないか（一回換気量，最大気道内圧，呼吸回数）
④ チアノーゼや呼吸困難感などはないか
⑤ 意識状態に異常はないか（鎮静している場合は，鎮静スコアで確認）
⑥ 挿管チューブはしっかり口角に固定されているか
⑦ カフリークはないか（体位を変えるとリークが起こることがある）

引用・参考文献

1) 飯島光雄：人工呼吸器の準備とモニタリング，メンテナンス．岡本浩嗣監：知らなきゃできない！ME器機Q&A．p.75〜78，学習研究社，2005．
2) 飯島光雄，相馬一亥：人工呼吸器の原理と使用方法．BRAINNURSING15，p.21〜24，メディカ出版，1999．
3) 3学会合同呼吸療法認定士認定委員会編：第10回3学会合同呼吸療法認定士認定講習会テキスト．2005．
4) 道又元裕：人工呼吸ケアのすべてがわかる本．照林社，2001．

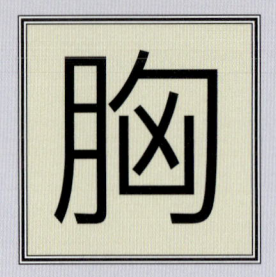

胸腔ドレナージ

　胸腔ドレナージは，胸腔内に貯留した空気や液体（血液，乳び，滲出液，漏出液など）を持続的に胸腔外に排出し，胸腔内を生理的状態に近づけるものである．胸腔内に体液や空気が貯留すると，肺が圧迫されてしまい換気障害が起こる．看護師は，チューブの抜去や接続のゆるみに注意して観察ならびにケアを行う必要がある．

■胸腔ドレーンの挿入位置

　図にあるように，肺は2重の胸膜でおおわれている．肺側を臓側胸膜，胸壁側を壁側胸膜という．このあいだを胸腔といい，少量の漿液で満たされている．胸腔ドレーンは，この二重の膜のあいだに挿入されるが，貯留物によって，挿入位置が異なる．

　空気：外傷や気胸などで空気が貯留した場合，空気は胸腔の上部に集まる．そのため，ドレーンチューブは，肺上部に挿入する．

　液体：炎症などにより胸水が貯留した場合，重力により肺の下部に集まるため，ドレーンチューブは，肺の下部に挿入する．

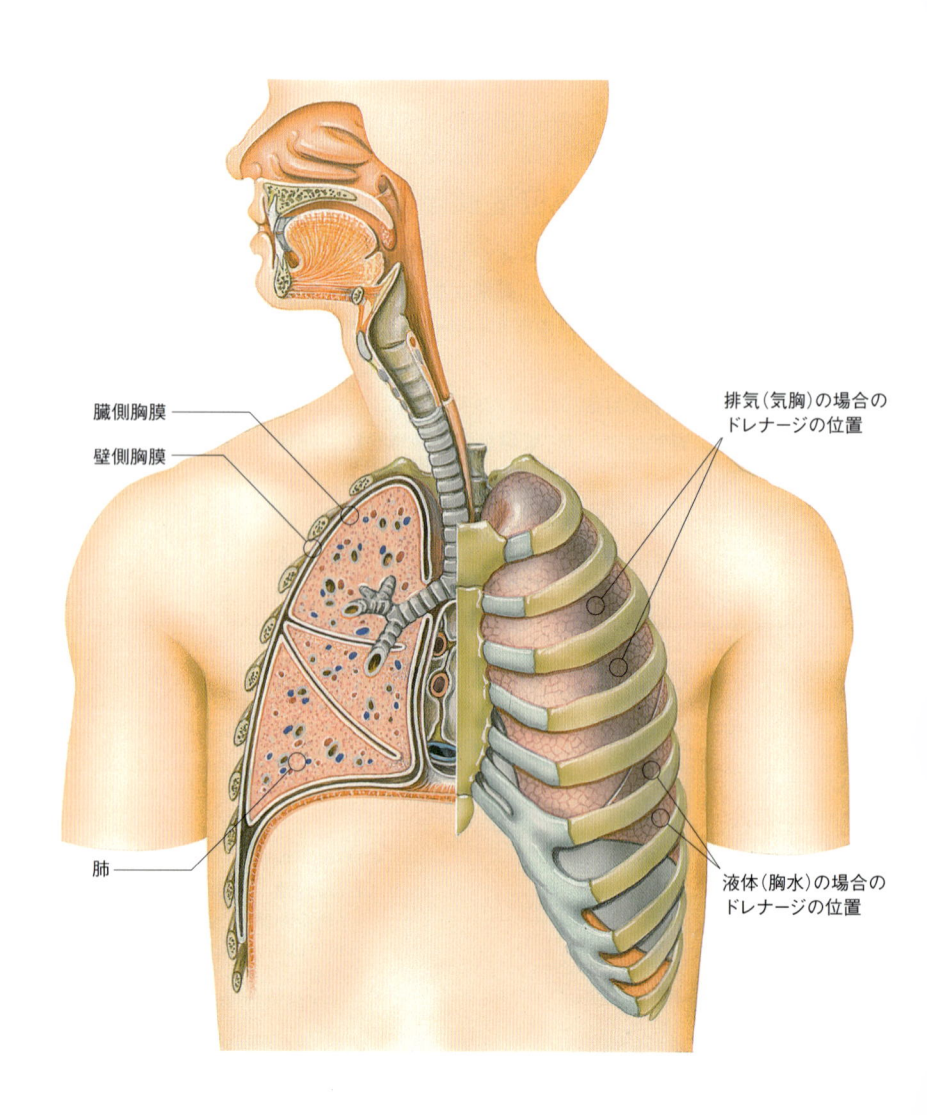

■胸腔ドレナージの適応

　胸腔内に空気や液体が多量に持続的に存在すると肺容積が減少し，酸素化や換気が障害される．また，空気や液体による圧迫により，循環障害もきたす．症状としては，酸素化障害，換気障害，奇異呼吸[注1]，努力様呼吸，呼吸困難感，縦隔偏位[注2]，縦隔動揺[注3]，肺虚脱，頻脈，低血圧などがある．

　また，血液，乳び，滲出液，漏出液といった生体内由来物質であっても，自然に吸収されず貯留することによって異物となり，呼吸・循環障害だけでなく，感染の培地となるため，ドレナージの適応となる．

注1：奇異呼吸
　　肺の左右が対称的な動きでない，胸部と腹部の動きが同調していない，胸郭の一部が他と逆の動きをする呼吸運動をいう．
注2：縦隔偏位
　　患側の圧が上昇することにより，縦隔が健側に偏位する病態．
注3：縦隔動揺
　　吸気時に縦隔が健側に，呼気時に患側に移動する現象のこと．

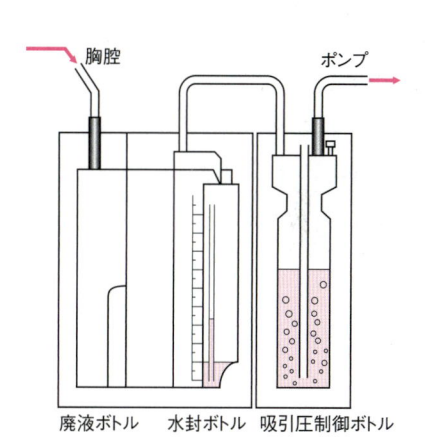

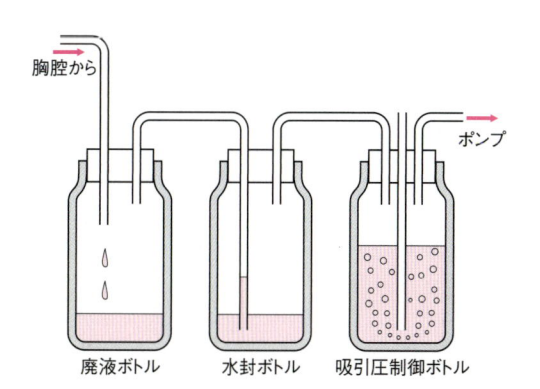

■水封式持続吸引器のしくみ

　水封式持続吸引器は，胸腔内を陰圧に保ちながら貯留した空気や液体をドレナージする．廃液ボトル，水封ボトル，吸引圧制御ボトルの3つのボトルで構成され，吸引圧制御ボトルの水面までの圧力により，空気と液体が胸腔から排出される．

〈廃液ボトル〉
　廃液を貯留するボトル．空気は，廃液ボトルを経て，水封ボトルの滅菌蒸留水のなかを気泡で通過し，吸引圧制御ボトルへ排出される．

〈水封ボトル〉
　滅菌蒸留水が，外界と胸腔内を遮断する．また，蒸留水は逆流を防止する弁の役目もする．

〈吸引圧制御ボトル〉
　吸引圧は，このボトルの水柱の高さによって決まる．吸引力が強くなりすぎると，吸引圧制御ボトルの空気取り入れ口から外界の空気が入り，設定以上の吸引圧がかからないようになっている．

胸腔ドレーンバッグの交換

<物品一覧>

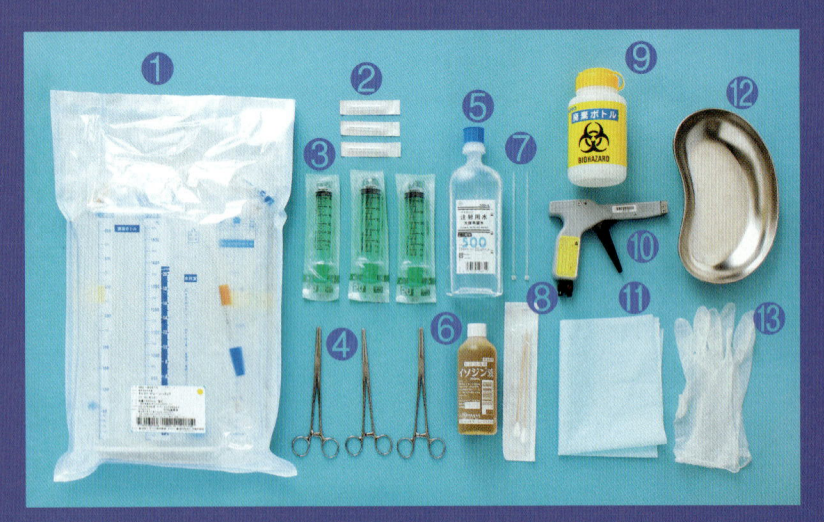

❶胸腔ドレーンバッグ　❷針　❸シリンジ　❹ドレーン鉗子　❺滅菌蒸留水　❻ポビドンヨード　❼結束ベルト　❽滅菌綿棒　❾廃棄ボトル　❿タイガン　⓫防水シーツ　⓬膿盆　⓭手袋

胸腔ドレーンバッグ各部の名称

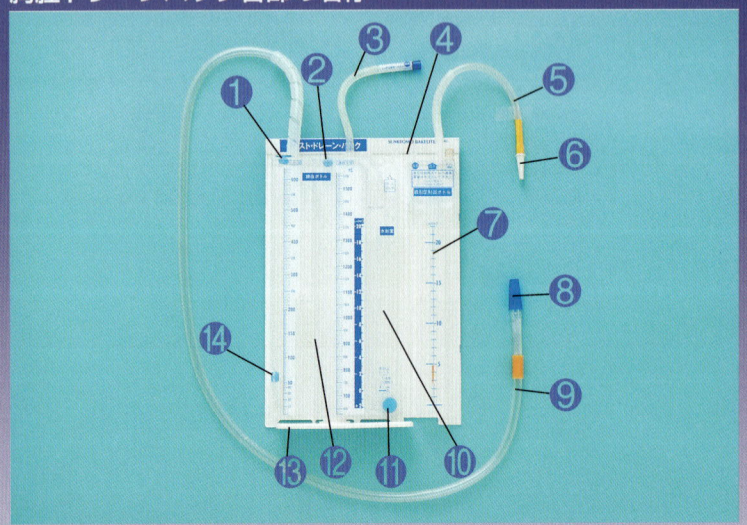

商品提供
チェスト・ドレーン・バッグMD-85515：住友ベークライト（株）

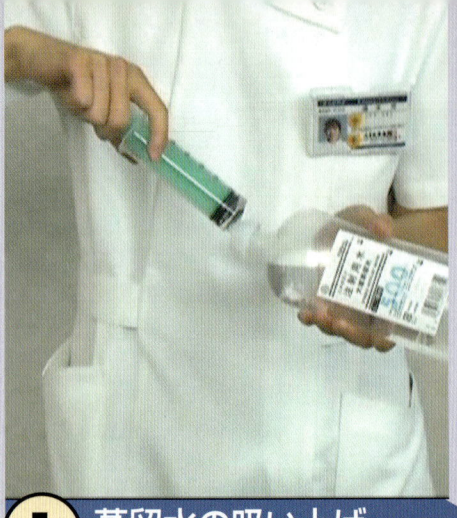

① 蒸留水の吸い上げ

シリンジに針を接続し，蒸留水を吸い上げ準備しておく

POINT
水封室と吸引圧の設定に使用する蒸留水を吸い上げる

❶排出口　❷過陰圧解除ポート（無菌空気を注入でき，胸腔内の過陰圧を解除できる）　❸連結チューブ　❹連結コネクタの差し込み口　❺吸引ポンプ接続チューブ　❻吸引ポンプ接続コネクタ　❼吸引圧制御ボトル　❽ドレーン接続コネクタ　❾ドレーン接続チューブ　❿水封室（蒸留水を入れることで水封止になる．空気漏れが発生すると，水封室に気泡が発生する）　⓫水封室水位調節ポート　⓬廃液ボトル　⓭スタンド　⓮検体採取ポート（廃液のサンプルを採取する）

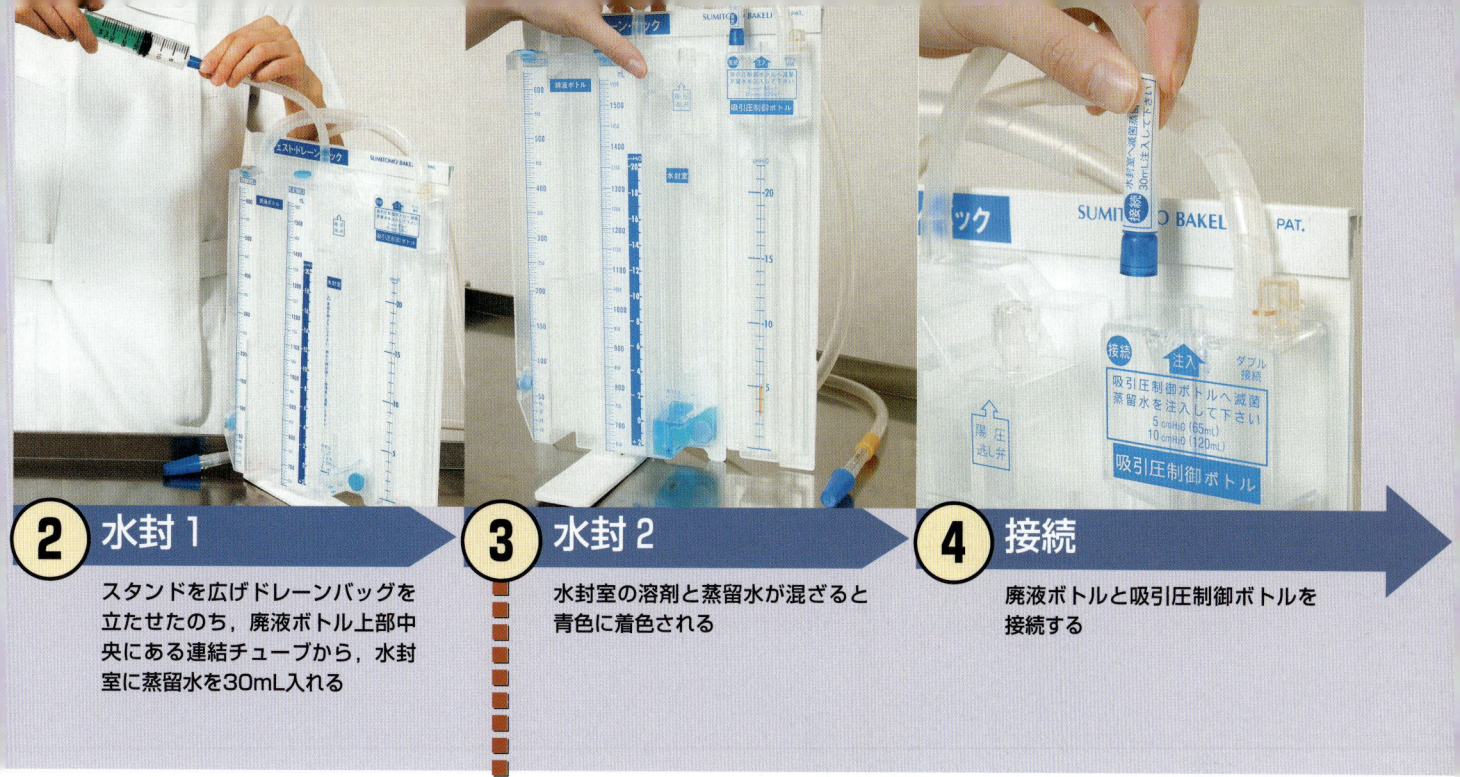

② 水封1
スタンドを広げドレーンバッグを立たせたのち，廃液ボトル上部中央にある連結チューブから，水封室に蒸留水を30mL入れる

③ 水封2
水封室の溶剤と蒸留水が混ざると青色に着色される

④ 接続
廃液ボトルと吸引圧制御ボトルを接続する

POINT

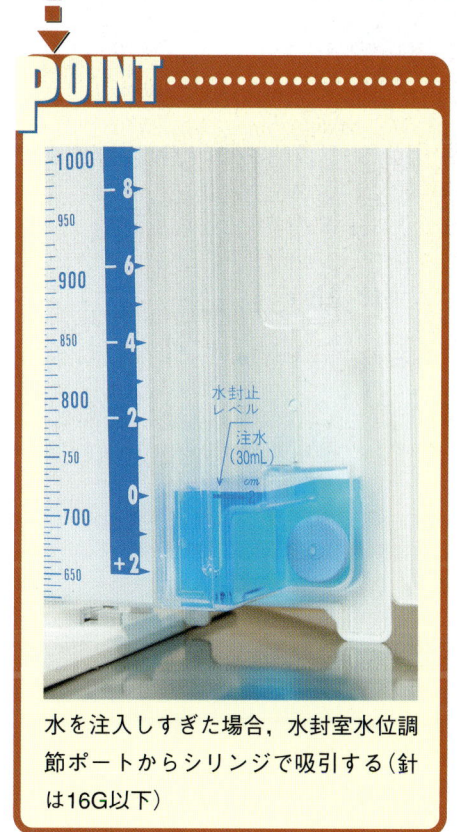

水を注入しすぎた場合，水封室水位調節ポートからシリンジで吸引する（針は16G以下）

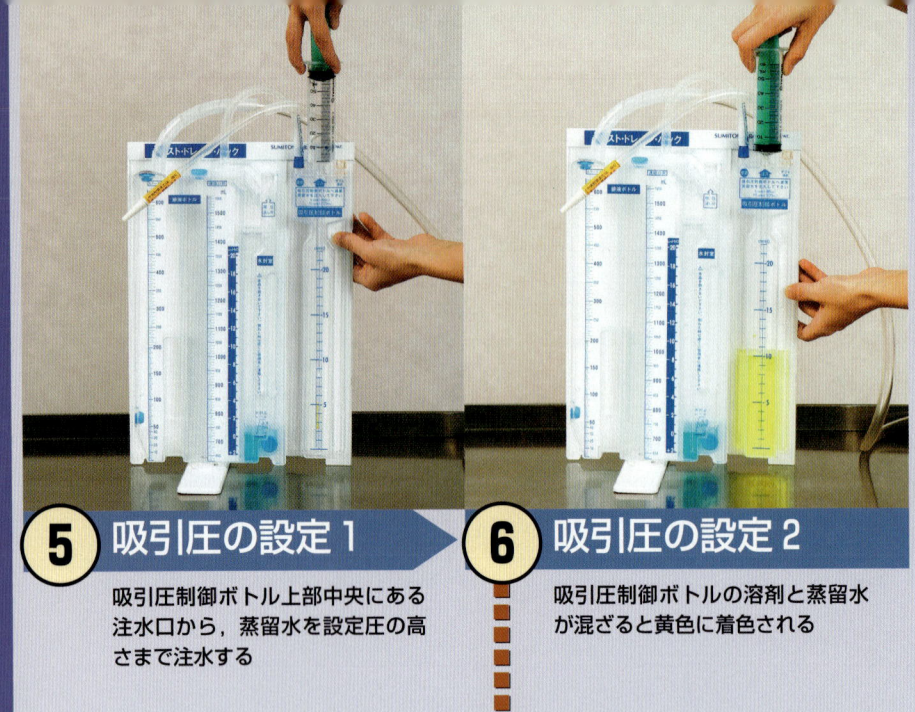

胸腔ドレーンバッグ交換の準備

5 吸引圧の設定1
吸引圧制御ボトル上部中央にある注水口から，蒸留水を設定圧の高さまで注水する

6 吸引圧の設定2
吸引圧制御ボトルの溶剤と蒸留水が混ざると黄色に着色される

POINT

吸引圧を下げるときは，シリンジで蒸留水を吸引する

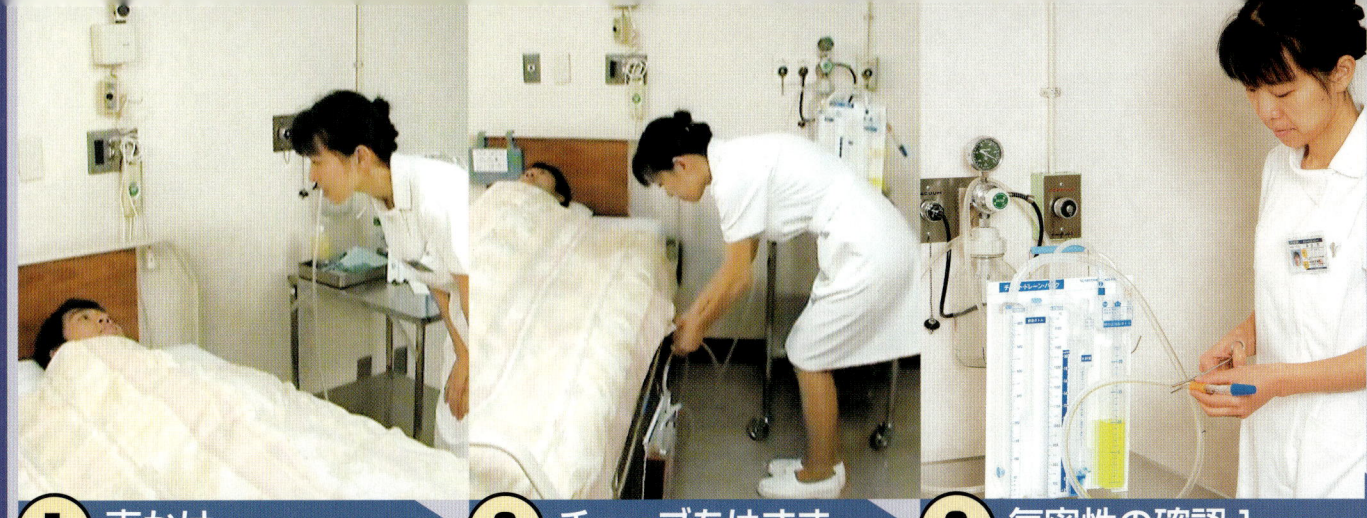

胸腔ドレーンバッグを換える流れ

1 声かけ
患者にドレーンバッグを交換することを告げ，同意を得る

2 チューブをはずす
吸引のスイッチをオフにしたのち，古いバッグの吸引ポンプ接続コネクタからコネクティングチューブをはずす

3 気密性の確認1
新しいバッグのドレーン接続チューブをクランプする

胸腔ドレーンバッグ交換の実施

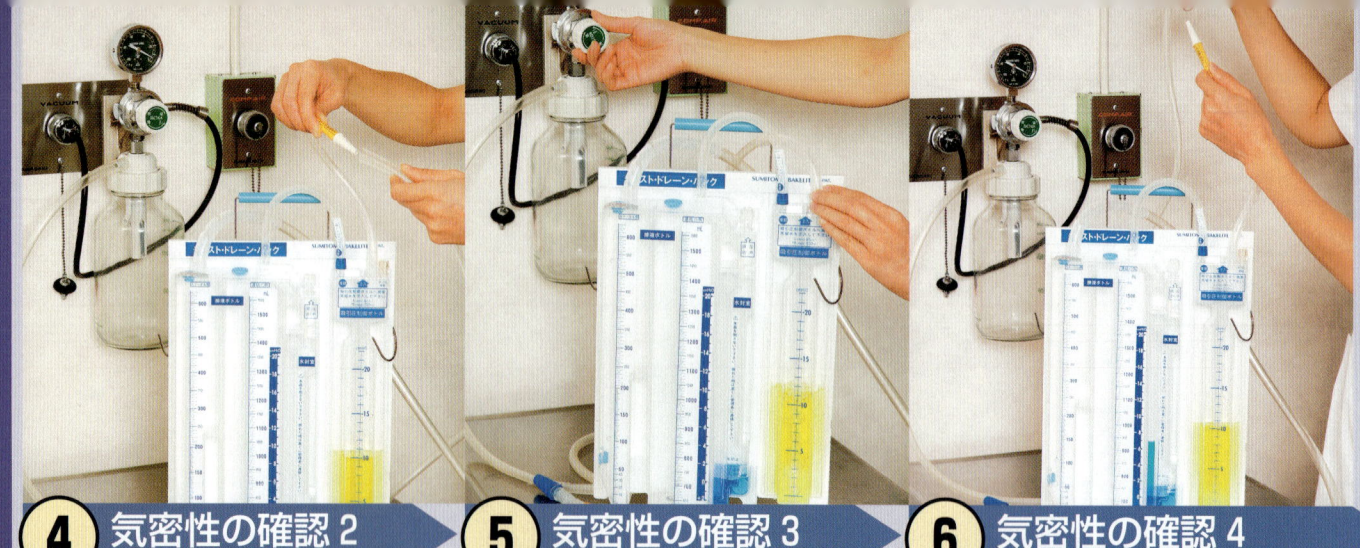

④ 気密性の確認2
コネクティングチューブを吸引ポンプ接続コネクタにつなぐ

⑤ 気密性の確認3
吸引のスイッチをオンにし，徐々に圧を上げると水封室と吸引制御ボトルから気泡が発生する

⑥ 気密性の確認4
気泡が確認できたら，吸引のスイッチをオフにし，コネクティングチューブを吸引装置接続チューブからはずす

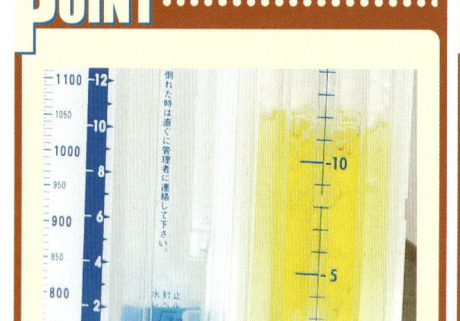

> **POINT**
> 青い水封室からの気泡がなくなったのち，黄色い吸引制御ボトルから気泡が発生する

> **POINT**
> 水封室の青い水が細管を上昇し，20〜30秒そのまま静止すれば，気密性が確保されている

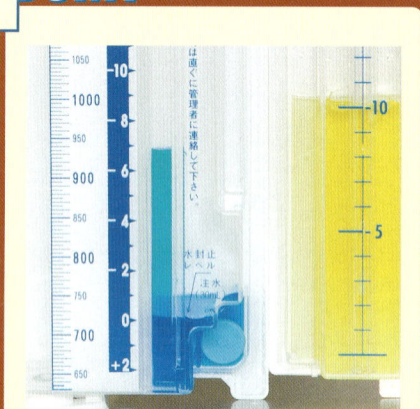

274

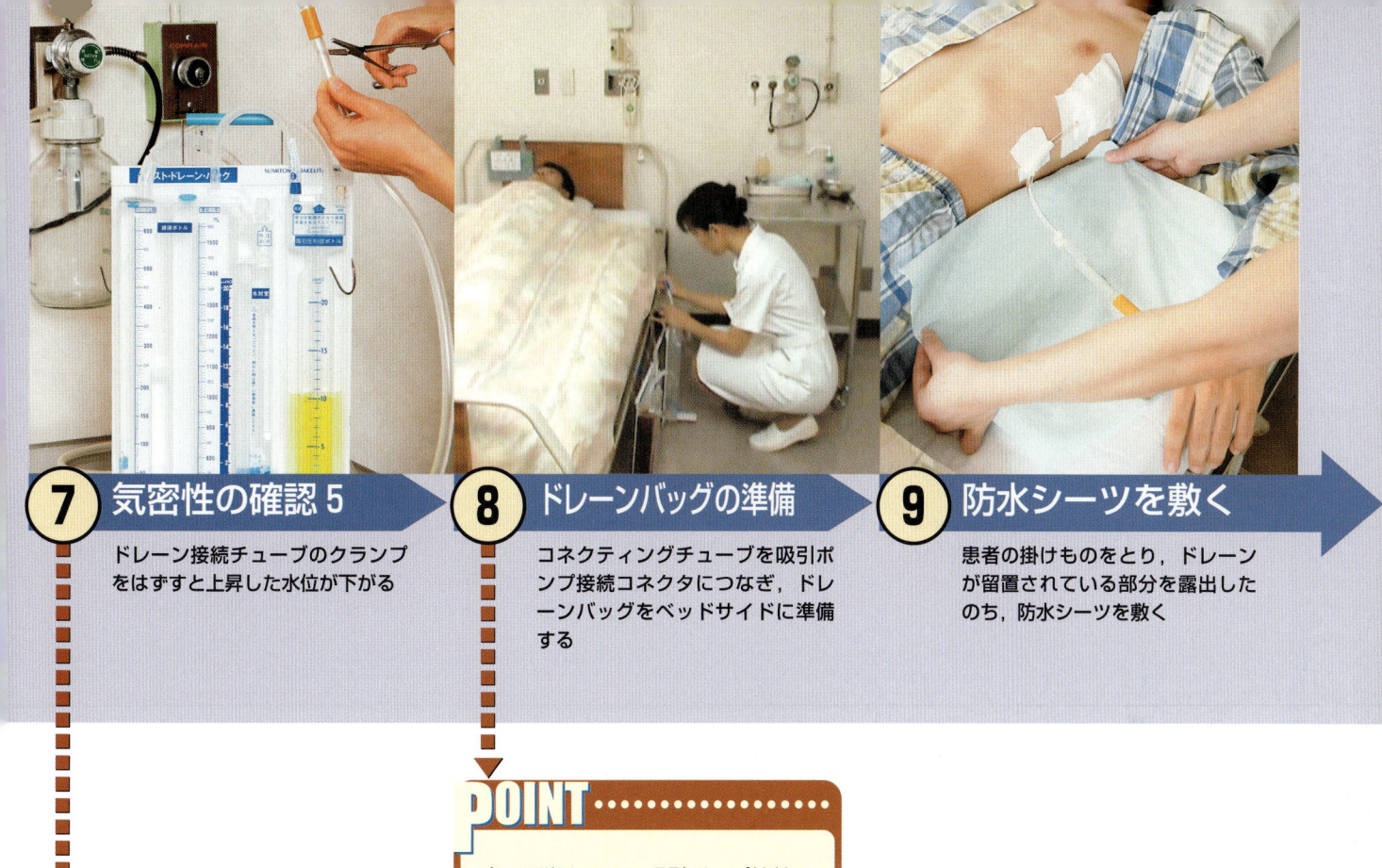

7 気密性の確認5
ドレーン接続チューブのクランプをはずすと上昇した水位が下がる

8 ドレーンバッグの準備
コネクティングチューブを吸引ポンプ接続コネクタにつなぎ，ドレーンバッグをベッドサイドに準備する

9 防水シーツを敷く
患者の掛けものをとり，ドレーンが留置されている部分を露出したのち，防水シーツを敷く

POINT
床は不潔なので，吸引ポンプ接続チューブが床にふれないように注意する

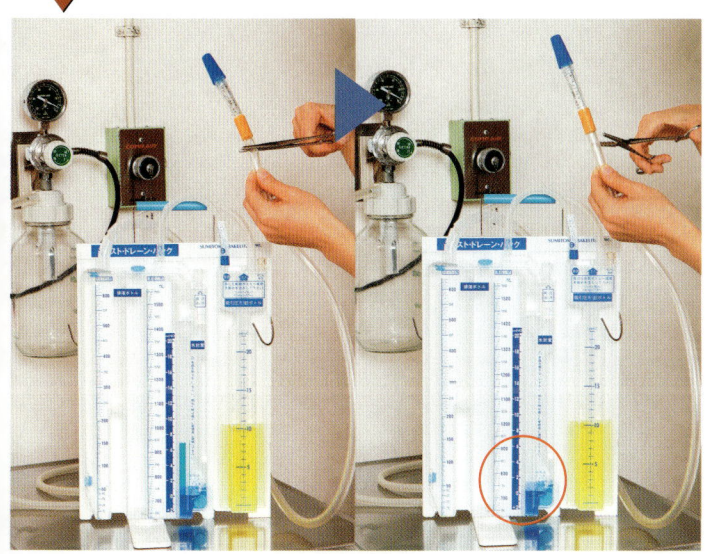

クランプをはずすと，青い水の水位が下がる

胸腔ドレーンバッグ交換の実施

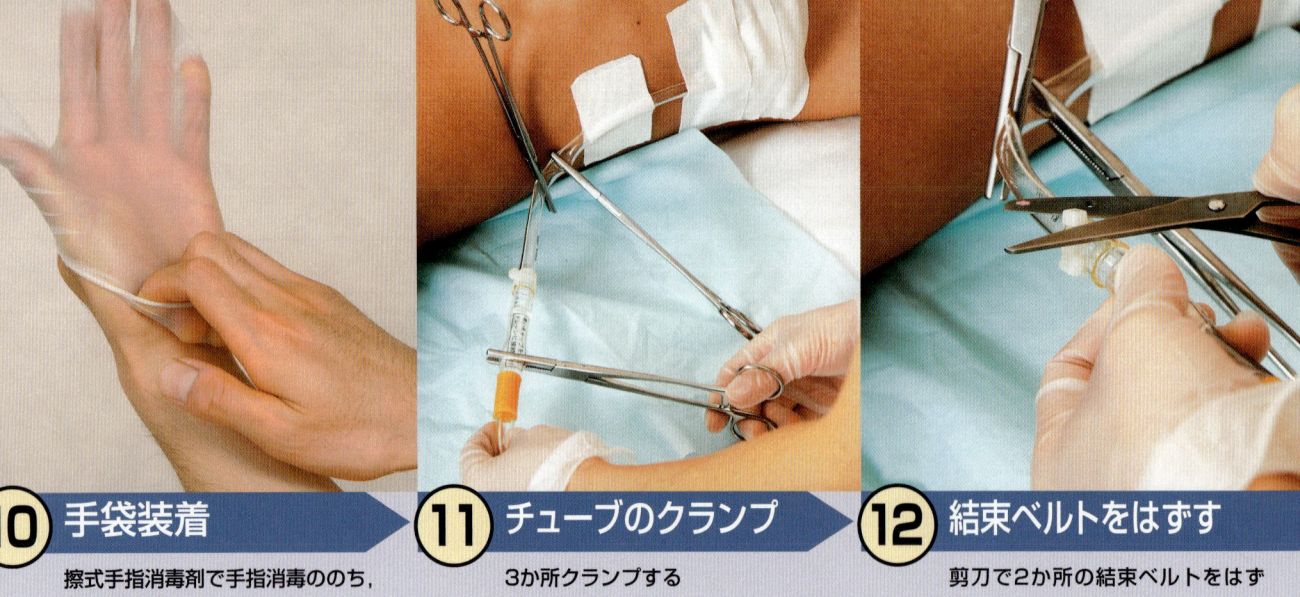

⑩ 手袋装着
擦式手指消毒剤で手指消毒ののち，手袋を装着する

⑪ チューブのクランプ
3か所クランプする

⑫ 結束ベルトをはずす
剪刀で2か所の結束ベルトをはずす

商品提供
トロッカーカテーテル：日本シャーウッド（株）

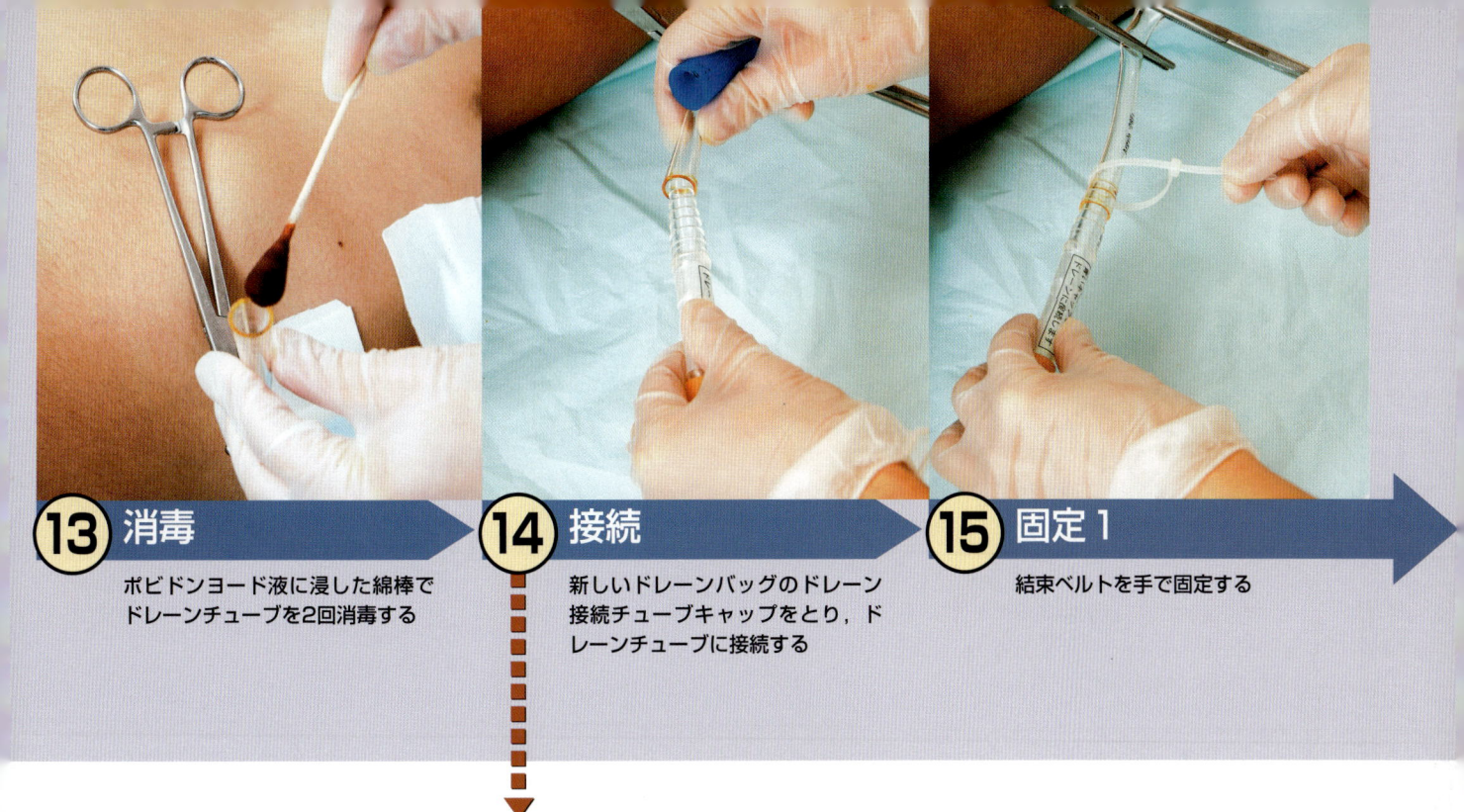

⑬ 消毒
ポビドンヨード液に浸した綿棒でドレーンチューブを2回消毒する

⑭ 接続
新しいドレーンバッグのドレーン接続チューブキャップをとり，ドレーンチューブに接続する

⑮ 固定1
結束ベルトを手で固定する

POINT
はずれないように，ドレーン接続チューブをドレーンチューブに確実に押し込む

胸腔ドレーンバッグ交換の実施

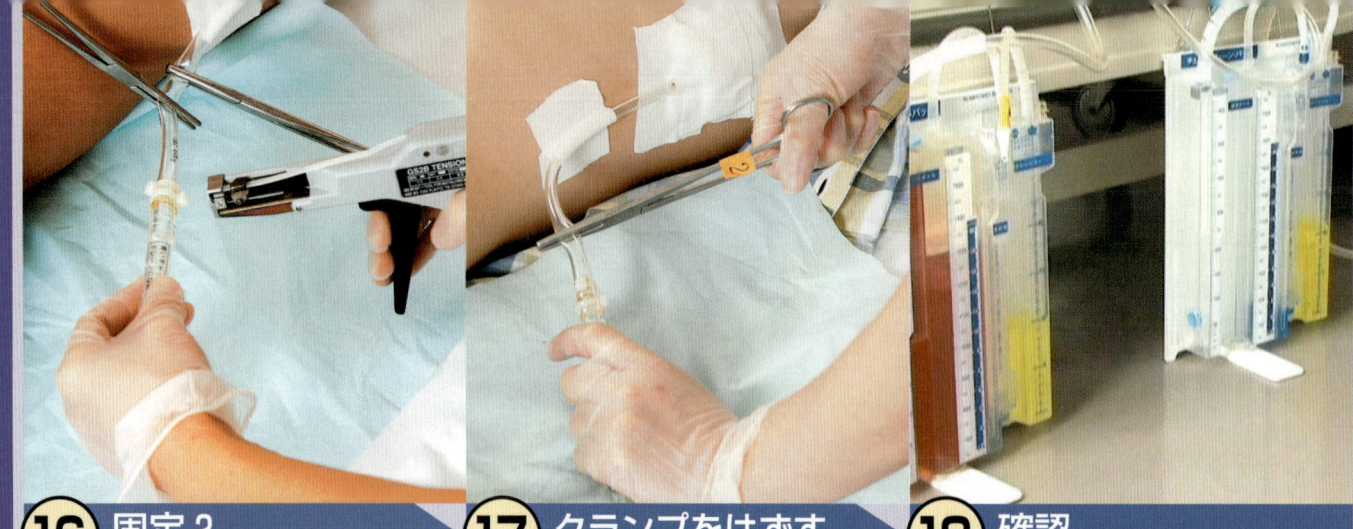

⑯ 固定2
タイガンを使って結束ベルトを確実に固定する．固定は2か所

⑰ クランプをはずす
チューブをとめているクランプをはずす

⑱ 確認
吸引のスイッチを入れ，新しいドレーンバッグが作動するか確認する

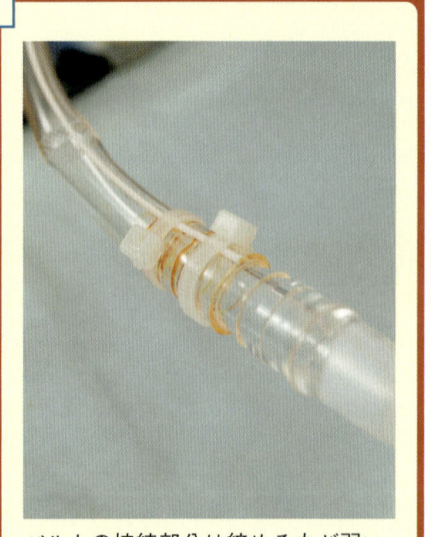

POINT
ベルトの接続部分は締める力が弱い．接続部分が重ならないように，ずらして固定する

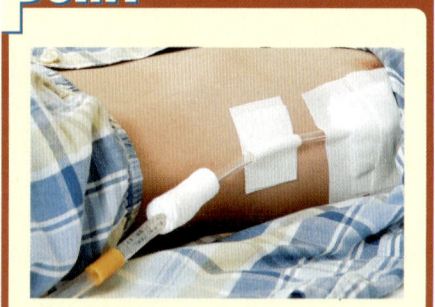

POINT
チューブ接続部の結束ベルトが肌にあたる場合，ガーゼなどで覆うとよい

引用・参考文献
1）堂園道子，梅原智代：胸腔ドレナージ．月刊ナーシング，22(11)：6〜15，2002．
2）チェスト・ドレーン・バッグ取扱説明書．住友ベークライト．

▶▶▶ 患者の観察

❶ 表情，全身状態の観察
・不安，苦痛はないか
・感染徴候はないか

❷ 呼吸状態の観察
・呼吸音の観察
・胸郭の拡張状況

❸ カテーテル挿入部の観察
・刺入部に発赤，腫脹，疼痛はないか
・固定は確実か，ゆるみはないか

❹ 接続部の観察
・接続部にゆるみはないか

❺ 器械の観察
・正しく吸引されているか
・廃液ボトルは，刺入部より低い位置にあるか
・廃液量は？　性状は？
・空気漏れはないか

❻ チューブの観察
・接続部にゆるみはないか
・屈曲，閉塞がないか
・チューブが床にふれていないか

経鼻胃経管栄養法

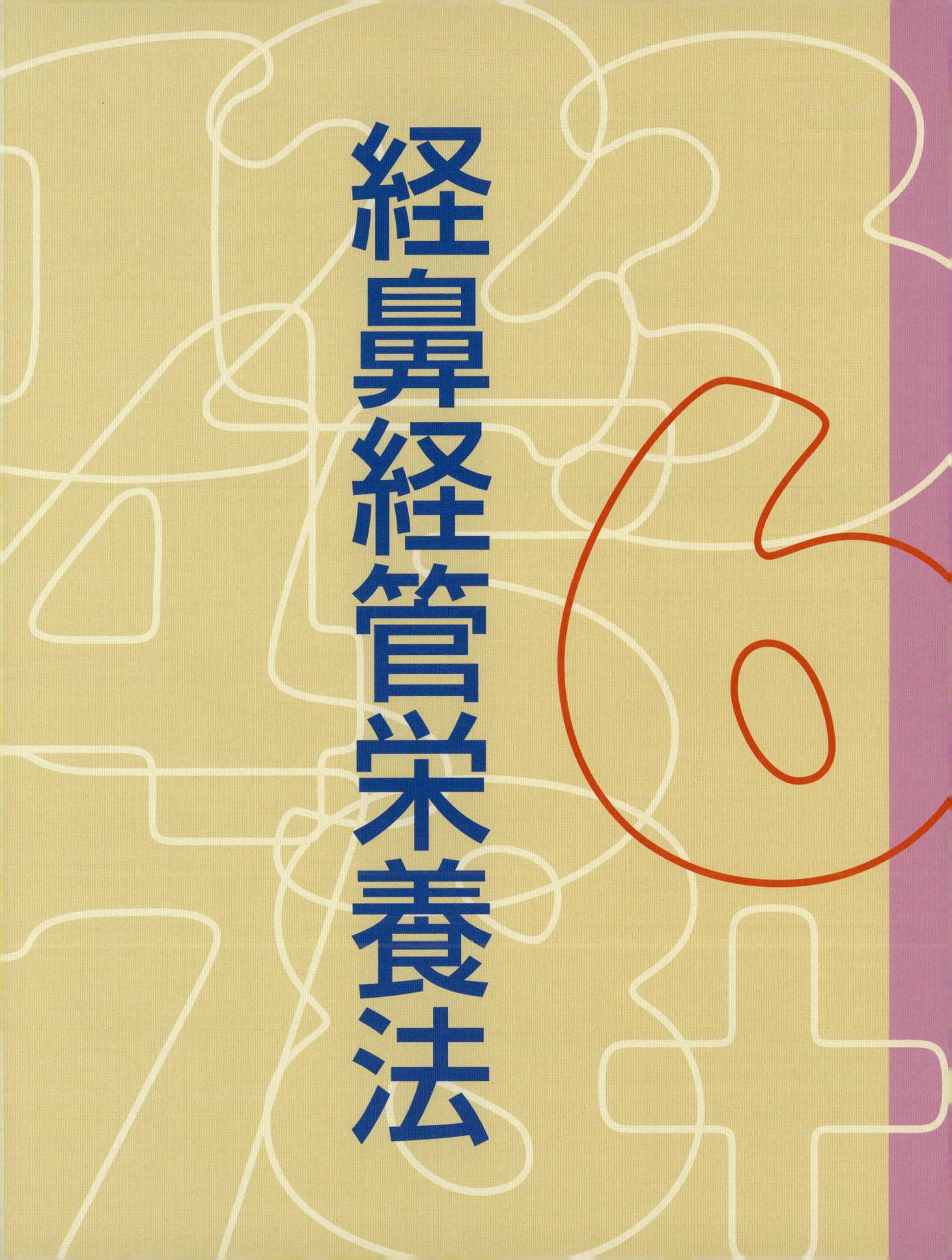

6

経鼻経管栄養法

　経管栄養法とは，経口摂取が不可能，あるいは摂取が不十分な場合に，鼻や瘻孔からチューブを胃・十二指腸・空腸内に留置し，消化管に直接栄養を注入する方法である．一般的には，鼻から管を通す経鼻経管栄養法が用いられる．

■投与法の種類

　経管栄養法には，経鼻法，経瘻法（胃瘻法，腸瘻法）があり，それぞれ特徴がある．
〈経鼻法〉
　取扱が簡単でコストがかからないが，挿入時に苦痛を伴う．
〈経瘻法〉
　挿入時に手術が必要だが，留置後の苦痛は少ない．

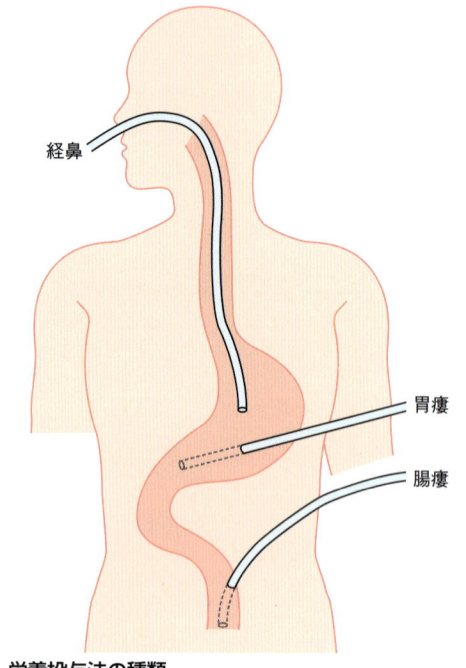

栄養投与の種類

■経腸栄養の利点

・生理的な方法であり，消化管を利用して栄養補給するため，残存機能が活かされる
・重篤な副作用・合併症が比較的少ない
・管理が比較的容易（厳重な無菌操作は必要ない）
・静脈栄養に比較してコストが安い
・治療効果は，静脈栄養と同等

■経管栄養の適応

・全身衰弱の強い患者
・意識障害のある患者
・神経性食欲不振症，拒食の患者
・上部消化管に通過障害のある患者
・口腔外科手術後の患者
・痙攣，麻痺などで咀嚼・嚥下運動障害のある患者

■経管栄養の禁忌

・著しく消化吸収機能が低下している（腸閉塞，腸管麻痺，難治性下痢，激しい下痢，など）とき
・大量の消化管出血があるとき
・消化管の穿孔があるとき
・重症急性膵炎を合併しているとき
・炎症性腸疾患の活動期

■経腸栄養剤の種類

経腸栄養剤は，医薬品と食品に分かれているが，成分に大きな差異はない．成分の消化の程度により，以下の4種類に大きく分かれる．

- 天然濃厚流動食（食品：オクノス流動食品A，オクノスNT-3など）
 天然の食品をブレンドし，水分を減らして1mLあたり1kcal程度にまで濃縮している．必要な栄養素が含まれ，栄養価も高く，消化機能が正常な患者に使用される．主に胃内注入に用いられる．チューブが詰まりやすいこと，成分や衛生面での管理が困難なため，半消化態栄養剤に置き換わってきている．
- 半消化態栄養剤（医薬品：ハーモニック-M，エンシュア・リキッド，クリニミールなど，食品：リーナレンなど）
 天然の食品を加工し，タンパク質・ビタミン・微量元素などを配合した栄養剤．味覚の点で成分栄養剤より優れている．胃や腸管の運動機能が保持されており，小腸に栄養素の吸収能力が十分にある（脂肪を含み，窒素源がタンパク質であるため消化が必要）場合に用いられる．
- 消化態栄養剤（医薬品：ツインライン，エンテルードなど）
 含まれるタンパク質は，タンパク分解物やアミノ酸などからなり，成分栄養に比べて多少消化を必要とするが，残渣はほとんどない．
- 成分栄養剤（医薬品：エレンタール，ヘパンEDなど）
 成分栄養剤（Eremental Diet）を略しEDという．消化能が不要なアミノ酸を使用している．脂肪をほとんど含まず，ブドウ糖が主体となっている．消化液の分泌がなくても，ほぼ完全に吸収されるので残渣はほとんどない．

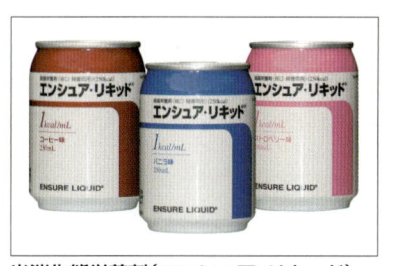

半消化態栄養剤（エンシュア・リキッド）

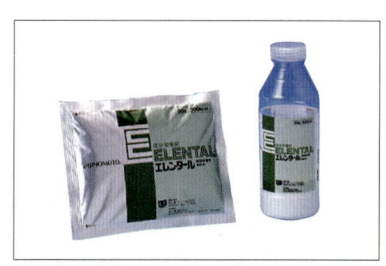

成分栄養剤（エレンタール）

経鼻経管栄養チューブの挿入

〈物品一覧〉

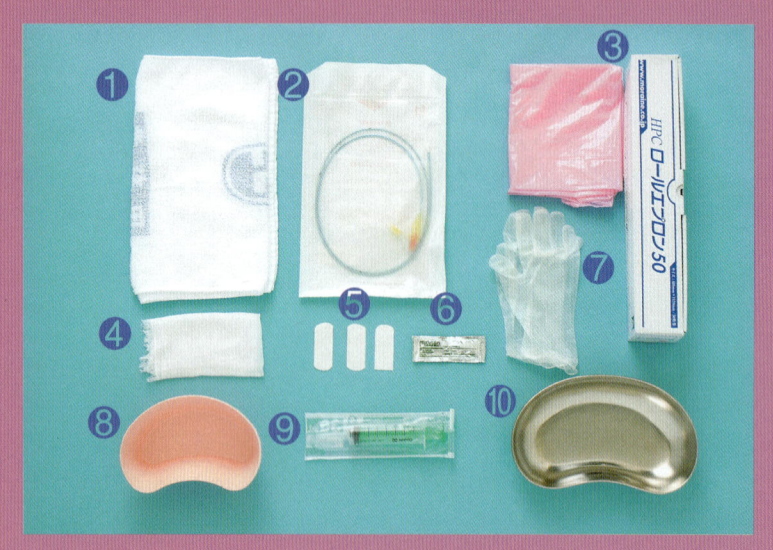

❶タオル　❷経鼻経管栄養チューブ（以下経鼻チューブ）　❸エプロン　❹ガーゼ　❺固定用テープ　❻ゼリー（潤滑剤）　❼手袋　❽ガーグルベースン　❾カテーテルチップ型シリンジ　❿膿盆

経鼻経管栄養チューブ各部の名称

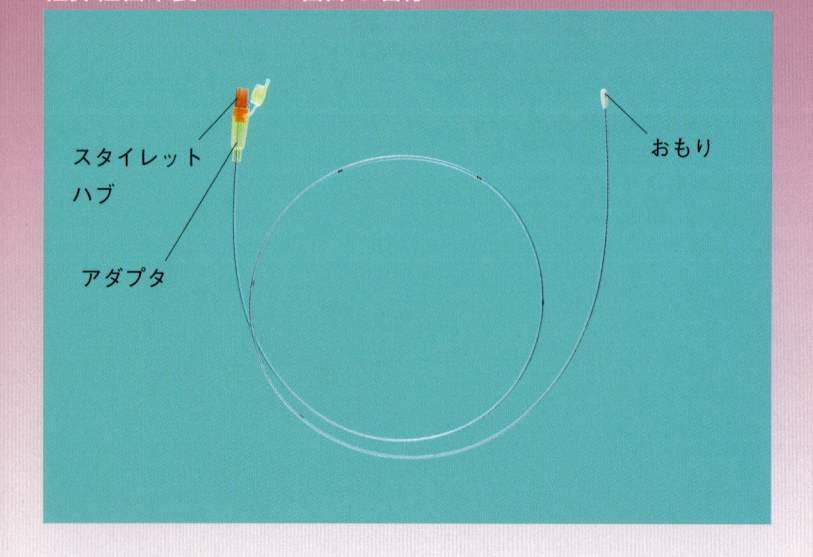

スタイレットハブ
アダプタ
おもり

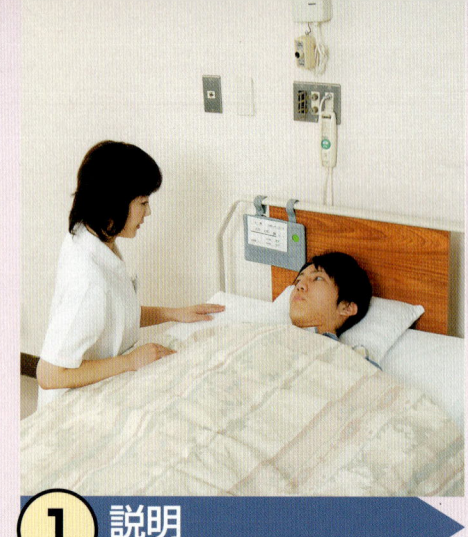

1 説明

患者にこれから経鼻チューブを挿入することを説明し，同意を得る

リスク防止　誤接続を防ぐ

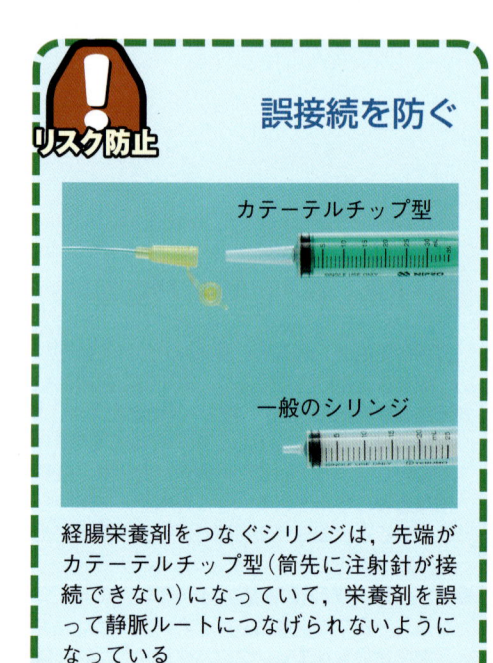

カテーテルチップ型
一般のシリンジ

経腸栄養剤をつなぐシリンジは，先端がカテーテルチップ型（筒先に注射針が接続できない）になっていて，栄養剤を誤って静脈ルートにつなげられないようになっている

商品提供
万能型成人実習モデルさくら：
（株）京都科学

2 準備

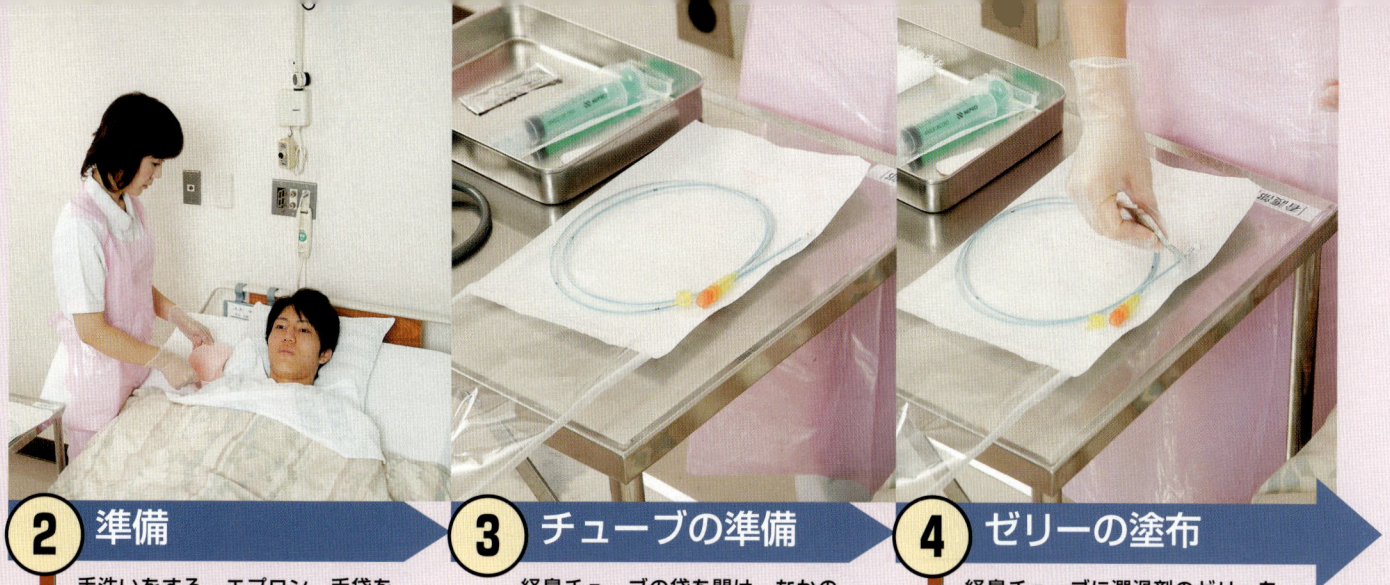

手洗いをする．エプロン，手袋を着用し，患者の上半身を45°挙上し，顔の下にタオルを敷いたのちガーグルベースンを置く

3 チューブの準備

経鼻チューブの袋を開け，なかの紙を取り出したのち，ゼリーを塗布しやすいように，チューブの先端を出しておく

4 ゼリーの塗布

経鼻チューブに潤滑剤のゼリーを塗布する

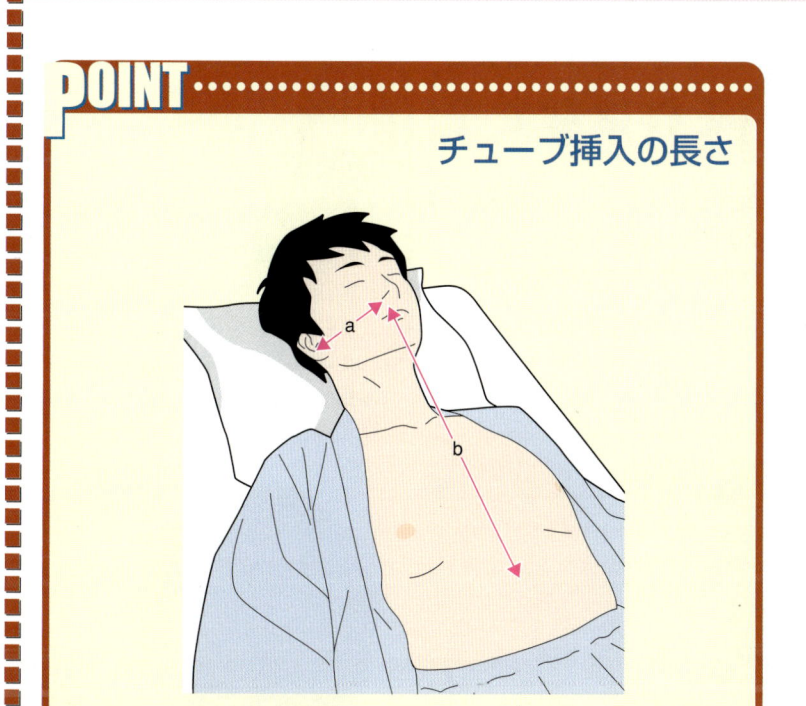

POINT

チューブ挿入の長さ

チューブ挿入の長さは，耳朶から鼻腔（a）と鼻腔から心窩部（b）までの長さを足したものであり，成人では50～55cmぐらいである

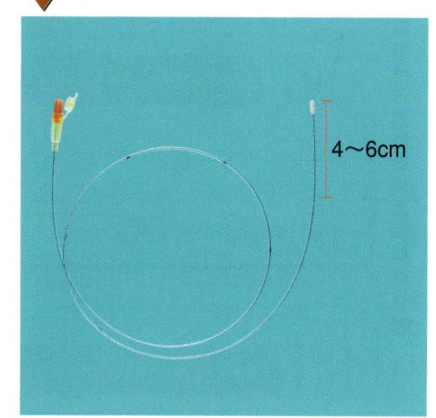

塗る範囲は，先端の4～6cm

❓ それはなぜ？

上半身の挙上を行うのは，嘔吐による誤嚥を予防するためである

経鼻経管栄養チューブの挿入

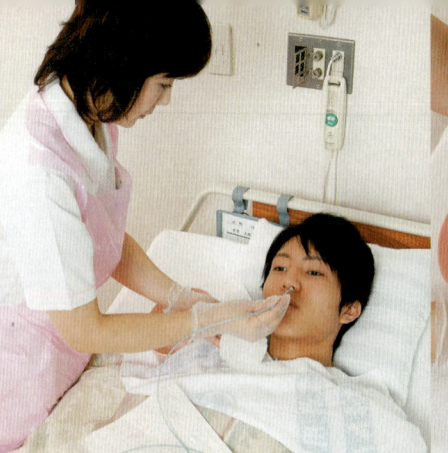

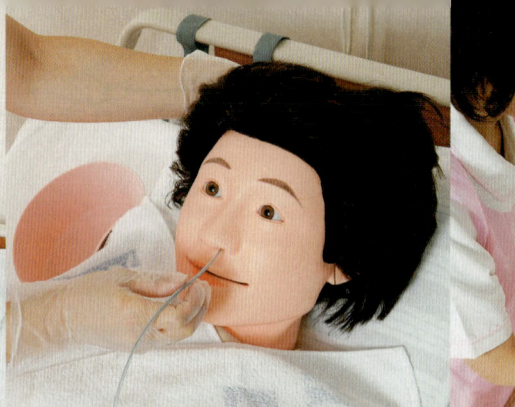

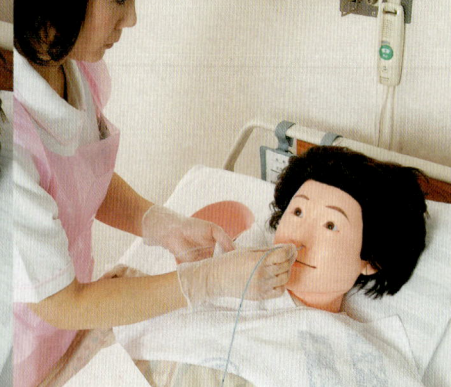

5 チューブの挿入1
患者の頭部を軽く前屈させ，鼻からチューブを挿入する

6 チューブの挿入2
10cmぐらい挿入したら声をかけ，患者さんに下を向いてもらう

7 チューブの挿入3
チューブの先端が咽頭に達した段階で，患者がチューブを「ごくん」と飲み込むタイミングに合わせて胃までチューブを挿入する

POINT
挿入時，ゼリーがたれてきても大丈夫なように，片手でガーゼを鼻の下にあてておく

? それはなぜ？
下を向いてもらうことで気道が閉じ，食道に入りやすくなる

これがコツ
・最初はゆっくりと挿入し，チューブの先端が咽頭を過ぎたら手早く入れる
・悪心がある場合，落ち着くのを待ってから挿入する

POINT
チューブの移動

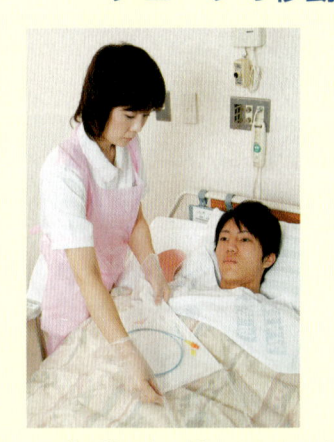

チューブは袋の上に乗せたまま，患者の近くにもっていく

挿入時の状態

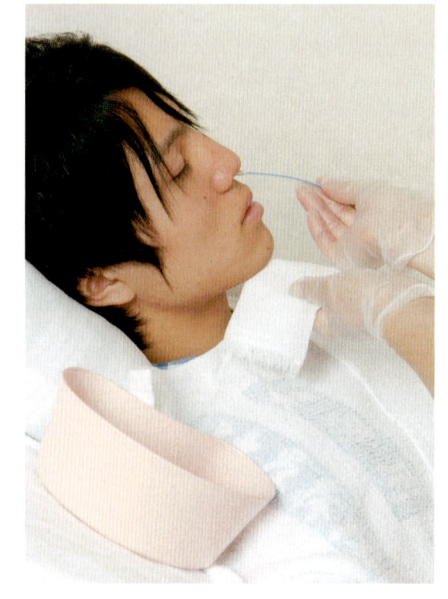

下を向いた状態

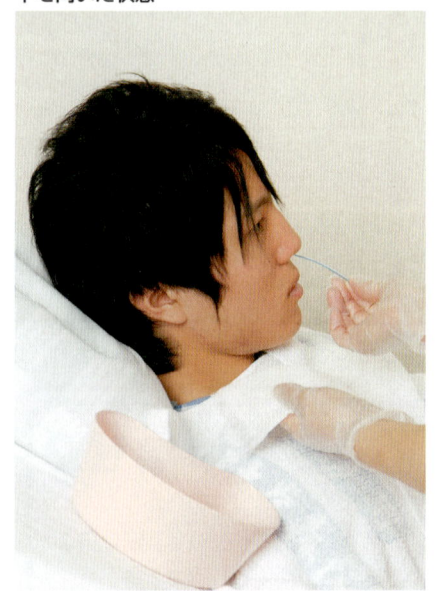

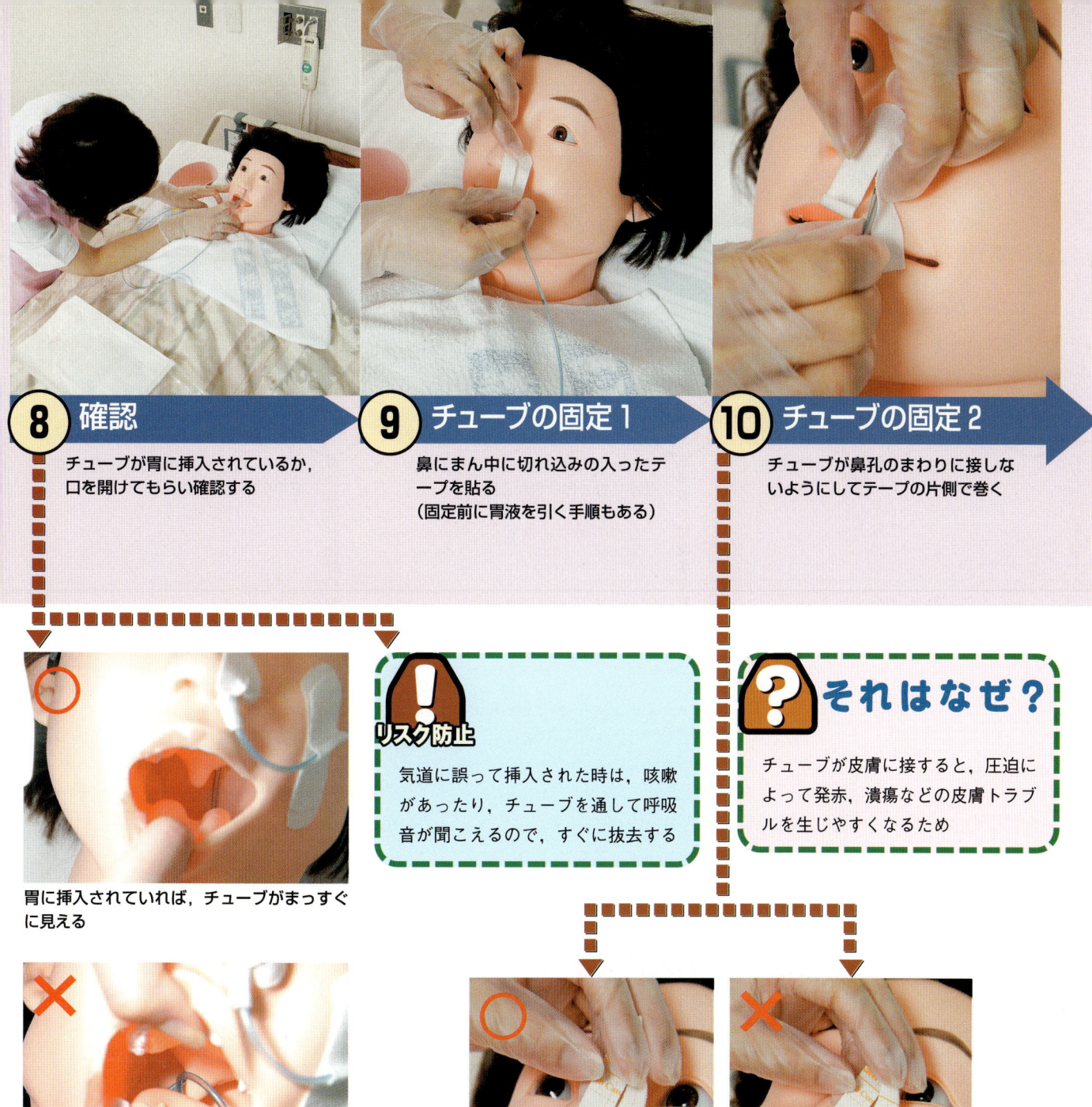

⑧ 確認

チューブが胃に挿入されているか，口を開けてもらい確認する

⑨ チューブの固定1

鼻にまん中に切れ込みの入ったテープを貼る
（固定前に胃液を引く手順もある）

⑩ チューブの固定2

チューブが鼻孔のまわりに接しないようにしてテープの片側で巻く

○ 胃に挿入されていれば，チューブがまっすぐに見える

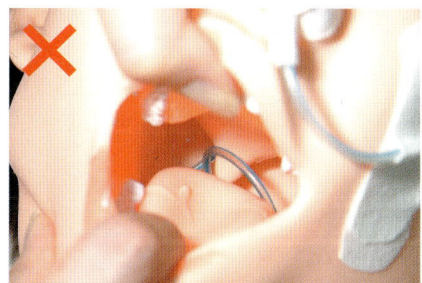

× 胃に挿入されてないと，チューブが口のなかでとぐろを巻くことがある

リスク防止
気道に誤って挿入された時は，咳嗽があったり，チューブを通して呼吸音が聞こえるので，すぐに抜去する

？ それはなぜ？
チューブが皮膚に接すると，圧迫によって発赤，潰瘍などの皮膚トラブルを生じやすくなるため

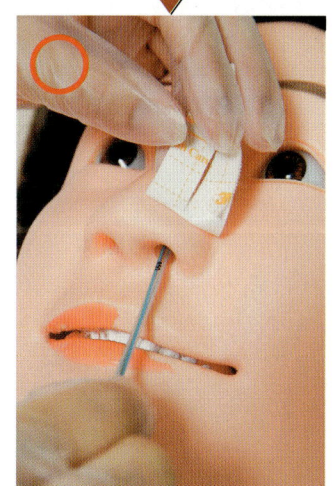

○ 鼻孔のまわりに接していないこの状態でテープを巻く

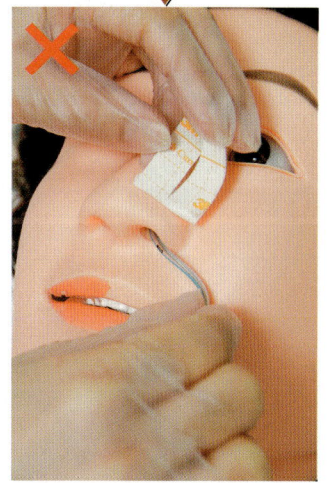

× チューブが鼻に接して固定されると皮膚トラブルを生じる

経鼻経管栄養チューブの挿入

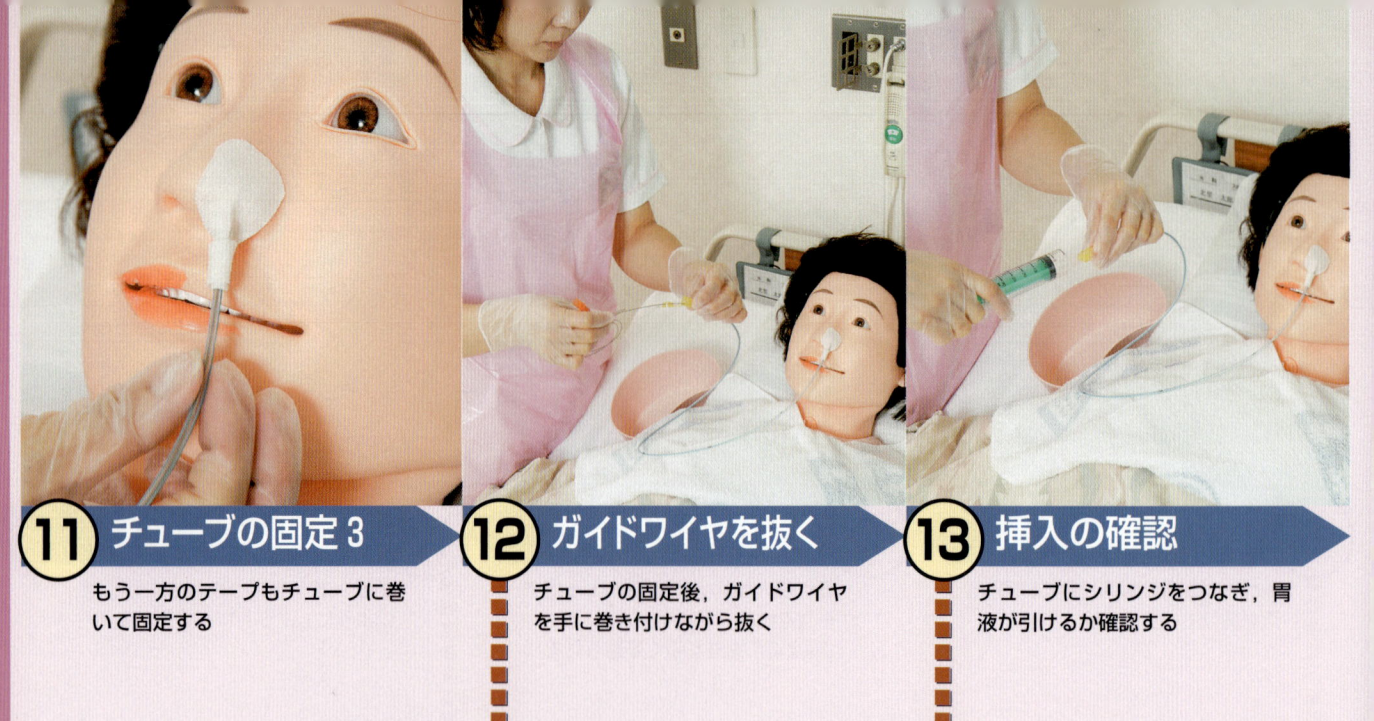

⑪ チューブの固定3
もう一方のテープもチューブに巻いて固定する

⑫ ガイドワイヤを抜く
チューブの固定後，ガイドワイヤを手に巻き付けながら抜く

経鼻経管栄養チューブ　　ガイドワイヤ

⑬ 挿入の確認
チューブにシリンジをつなぎ，胃液が引けるか確認する

POINT
胃液が引けない場合はX線撮影し，正しい位置にあることを確認する

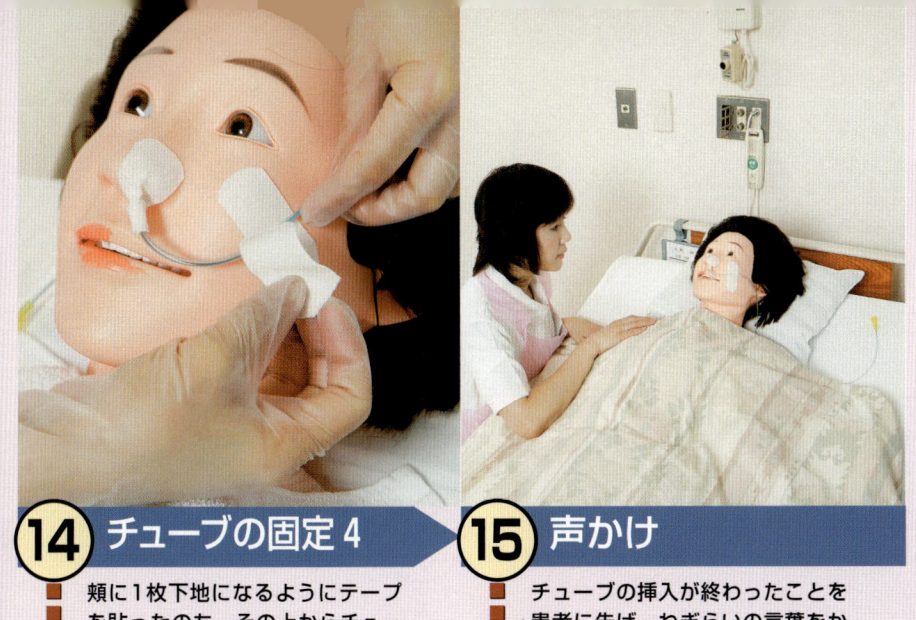

⑭ チューブの固定4

頬に1枚下地になるようにテープを貼ったのち，その上からチューブをテープで固定する

⑮ 声かけ

チューブの挿入が終わったことを患者に告げ，ねぎらいの言葉をかける

▼固定した状態

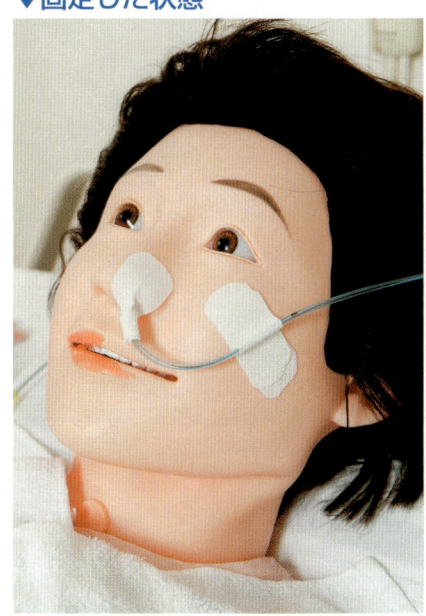

▼テープによるドレーンの固定

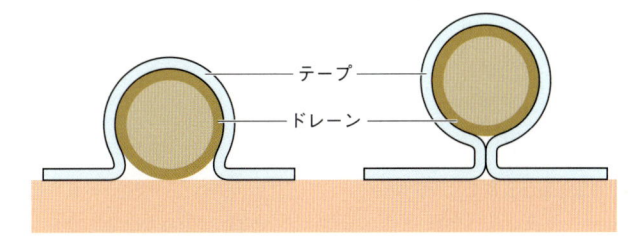

テープ
ドレーン

潰瘍を形成しやすい固定　　適切な固定

チューブを包み込むようにテープを貼って固定する

POINT

嘔吐反射が落ち着くまで，誤嚥予防のためにベッドを挙上しておく

経鼻経管栄養法の実施

〈物品一覧〉

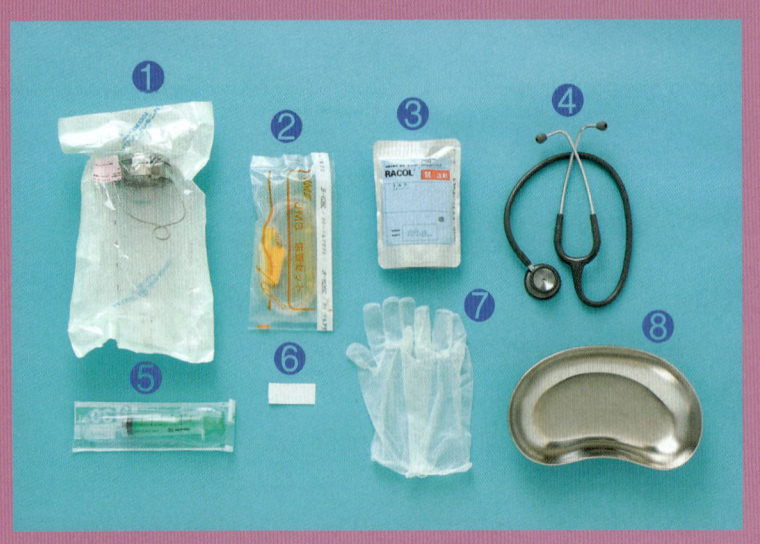

❶イリゲータ　❷栄養点滴チューブ　❸経腸栄養剤　❹聴診器　❺カテーテルチップ型シリンジ　❻テープ　❼手袋　❽膿盆

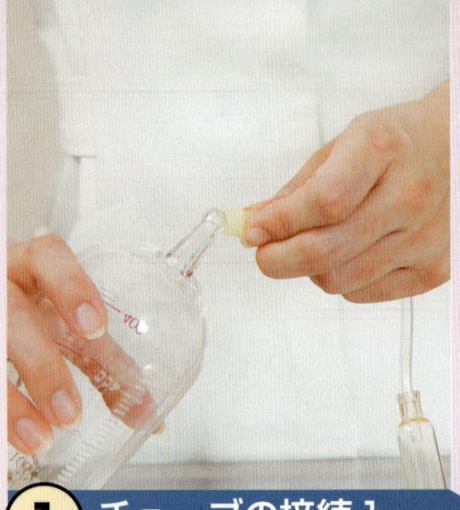

① チューブの接続 1

手洗いをし，必要物品がそろっているか確認したのち，イリゲータの接続部に栄養点滴チューブを接続する

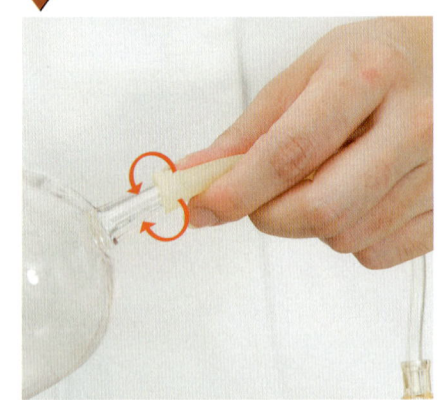

栄養点滴チューブ先端のゴムが外側に折れ曲がっているので，それを注入口にかぶせ，はずれないように少し押し込む

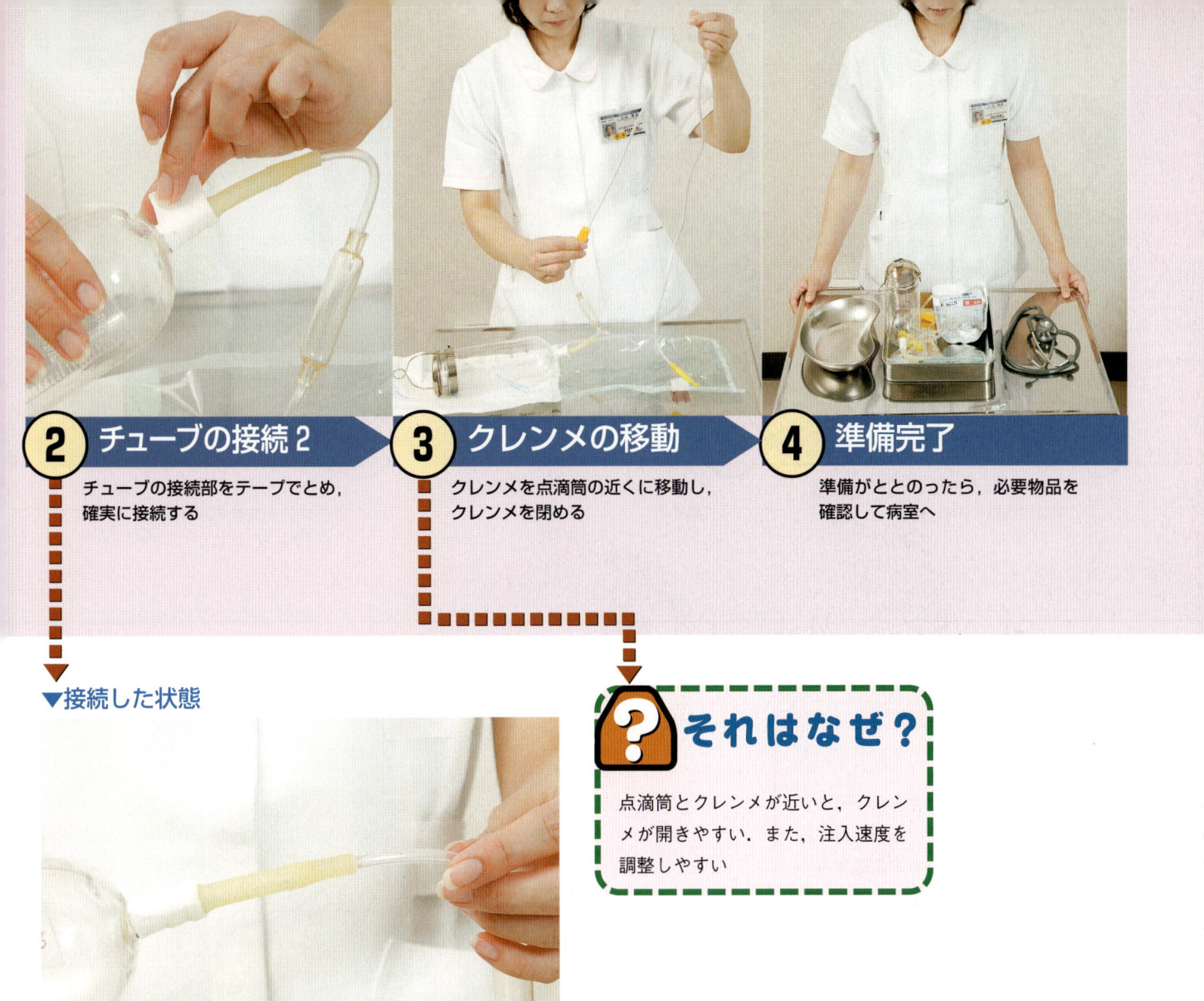

2 チューブの接続 2
チューブの接続部をテープでとめ，確実に接続する

3 クレンメの移動
クレンメを点滴筒の近くに移動し，クレンメを閉める

4 準備完了
準備がととのったら，必要物品を確認して病室へ

▼接続した状態

? それはなぜ？
点滴筒とクレンメが近いと，クレンメが開きやすい．また，注入速度を調整しやすい

経鼻経管栄養法の実施

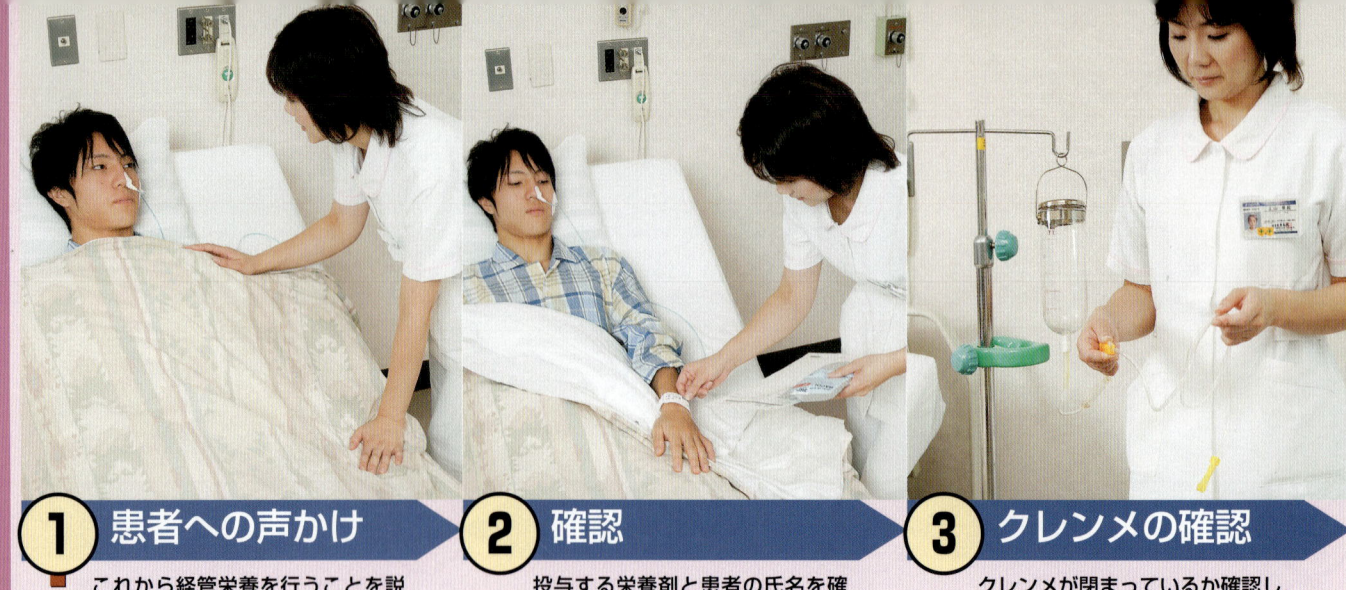

① 患者への声かけ
これから経管栄養を行うことを説明し，同意を得る

② 確認
投与する栄養剤と患者の氏名を確認する

③ クレンメの確認
クレンメが閉まっているか確認し，イリゲータを点滴スタンドにかける

POINT
観察事項
実施前に，腹部症状，胃部不快感があるか，下痢の有無，前回の栄養剤の残渣があるか，などを確認する

④ 栄養剤の投入

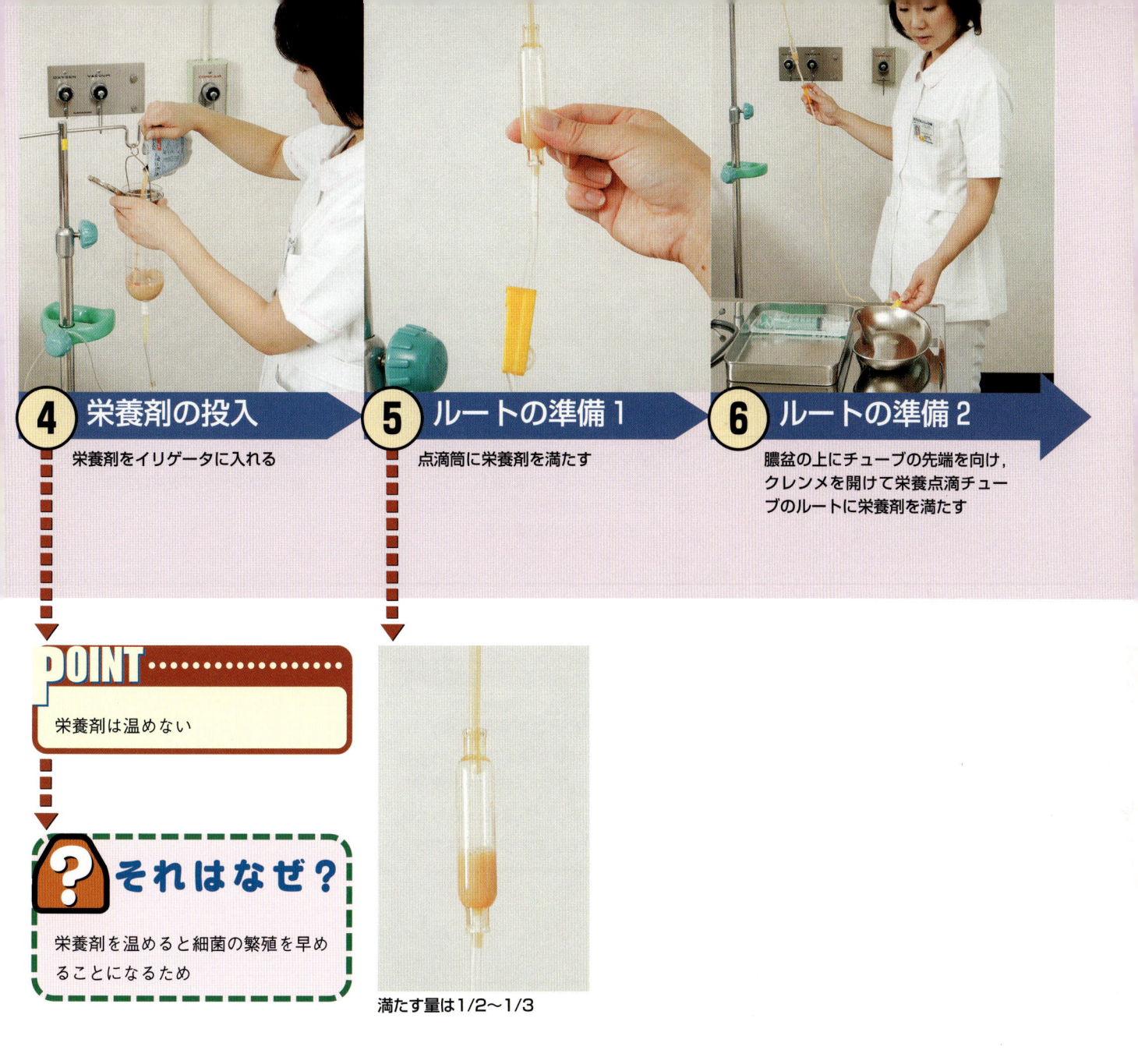

栄養剤をイリゲータに入れる

⑤ ルートの準備1

点滴筒に栄養剤を満たす

⑥ ルートの準備2

膿盆の上にチューブの先端を向け，クレンメを開けて栄養点滴チューブのルートに栄養剤を満たす

POINT

栄養剤は温めない

？ それはなぜ？

栄養剤を温めると細菌の繁殖を早めることになるため

満たす量は1/2〜1/3

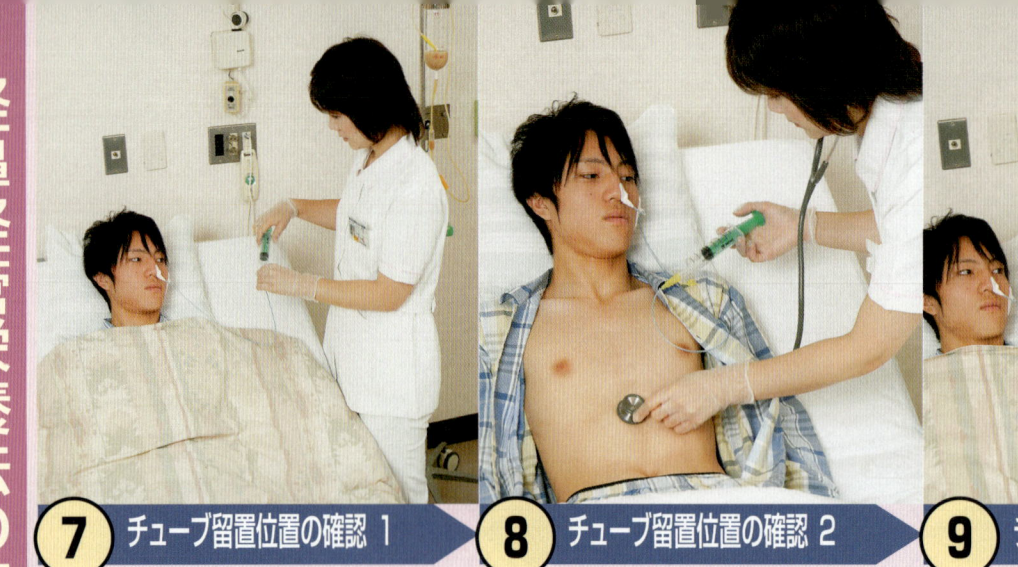

経鼻経管栄養法の実施

7 チューブ留置位置の確認 1
手袋を装着したのち，チューブが胃に留置されているか確認するため，シリンジで胃内容物を引く

8 チューブ留置位置の確認 2
胃内容物が引けない場合，チューブにシリンジを装着し，10〜20mLの空気を注入して，気泡音が聴取できるか確認する

9 チューブの接続
経鼻チューブのキャップをはずし，栄養点滴チューブを接続する

> **POINT**
> 気管内にチューブが留置されても，心窩部で気泡音が聴取できる場合があるので，右下肺・左下肺・心窩部の3か所を聴取し，心窩部で最も大きい気泡音が聴取できるか確認する

> **POINT**
> 注入した空気は，腹部膨満などを助長するため，必ず抜いておく

⑩ スタンドの高さの調節

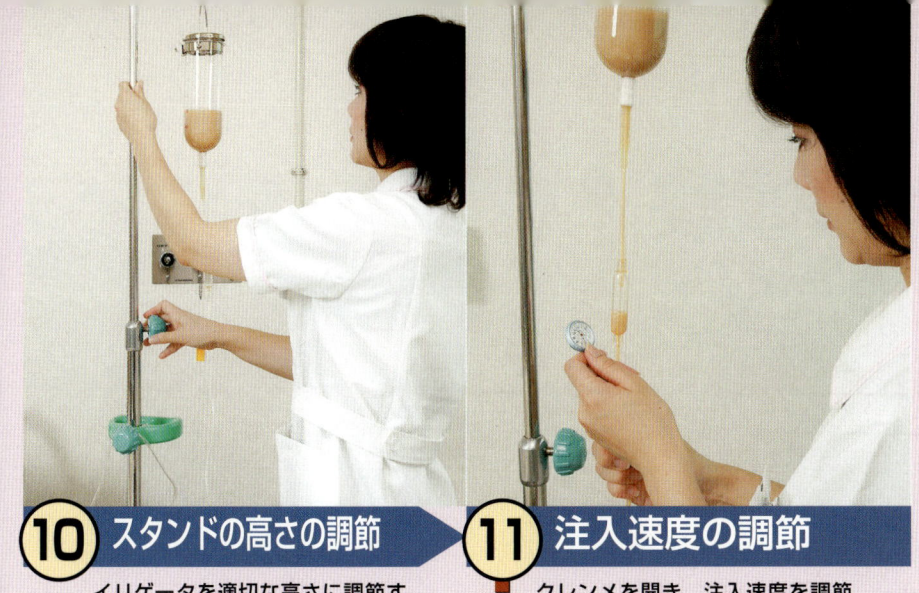

イリゲータを適切な高さに調節する

⑪ 注入速度の調節

クレンメを開き，注入速度を調節する

POINT

- 注入速度は，1時間に200〜400mL程度
- 注入開始直後は，異常の早期発見のために，呼吸状態などを観察する
- 悪心や下痢がみられる場合は，注入速度を落とすか，一時停止をして様子をみる

▶▶▶▶ 患者の観察

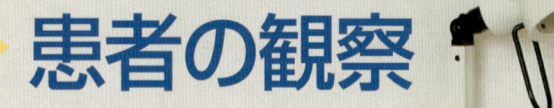

❷イリゲータ
栄養剤は入っているか

❺挿入部
・チューブが抜けていないか
・固定のテープがはがれていないか

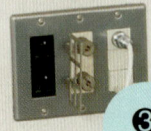

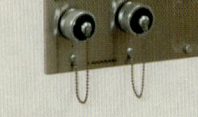

❸点滴筒
滴下速度は適切か

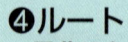

❹ルート
・屈曲はないか
・接続部に緩みはないか
・クレンメは開通しているか

❶全身状態
・バイタルサインの変化，気分不快
・悪心・嘔吐，胃痛・腹痛，腹部膨満感，下痢の有無
・呼吸状態

❻抑制
自己抜去の可能性のある場合，抑制も検討する

経鼻経管栄養法の終了

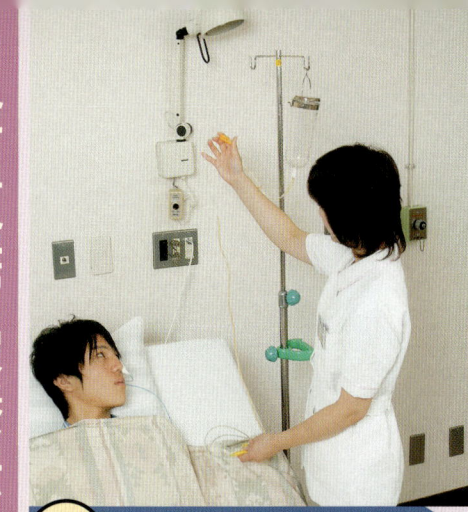

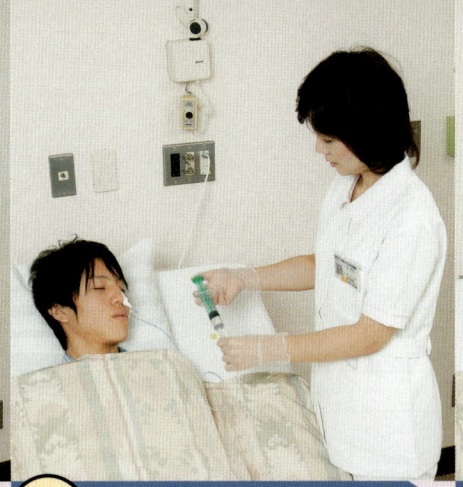

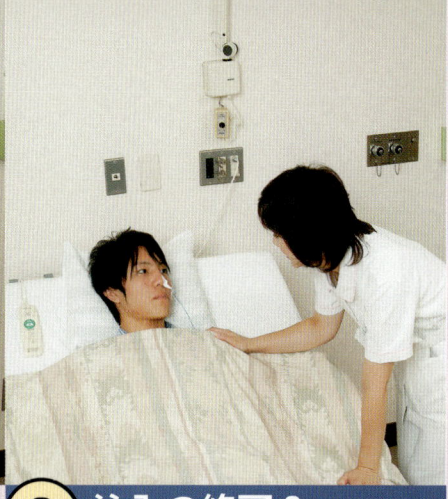

① 注入の終了1
ルートのなかの栄養剤も注入するため，ルートをたぐる

> **POINT**
> 栄養剤が一気に流れないように気をつける

② 注入の終了2
手袋を装着したのち，経鼻チューブに20mLの微温湯を入れたカテーテルチップ型シリンジを装着し，チューブを洗浄する

> **POINT**
> チューブ内に栄養剤が残っていると，細菌の繁殖を起こし，感染源やルート閉塞となる可能性があるから注意する

③ 注入の終了3
ねぎらいの声かけをして終了

> **リスク防止**
> 胃食道逆流による誤嚥を防ぐため，注入後30分は仰臥位にしない

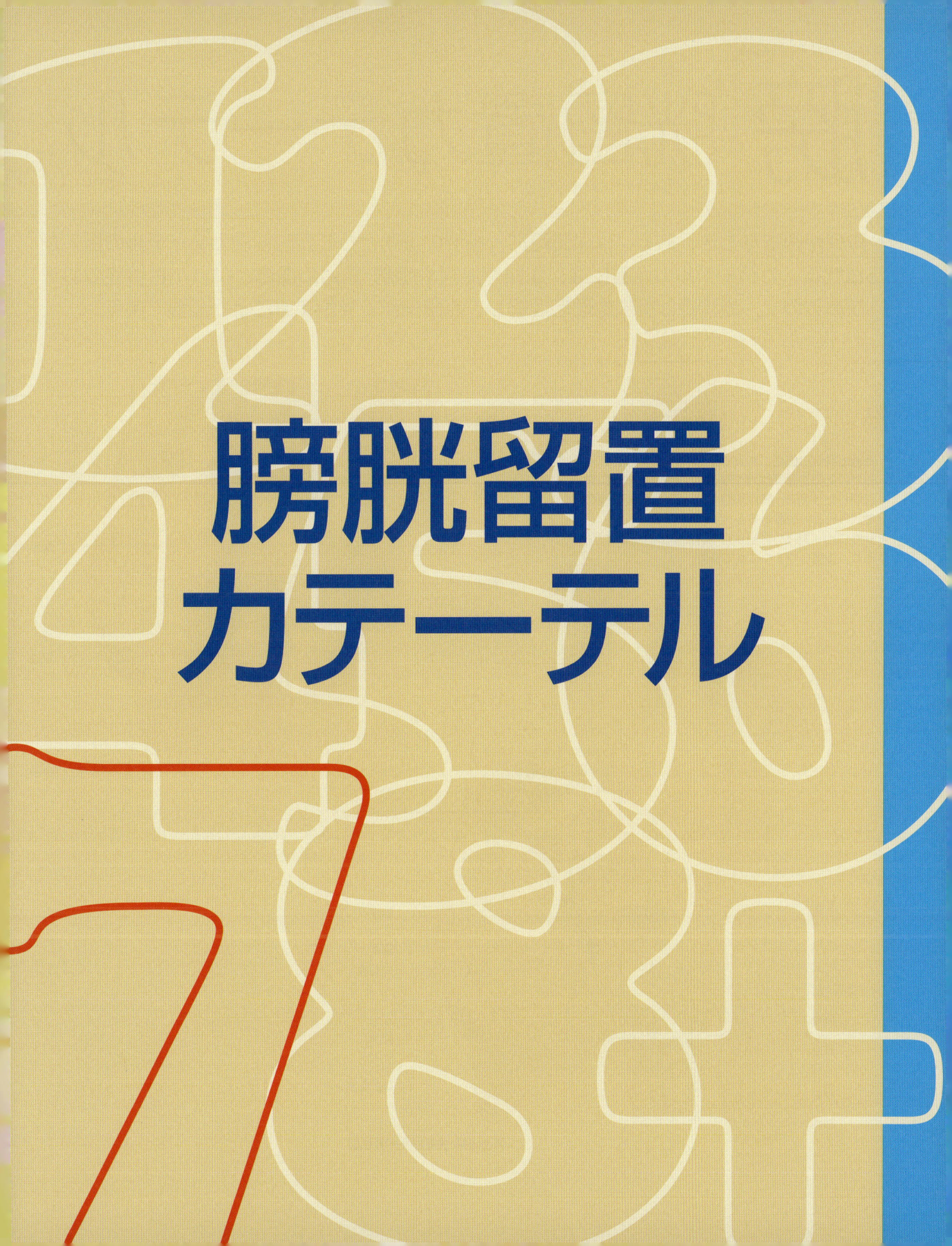

膀胱留置カテーテル

膀胱留置カテーテル

排尿が困難なとき，あるいは尿閉時に，排泄の援助として膀胱留置カテーテルの挿入が行われる．カテーテルの留置には，尿路感染症や膀胱・尿道の損傷といった合併症のおそれがあるので，看護師は解剖生理を理解し，無菌操作で実施することが必要である．

■泌尿器系の構造

- 腎臓と膀胱の機能に男女で差はないが，生殖器の関係で，その位置等は大きな違いがある．この違いを理解したうえで，膀胱留置カテーテルの挿入や管理を行うことが必要である．
- 女性に比べ男性の尿道は長く，途中に前立腺などがあり，損傷しやすくなっている．

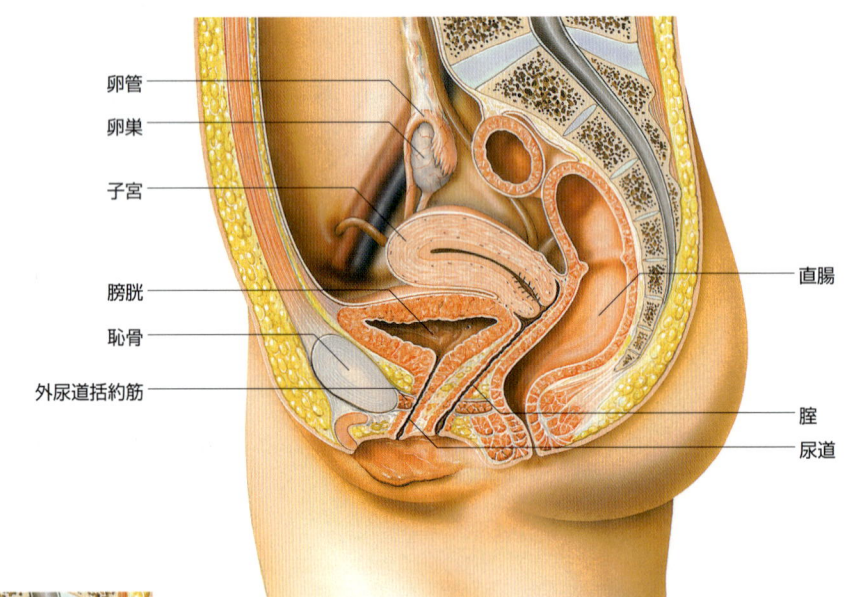

女性泌尿・生殖器正中断面図

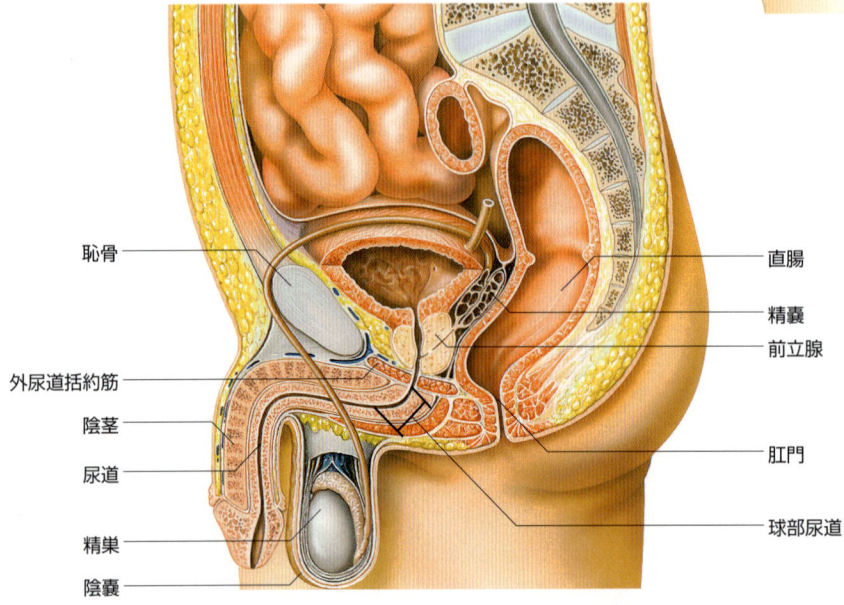

（ラベル：卵管、卵巣、子宮、膀胱、恥骨、外尿道括約筋、直腸、腟、尿道）

男性泌尿・生殖器正中断面図

（ラベル：恥骨、外尿道括約筋、陰茎、尿道、精巣、陰嚢、直腸、精嚢、前立腺、肛門、球部尿道）

■カテーテルの種類

- サイズの選択：カテーテルが大きすぎると，男性は狭くなっている外尿道括約筋や球部尿道が，カテーテルによる圧迫でびらんが生じる可能性がある．
- 何を目的としてバルンカテーテルを挿入するかで選択する．
- 通常使用するカテーテルの太さは，14〜16Fr（1Fr≒0.33mm　○Fr÷3≒外径mm）

- 大きく2wayカテーテルと3wayカテーテルに分かれる．
  - 2wayカテーテルは，尿のドレナージ用の内腔とバルン固定用の滅菌精製水用の内腔がある一般的なカテーテルである．
  - 3wayカテーテルは，2wayカテーテルにさらに膀胱洗浄で使用する洗浄液注入用の内腔があるものである．

① チーマンカテーテル
　先端が湾曲しており硬い．一般的なカテーテルが挿入しにくい場合に用いられる．

② 持続灌流用3wayフォーリーカテーテル
　持続的に膀胱洗浄を行う場合に用いられる．

③ 深部体温測定できる温度センサ付きシリコンカテーテル
　膀胱内温度を測定できる尿管カテーテルで，手術時などに用いられる．

④ 銀コーティングカテーテル
　カテーテルの表面を銀コーティングしたシリコンゴム製のもの．

⑤ 天然ゴムラテックス銀コーティングカテーテル
　カテーテルの表面を銀コーティングした天然ゴム製のもの．

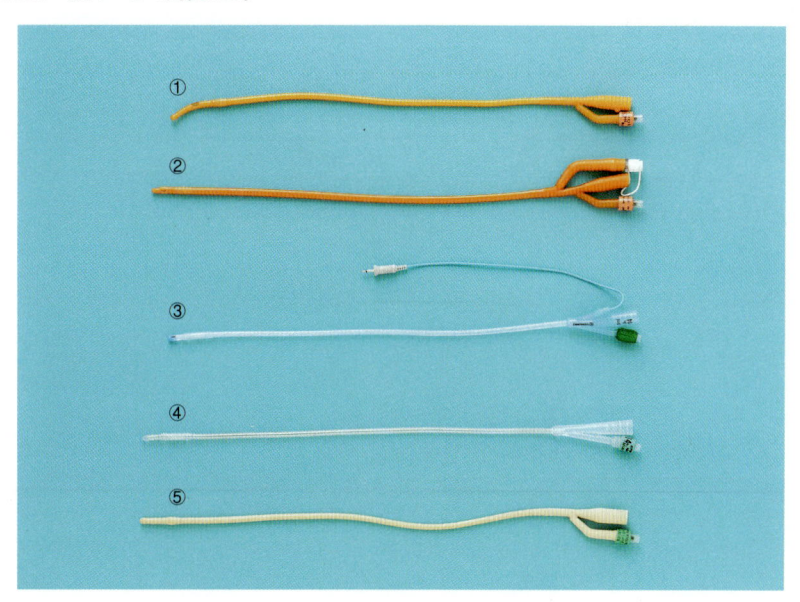

■尿路バッグの種類

開放式の採尿バッグは，バッグ内から落下細菌などが侵入し，逆行性の尿路感染症を引き起こすことがある．閉鎖式の採尿バッグで感染を予防する．

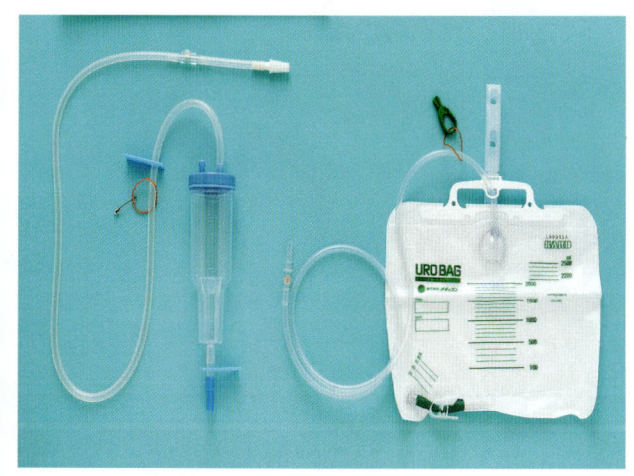

精密尿量計の取りはずしができるバッグ

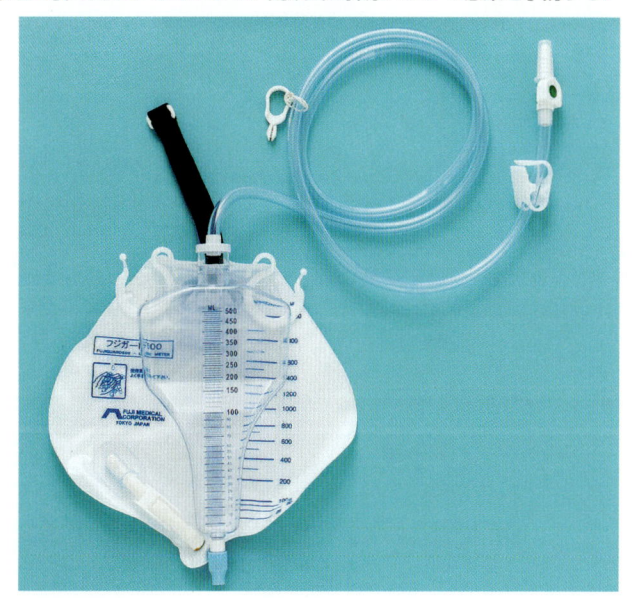

精密尿量計一体型

商品提供
バイオキャス　フォーリーカテーテル　チーマン式：(株)メディコン
バーディア バイオキャス フォーリー カテーテル(3way)：(株)メディコン
サフィード　シリコンバルーンカテーテル温度センサー付：テルモ(株)
バーデックス　シルバールブリシルフォーリーテーテル：(株)メディコン
バーデックス　シルバールブリキャスフォリーカテーテル：(株)メディコン

膀胱留置カテーテルの挿入
〈物品一覧〉

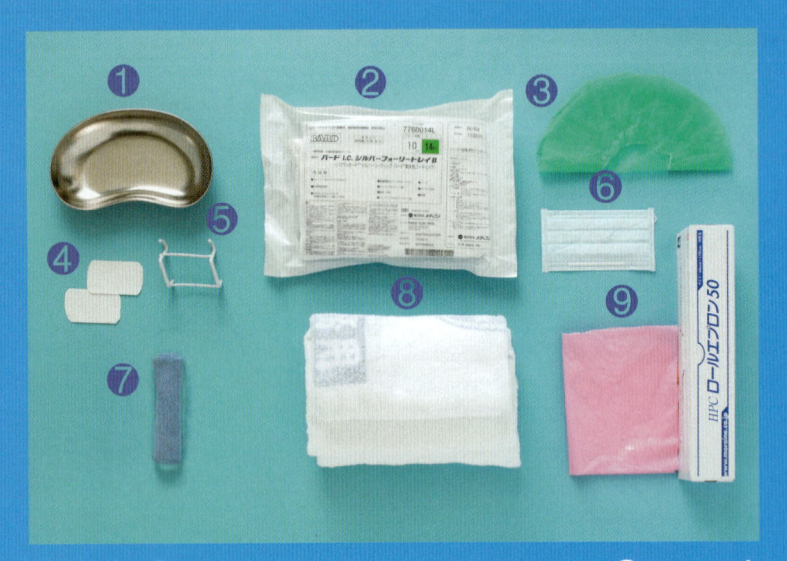

❶膿盆　❷閉鎖式膀胱留置カテーテルキット　❸キャップ
❹カテーテル固定用絆創膏　❺採尿バッグ取りつけ金具
❻マスク　❼清拭用タオル　❽バスタオル　❾エプロン

膀胱留置カテーテルキット

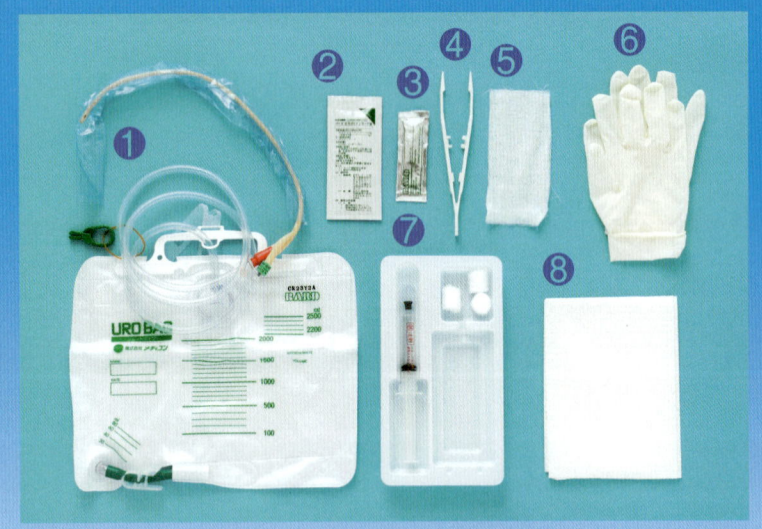

❶膀胱留置カテーテルが接続済みの閉鎖式採尿バッグ　❷ポビドンヨード液　❸水溶性潤滑剤（ゼリー）　❹鑷子　❺ガーゼ　❻手袋　❼トレイ（綿球、滅菌精製水10mL入りシリンジ）　❽処置用シーツ

商品提供
バードI.C.シルバーフォーリートレイB：(株)メディコン

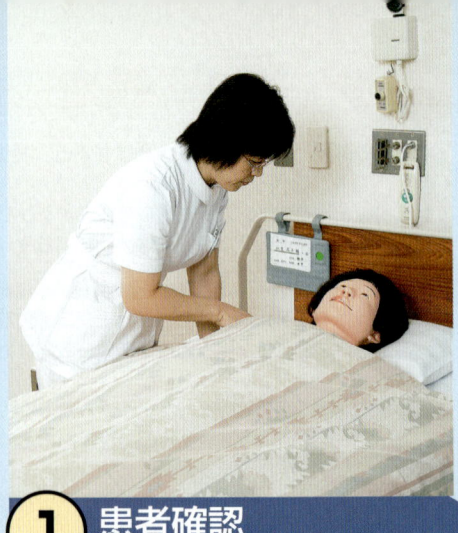

① 患者確認

患者の氏名を確認後、膀胱留置カテーテルを挿入することを告げ、同意を得る

POINT
滅菌手袋の装着

処置の前にカーテンやスクリーンを引いて、患者のプライバシーを保つ

▼事前の準備

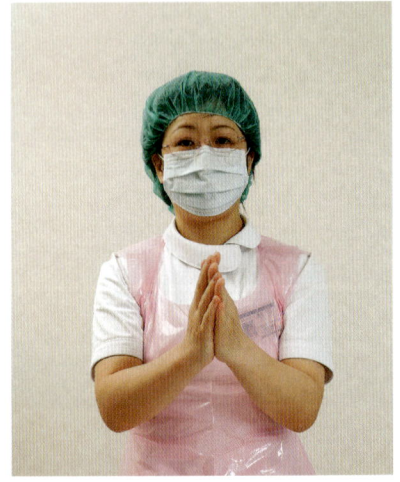

エプロンをつけ、キャップをかぶり、マスクをしたのち手洗いをする

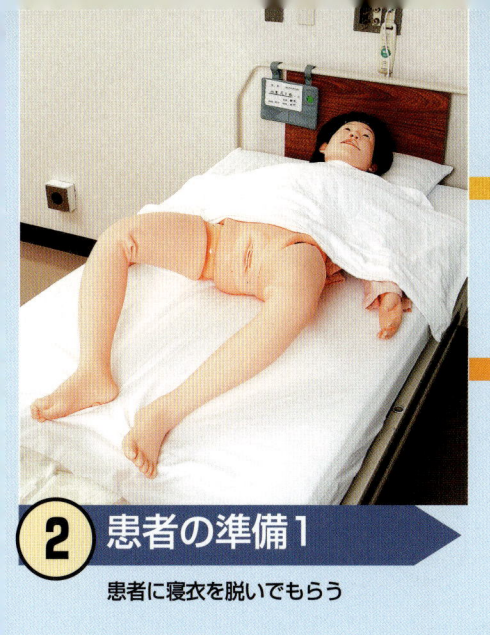

女性（304ページ）

男性（313ページ）

② 患者の準備1

患者に寝衣を脱いでもらう

膀胱留置カテーテルの挿入（女性）

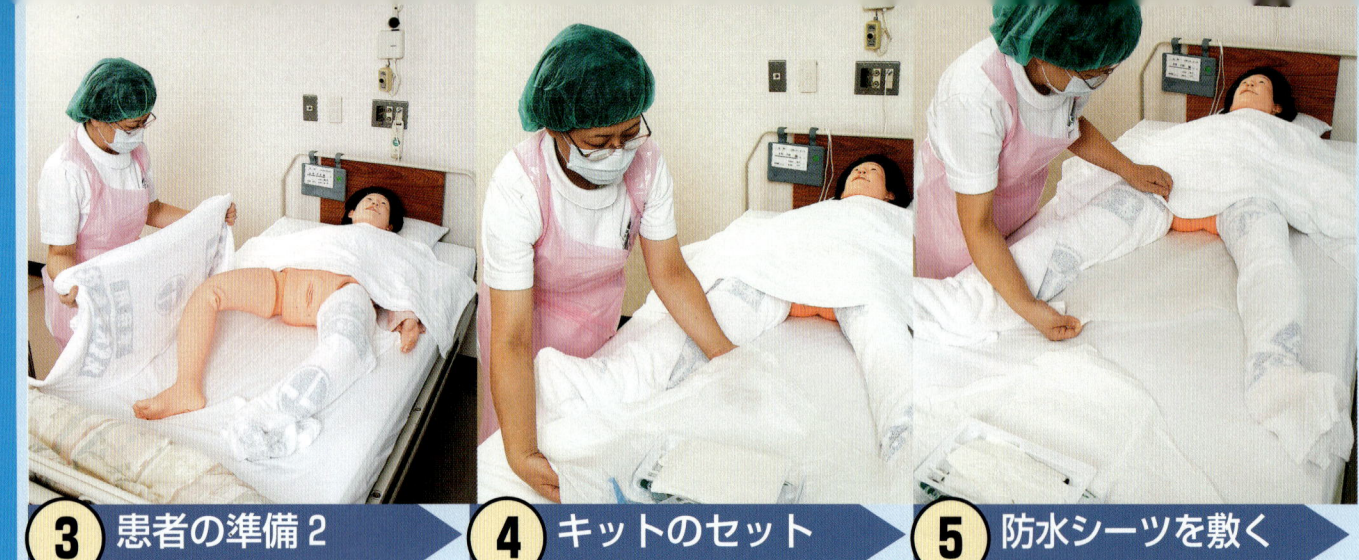

③ 患者の準備2
片足ずつバスタオルを巻く

※撮影のため、下半身が露出していますが、実際はかけものをかけて行います

④ キットのセット
患者の足元にキットを置き、内容が不潔にならないように開ける

⑤ 防水シーツを敷く
防水シーツを患者の殿部に敷く

POINT　足のポジション

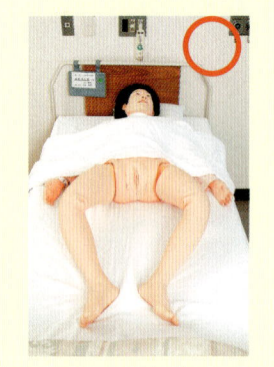

女性の場合、膝を立てるように軽く足を曲げてもらうと陰部が見えやすく実施しやすい

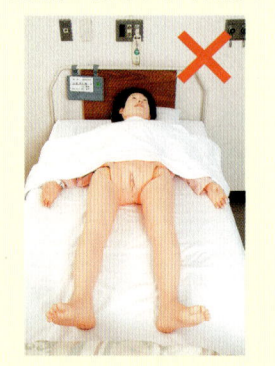

足を伸ばしたままだと、陰部が見えにくい

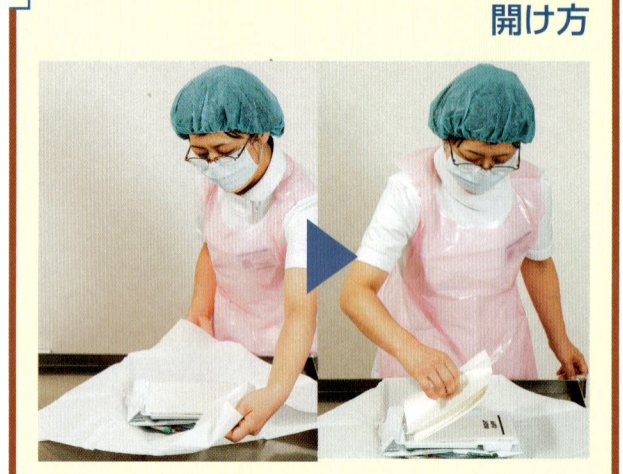

POINT　開け方

滅菌された中身に触らないように外側を持って開ける

一番上にある滅菌手袋を、他のものに触らないようにして、持ち上げるようにつまんで取る

POINT

消毒液が殿部の下に伝わり流れることもあるので、防水シーツはしっかりと殿部の下に敷き込む

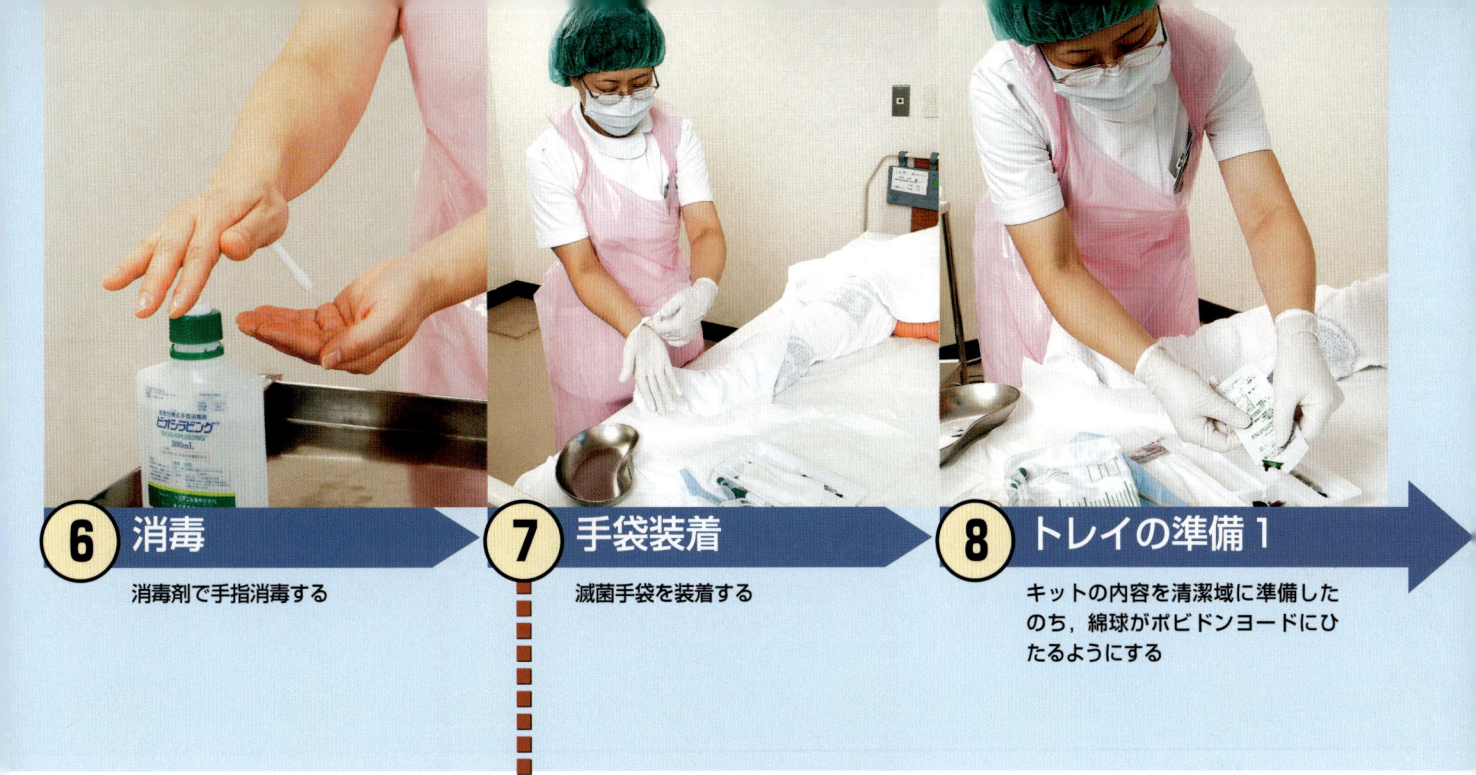

⑥ 消毒
消毒剤で手指消毒する

⑦ 手袋装着
滅菌手袋を装着する

⑧ トレイの準備1
キットの内容を清潔域に準備したのち，綿球がポビドンヨードにひたるようにする

POINT
滅菌手袋の装着

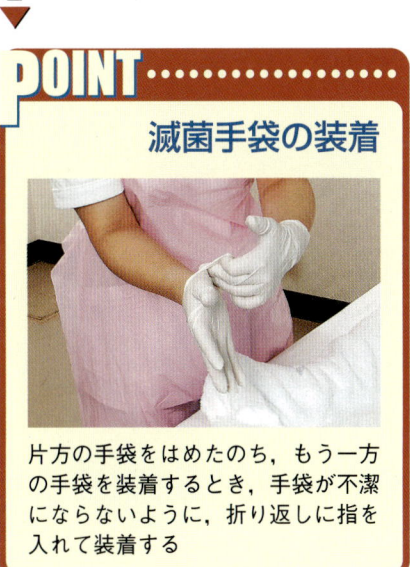

片方の手袋をはめたのち，もう一方の手袋を装着するとき，手袋が不潔にならないように，折り返しに指を入れて装着する

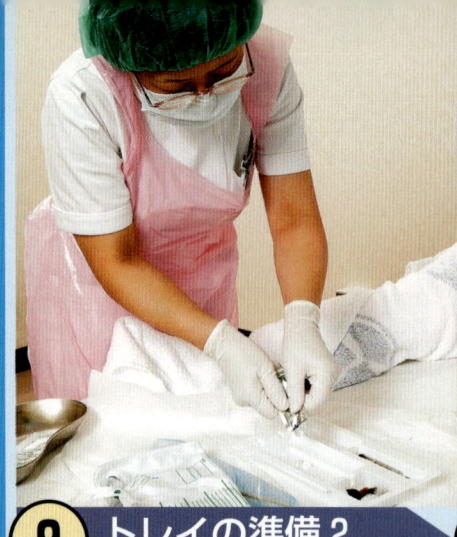

膀胱留置カテーテルの挿入（女性）

⑨ トレイの準備 2
水溶性潤滑剤（ゼリー）をトレイに絞り出す

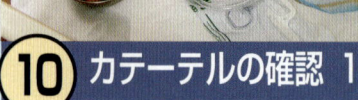

⑩ カテーテルの確認 1
滅菌精製水注入口にシリンジをつなぎ，精製水を注入してバルンに破損がないか確認する

⑪ カテーテルの確認 2
バルンの精製水をシリンジに戻す

▼バルンの状態

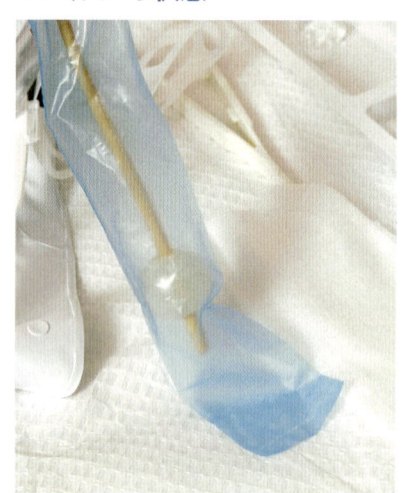

バルンがふくらんだ状態

❓ それはなぜ？

固定水に注射用精製水を使用するのは，生理食塩液を使用すると溶液が沈殿し，バルン膨張用内腔をつまらせてしまうことがあるため．固定水を抜こうとしても抜けなくなることがあるからである

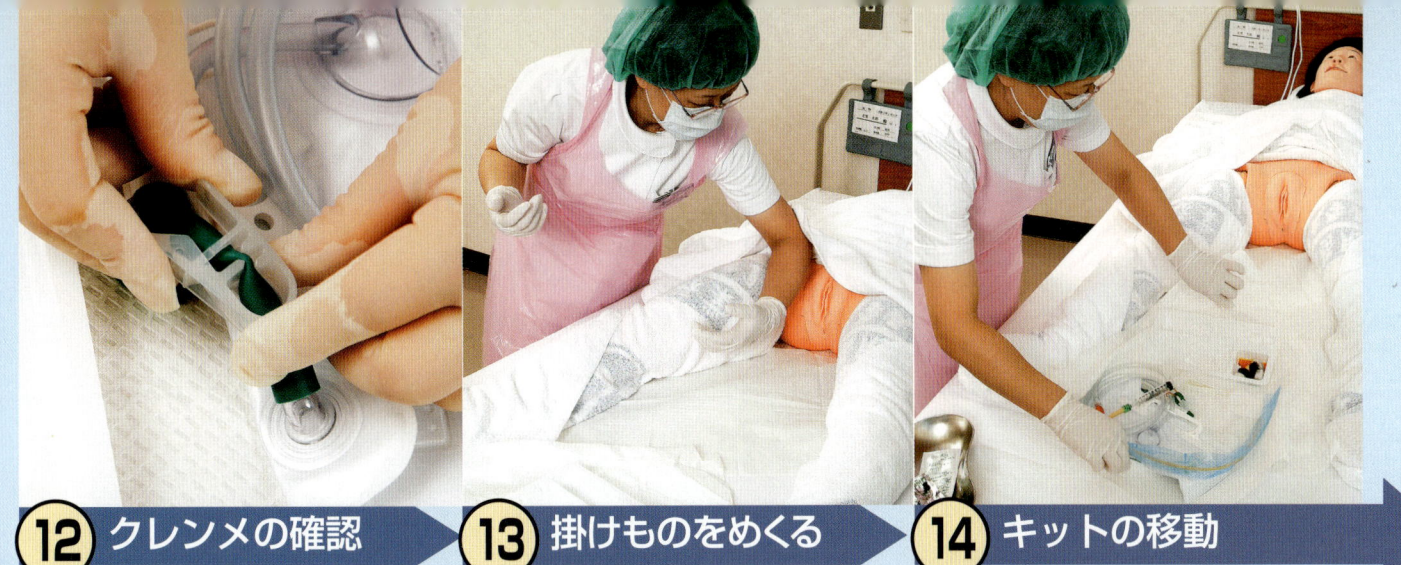

⑫ クレンメの確認
バッグ排出口のクレンメが閉まっているか確認する

⑬ 掛けものをめくる
肘で陰部を覆っている掛けものをめくる

⑭ キットの移動
不潔区域を触らないようにキットの内側をつまむように持ち，キットを手技がしやすい位置までずらす

これがコツ
滅菌手袋が汚染されないようにするため肘を使う

膀胱留置カテーテルの挿入（女性）

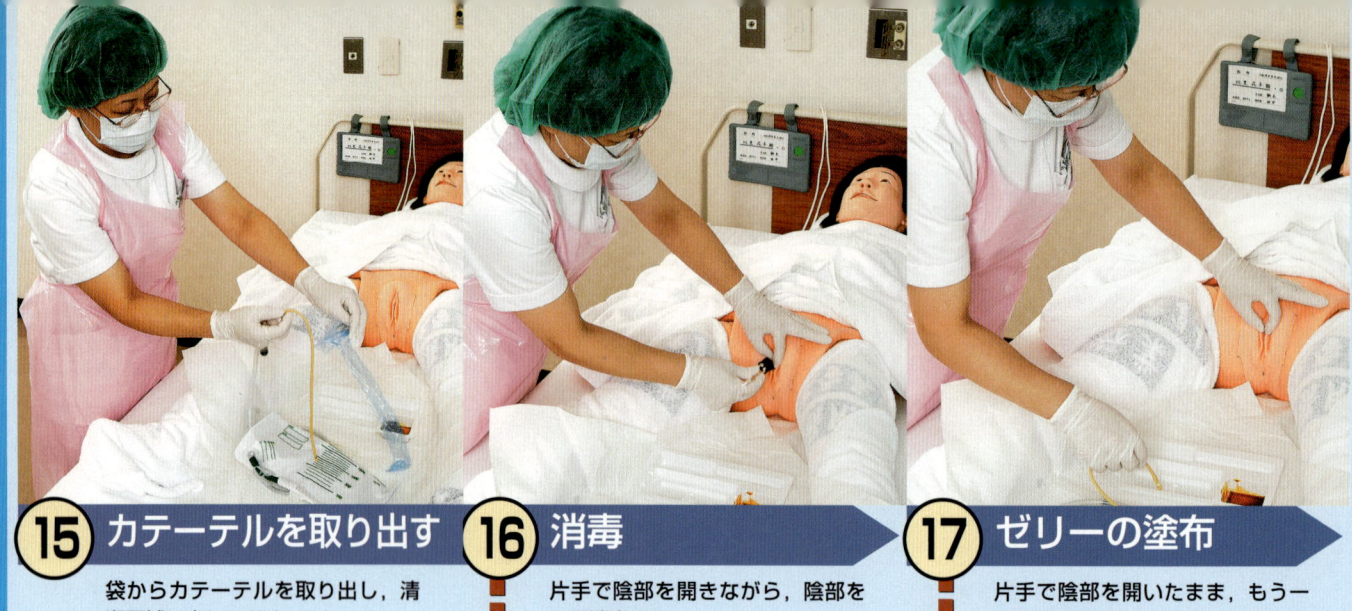

⑮ カテーテルを取り出す
袋からカテーテルを取り出し，清潔区域に出しておく

⑯ 消毒
片手で陰部を開きながら，陰部を3回消毒する

※ポビドンヨードは消毒効果が高いが，乾かないと効果が出ないため注意する．また，患者にヨードアレルギーがないか確認してから使用することが大切である

⑰ ゼリーの塗布
片手で陰部を開いたまま，もう一方の手でカテーテルをつかみ，先端にゼリーを塗布する

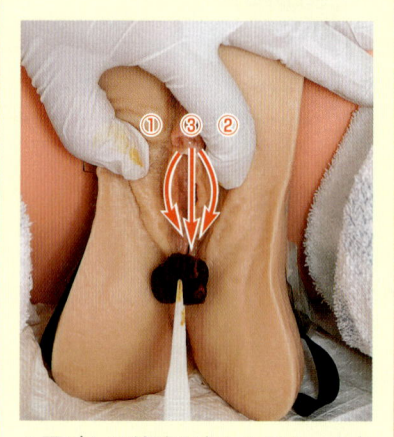

POINT
消毒方法

1回ごとに綿球を変えながら，左右の小陰唇の内側を上から下へ（①②），外尿道口を上から下へ（③）消毒する

POINT
陰部に触れた手は不潔であるので，カテーテルを操作する清潔な手と区別する

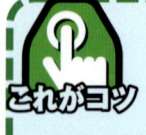

これがコツ
陰部の消毒がすんだあと，カテーテルの挿入が終わるまで，清潔を保つために陰唇を開いたままにしておく

POINT
女性は尿道から膀胱までの長さが短く，尿道口が肛門に近いため細菌が入り込みやすい．膀胱炎や腎盂炎を起こしやすいので，十分に消毒を行うことが大切である

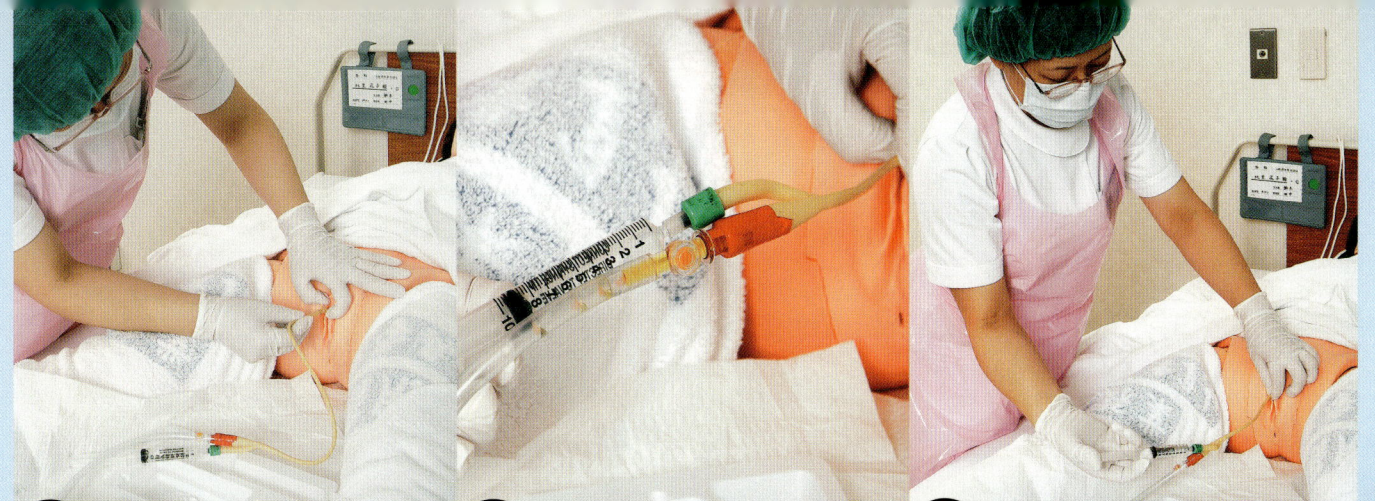

⑱ カテーテルの挿入

カテーテルをペンを持つようにして持ち，尿道に4〜6cmぐらい挿入する

⑲ 尿の流出

尿がカテーテルに流失してくることを確認する

⑳ 滅菌精製水注入

シリンジの内筒を押し，固定用の滅菌精製水を注入しバルンを膨らませる

▼女性の尿道の長さ

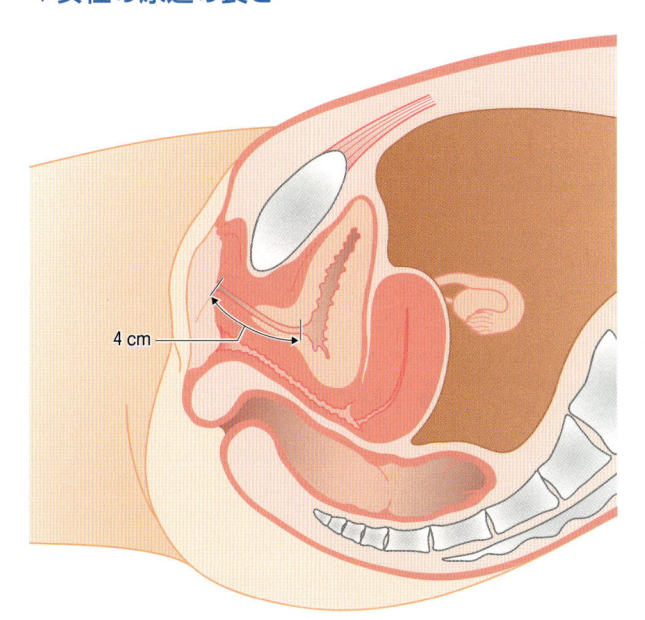

4 cm

POINT

尿道括約筋をゆるめることで，カテーテルの挿入を容易にするため，患者に口呼吸をするように伝える

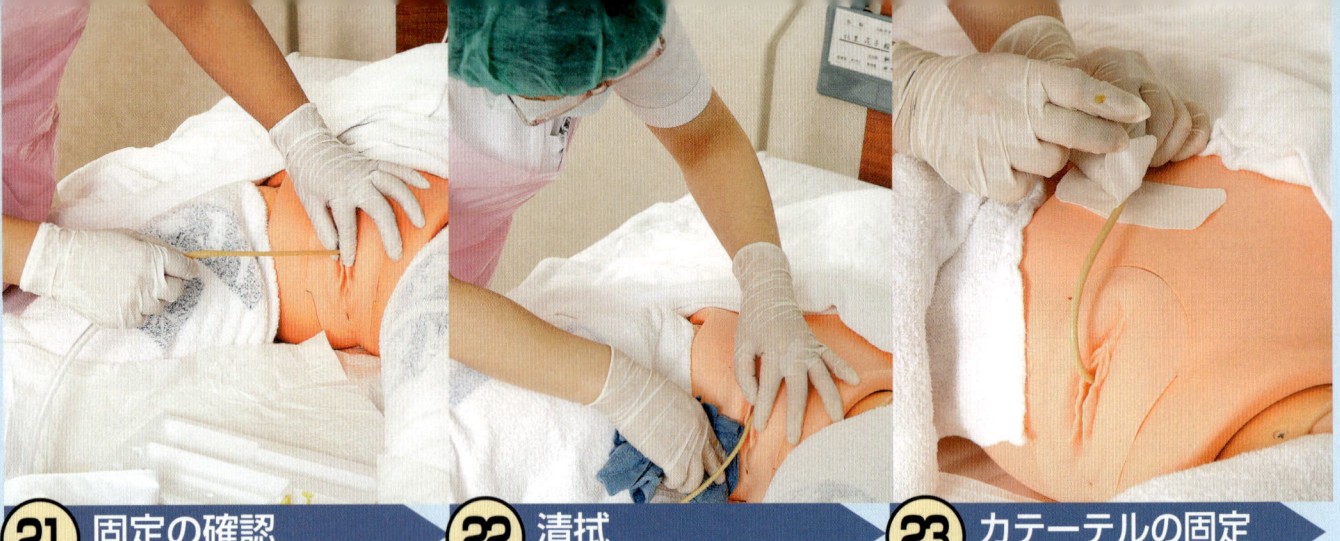

膀胱留置カテーテルの挿入（女性）

21 固定の確認
抵抗があるところまで，ゆっくりカテーテルを引く

22 清拭
ぬれタオルで陰部を清拭し，消毒薬をおとす

23 カテーテルの固定
下腹部にカテーテルを固定する

POINT 観察
- 外尿道口からの出血の有無，尿の性状，患者の状態を観察する

? それはなぜ？
消毒剤による皮膚のかぶれを防ぐため

リスク防止
- カテーテル挿入後，血尿を認めることがある．これは，無理に挿入したことによって傷つけたことが原因であることが多い
- 強い血尿が続く場合は医師に相談する

▼固定された状態

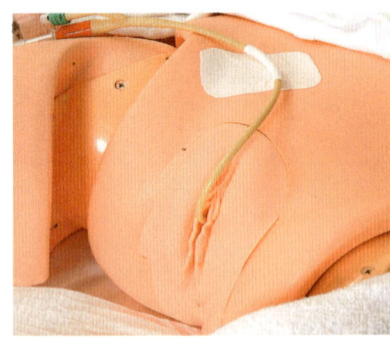

▼下腿に固定する方法

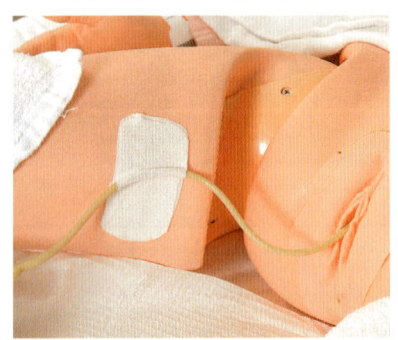

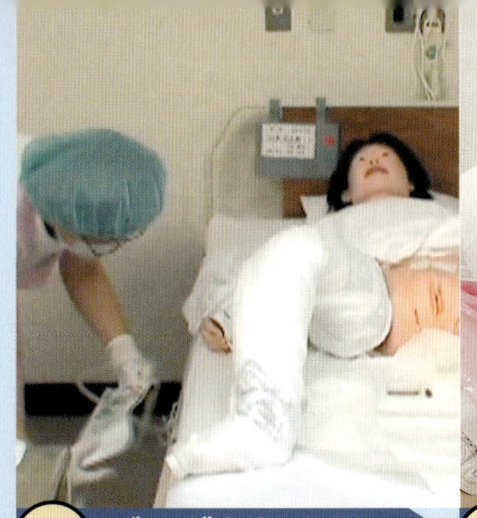

㉔ バッグをかける
採尿バッグを取り付け金具にかける

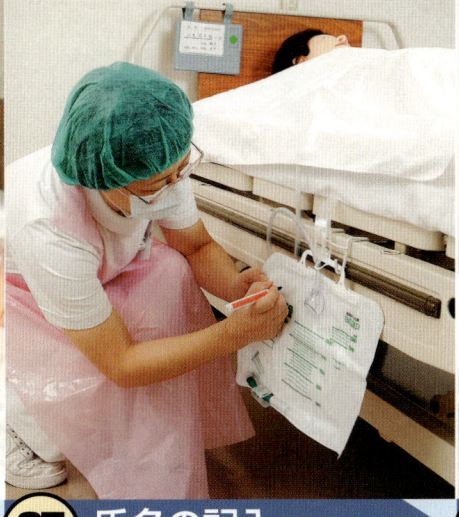

㉕ 氏名の記入
患者の寝衣を整えたのち，採尿バッグに患者名，日付などの必要事項を記入する

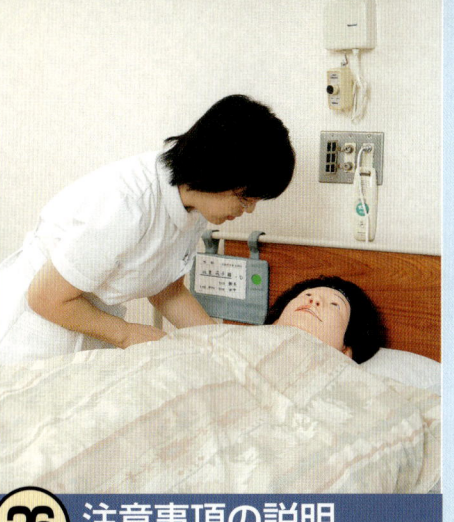

㉖ 注意事項の説明
手技が終わったことを告げ，患者にねぎらいの言葉をかける

POINT

バッグは，尿の逆流を防ぐため，膀胱の位置よりも低くする．また，バッグが床に触れないようにする

❓ それはなぜ？

細菌侵入による尿路感染症を防ぐためである

POINT

バルンカテーテルの管理

- バルンカテーテルは異物であり，感染源になりうる．飲料水（飲水制限がない場合で，約2L/日）を多めに取ることで尿量を増やし，感染源のもとを洗い流す
- 歩行時は尿が他者から見えないように，蓄尿バッグを覆い布などで隠す配慮をする
- 腰より上に排尿バッグを持ち上げない（尿が逆流し，感染のもとになる）
- 外陰部の清潔を保つ．毎日，石けんで洗浄する
- カテーテル交換の頻度は，患者の状態によって決まる．ルチーンで交換しない．頻回につまるなどの場合は，2週間に1回交換する
- 閉塞した場合，原因を追及して対処する
- 長期留置の場合，カテーテルの外側に結石を形成することがある．抜去の際，途中で引っかかり抜けない場合，無理に抜こうとせず医師に相談する

▶▶▶ 患者の観察

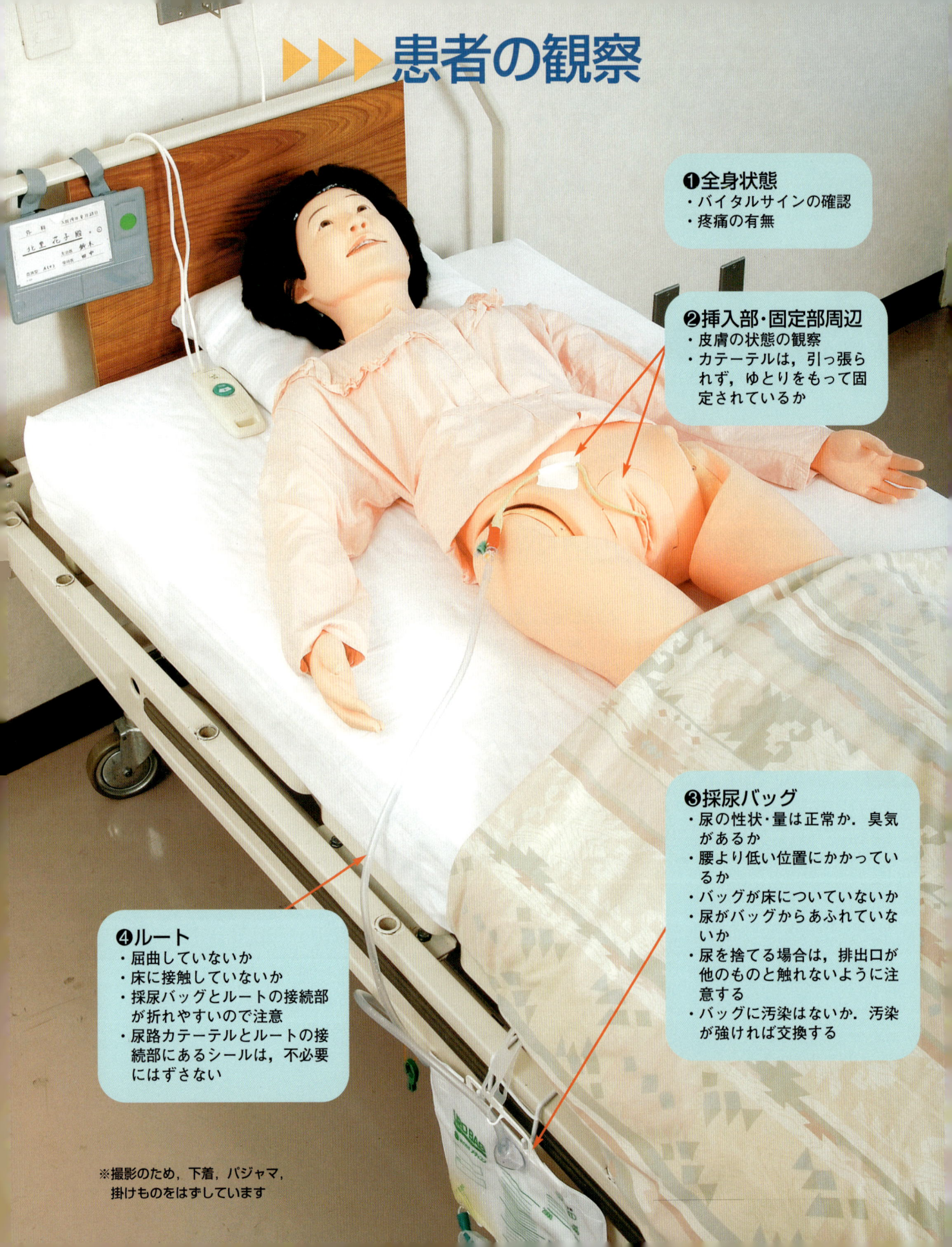

❶ 全身状態
・バイタルサインの確認
・疼痛の有無

❷ 挿入部・固定部周辺
・皮膚の状態の観察
・カテーテルは，引っ張られず，ゆとりをもって固定されているか

❸ 採尿バッグ
・尿の性状・量は正常か．臭気があるか
・腰より低い位置にかかっているか
・バッグが床についていないか
・尿がバッグからあふれていないか
・尿を捨てる場合は，排出口が他のものと触れないように注意する
・バッグに汚染はないか．汚染が強ければ交換する

❹ ルート
・屈曲していないか
・床に接触していないか
・採尿バッグとルートの接続部が折れやすいので注意
・尿路カテーテルとルートの接続部にあるシールは，不必要にはずさない

※撮影のため，下着，パジャマ，掛けものをはずしています

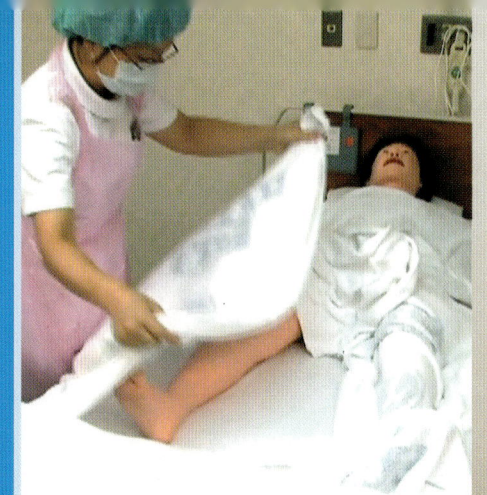

③ **患者の準備**
片足ずつバスタオルをかける(男性は足に巻かなくてよい)

④ **消毒**
患者の足もとに膿盆を置いたのち,消毒剤で手指消毒する

⑤ **キットを開ける**
中身が不潔にならないようにキットを開け,防水シーツをとる

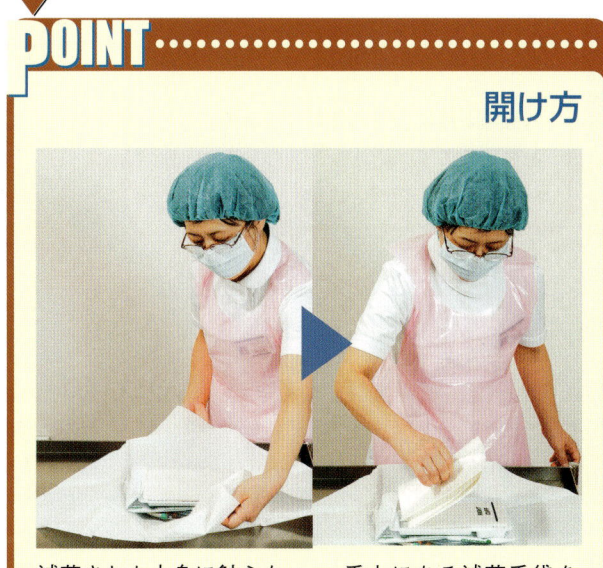

POINT

開け方

滅菌された中身に触らないように外側を持って開ける

一番上にある滅菌手袋を,他のものに触らないように持ち上げるようにつまんで取る

膀胱留置カテーテルの挿入（男性）

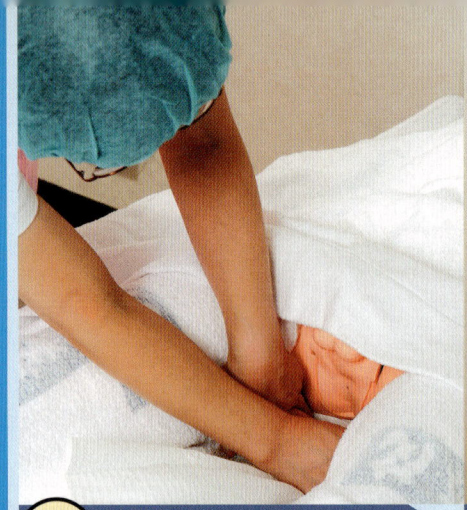

6 防水シーツを敷く
防水シーツを患者の殿部に敷く

7 手袋装着
滅菌手袋を装着する

8 トレイの準備1
綿球がポビドンヨードでひたるようにする

POINT
消毒液が殿部の下に伝わり流れることもあるので、防水シーツはしっかりと殿部の下に敷き込む

POINT

滅菌手袋の装着

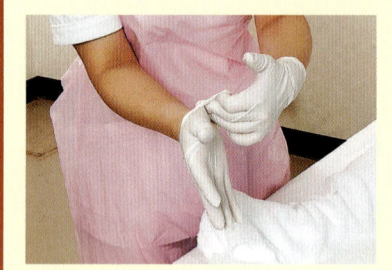

片方の手袋をはめたのち、もう一方の手袋を装着するとき、手袋が不潔にならないように、折り返しに指を入れて装着する

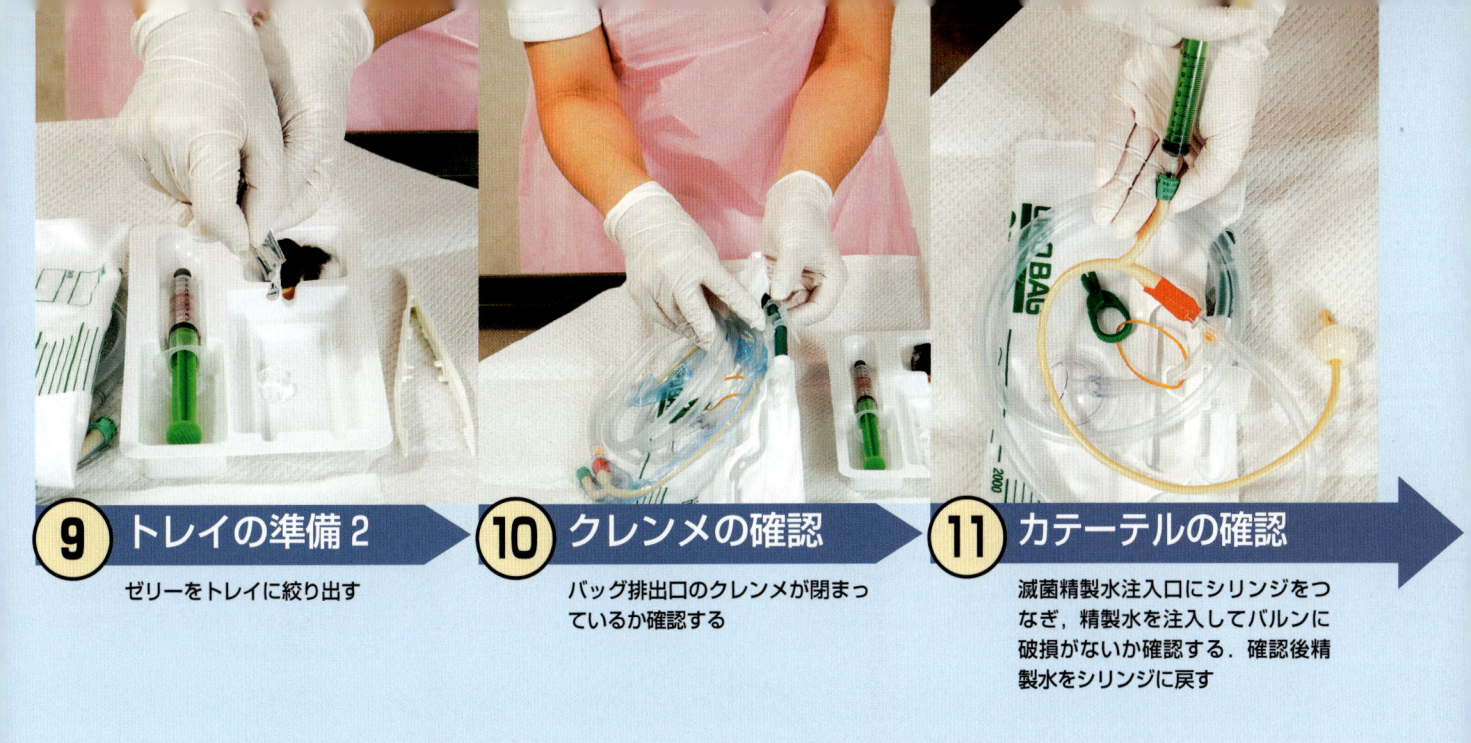

9 トレイの準備2
ゼリーをトレイに絞り出す

10 クレンメの確認
バッグ排出口のクレンメが閉まっているか確認する

11 カテーテルの確認
滅菌精製水注入口にシリンジをつなぎ，精製水を注入してバルンに破損がないか確認する．確認後精製水をシリンジに戻す

❓ それはなぜ？

固定水に注射用精製水を使用するのは，生理食塩液を使用すると溶液が沈殿し，バルン膨張用内腔をつまらせてしまうことがあるため．固定水を抜こうとしても抜けなくなることがあるからである

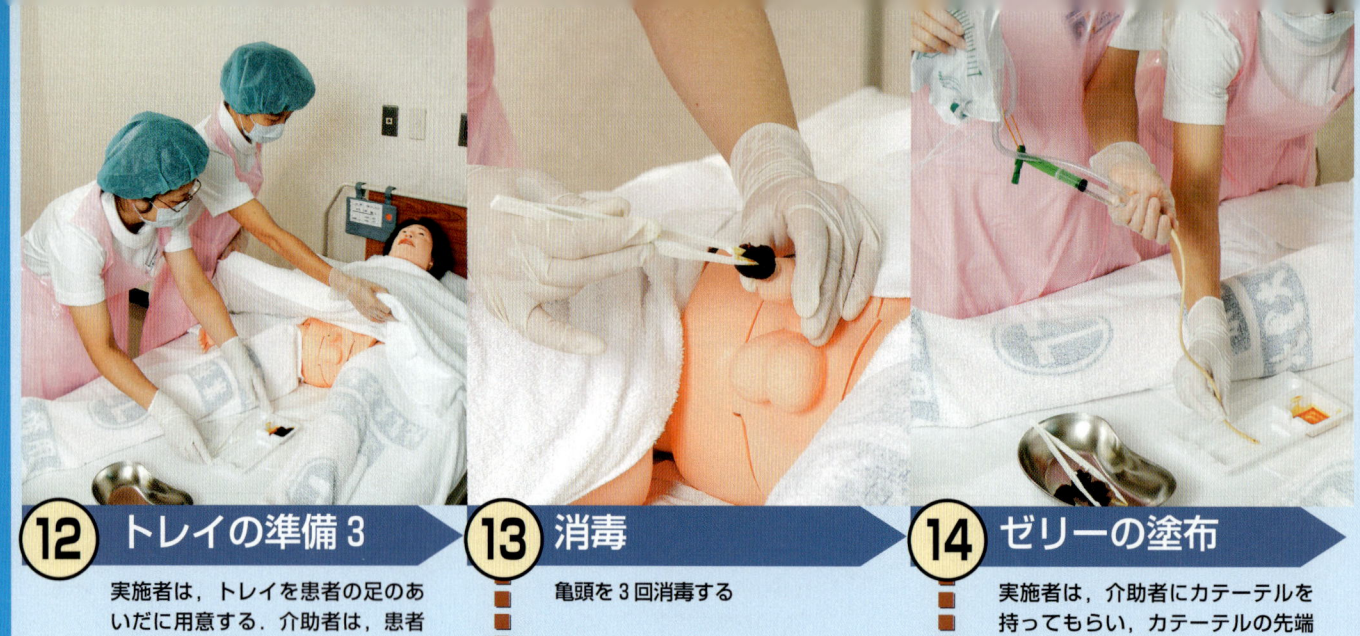

膀胱留置カテーテルの挿入（男性）

⑫ トレイの準備3
実施者は，トレイを患者の足のあいだに用意する．介助者は，患者のかけものをはずす

⑬ 消毒
亀頭を3回消毒する

⑭ ゼリーの塗布
実施者は，介助者にカテーテルを持ってもらい，カテーテルの先端にゼリーを塗布する

POINT 消毒方法

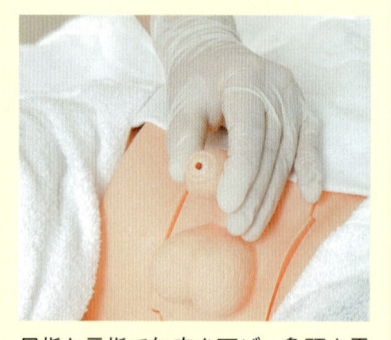

母指と示指で包皮を下げ，亀頭を露出し，外尿道口を広げる

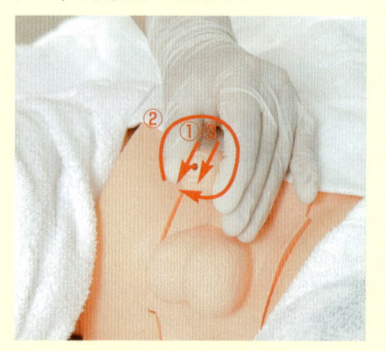

1回ごとに綿球を替えながら，外尿道口を上から下へ（①），外尿道口のまわりを円を描くように（②），外尿道口を上から下へ（③）消毒する

POINT
介助者は，カテーテルの挿入部分が不潔区域に触れないように注意する

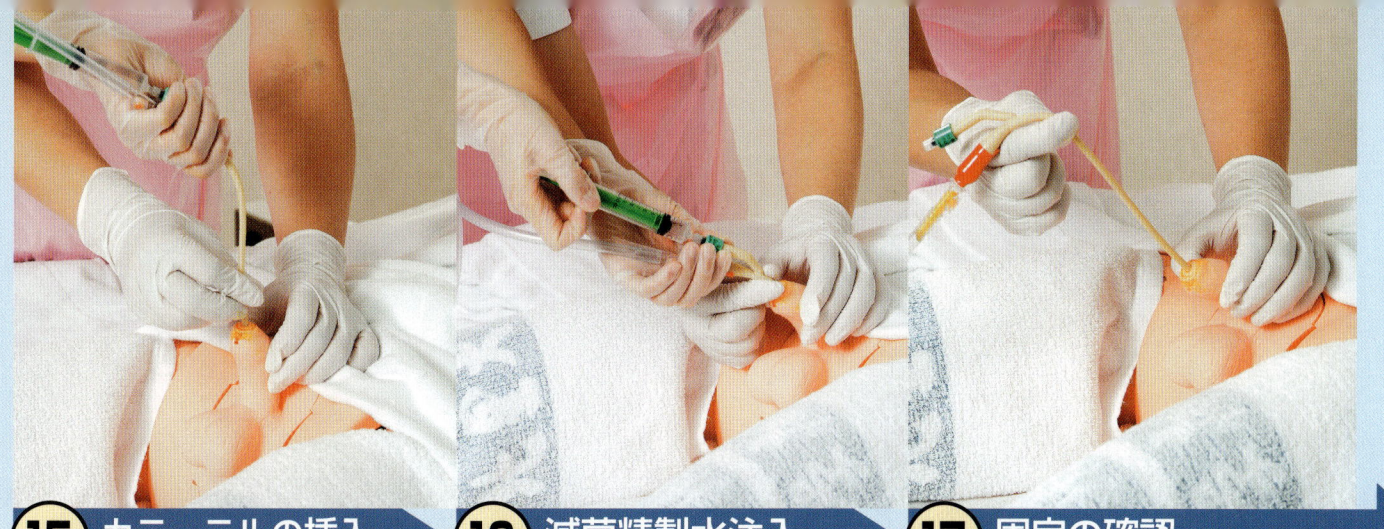

⑮ カテーテルの挿入

実施者は，介助者にカテーテルをもってもらい，陰茎をベッドと90°になるくらい挙上し，カテーテルを尿道に挿入する

⑯ 滅菌精製水注入

尿がカテーテルに流失してくることをが確認できたら，介助者はシリンジから固定用の滅菌精製水を注入し，バルンを膨らませる

⑰ 固定の確認

ゆっくりカテーテルを抵抗があるところまで引く

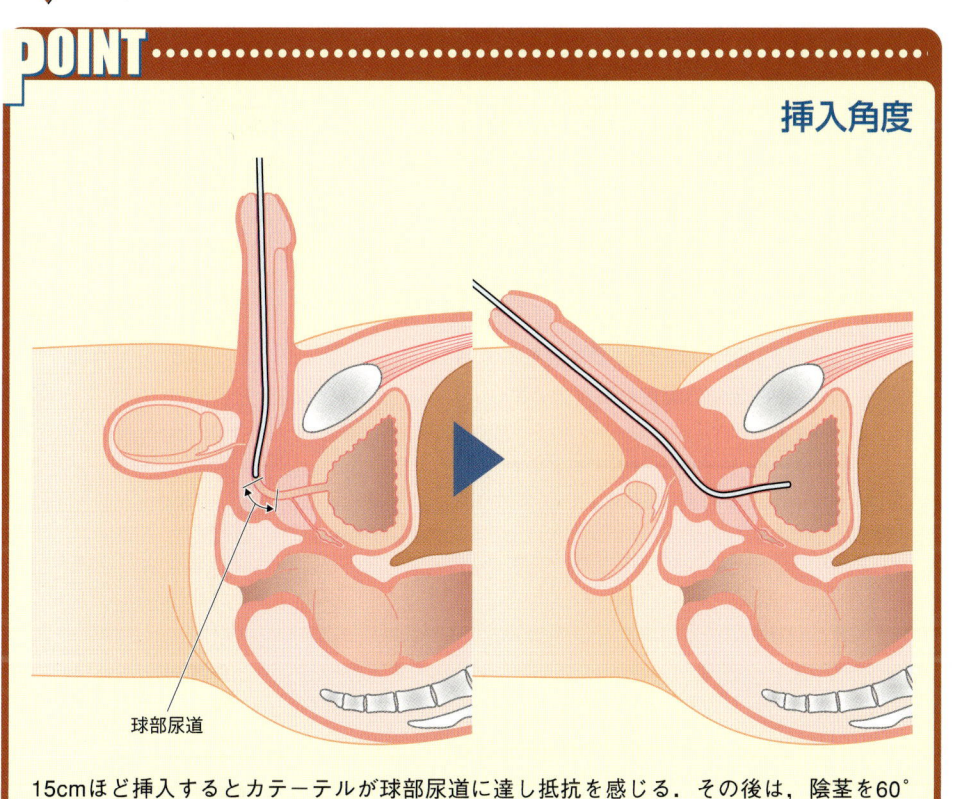

POINT 挿入角度

球部尿道

15cmほど挿入するとカテーテルが球部尿道に達し抵抗を感じる．その後は，陰茎を60°にし，5cmほど挿入する

POINT 観察

外尿道口からの出血の有無，尿の性状，患者の状態を観察する

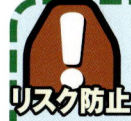

リスク防止

尿道の途中で誤って固定水を膨らませてしまうと，尿道の潰瘍や壊死を引き起こすため，標準の尿道の長さ以上にカテーテルを挿入し，尿が流出することを確認してから固定水を注入する

膀胱留置カテーテルの挿入（男性）

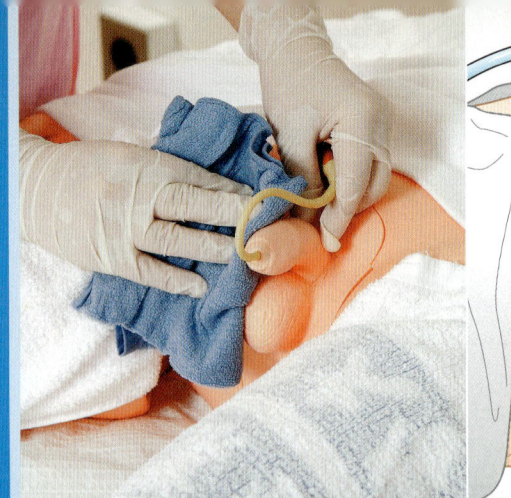

⑱ 清拭
介助者は採尿バッグを取り付け金具にかける．実施者は，ぬれタオルで陰部を清拭し，消毒薬をおとす

⑲ 固定
陰茎を頭側に倒し，下腹部に固定する

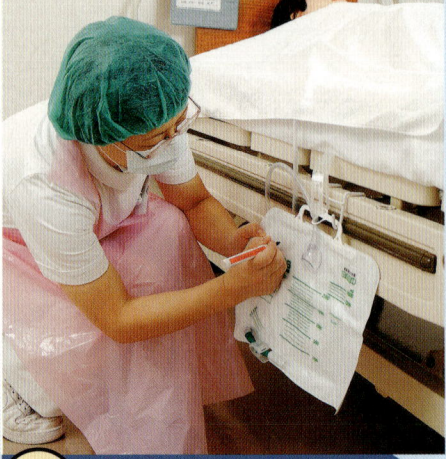

⑳ 氏名の記入
患者の寝衣を整えたのち，採尿バッグに患者名，日付などの必要事項を記入する

POINT

- カテーテルにはすこしゆるみを残しておく
- 陰茎を足下に向けて固定すると，カテーテルと陰嚢角部があたり，潰瘍を起こしやすいため，陰茎は頭側に向けて固定する
- 1日1回は固定の位置を変更し，同一部位での固定が続かないようにする

㉑ 声かけ

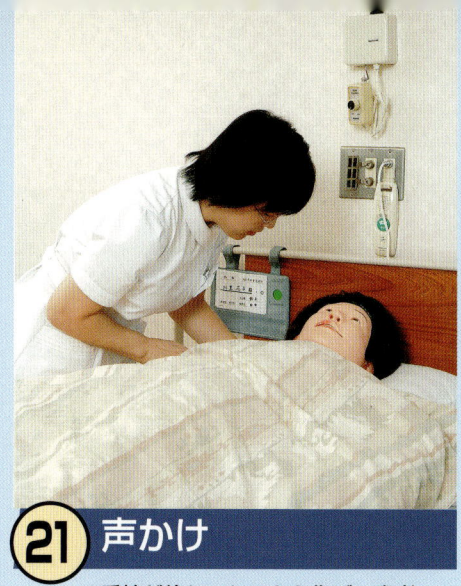

手技が終わったことを告げ，患者にねぎらいの言葉をかける

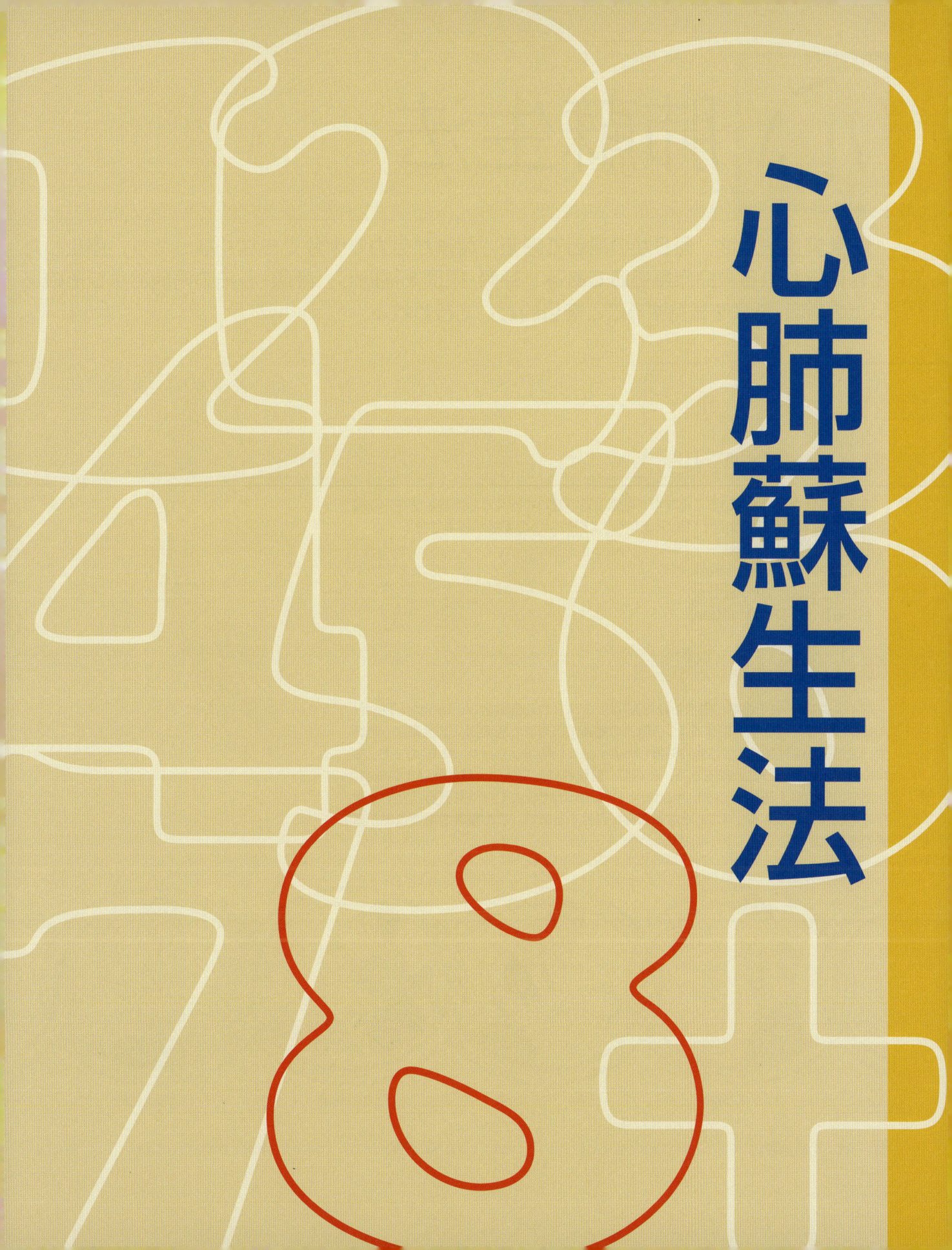

心肺蘇生法

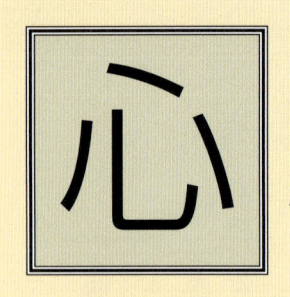

心肺蘇生法

心肺蘇生法とは，何らかの原因で呼吸，循環が自力で十分できなくなったり，停止したときに行われる救命救急処置である．呼吸・循環を補助し，呼吸・心拍の再開およびそのあいだの呼吸・循環を維持することを目的として行われる．

■一次救命処置とは

特殊な器具や薬物を用いることなく，医師以外の者でも行える心肺蘇生法を一次救命処置(Basic Life Support：BLS)という．以下の4つの手技が基本である．
- ①気道確保(A：Airway)
- ②人工呼吸(B：Breathing)
- ③胸骨圧迫(C：Circulation)
- ④除細動(D：Defibrillation)

■救命の連鎖

バイスタンダー(その場に居合わせた人)は，アメリカ心臓協会(American Heart Association：AHA)が唱える4つの救命の連鎖①迅速な応援要請，②迅速な心肺蘇生，③迅速な除細動，④二次救命処置(Advanced Life Support：ALS)のうち，3つめの処置まで行うことができる．とくに，目撃された突然の心肺機能停止の場合，ただちに心肺蘇生法(Cardiopulmonary Resuscitation：CPR)を行うことで，生存の可能性が高くなる．4つめとなる医師が到着するまで，この鎖をつなぐことが重要であるといえる．

迅速な応援要請　　迅速な一次救命処置　　迅速な除細動　　二次救命処置

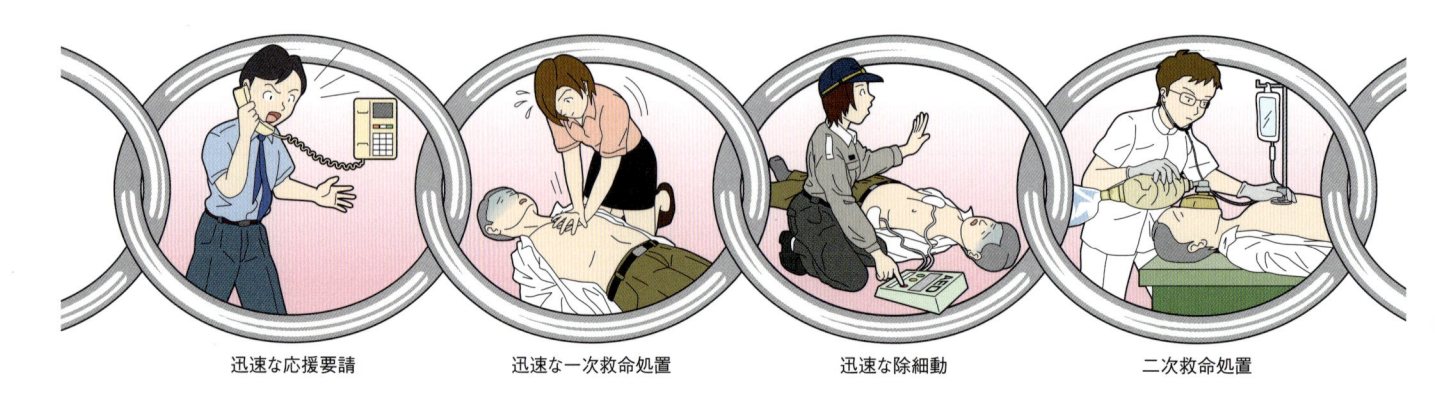

図1　成人の救命連鎖

日本蘇生協議会監：AHA　心肺蘇生と救急心血管治療のためのガイドライン2005　日本語版．中山書店，p.24，2006．より

■日常的に蘇生を行う人のための一次救命処置

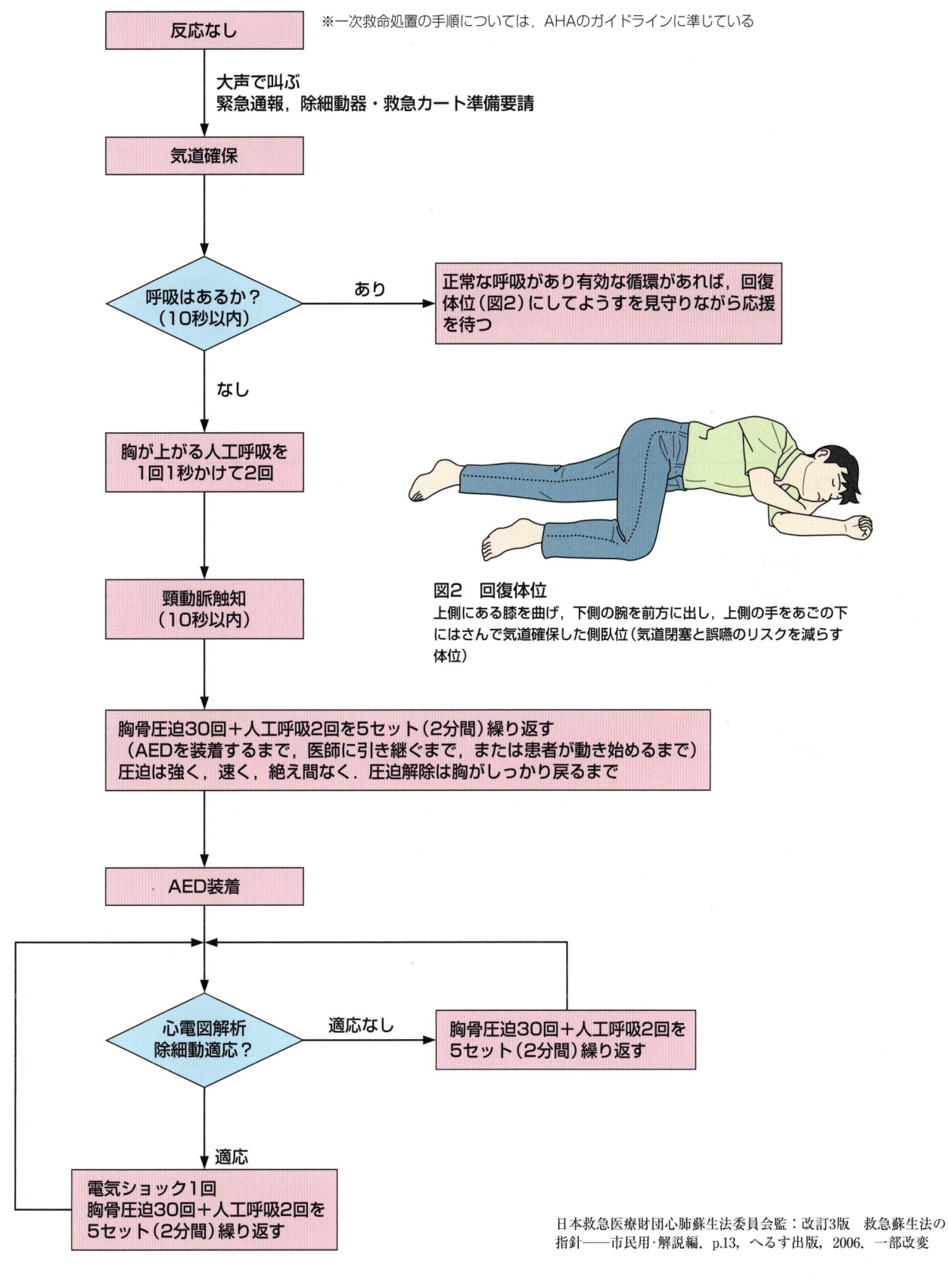

※一次救命処置の手順については，AHAのガイドラインに準じている

```
         ┌──────────┐
         │  反応なし  │
         └─────┬────┘
               │ 大声で叫ぶ
               │ 緊急通報，除細動器・救急カート準備要請
               ▼
         ┌──────────┐
         │  気道確保  │
         └─────┬────┘
               ▼
         ╱──────────╲           あり    ┌────────────────────────┐
        ╱ 呼吸はあるか？╲ ─────────────▶│正常な呼吸があり有効な循環があれば，回復│
        ╲ （10秒以内） ╱                │体位（図2）にしてようすを見守りながら応援│
         ╲──────────╱                 │を待つ                        │
               │ なし                   └────────────────────────┘
               ▼
      ┌────────────────┐
      │胸が上がる人工呼吸を │
      │1回1秒かけて2回    │
      └────────┬───────┘
               ▼
      ┌────────────────┐
      │  頸動脈触知       │
      │ （10秒以内）      │
      └────────┬───────┘
               ▼
┌────────────────────────────────────┐
│胸骨圧迫30回＋人工呼吸2回を5セット（2分間）繰り返す        │
│（AEDを装着するまで，医師に引き継ぐまで，または患者が動き始めるまで）│
│圧迫は強く，速く，絶え間なく．圧迫解除は胸がしっかり戻るまで    │
└────────────────┬───────────────────┘
                 ▼
          ┌──────────┐
          │ AED装着  │
          └─────┬────┘
                ▼
         ╱──────────╲     適応なし   ┌────────────────┐
    ┌──╱  心電図解析   ╲──────────▶│胸骨圧迫30回＋人工呼吸2回を│
    │  ╲ 除細動適応？   ╱            │5セット（2分間）繰り返す   │
    │   ╲──────────╱             └────────┬───────┘
    │         │ 適応                       │
    │         ▼                            │
    │  ┌────────────────┐              │
    │  │電気ショック1回       │              │
    └──│胸骨圧迫30回＋人工呼吸2回を│◀─────────┘
       │5セット（2分間）繰り返す   │
       └────────────────┘
```

図2　回復体位
上側にある膝を曲げ，下側の腕を前方に出し，上側の手をあごの下にはさんで気道確保した側臥位（気道閉塞と誤嚥のリスクを減らす体位）

日本救急医療財団心肺蘇生法委員会監：改訂3版　救急蘇生法の指針──市民用・解説編．p.13，へるす出版，2006．一部改変

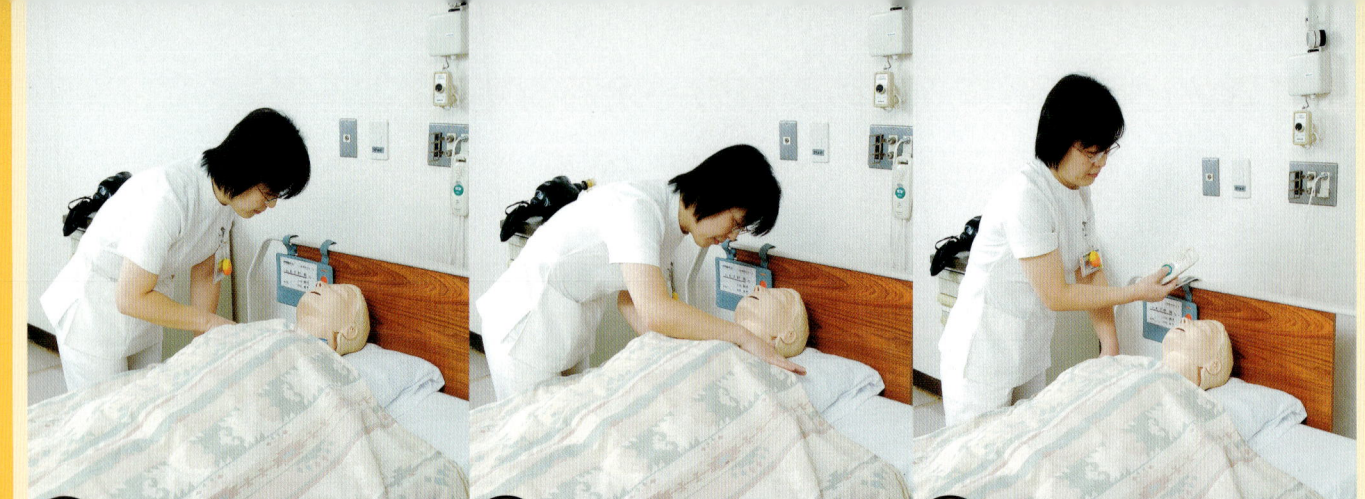

一次救命処置

① 声かけ
名前を呼び返事がない場合，意識の確認をする

② 意識の確認
小さな声かけから，だんだん声を大きく，同時に両肩を軽くから，だんだん強く叩いて，患者の意識を確認する

③ ナースコール
反応がなく，意識がないことを確認したらナースコールをする
「○○さんの意識がないので，院内救急コールをお願いします．救急カート，AEDをもってきてください」

POINT
院内で救急コールシステムを確立しておく

病棟または院内で意識がない傷病者発見
↓
病棟または現場で対応困難（マンパワー不足）
救急外来に119コール
↓
救急センター内で一斉放送
「○○病棟で119，○○病棟で119」
↓
救急スタッフが必要な医療器具をもって現場へかけつけ，傷病者に必要な救命処置を行う

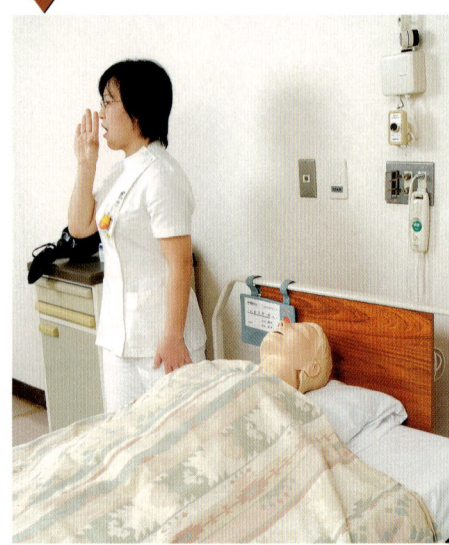

ナースコールがなければ，大声で助けを求める

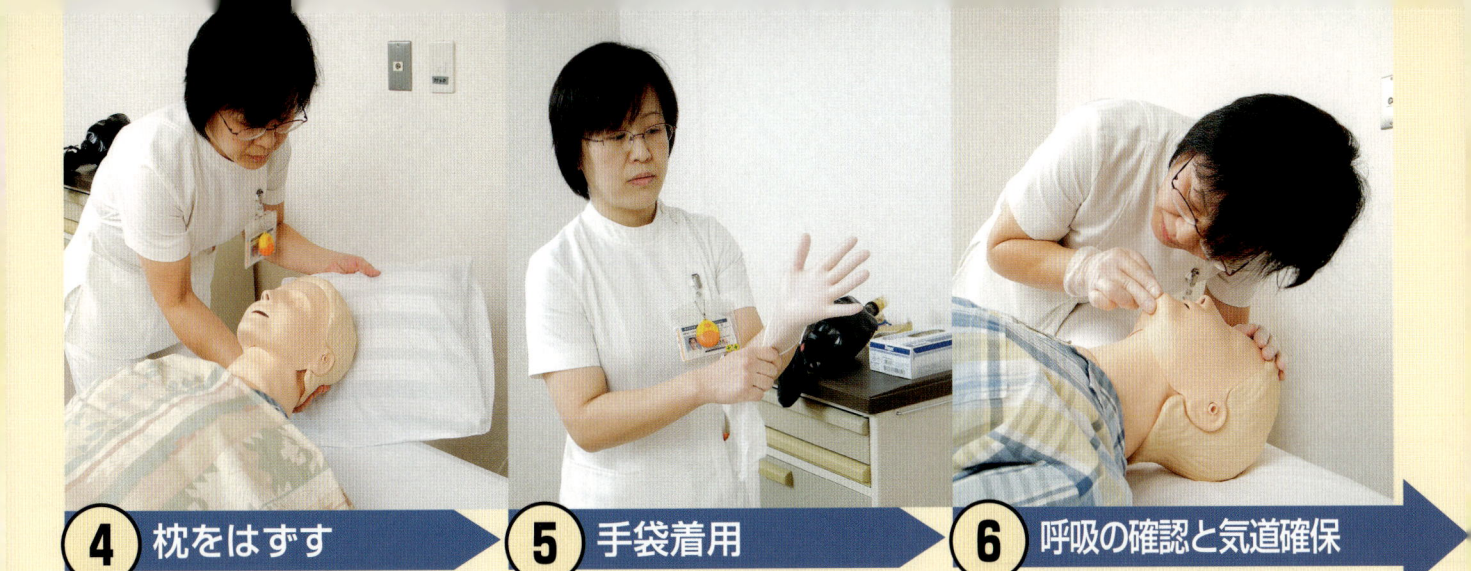

4 枕をはずす
気道確保するため，枕をはずす

5 手袋着用
手袋があればはめる（スタンダードプリコーション）

6 呼吸の確認と気道確保
「見て，聞いて，感じて」呼吸状態の確認を行うと同時に気道を確保する

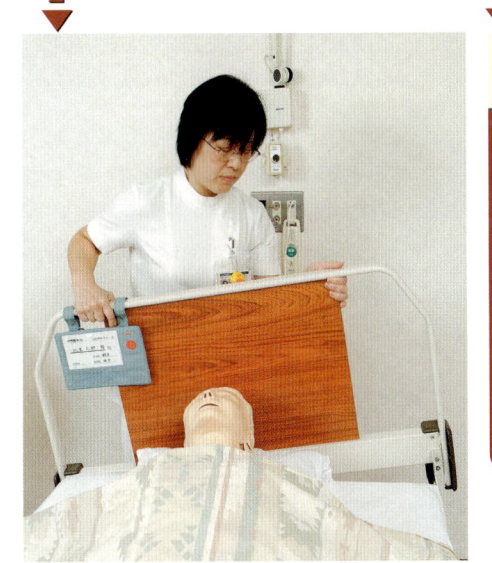

処置をしやすくするため，ヘッドボードがはずれるようならはずす

POINT

感染防御のためのスタンダードプリコーションは，本来，キャップ，ゴーグル，マスク，手袋，ガウンの着用が基本であるが，緊急の場合，これらすべてを着用するには時間がかかりすぎる．現実的には，可能なかぎりの感染防御策を行ったうえで，心肺蘇生を開始すべきである

POINT

見て，聞いて，感じて
見て………胸郭が動いているか
聞いて……呼吸音が聞こえるか
感じて……ほほで息を感じるか

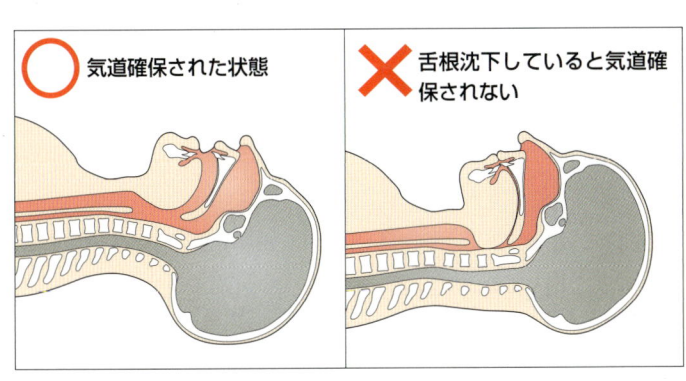

○ 気道確保された状態
× 舌根沈下していると気道確保されない

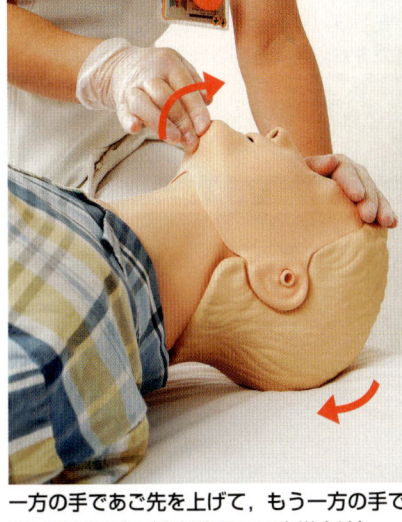

一方の手であご先を上げて，もう一方の手で額を持ち頭を下げる（頭部後屈あご先挙上法）

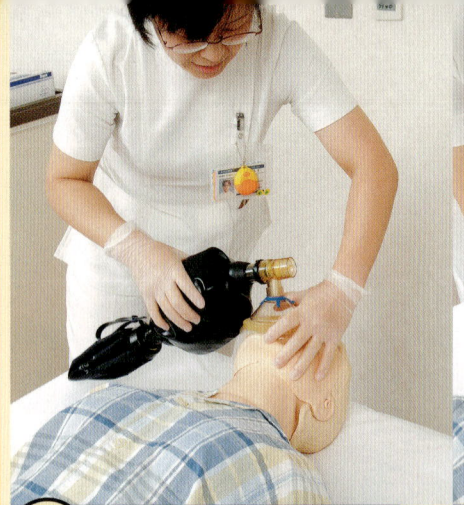

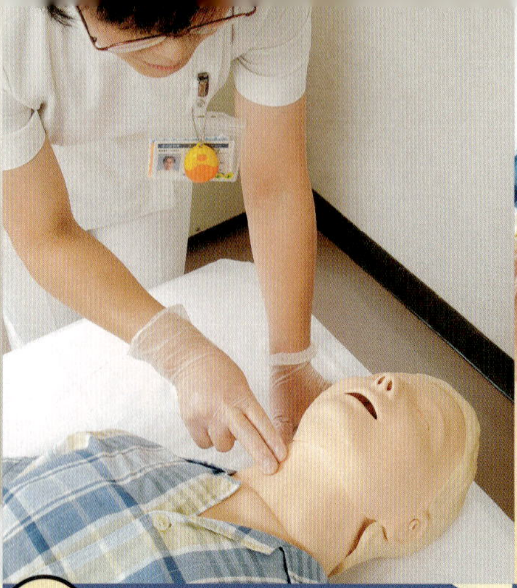

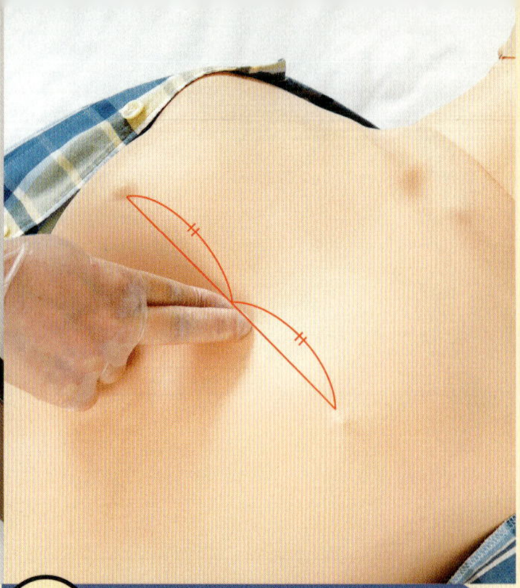

一次救命処置

⑦ 人工呼吸

バッグ・バルブ・マスクを口のまわりにすき間のないように装着し、胸が上がる換気を2回行う

口対口呼吸の場合は、さまざまなマスクが用意されている（注：北里大学病院では各室にバッグ・バルブ・マスクが用意されている）

⑧ 脈の確認

頸動脈で脈の確認をする。脈がわからなければ、いつまでも探さずすぐに胸骨圧迫を開始する（10秒以内に確認する）

⑨ 圧迫位置の確認

両乳頭を結んで、その中央が圧迫するポイント

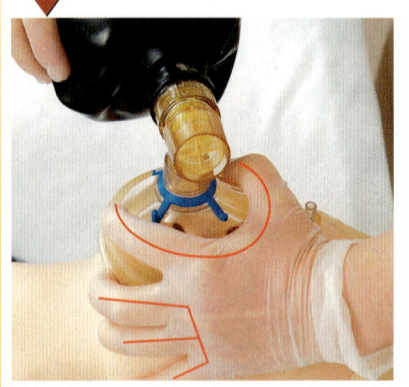

母指と示指でアルファベットの「C」の形になるようにマスクをおさえ、残りの指がアルファベットの「E」の形になるようにあごをおさえると持ちやすい（EC法）

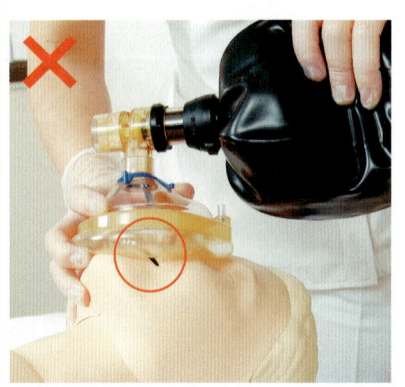

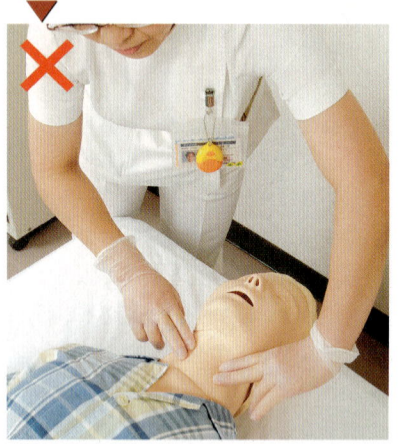

両方の頸動脈をおさえてしまうと、頭部に血液がまわらなくなってしまうので、片側（手前側）で確認する

マスクとあごのあいだにすきまがあると、空気が漏れてしまい、きちんと換気できない

▼マスクの種類

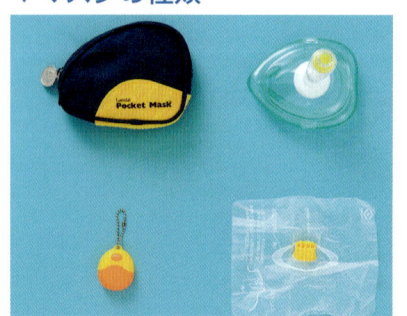

上段：ポケットマスクケース（左）、ポケットマスク（右）。下段：フェイスシールドのケース（左）、フェイスシールド（右）

POINT

日本の新しいガイドラインである『日本版2005年ガイドライン（日本版G2005）』では、「医療従事者でも、頸動脈の触知に自信のない人は呼吸の確認のみを行い、脈の確認は必ずしも行わなくてもよい」となっている

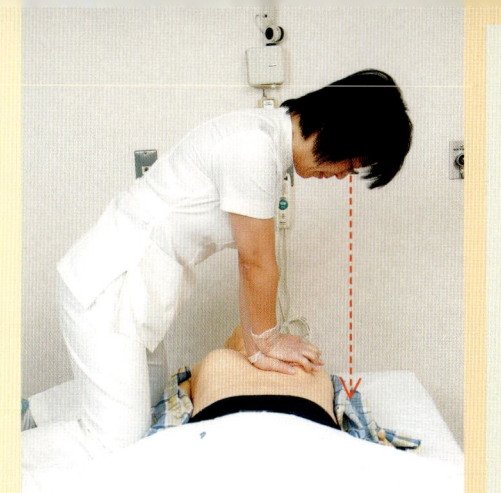

● 胸骨圧迫30回に人工呼吸2回というペースを，AEDのスイッチを入れるか，二次救命処置を行うまで繰り返す

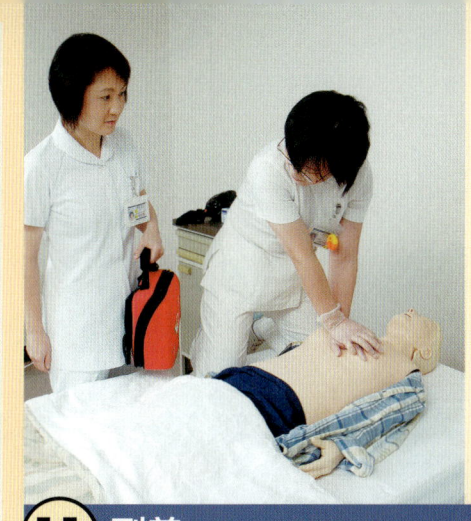

⑩ 圧迫

両腕は身体に垂直に腕を曲げずに体重を乗せるように，1分に100回のペースで胸骨を圧迫する．深さは胸骨が4～5cm沈むくらい．患者の脇をまっすぐ見るようにするとよい

⑪ 到着

AEDが到着

▼別アングル

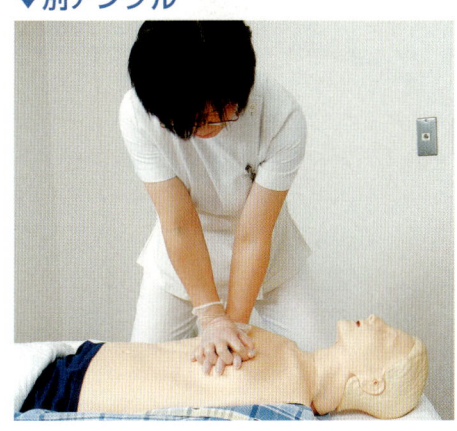

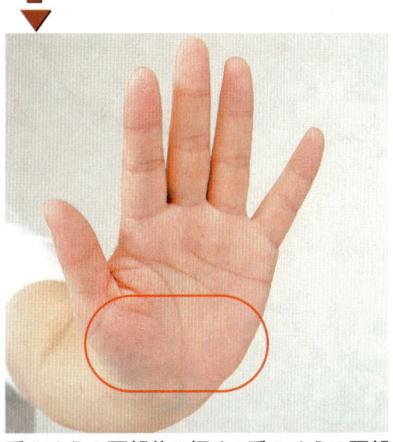

手のひらの下部分で押す．手のひらの下部分は，だいたい胸骨の幅と同じである

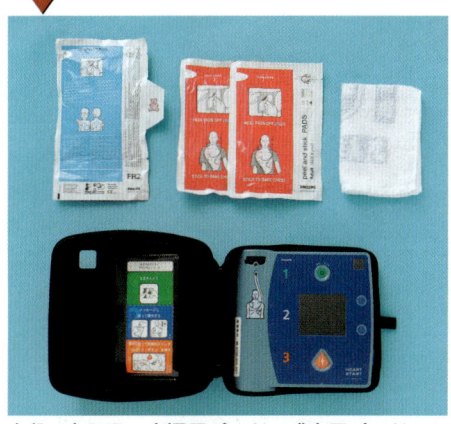

上段：左から，小児用パッド，成人用パッド，タオル．下段：AED本体と取り扱い説明書

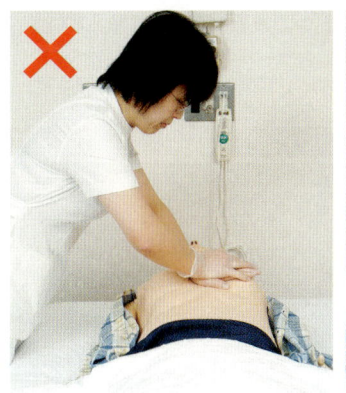

腕をまっすぐに伸ばさず．心臓に対して真上から押していない．これでは十分な圧迫ができない

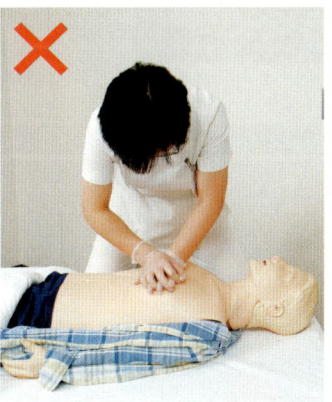

両腕が曲がってしまってはダメ

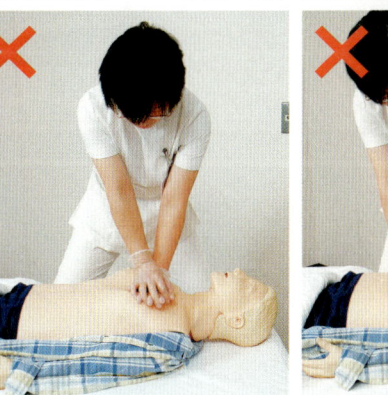

位置が心臓より上すぎる

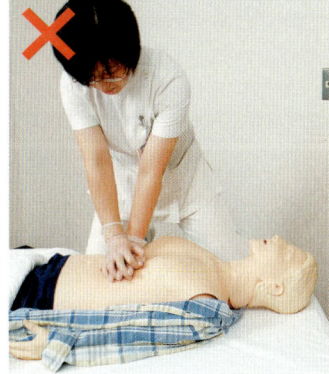

心臓より下すぎる

一次救命処置

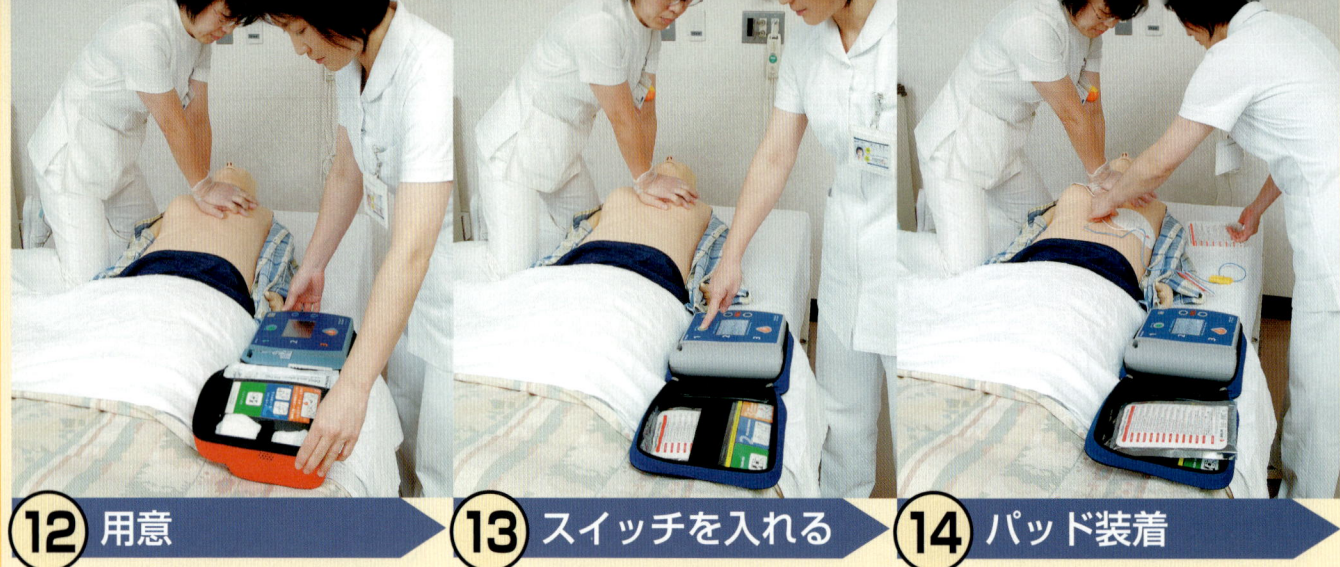

⑫ 用意
ただちに電気ショックの用意をする．準備をしているあいだも胸骨圧迫を続ける

⑬ スイッチを入れる
AEDのスイッチを入れる（注：危険を避けるため，電気ショックの流れない，トレーニング用の青いカバーのAEDで撮影した）

⑭ パッド装着
2か所にパッドを貼る

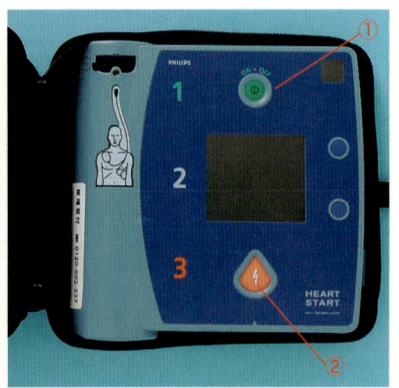

①電源ボタン　②ショックボタン

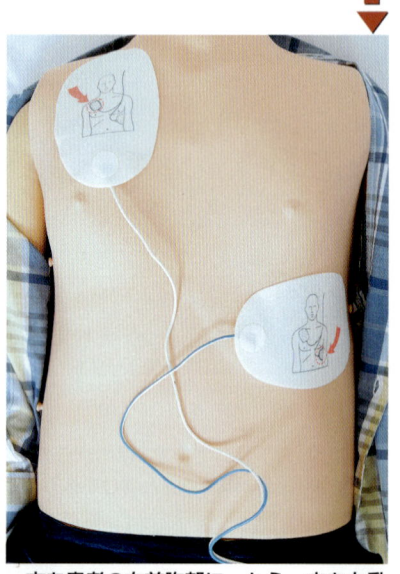

一方を患者の右前胸部に，もう一方を左乳頭下の胸部に貼る

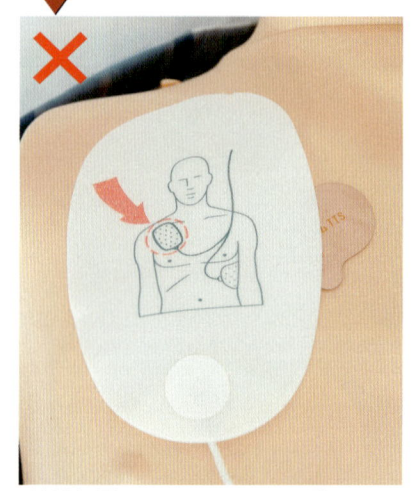

貼付剤が貼ってあるところには貼らない．パッドを貼る前にはがす．また，ペースメーカや埋め込み式除細動器が体内にある場合は，そこから2.5cmほど離して貼る

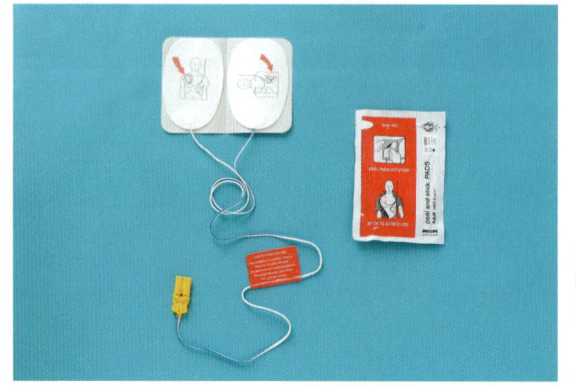

パッドには貼布位置が描かれており，絵のとおりに貼ればよい．逆に貼ったとしても支障はない．2枚のパッドで胸側と背中側から心臓をはさむような貼り方もある

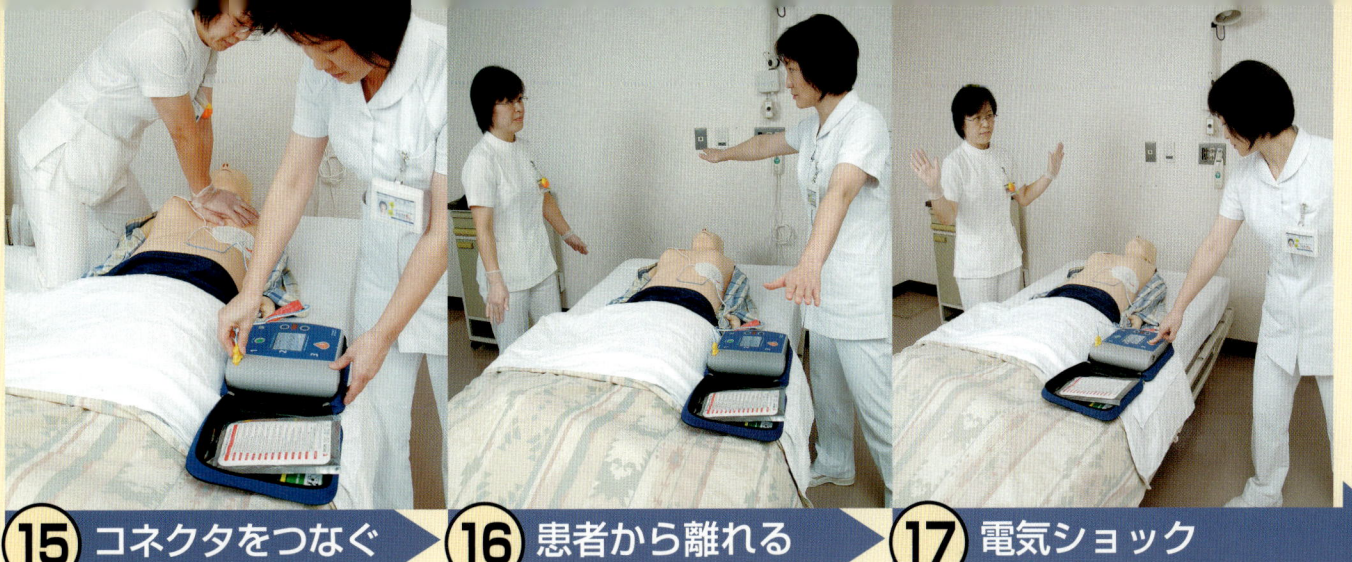

⑮ **コネクタをつなぐ**
パッドについているコネクタをAEDにつなぐ

⑯ **患者から離れる**
解析が終わり，電気ショックが必要というアナウンスが出たら，ショックボタンを押す前に患者から離れる．施行者が患者から離れるように指示を出す

⑰ **電気ショック**
ショックボタンを押し，電気ショックを行う

POINT

安全確認

①患者は水にぬれていないか？（パッド装着位置が濡れていれば，胸部を拭く）
②鉄柵などの金属に触れていないか？（触れていれば離す）
③胸部に経皮的治療貼付薬剤（ニトログリセリンパッチ等）が貼られていないか？（貼付剤ははがす．そのまま通電すると通電効果が減弱したり，皮膚に熱傷をきたすことがある）
④体内式ペースメーカー，ICD（植え込み型除細動器）がないか？（ある場合，その部位から約2.5cm以上離してパッドを貼る）
⑤金属製アクセサリーがあればはずす
⑥ワイヤー入りブラジャーははずす
⑦濃い胸毛は剃る

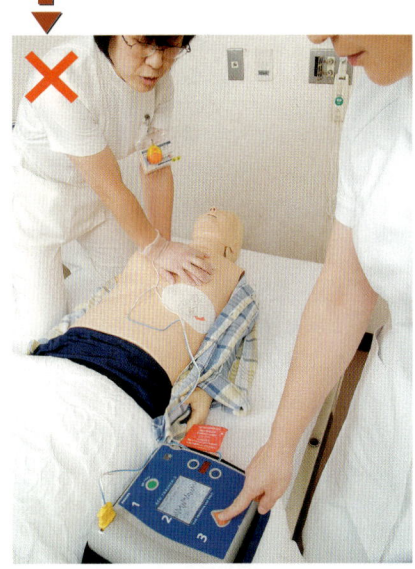

✕ 患者に触れているときに電気ショックをかけると，救助者にも電気ショックがかかり危険であるので，絶対にやってはいけない

一次救命処置

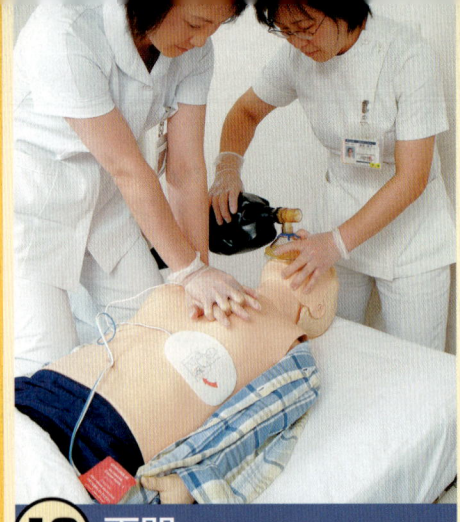

⑱ 再開

すぐに胸骨圧迫，人工呼吸を再開する．胸骨圧迫をつづけていると疲労で有効なBLSをできないことがある．5サイクルを行ったのちは，他の救助者と交代して行う

POINT

- AEDは，約2分後に心電図の解析を自動的に始めるため，電源は応援が到着するまで切らない．また，パットははがさずに蘇生術を続ける
- AEDは，販売会社によりパッケージが異なる．しかし，音声に従えば操作できる
- ふたを開けると音声が始まるものもある．ふたを開けて音声が始まらなければ，電源スイッチが必ずあるので，あわてずに使用する
- 自施設に設置されているAEDの取り扱いは訓練し，使用法を熟知しておく

引用・参考文献
1) 日本救急医療財団監：改訂3版 救急蘇生法の指針（市民用・解説編）．へるす出版，2006．
2) 岡田和夫監：AHA心肺蘇生と救急心血管治療のための国際ガイドライン2000日本語版．中山書店，2004．
3) 岡田和夫，美濃部嶢監：BLSヘルスケアプロバイダー日本語版．中山書店，2004．
4) 日本蘇生協議会監：AHA心肺蘇生と救急心血管治療のためのガイドライン2005日本語版．中山書店，2006．

索引

欧文・数字

20滴	54
3/4仰臥位	198
3/4腹臥位	198, 210
60滴	54
6つのR	57
ABO血液型	148
AED	327
BLS	322
CRBSI	90
EC法	326
EDD	220
L型(三方活栓)	48
PaO_2	172, 176
R型(三方活栓)	48
SaO_2	172
SpO_2	173, 176, 231, 240
Tピース	191, 192, 193

あ行

アウトレット	181
圧迫	327
アップダウンスイッチ	107
穴あきシーツ	94
アラーム	249
——対応	112, 124, 249
——の原因と対処	250
アルコール綿	25, 59
安全な与薬	20
アンプル	24, 25
安楽な体位	266
意識の確認	324
痛み	9
一次救命処置	322, 323
イヤピース	166
イリゲータ	290, 293
胃瘻	282
インスピロン	177
インスリン自己注射	136
インスリン製剤	132
——の種類	133
インスリン専用シリンジ	132
インスリン投与量	142
エアロゾル吸入療法	189
栄養剤	293
液量	126
エラスチコンテープ	71, 72
エラストポアテープ	71, 72
延長チューブ	51, 54
押子	19, 82
押子/クラッチ	124
重さ	126

か行

カートリッジ	140
——製剤	132
——の交換	140
解除レバー	103
開始忘れ	112
開通忘れ	40
外筒	19, 63, 96
——の挿入	65
ガイドワイヤ	288
開放式吸引	239
隔壁	44
加湿器	181
ガス交換	176
活栓	48
カット面	18
合併症	98
カテーテル	63, 226
——挿入	96
——チップ型	19, 284
——内の洗浄	242
——の交換	85
——の種類	301
——の挿入	309, 317
——ハブ	63, 68
カニューレ	182
カフ圧	216, 221, 253
——計	251
——の管理	254
——の調整	258
下葉	197, 206
カラーコード	18
空打ち	140
カリウム製剤	43
患者の観察	74, 101, 110, 123, 160, 184, 260, 279, 296, 312
完全腹臥位	210
含嗽	196
気管カニューレ	262, 266
気管・気管支の構造	165, 231
気管切開	246
気管内吸引	231, 258
気管内挿管	213, 246
気胸	99
キット製剤	36, 39
気泡	53, 112
——検出部	103
気密	273
逆流	60, 64, 96
——防止	13
吸引	218, 227, 258
——圧	272
——器	224
——コントロールバルブ	238
——の目安	227, 233
吸引カテーテル	226
——と気管内チューブの管径比	232
——の挿入の長さ	241
吸気	247
救急カート	214
救急コールシステム	324
胸腔ドレーンの挿入位置	268
吸湿	189
吸着する薬物	119
吸入	195, 196
——嘴管	191, 193
——で使用される薬物	194

331

索引項目	ページ
救命の連鎖	322
仰臥位	198, 200, 204, 263
胸腔ドレーンバッグ	270
胸腔ドレナージの適応	269
胸骨圧迫	327
局所麻酔	95
――用薬	93
キロ	126
キログラム	126
空液	112
空気抜き	27, 30, 77, 79, 136
駆血帯	7, 10, 13, 58, 60, 65
クラッキング	186
クラッチ	114
グラム	126
クランプ	50, 83, 114, 117
クレンメ	50, 61, 106, 108, 291
――の位置	50
クローズドシステム	79
クロスマッチ	152
経管栄養法	282
計算方法	128
経腸栄養	282
――剤	283
経鼻	282
――経管栄養チューブ	284
経瘻	282
血液型の判定	153
血液逆流	95
血液製剤	147
血液の運搬	154
血液の単位	149
血管内留置カテーテル関連血流感染	90
血管外漏出	62
血管確保	158
血管の固定	59
血管の走行	6
血小板濃厚液	150
結束ベルト	270, 276
検体	11
コアリング	30
抗悪性腫瘍薬	38
口腔内吸引	218
交差適合試験	153
喉頭鏡	214, 217
――の組み立て	215
高度無菌遮断予防策	90
後肺底区	209
呼気	247
呼吸音聴取の順序	168, 170
呼吸音の聴取	166
呼吸器系の構造	164
呼吸状態の確認	267
コック	48
固定	85, 99, 159, 310, 318
――具	97
誤認防止	6
コネクタ	179
コネクティングチューブ	240
ゴム栓	33, 37, 42
混注口	84
混和	134, 155

さ行

索引項目	ページ
坐位	170
採血	2, 5, 152
――に失敗した場合	14
サイホニング現象	121
鎖骨下静脈	86
酸素加湿	179
酸素カニューレ	177
酸素吸入中の合併症	180
酸素吸入の終了	184
酸素投与器具	177
酸素飽和度	172
酸素ボンベ	185
――残量の計算法	185
――の耐圧試験	185
酸素流量計	178, 186
三方活栓	48, 51, 76, 77
残量	124
ジェットネブライザ	190
識別バンド	152
止血	10, 14, 15, 61, 75
指示書	183
指示量	141
指示を受ける	20
自然吸引	11
刺入	9, 157
尺側正中皮静脈	3, 7
尺側皮静脈	58, 86
重量	126
重量パーセント	127
重量/容量パーセント	127
出血傾向	14
小室	44, 45
消毒	8, 29, 33, 37, 42, 59, 94, 137, 308, 316
――方法	308, 316
小児のルート固定	71
静脈内留置針	63
上葉	197
食道挿管検知器	220
除毛	89
シリンジ	4, 5, 19, 22, 132, 284
――のセット	118
――の持ち方	10
シリンジポンプ	114
――のメーカー番号	115
針管	18
針基	18
真空採血管	2, 4, 5
――の原理	12
シングルルーメン	87
人工呼吸	327
人工呼吸器	249
――回路の点検	248
――チェック表	259
――の開始基準	245
――の基本的構造	247
新鮮凍結血漿	150
新鮮凍結人血漿	156

振とう器	150
シリンジmL	124
吸い上げ	26, 27, 30, 93, 135
水封	271
──式持続吸引器	269
スイベールコネクタ	238
スキントレイ	88, 92
スタイレット	214, 216, 219
スタンダードプリコーション	325
スピッツ	2
スプリンキング	202
スライダー	114, 118
清拭	99
赤外線センサ	174
積算クリア	114, 120
積算量	102, 108
セグメントチューブ	148
舌区	197, 203
赤血球製剤	150
舌根沈下	325
切断面	25
設定ダイアル	114
セルフチェック	104, 116, 136
センサ	175
穿刺	9, 12, 59, 64, 137, 142
洗浄	254
専用シリンジ	134
挿管チューブ	214, 216, 218
──挿入中の状態	223
──のサイズ	213
挿管の長さ	237
挿入角度	317
側臥位	198, 264
速効型	133

た行

体位排痰法の適応条件	199
タイガン	270, 278
大室	44, 45
大腿静脈	86
ダブルチェック	108, 121, 141, 155
ダブルルーメン	87
チェストピース	167
中央配管装置	181
中間型	133
中室	44, 45
注射	138, 142
──針	18
──箋	20
──部位	57, 58, 137
中心静脈カテーテル	87
注入速度	295
チューブガイド	103, 105
チューブクランプ部	103
チューブ固定	221
チューブ挿入の長さ	285
チューブの移動	256
チューブの変形	106
中葉	197, 203
超音波ネブライザ	190
超速効型	133
腸瘻	282
沈着部位	189
筒先	19
低血糖	138
剃毛	89
テープの固定	257
テープのはがし方	75
テープの巻き方	258
滴下数	159
滴下速度	61, 70, 80, 129
滴数	102, 107
電気ショック	329
テンションをかける	8
点滴	34
──カバー	71
──スタンド	47
──筒	52
──部位	71
──量の誤差	62
転倒混和	11, 13
ドア	112
同意書	89, 152
動作インジケータ	103
橈側正中皮静脈	3
橈側皮静脈	7, 58, 86
導入針	157
頭部後屈あご先挙上法	325
動脈血液ガス	167
動脈血酸素分圧	172, 176
動脈血酸素飽和度	172
投与速度	77
特定生物由来製品	148
とぐろを巻く	287
トリプルルーメン	87
ドレッシング材	68
トレンデレンブルグ体位	90

な行

ナースコール	324
内腔	87
内頸静脈	86
内針	63
内筒	19, 63, 65
ナノ	126
ニップルナット	178, 181
尿道の長さ	309
尿路バッグの種類	301
ネブライザ	189
──による感染	193

は行

バイアル	30
肺音聴取部位	171
肺音の種類	171
背臥位	198, 200, 204
バイタルサイン	158, 161
排痰体位	198, 200, 204, 207, 210
バイトブロック	220, 255
肺の解剖	197

ハイポアルコール	94
抜去	96
バッグ・バルブ・マスク	216, 326
抜針	10, 13, 61, 75, 138, 142, 161
撥水オイフ	88
バッテリ	112, 124
パッド	328
ハッフィング	202
パネル紙	67
刃面	18, 23
針	22
——刺し事故	11
——の角度	8
——の進め方	60, 64
——の廃棄	143
パルスオキシメータ	172
バルブロック	241
バルン	306
バルンカテーテルの管理	311
ピコ	126
肘正中皮静脈	3, 58
泌尿器系の構造	300
皮膚トラブル防止	221
皮膚保護剤	256
フィルター	151
フィンガー部	103, 104
フェイスマスク	177
腹臥位	198
物品の破棄	38
プライミング	120
フリーフロー	109
フレーム	68
プレフィルドシリンジ	41, 81, 82
——製剤	41
プローブ	106, 173
分注	11
閉鎖式吸引	239
閉鎖式サクションセット	238
閉塞	112, 124
——アラームの対処法	113, 125
閉塞検出部	103
ヘパリン加生理食塩液	93
ヘパリンロック	81
ヘモグロビン酸素解離曲線	172
ペン型注入器	132, 139
ベンチュリーマスク	177
縫合	97
ポビドンヨード	93, 254, 308
ホルダー	5
——の持ち方	12

ま行

マキシマルバリアプリコーション	90
マスクの種類	326
見て，聞いて，感じて	325
滅菌手袋の装着	305
目盛り	8, 23, 26

や行

薬液槽	191, 192
薬物の確認	20, 24, 28, 32, 34, 136, 141
融解	156
輸液	87
——セット	49, 54, 55, 102
——の終了	111, 123
——バッグ	34, 44
——ポンプ	102
——ポンプ設定	107
——ライン	66
——セット	151
——速度	159
——の副作用	161
——バッグ	148
——療法	146
陽圧ロック	84
溶液	127
溶解	37
——液	28, 39
溶血防止	9, 12
溶質	127
溶媒	127
容量	126
翼状針	4, 56
——ホルダー	4
予定量	102, 107

ら，わ行

ラベル	32, 35
リザーバつきマスク	177
リスク	88
粒子の大きさ	189
留置針	63
流量	102, 108, 120, 183
——異常	112
——設定	102
輪状軟骨圧迫法	219
ルート	52
——の固定	60, 70, 72
——の準備	105
ループ	69
ワンタッチクレンメ	50

Photo&Movie
臨床看護技術パーフェクトナビ[DVD付き]

2008年7月10日 初版 第1刷発行
2010年3月25日 初版 第6刷発行

監　修	猪又　克子　清水　芳
発行人	影山　博之
編集人	森　　浩

発行所　株式会社 学研メディカル秀潤社
　　　　〒141-8510 東京都品川区西五反田 2-11-8
発売元　株式会社 学研マーケティング
　　　　〒141-8510 東京都品川区西五反田 2-11-8

印刷所　株式会社シナノ
　　　　株式会社若林製本工場
DTP　　株式会社明昌堂

■この本に関する各種お問い合わせ先
【電話の場合】
● 編集内容については Tel 03-6431-1237（編集部直通）
● 在庫, 不良品（落丁, 乱丁）については
　Tel 03-6431-1234（営業部直通）
● 学研商品に関するお問い合わせは
　Tel 03-6431-1002（学研お客様センター）
【文書の場合】
● 〒141-8510 東京都品川区西五反田 2-11-8
　学研お客様センター『Photo&Movie 臨床看護技術パーフェクトナビ[DVD付き]』係

©K.Inomata,K.Shimizu　2008.　Printed in Japan
● ショメイ：フォトアンドムービーリンショウカンゴギジュツパーフェクトナビ
　ディーブイディーツキ
本書の無断転載, 複製, 複写（コピー）, 翻訳を禁じます.
本書に掲載する著作物の複製権・翻訳権・上映権・譲渡権・公衆送信権（送信可能化権を含む）は
株式会社学研メディカル秀潤社が保有します.

JCOPY 〈（社）出版者著作権管理機構委託出版物〉
本書の無断複写は著作権法上での例外を除き禁じられています. 複写される場合は, そのつど事前に,（社）出版者著作権管理機構（電話 03-3513-6969, FAX 03-3513-6979, E-mail:info@jcopy.or.jp）の許諾を得てください. なお, この出版物に付属のデジタル部分（DVD）については一切の複写を禁止いたします.